개정 제2판 여기가 포인트! **정형외과학적 물리치료**

JN496604

여기가 포인트!

정형외과학적 물리치료

개정 제2판

역자 김호봉 외

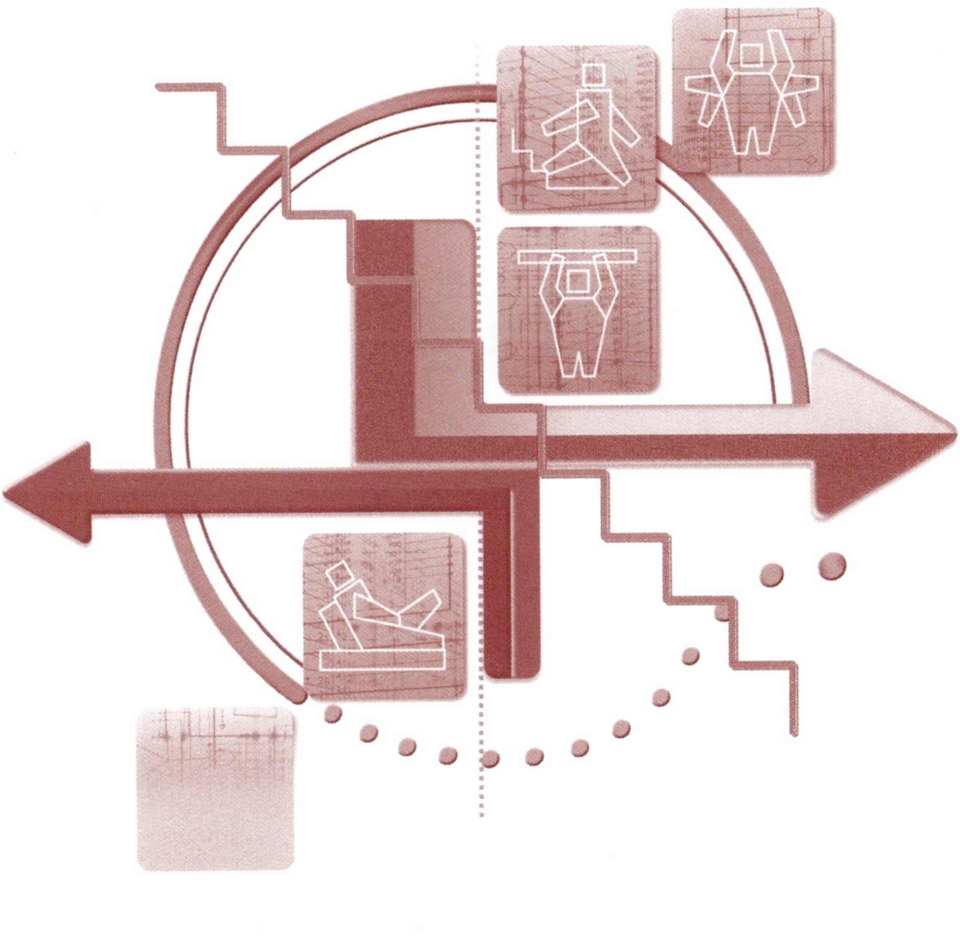

영 문 출 판 사

■ 옮긴이(가나다 순)

김명준 신구대학 물리치료과 겸임교수
(서울우리들병원 척추건강치료센터 부장)
김용수 신성대학 물리치료과 교수
김종순 부산가톨릭대학교 물리치료학과 교수
김호봉 제주한라대학 물리치료과 교수
김희권 목포과학대학 물리치료과 교수
문상은 마산대학 물리치료과 교수
박윤기 대구보건대학 물리치료과 교수
박지환 대전보건대학 물리치료과 교수
박흥기 김천대학 물리치료과 교수
송명수 원광보건대학 물리치료과 교수
안창식 을지대학교 물리치료학과 교수
정형국 안산1대학 물리치료과 교수
정호발 광주보건대학 물리치료과 교수
최재원 경북전문대학 물리치료과 교수

ここがポイント!
整形外科疾患の理学療法 改訂 第 2 版
冨士武史・監修
河村廣幸 小柳磨毅 淵岡聡・著

SEIKEIGEKASHIKKAN NO RIGAKU RYOUHOU
Supervised by Takeshi FUJI
Texts by Hiroyuki KAWAMURA, Maki KOYANAGI and Satoshi FUCHIOKA

여기가 포인트! 개정 제2판

정형외과학적 물리치료

2008년 1월 23일 초판인쇄
2008년 1월 30일 초판발행

감 수 : 冨士武史
공저자 : 河村廣幸 小柳磨毅 淵岡聡
옮긴이 : 김 호 봉 외
발행인 : 박 병 조
발행처 : 도서출판 영문출판사
등 록 : 1987년 12월 21일 제2-419호
주 소 : 서울시 강남구 삼성동 69-1
전 화 : (02)514-5590, 776-5590
팩 스 : (02)756-8943
E-mail : yeongmunsa@empal.com
정 가 : 30,000원
ISBN 978-89-7224-160-7 93510

• 파본은 교환해 드립니다.

개정판의 서문

2003년에 초판이 간행되고 나서 2년 반이 지났고, 그동안 우리가 예상한 것보다 많은 분들이 이 책을 구입해 주셨다. 이것은 우리가 경험해온 정형의학적 물리치료를 독자분들 곁에서 이야기를 하는 것처럼 전달되었으면 하였던 이 책의 취지가 독자에게 받아들여진 결과라 생각한다.

목발(크러치)의 지도나, 수술 후의 ADL 지도 등의 정보는 물리치료사 이외의 관련 직종의 분들에게도 보물처럼 여겨지고 있는 것 같다. 정형의학적 물리치료에 그치지 않고, 환자의 재활로서 널리 받아들여진 것 같아 저자들은 무한한 기쁨을 느낀다.

그러나, 막상 우리들 자신이 초판을 반복해서 다시 읽어보았더니, 이해하기 어렵거나, 설명이 부족한 부분이 여기저기에 있다는 것을 발견하여, 학생의 의견을 들으면 아직도 어중간하다는 점은 부정할 수 없었던 것 같다.

그래서, 제2판에서는 그림이나 사진을 추가하여, 학생이나 다른 직종의 분들의 의견도 받아들여 더 알기 쉽게 하는 표현에 유념하였다. 또한 호평을 받았던 잠깐동안 쉽게 볼 수 있는 "힌트"에도 새로운 항목을 추가하였다.

그리고, 코르셋의 장착방법, 인공고관절 전치환술 후의 몸 구르기의 방법이나, 욕조에 들어가는 방법, 일어서기를 할 때의 보조방법 등, 간호사나 도우미 등 다른 직종의 분들에게도 도움이 되는 정보를 추가하였다.

초판을 읽고, 어중간한 내용이라고 느꼈던 점에 대해서는 상당히 개선되었다고 생각한다.

이번에도 출판에 즈음하여, 많은 분들의 도움을 받았다. 감수자인 후지 다케시 선생과 카네하라 출판사의 스즈키 모토코 씨, 귀중한 의견을 제공하고 모델로도 되어주신 당 센터의 스태프 및 학생 여러분, 골 표본을 빌려주신 키요에회 제2의료전문학원 물리치료사와 흔쾌히 자료를 제공해주신 카와무라의지 회사에 이 자리를 빌려 깊은 감사를 드린다.

2006년 1월

카와무라 히로유키, 고야나기 마키, 후치오카 사토시

감수자의 말(초판)

이 책을 출판하게 된 계기는 재활치료실에서 컬러로 복사된 인쇄물을 입수하게 되어서 이다. 정형외과질환의 재활에 대해서 정확하고 친절하게 적혀 있었고, 이해하기 어려운 훈련방법에 대해서도 사진이 풍부하고 훈련의 요령을 이해하기 쉽게 되어있었다.

저자의 한 사람인 카와무라 PT에게 어째서 이렇게 힘이 든 인쇄물을 만들었는 지를 물었더니, 실습생을 지도하는 데에 적당한 책이 없다는 대답이었다. 교과서는 몇 가지가 출판되어 있으나, 교과서를 읽어도 실제로 훈련을 할 수 없다는 것이었다.

의료 중에서도 중요한 부분을 담당하고 있는 재활담당의 물리치료사, 작업치료사가 그 실제의 기법에 대해서 학습하기 위한 서적은 반드시 필요한 것이다. 그가 만든 "인쇄물"을 한낱 시내의 병원에서 실습한 학생만의 보물로 해서는 안 된다. 널리 재활을 학습하는 데에 이용할 수 있도록 해야 한다. 이러한 상황을 카네하라출판사의 고바야시 히토에 씨에게 전달하였더니 이번의 출판으로 연결된 것이다.

이 책의 내용과 구성에 대해서는 중복되는 것도 많고, 충분히 정리되어 있다고는 할 수 없는 부분도 있다. 그러나 이 책으로부터는 어엿한 물리치료사를 육성하고 싶다는 저자 3명의 패기가 느껴진다.

이 책은 처음부터 끝까지 쭉 읽어도 되고, 어려움을 만났을 때에 그 사항만을 참고해도 좋다. 그들 3명이 곁에서 친절하게 가르쳐주실 것이다.

2003년 5월

후지 다케시

초판의 서문

우리들이 물리치료사가 되어 임상에 나온 무렵에는, 일본의 물리치료에 관한 정보는 매우 적었다. 이 때문에 정형외과질환에 대한 물리치료를 실시하는 경우에도, 여러 선배의 경험을 보고 듣고 하여, 의사용 서적이나 영문 잡지를 읽으면서 시행착오 속에서 스스로의 물리치료기술을 개발하여 왔다.

오늘날에는 재활의학을 비롯하여, 물리치료의 전문서적도 서점에 넘쳐흐르게 되었다. 그 내용도 학생교육을 대상으로 한 교과서에서부터, 고도의 기술이나 특수한 기법을 소개하는 기술서적에 이르기까지 여러 갈래에 걸쳐 있다. 그러나 교과서는 지식이나 기술의 표준화를 도모하기 때문에 무미건조(총론적)한 내용으로 빠지기 쉽고, 또한 내용이 고도인 기술서적을 이해하려면, 이에 상응하는 지식과 경험을 필요로 하기 때문에, 학생이나 임상경험이 적은 물리치료사에게는 난해한 것이 되지 않을 수 없다.

그래서 이 책에서는, 임상실습을 포함한 정형외과질환에 대한 물리치료의 실천에 직접 도움이 되는 지식과 기술을 소개하는 것에 주안점을 두었다. 여기서 소개하는 것은 우리의 경험으로부터 유도된 기술과 그 이론적 근거가 되는 식견을 가능한 한 알기 쉽게 정리한 것이다. 특히 임상에서 효과적이었던 기술에 대해서는 그 뒷받침이 희박하여도 향후의 검증을 기할 각오로 수많이 기재하였다. 이 때문에 반드시 교과서로서 보편적이지는 않은 내용도 포함되었다는 것을 이해하기 바란다. 이 점에 대해서는 향후 개정을 하여 충실하게 만들려고 생각하고 있다.

또한 최근에는, 우리들 물리치료사의 사회에도 여성의 진출이 뚜렷하다. 여학생이 임상실습을 함에 있어 문제가 되는 것은 체력면에서 불리한 경우 많다는 것이다. 그러나 학교교육에서도, 자신의 체력을 최대한으로 활용하는 수단 등을 충분히 가르치지 않고 있는 장면도 목격된다. 이 책에서는 이러한 문제에 대해서도, 실천상의 요령을 많이 기재하여 시대적인 요구(needs)에 맞췄다고 생각한다.

이 책이 물리치료기술의 발전에 조금이라도 공헌할 수 있다면 다행이다.

또한 출판에 있어서는, 감수를 해주신 후지 다케시 선생, 카네하라출판사의 고바야시 히토에 씨께서 많이 힘써주셨다. 또한, 흔쾌히 모델을 맡아주신 환자, 치료사, 간호사, 학생과 장구를 협력해주신 카와무라 의지(회사)에게도 감사를 드린다.

2003년 5월

카와무라 히로유키, 고야나기 마키, 후치오카 사토시

역자 서문

본 교재는 일본에서 행해지고 있는 정형외과환자를 위한 물리치료로써, 역자들이 일본 물리치료를 처음 접하는 경우이지만, 국내 현실과 거의 유사해 이질감이 적어 국내 교재로써 충분히 만족할 만하다. 이 책은 임상에서 자주 볼 수 있는 질환을 다루고 있을 뿐만 아니라, 특히 국내는 물론 서구에서 잘 다루지 않는 일상생활동작훈련을 잘 설명하고 있기 때문에,

임상가과 학생에게 좋은 교재가 될 것이다. 그리고 독자들을 위해 본문 중간중간에 상자로 처리하여, 저자의 주장과 주의점, 키포인트 등을 잘 설명하고 있다. 질환에 따른 물리치료 접근법은 물론, 보장구, 수술요법 등을 상세히 설명하고 있어, 질환을 잘 이해할 수 있을 것이다. 이 책은 치료기법에 대한 교재가 아니고, 질환에 대한 접근법을 편향되게 보는 것이 아니라, 물리적인자, 도수치료, 일상생활동작 훈련, 보장구 착용, 수술 등 다양한 관점에서 보고 있어, 물리치료가 종합적인 치료방법을 잘 설명하고 있다.

출간되기까지 수고하신 역자 분들 그리고 감수해 주신 교수님들은 물론, 영문사 박병조 사장님과 직원들에게도 감사드린다.

2008년 역자일동

목 차

CONTENTS

Ⅲ 물리치료사를 위한 X선 판독법 43

Ⅳ 요통 47

V 요부질환 수술 후의 물리치료 83

VI 견관절주위염 (오십견) 95

VII 골절 117

Ⅷ 고령자의 골절 127

Ⅸ 퇴행성관절염 151

X 류마티스성 관절염 217

XI 경추와 경수질환 241

XII 어깨결림 269

XIII 무릎인대 손상 281

I 정형외과학적 물리치료를 시행할 때의 유의사항

I 정형외과학적 물리치료를 시행할 때의 유의사항

— 머리말 —

우선 처음에는 환자의 전체상태를 파악하는 방법부터 생각해 본다.

초보자일 때는 자칫, 질환명으로 환자를 파악하려 하기 때문에, 배운 적이 없거나 모르는 질환은 처음부터 어렵다고 생각해버리는 경우도 많다(심한 경우, 더 좋은 병원이라고 소개받고 온 환자에게도 그 질환을 모른다고 하여 물리치료를 하지 않은 경우도 있었다). 그러나, 질환명으로 그 환자를 이해하는 것이 아니라, 장애의 성립과정을 이해하는 것이 반드시 중요하다.

물론 질환을 알지 못하고는 치료할 수 없는 것이지만, 이 부분은 의사와 상의를 한 다음 특히, 위험요소(risk)에 대해서 파악을 해두는 것이 중요하다. 또한, 물리치료사는 진단은 할 수 없으나, 의사의 진단을 보조할 의무가 있다. 당연히, 그에 상응하는 기량이라는 것을 갖출 필요가 있다.

아래에 물리치료평가에 있어서의 몇 가지 요점을 소개한다.

1 자세의 파악

환자가 호소하는 증상을 이해함에 있어, 처음에 주목하는 것이 자세이다.

환자는 어깨가 아프다든가, 허리가 피로하다든가 여러 가지 증상을 호소하는데, 그것을 평가하는 물리치료사도 그 증상이 나타나 있는 부위에만 주목하고 있는 것은 아닐까?

어떤 부위에 장애가 발생한 경우, 그 주변부위가 대상(보상)적으로 활동을 함으로써, 대상부위의 과부하로 자각증상이 나타나는 것은 흔히 일이다. 우선 **전체의 정렬균형**(alignment balance)**을 생각하는** 것이 중요하다.

아래에 예로서 슬관절 굴곡구축에 의한 자세 전체의 정렬(alignment)의 변화와 거기서부터 발생하는 증상에 대해서 그림으로 나타냈다.

예 : 슬관절 굴곡 구축과 자세변화

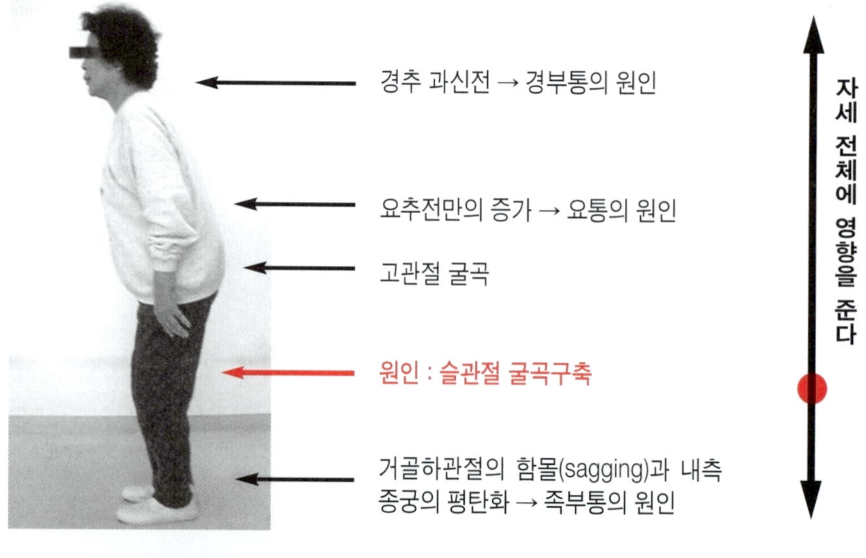

시험해보면 알 수 있다

고관절 굴곡구축을 경험해보자. 고관절을 굴곡위치로 하면, 그대로는 전방으로 넘어져버린다. 그래서 그 대상(보상)으로서, 두 가지의 방법을 생각할 수 있다. 하나는 요추를 신전하는 것에 의한 대상(보상)이다. 또 하나는 무릎 굴곡에 의한 대상(보상)이다. 어느 대상방법도 다른 부위에 부담이 걸린다는 것을 알 수 있다.

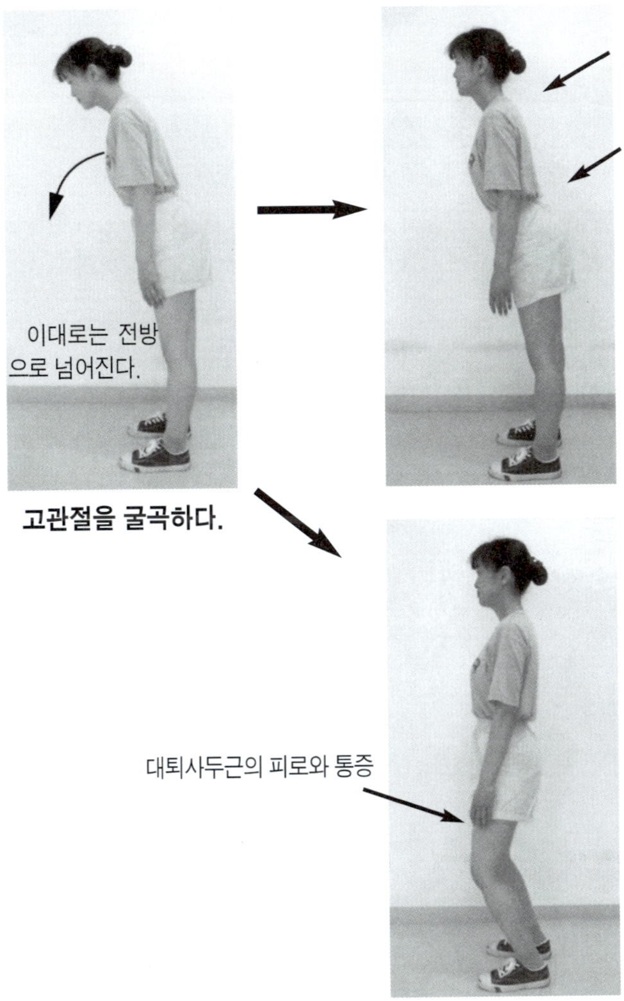

2 환자의 호소

예컨대, 통증의 호소가 있어도, VAS(visual analog scale) 등으로 보기 전에 우선 관찰을 한다! (예컨대, 자기 자신이 아플 때에는 어떻게 표현하는 지를 생각해본다).

VAS는 반드시 통증의 표현을 하고 있는 것은 아니라고 생각한다(실제로 설문조사를 하면, 싱글벙글 웃는 얼굴을 하면서 "괴로워하며 뒹굴 정도로 아프다"에 표시를 하는 사람도 있었다).

우선은 표정으로부터, 대략 상태를 판단한다. 이야기를 하고 있을 때나, 기다리고 있을 때의 표정으로 지속적인 통증인지 동작을 할 때의 통증인지를 판단할 수 있다. 또한, 통증의 부위를 나타내는 방법도 통증의 이해에 도움이 된다.

통증의 부위를 나타내는 방법에 의한 해석 예

손가락으로 가리키다 → 찌르는 것 같은 통증, 매우 국한된 부위의 통증
손을 펼치다 → 광범위하고 희미한 통증
손을 펼친 채로 움직이다 → 더욱 분명하지 않은 통증
손으로 쥐다 (또는 그 부위 위에서 손으로 쥐다) → 죄어드는 것 같은 통증

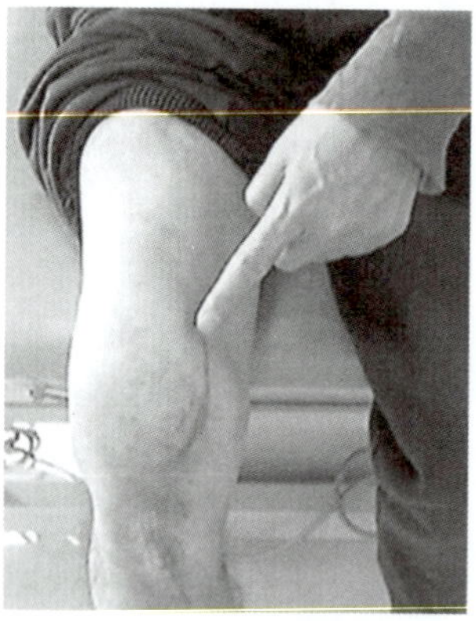

매우 국한된 통증
찌르는 것 같은 통증

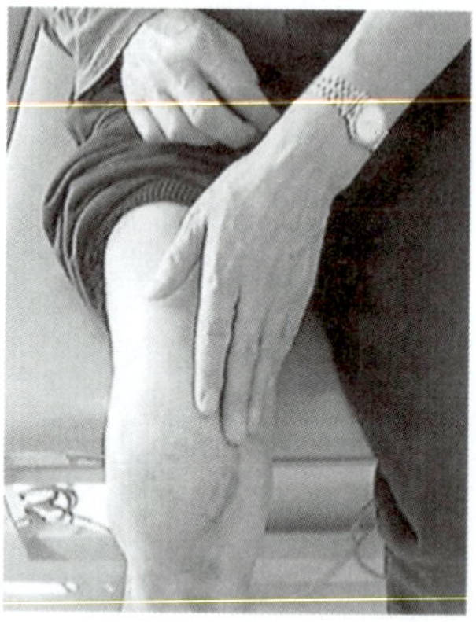

광범위한 통증
희미한 통증

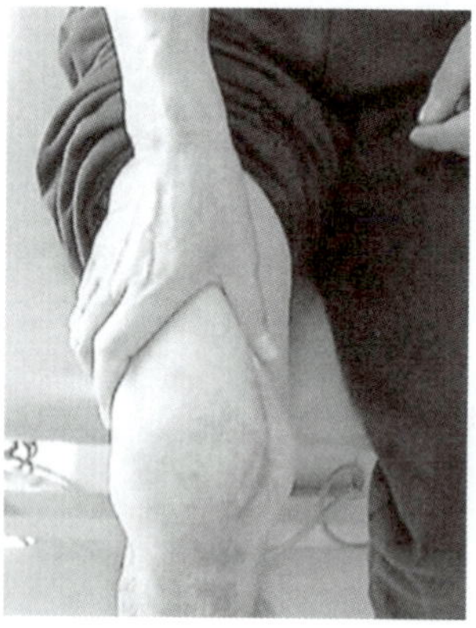

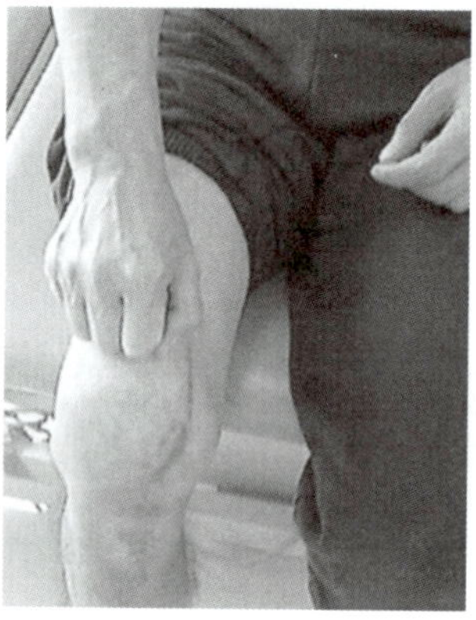

죄어드는 것 같은 통증

힌트 : 의심해서는 안되지만, 모든 것을 믿어서도 안된다

문진 때, 환자는 자기의 증상이나 일상생활에서의 불편에 대해서 여러 가지를 호소한다. 이들 호소에 대해서 의심하는 것은 안 되지만, 모두가 옳다고 생각하는 것도 좋지 않다.

특히 ADL의 문진 때에, 환자의 실태와 호소의 차이가 뚜렷하게 나타나는 경우가 있다. 이것은 환자에게 심인성의 요소나 꾀병이 있다는 것이 아니라, 실제로는 해본 일이 없는데도 할 수 없다고 생각하고 있거나, 반대로 할 수 없는 것을 할 수 있다고 확고하게 믿고 있는 일이 다분히 있기 때문이다. 또한, 할 수 없는 것은 단순히 방법이 잘못되어 있을 뿐이어서, 약간 지도를 하면 그 자리에서 할 수 있게 되는 경우도 있다.

환자는 자기의 장애에 대해서 열심히 호소하지만, 문진에만 의존하지 말고, 실제로 치료사의 눈으로 확인하는 것이 중요하다.

3 촉진법

흔히 "저 선생님이 만져주면 안심할 수 있다!"라고 하는 것은 어째서일까? 환자는 아픈 부분이나 불쾌한 부분을 만져지는 것이기 때문에, 가급적 안심할 수 있고 불쾌감이 없도록 만져주었으면 하고 생각한다. 그래서 아래와 같은 주의를 하는 것만으로도, 환자에게는 안도감을 준다.

잡는 방법

- 단단히 크게, 압력은 균등하게 한다.
- 손가락 끝에 지나치게 힘을 넣지 않는다.
  손가락 끝에 힘을 넣어 잡으면 아프다.
- 특히 통증이 있는 환자, 근력이 없는 환자는 크게 잡는 (감싸는) 것을 유념한다.
- 손의 형태에 맞춰서 잡도록 한다.

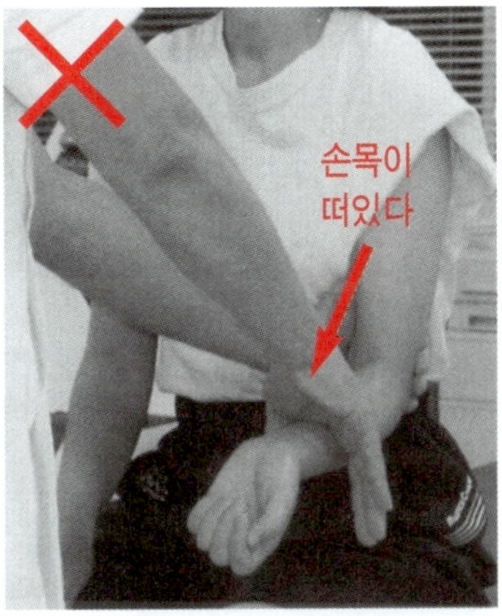

국소에 압력이 가해져 불쾌감이 생긴다.

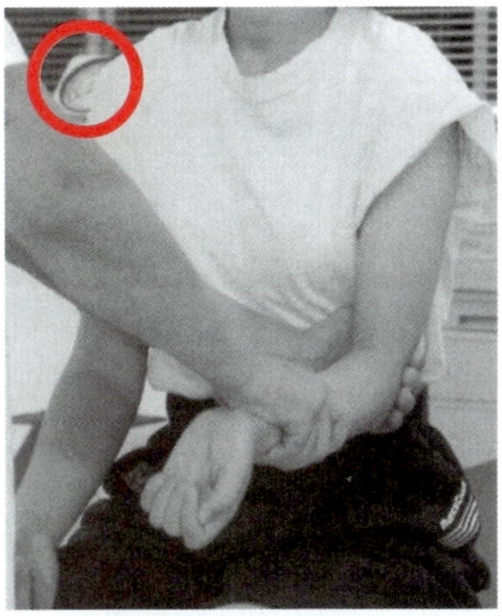

완전 접촉을 하면 압력이 분산된다.
근력강화훈련도 기분 좋게 할 수 있다.

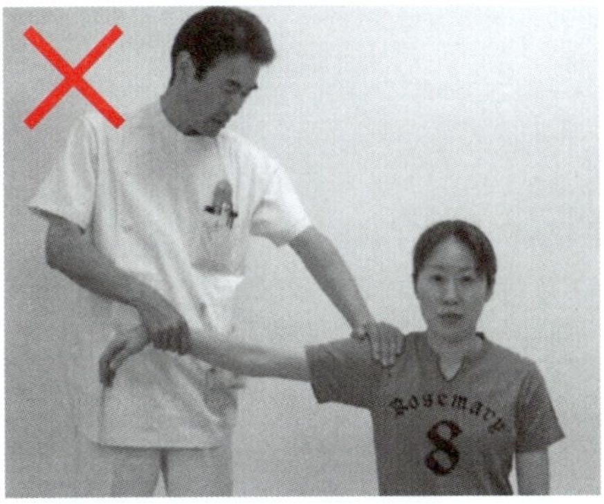

환자는 아픈 쪽의 팔을 떨어뜨리지 않을까? 불안해진다.

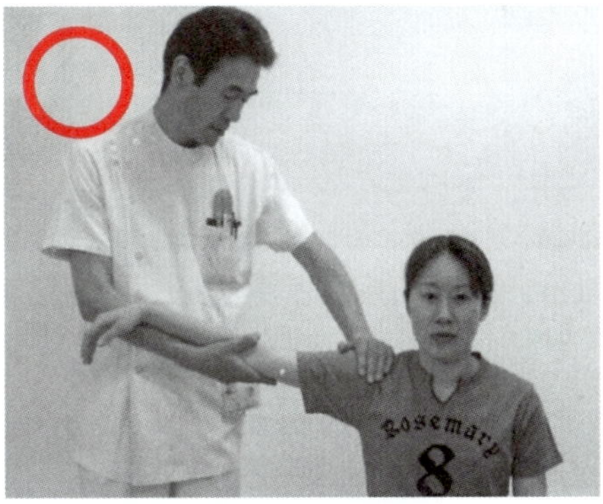

크게 감싸서 들면, 떨어뜨린다는 불안감이 감소한다.

환자의 팔다리를 잡는 경우, 팔다리에 대해서 직각으로 잡는 것보다, 손의 아치의 방향으로 따라가도록 잡는 편이 위화감이 적다.

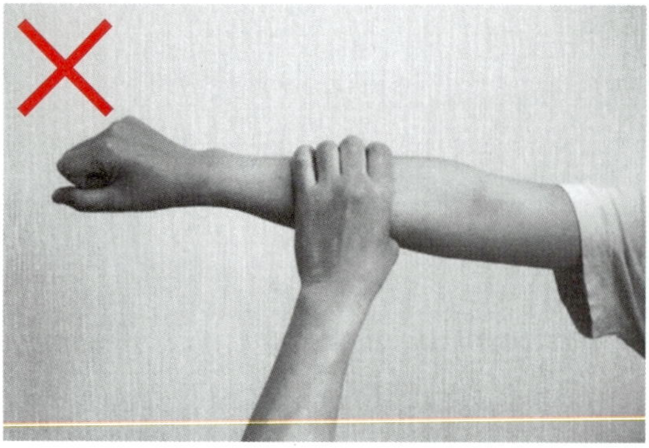

팔의 장축방향과 치료사의 손의 아치의 방향이 일치하지 않고, 잡았을 때에 위화감이 있다.

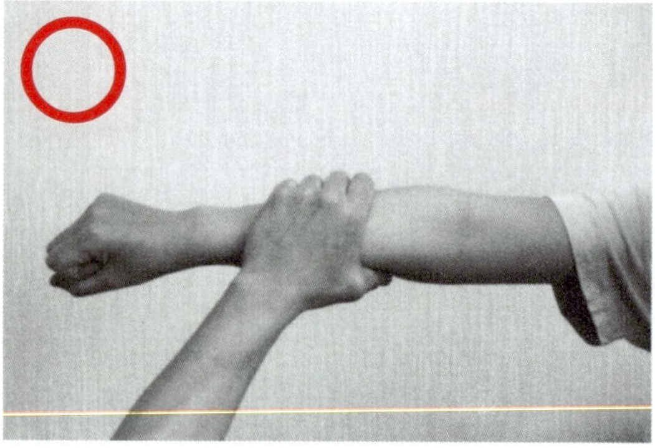

손의 형태를 따라 잡으면 위화감이 없다.

4 둘레길이의 측정방법

간단한 것 같으면서도 어려운 것이 둘레길이 측정이다. 줄자가 비스듬히 감기거나, 긴장을 주는 방법이 일정하게 되지 않아 측정할 때마다 둘레길이가 변화하는 경우가 있다.

처음에 계측부위의 장축에 대해서 직각으로 줄자를 늘이고, 거기서부터 계측부위에 감으면, 줄자가 비스듬해지는 것을 방지할 수 있다. 그리고 죄는 정도는 "약간 긴장을 주다"라든가, "적당한 긴장을 주다" 등의 표현으로부터, 약간 피부표면으로부터 움푹해지는 정도의 긴장을 주게 되는 경우가 많다. 실제로는, 약간 긴장을 준 다음에 완전히 움푹해진 것이 없어질 때까지 긴장을 완화하고, 동시에 줄자가 피부로부터 떨어져 있지 않은 부분에서 계측한다.

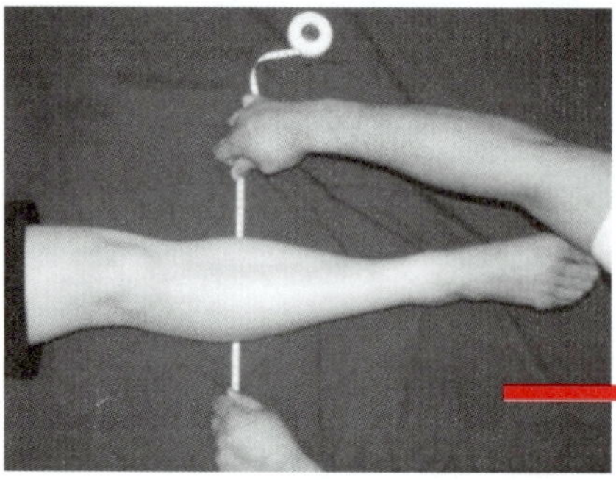

우선은 하퇴에 대해서, 줄자가 직각으로 위치하도록 늘인다.

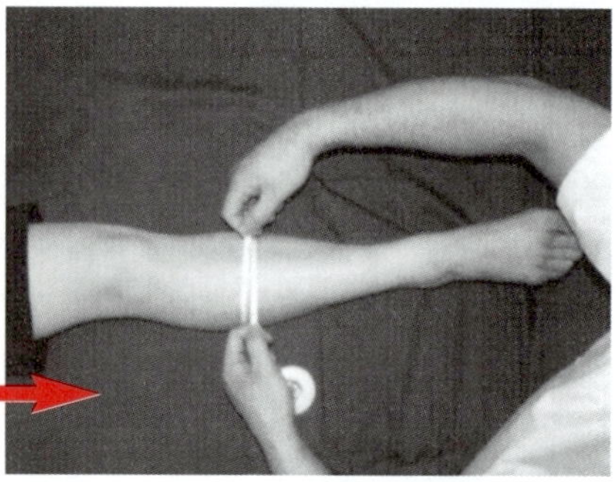

그리고, 줄자를 돌리면 비스듬히 측정되는 일이 없다.

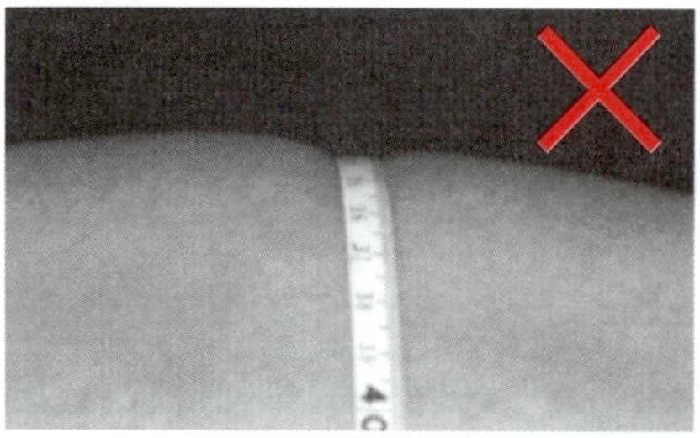

둘레길이가 조금 작아진다.
그리고 오차도 발생하기 쉽다.

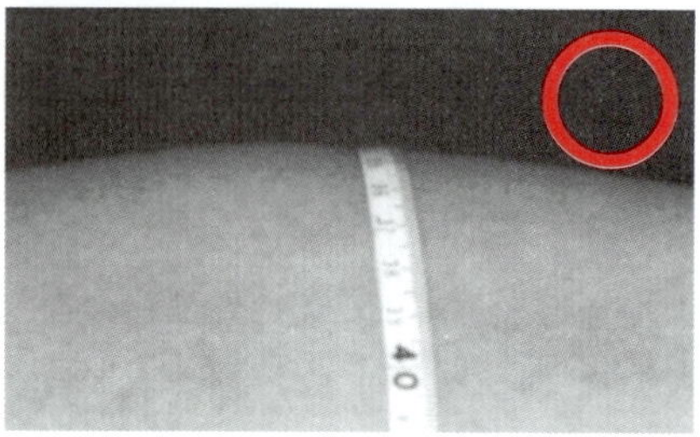

정확한 둘레길이를 측정할 수 있다.

응용적인 방법으로서 강하게 죈 상태에서 계측하여, 지방조직이나 부종의 상태를 추측할 수도 있다.

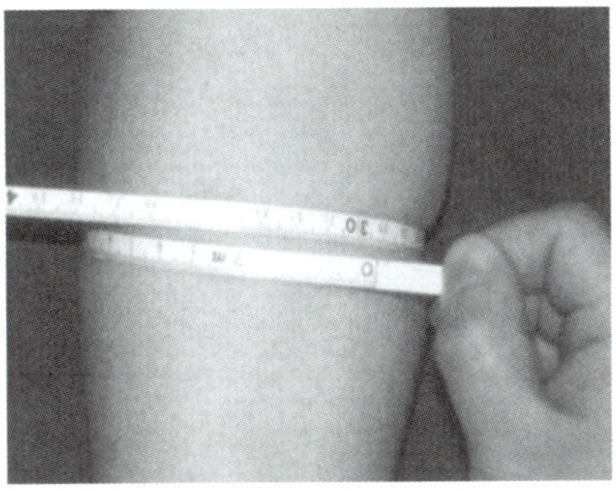

강하게 죄어서 둘레길이 측정
연부조직의 상태를 반영한다.

주의점 ▶ 둘레길이 측정

둘레길이 측정은 근 위축의 평가뿐만 아니라, 림프부종 · 심부정맥혈전증 · 꾀병 등의 발견에 매우 중요하다. 정확하게, 마음 가볍게 측정하도록 습관을 들이자. 특히 하지 MMT 측정과 함께 측정한다.

힌트 : 슬관절 열극을 찾는 방법

슬관절 열극을 찾는 데 애를 먹는 사람이 많다.
열극은 대략 슬개골 하연(inferior margin)에 위치한다. 슬개건의 주변에서부터 촉진하면, 연부가 적어 쉽게 바로 찾을 수 있다.

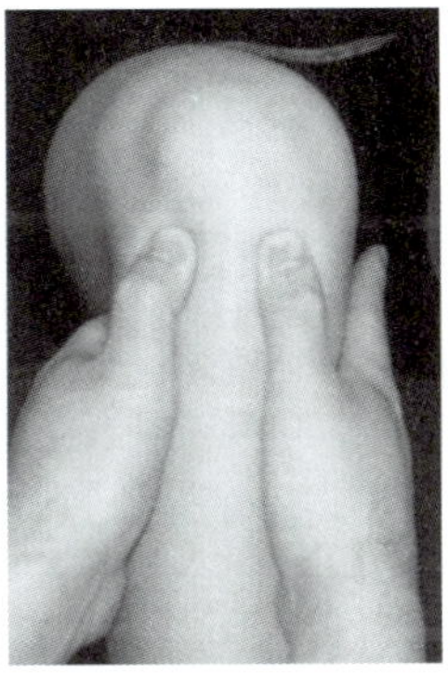

5 하지길이의 측정방법

일반적으로 하지길이의 측정에는 극과(spine-malleolus)길이가 사용된다. 즉, 전상장골극(anterior superior iliac spine)과 경골의 내과(medial malleolus)를 연결하는 선을 측정하는 것이지만, 이 방법은 대퇴 둘레길이의 좌우차이가 크면 오차도 커진다. 그래서, 전상장골극과 비골의 외과(lateral malleolus)를 연결하는 선을 측정하는 것이 좋다고 생각된다.

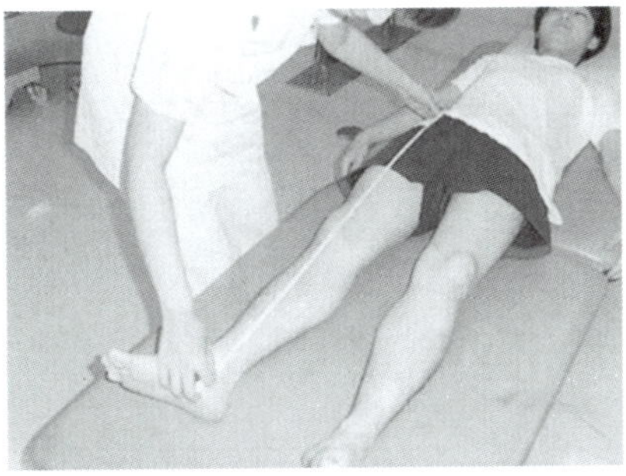

일반적인 측정방법
대퇴 둘레길이의 좌우차이에 영향을 받기 쉽다.

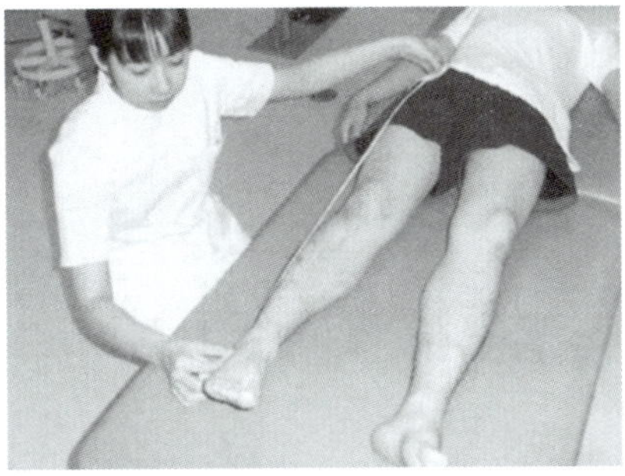

전상장골극 비골외과의 측정
대퇴 둘레길이 차이에 영향을 적게 받는다.

힌트 : 전상장골극을 찾는 방법

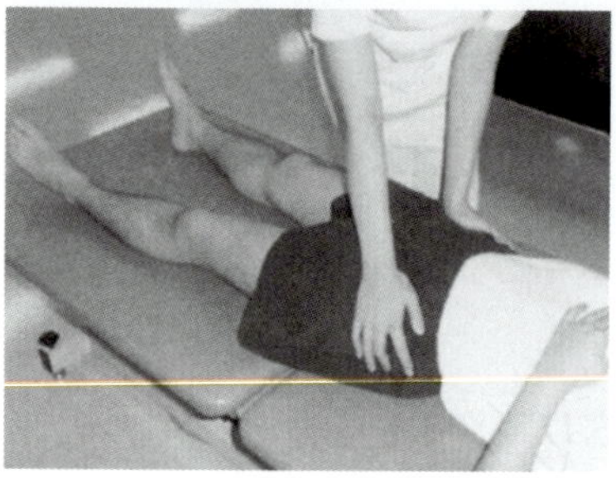

일반적으로 시행되는 방법

앞면으로부터 손바닥으로 전상장골극을 확인하고 있다. 이 방법에서는 극(spine)이 둥근 사람에서는 위치를 판정하기 어렵다.

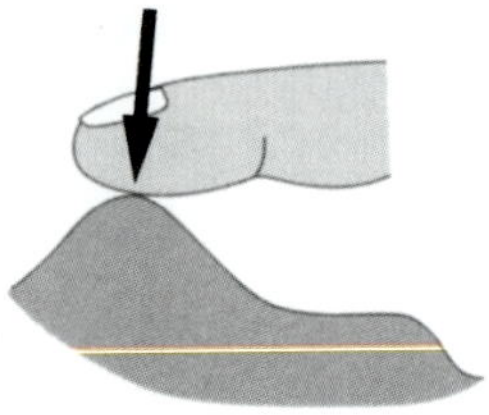

전상장골극이 뾰족할 때는, 앞면으로부터 촉진하여도 확인하기 쉽다.

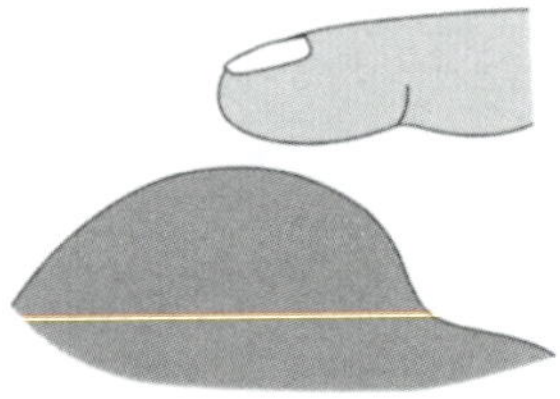

전상장골극이 둥근 사람은 앞면으로부터 확인하기 어렵다.

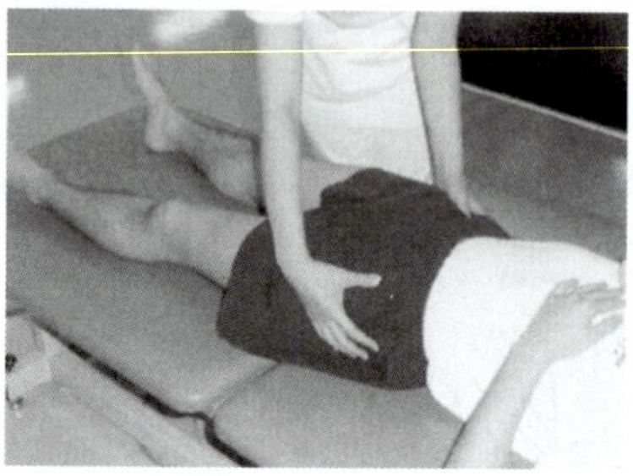

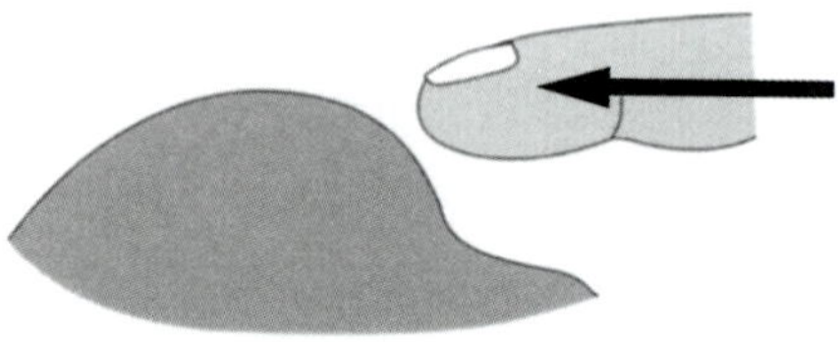

권장하는 방법

하방으로부터 손가락을 활주시켜가면서, 부딪힌 모서리에서 확인하면 좋다.

II 기본적인 물리치료

II 기본적인 물리치료

— 머리말 —

정형외과 수술의 전후나 보존적 치료가 주가 되는 정형외과질환, 또는 기타의 질환에서도 근력강화훈련과 가동범위훈련 등은 흔히 시행되는 물리치료이다. 그러나, 너무나도 일상적인 물리치료이기 때문에, 그 원칙을 잃어버리면 비효율적인 방법이 되기 쉽다.

그래서, 여기서는 실제로 사용할 수 있는 근력강화훈련이나 가동범위훈련, 기타 정형외과 물리치료에 필요한 기본적 훈련방법에 대해서 설명하겠다.

1 근력강화 1) 2) 3) 4)

1) 근력강화의 기본원칙

(1) 최대 수의 운동단위가 동시에 작동한다.

(2) 원심성 임펄스가 동시에 일어난다.

(3) 운동단위의 활동리듬이 동기화(synchronization)한다.

즉, 한번에 참여하는 근섬유의 수를 증가시키는 것이 중요하다(최대근력에 상당하는 부하가 필요하다).

최대근력에 충족하지 않는 부하의 경우는 모든 운동단위가 참여하지 않는다. 참여하고 있는 일부의 운동단위가 피로하며, 다른 운동단위로 교체되어 활동을 장기간에 걸쳐 시행할 수 있게 되는 현상이 일어나는데, 이것을 지구력이라 한다.

반대로 최대근력을 발휘하는 부하를 주지 못한다. 이것은 강인한 정신력(집중력)과 근육활동의 통합을 필요로 하는데, 임상에서 눈앞에 있는 환자에게 그만큼의 것을 요구하는 것은 불가능하다. 그리고, 최대부하는 근육이나 관절의 손상을 수반하는 일도 있어, 위험하기도 하다.

그래서, **최대근력에 가까운 부하를 반복해서 주는 방법**을 사용하게 된다. 이것에 의해서 개개의 근섬유는 서서히 장력이 저하하고, 최종적으로는 전체 운동단위가 참여하지 않고서는 부하에 저항할 수 없게 된다. 이것에 의해서 최대근력을 발휘한 것과 마찬가지의 현상이 일어난다.

그러나, 부하가 지나치게 적으면 운동단위는 피로해지고, 원심성 임펄스의 동기화(synchronization)가 흐트러지므로, 낮은 부하의 운동은 바람직하지 않다.

2) 어느 정도의 저항을 얼마만큼의 양으로 시행하면 되는가? (등척성 근력강화훈련)

등척성 수축에서의 저항량

최대근력의 40%이상, 효율적으로 근력을 강화하려고 하면 60%이상의 부하가 필요하다고도 한다.

필요한 근수축의 지속시간은 부하의 양이 감소함에 따라 연장된다. 40%의 부하에서는 20초 정도의 수축시간을 필요로 한다. 하지만 이만큼의 시간을 집중하여 훈련하는 것은 곤란하다.

그러나, 오랜기간 누워 있던 환자가 서거나, 앉은 자세를 취하는 경우는 자연히 이러한 부하가 걸리는 일이 많고, 근육활동에 수반하는 국소의 영양상태의 개선도 서로 작용하여 근력이 어느 정도는 자연히 회복하여 간다.

등척성 근력강화훈련의 강도와 시간

최대근력에 대한 부하량 (%)	필요한 근육수축시간 (초)
40~50 60~70 80~90 100	15~20 6~10 4~6 2~3

(Hettinger, 1952)

3) 어느 정도의 저항을 얼마만큼의 양으로 시행하면 되는가? (등장성 근력강화훈련)

등장성 근력강화훈련에서는 1RM (1회밖에 시행할 수 없는 최대부하)을 기준으로 하여, 약 60% 이상의 부하가 필요하다고 한다. 효율적으로 근력을 강화하기 위해서는 더욱 높은 부하가 필요하다.

그러면 자기가 지금 시행하고 있는 훈련이 정말 그만큼의 부하로 되어있는 지를 알 수 있는 것일까? 특히 흔히 시행되는 도수저항의 경우는 어떻게 하면 되는 것일까?

그래서, 80%이상의 부하를 주는 경우를 아래의 표를 기초로 생각하면, 이것은 약 10회를 어떻게든 반복할 수 있을 만큼의 부하라 바꿔 말할 수 있다. 즉, 11회 이상 반복할 수 있다면, 부하가 지나치게 적다는 것이다.

또한, 10회를 초과할 수 있는 운동부하에서는 근육피로보다도 먼저 정신피로가 발생한다고 하며, 부하량의 판정에 사용하는 것도 곤란하기 때문에 피해야 한다.

1RM에 대한 부하량과 가능한 반복횟수

1RM에 대한 부하량	반복횟수
100 %	1
95 %	2~3
90 %	4~5
85 %	6~7
75~80 %	8~10

(Bührle, M. : Die Lehre der Leichtathletik 4, Verlag Bartels und Wernitsz KG, 1971에서 변경)

4) 운동강도와 운동에너지

적은 부하로 많은 횟수를 시행하는 편이 편안한 것 같이 보이지만, 정말 그러할까?

운동강도와 반복횟수를 곱셈을 하면, 사용하는 운동에너지를 계산할 수 있다.

1RM의 운동에너지를 100%라 하면, 3RM이라면 95%의 부하를 3회라는 것이 되어 285%가 된다. 5RM이라면 90%의 부하가 5회이고 450%나 된다.

임상에서는 적극적인 근력강화라 말하면서, 결국은 횟수를 기준으로 훈련을 시행하여 피로를 축적시켜버리는 경우도 볼 수 있다.

등장성 근력강화훈련의 부하량과 운동에너지

운동강도	운동에너지
1 RM	100 × 1 = 100
3 RM	95 × 3 = 285
5 RM	90 × 5 = 450
10 RM	80 × 10 = 800

5) 등척성 수축훈련에 대해서

등장성 수축훈련과 같은 동적 훈련보다 효과가 적은 편이다.

그 효과도 운동개시 후, 평균 6~8주에서 한계점에 이르고, 이후는 반대로 저하된다(동적인 것에서는 12주).

또한, 동적인 운동과 비교하여, 신경-근육 조정 기전의 작용이 크게 다르고, 정적 훈련과 동적 훈련 사이에는 상관성이 관찰되지 않는다. 즉, 등척성 수축훈련에 의해서 단련된 근육에서는 일상생활에서 사용되는 것 같은 관절운동을 수반하는 동작에는 별로 도움이 되지 않는다는 것이다.

따라서 그 사용범위는 보조적 수단에 그쳐야 한다.

→ 이론도 많고, 대퇴사두근에서는 효과적이었다는 보고도 있다.

→ 적응이 되는 것은 특정의 각도에서의 근력을 발휘할 수 없는 경우나, 골절 후의 석고붕대 고정이나 관절의 운동이 금지되어 있는 경우, 등이다.

6) 일반적인 근력강화의 원칙

(1) 높은 부하에서 적은 횟수밖에 시행할 수 없는 부하를 준다.

(2) 1세트의 훈련으로는 충분한 자극량을 주기 어려우므로, 반복 횟수의 세트를 설계할 것.
보통 3~4세트이다. 5세트를 초과하면 젖산이 축적하기 시작하여, 충분한 장력을 얻는 것이 곤란하다.

(3) 세트 사이의 휴식시간을 30초에서부터 1분 정도를 잡는다.
보통 근육 중의 크레아틴인산에 의한 ATP의 재합성은 30초에서 약 절반이 보충되므로 이 정도의 휴식시간이 필요하다.

(4) 최대 신장위치에서 최대 단축위치로 운동으로 할 것.
이것에 의해서 많은 근섬유에 자극을 주는 것이 가능하다.

1RM? 10RM? 정말로 알고 있는가?

물리치료의 교과서에 흔히 나오는 10RM은 아는 바와 같이 10회 반복 최대부하(10 repetition maximum)를 말하는데 정말로 이해를 하고 있는가? 이것은 10회 밖에 반복을 할 수 없고, 11회째에는 절대로 같은 부하로는 운동을 시행할 수 없다는 의미이다. 마찬가지로 1RM은 딱 1회밖에 시행할 수 없는 부하를 나타내고 있다. 그래도 많은 사람은 1회를 마음껏 힘을 낼 수 있다고 이해하고 있는 것은 아닐까? 그래서 또 1회 이상 할 수 있다면, 1RM은 아니다.

2 근력강화훈련의 요령

여성 물리치료사가 증가하고 있으나, 체격에서 불리한 여성이 도수로 근력강화훈련을 시행하는 것은 곤란한 경우가 많다. 그렇다고 해서 추 부하(free weight)는 그 중량에 따라서는 환자에게 위험할 수도 있다.

그래서 몇 가지의 근력강화훈련의 방법을 기재하니 참고하기 바란다.

1) 고관절 외전 근력강화훈련

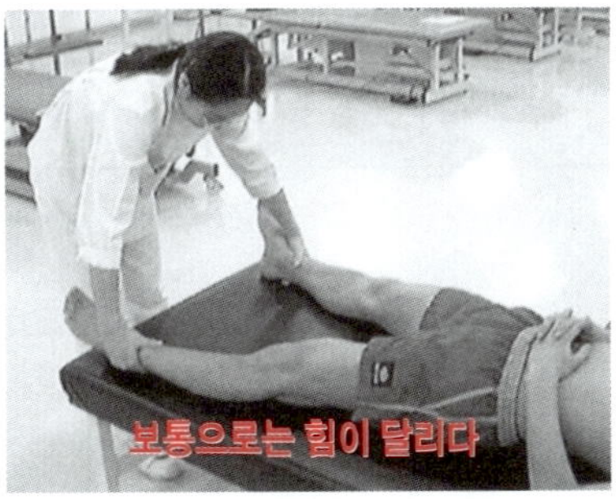

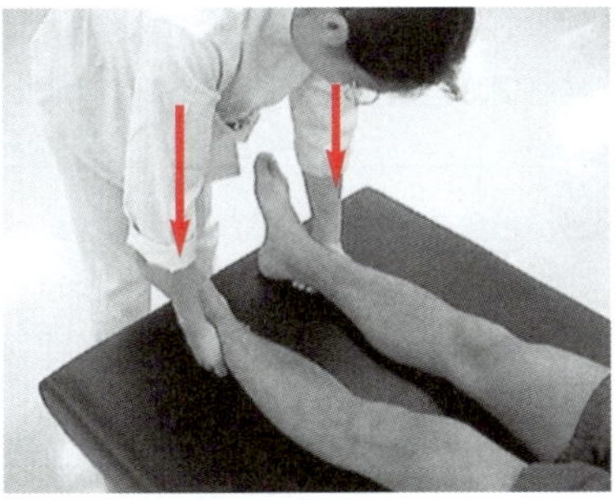

목욕타월을 사용하는 것만으로도 편안하게 저항을 걸 수 있다.

지지하고 있는 손(제2, 3지의 MP관절부위가 좋다)을 침대에 밀어붙이고, 그 마찰을 이용하는 것만으로도 강한 저항을 줄 수 있다.

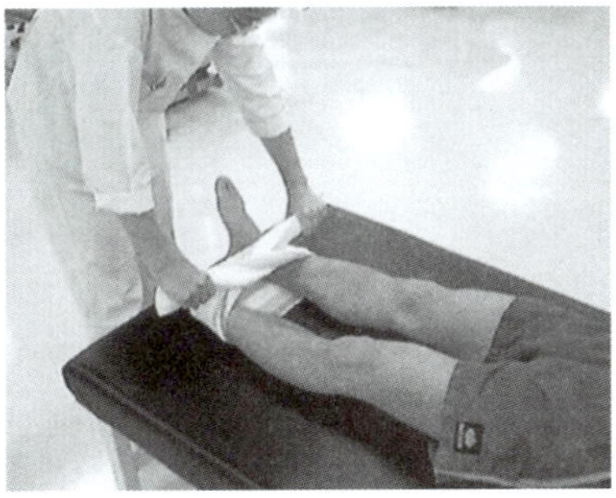

게다가 비틀면, 절대 힘이 달리지 않는다.

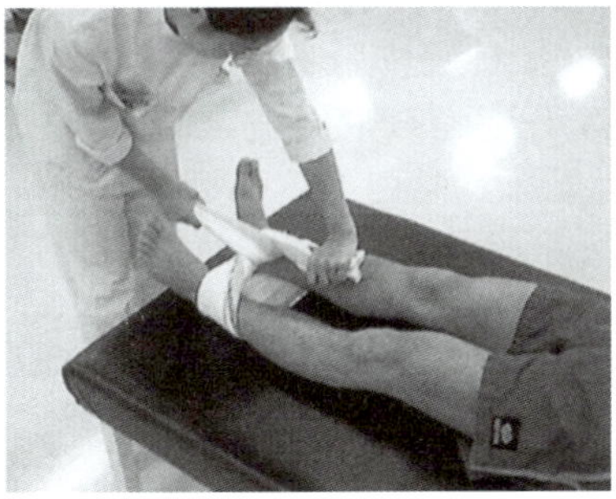

이 밖에 아래와 같은 방법도 있다.

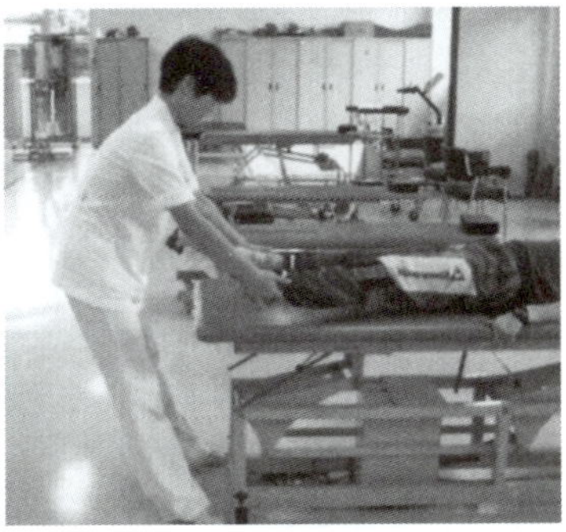

어쩌면 그렇게 구부정하고, 엉거주춤한 자세인가?라고는 말하지 마시오.

고관절 외전저항에 자신의 체중을 이용하기 위해 신체를 후방으로 이동시킨다.

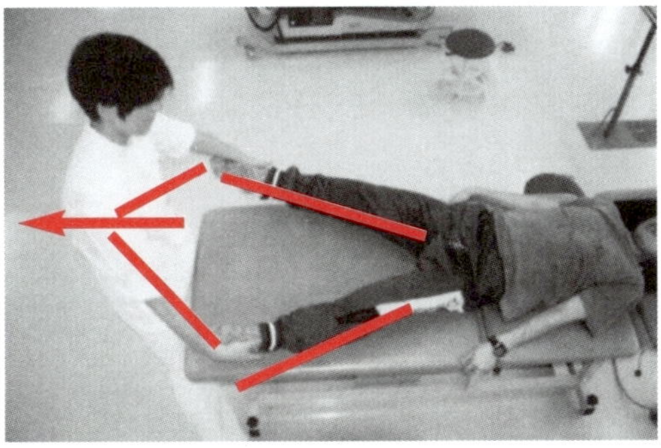

위에서부터 보면, 상상할 수 있겠지요. 밖으로 벌리려고 하는 힘에 저항하는 방향으로 벡터(vector)가 작용한다.

2) 고관절 내전 근력강화훈련

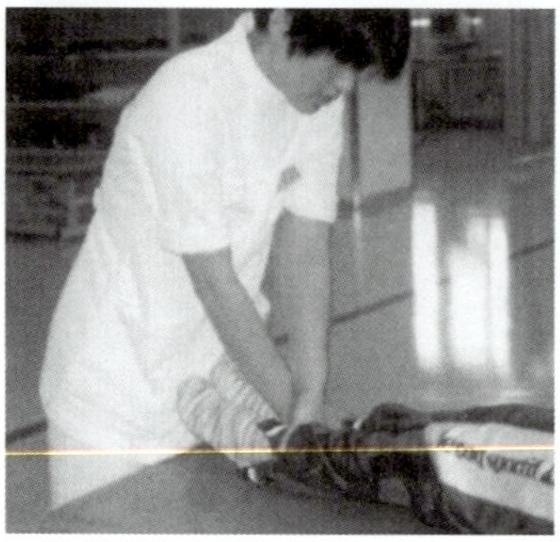

양 상지를 교차하여, 서로 문지르는 것에 의해서 그 마찰로 저항을 건다.

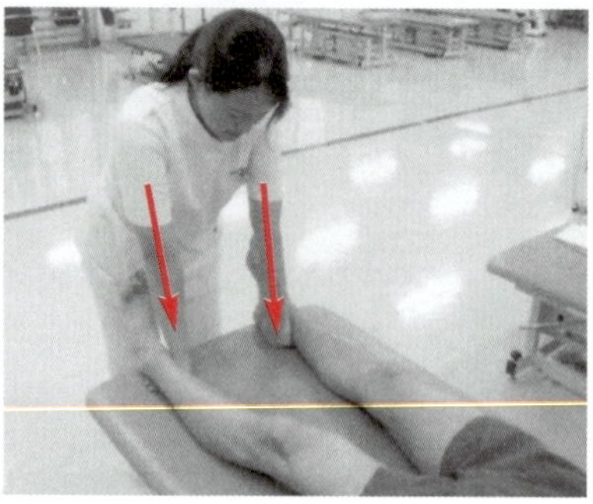

외전과 마찬가지로 지지하고 있는 손을 침대에 꽉 억누르는 방법도 있다.

힌트 : 고관절 외전근을 단련하는 방법

고관절 외전근의 강화에는 보통의 고관절의 외전운동을 시행한다. 그러나, 일상의 생활 속에서 그러한 운동은 많은 것일까?

무릇 외전근이 가장 잘 활동하는 것은 보행 시의 입각기가 아닐까. 그 때에는, 고관절(대퇴골)은 시상면(sagittal plane)상을 이동하고, 고관절 외전근군은 어깨의 삼각근과 같이 부채꼴 형태로 활동하는 근육의 부분이 변화하여 간다[5].

이 사고방법에는 이론도 있는 것 같으나, 자신의 외전근을 보행을 하면서 촉진하면, 반드시 이상하다고만은 생각되지 않는다. 그래서, 근력강화훈련 때에도 그러한 활동형태를 모방한 방법으로 하는 편이 좋은 것은 아닐까? 내가 생각한 하나의 방법을 보여주겠으니, 여러분도 생각해보기 바란다.

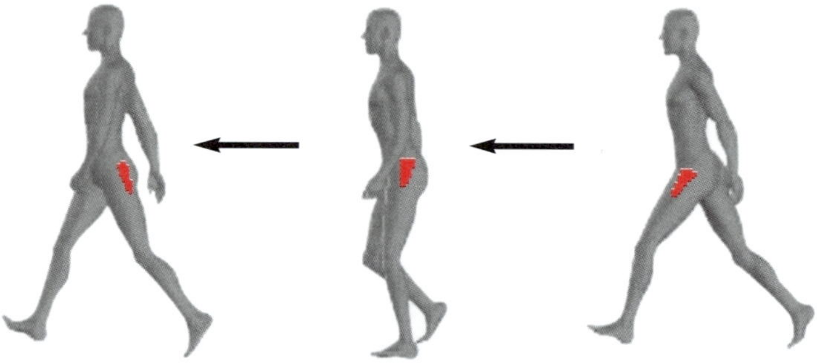

보행주기와 외전근의 활동

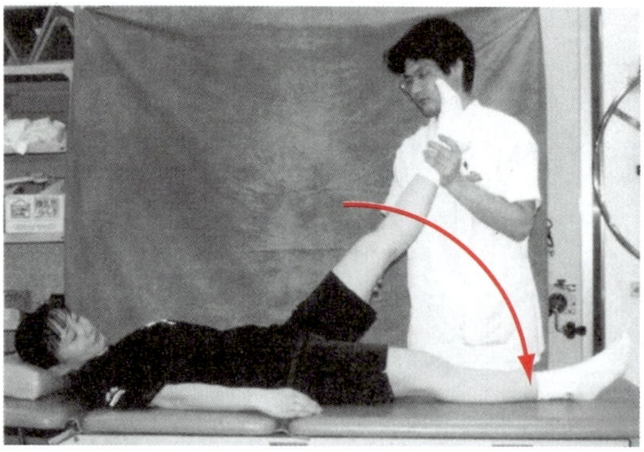

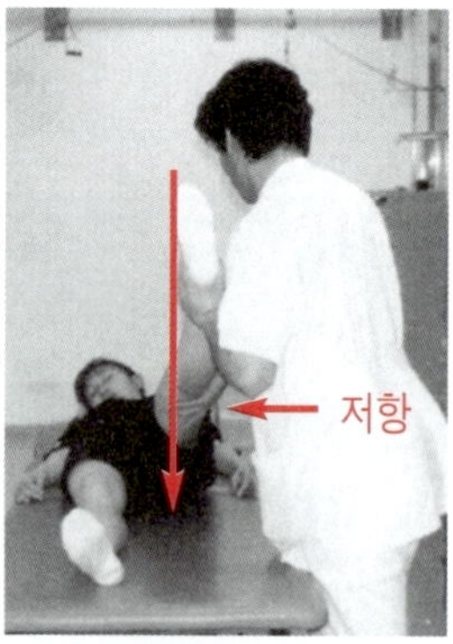

환자에게는 외전운동만을 시행하도록 지시한다. 치료사는 SLR자세로부터 하지가 시상면을 지나도록 고관절을 신전하면서 외전에 저항을 건다. 환자에게는 고관절 신전에는 저항하지 않도록 주의시킨다.

다만, 이 방법은 강력한 중둔근의 수축이 일어나므로 과부하가 되기 쉽고, 어느 정도 운동에 익숙해진 환자에게 시행하는 편이 좋다.

3) 슬관절 신전 근력강화운동

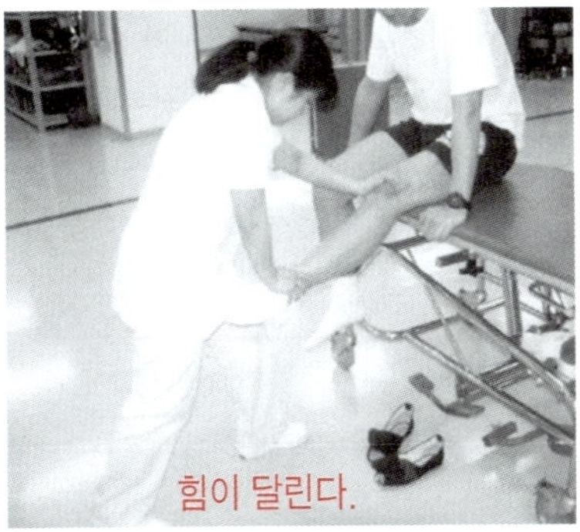

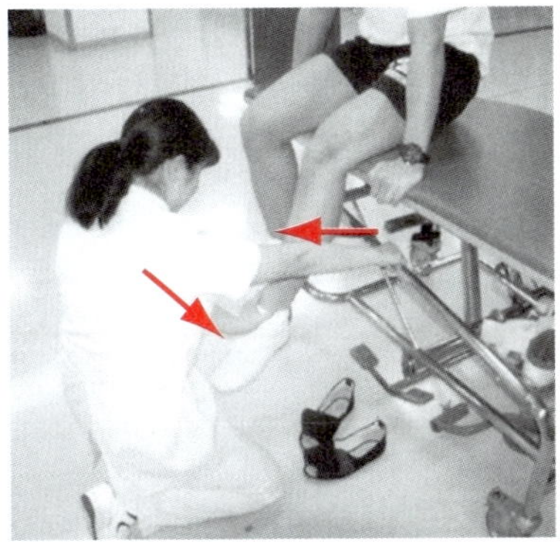

이것은 오른손으로 침대의 다리를 잡고, 잡아당기는 것에 의한 반작용으로 환자의 무릎 신전에 대항하고 있다.

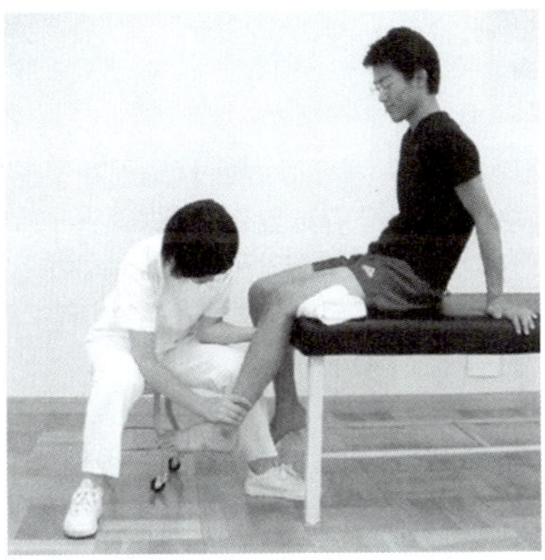

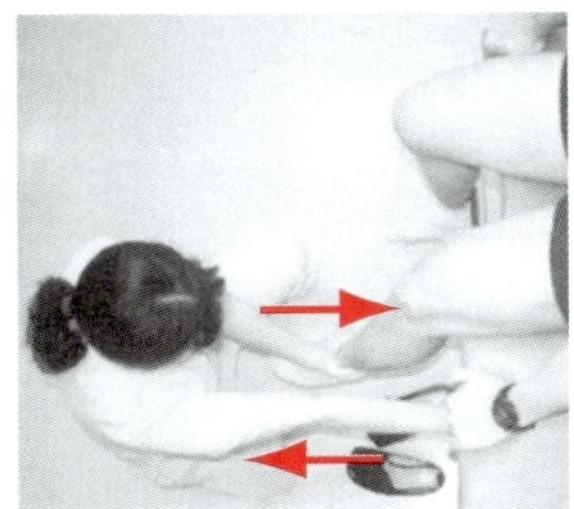

위에서 본 것이다.

별로 모양새가 좋지는 않지만, 자기의 무릎으로 우측 팔꿈치를 지지하고, 고관절 내전 근력으로 환자의 무릎 신전에 대항하고 있다.

아래 그림은 좋지 않은 예이지만, 나의 제자가 가끔 시행하고 있었던 훈련광경이다.

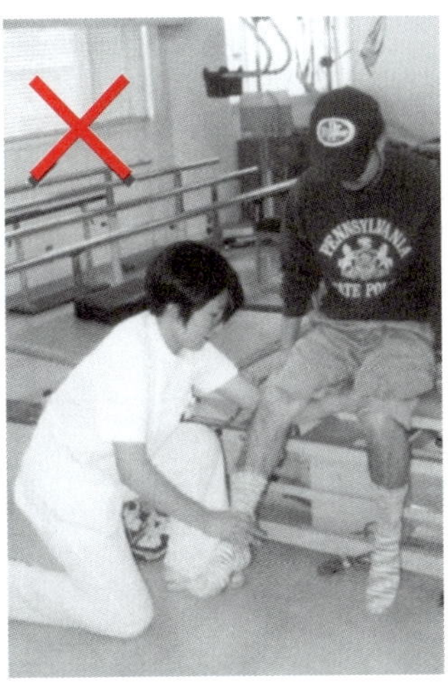

환자의 근력이 상당히 약하다면 가능하지만, 팔만의 힘으로는 힘이 달린다.

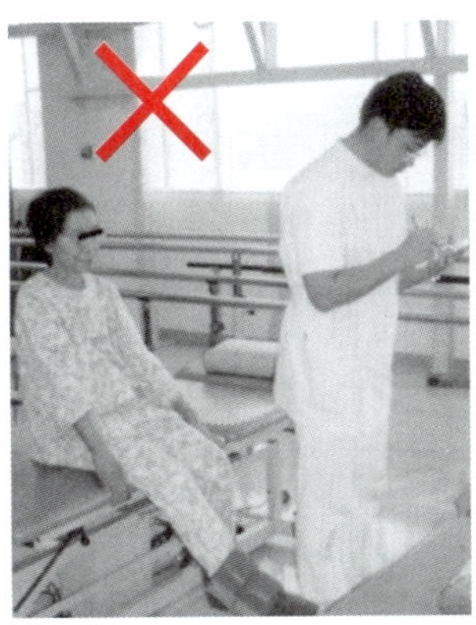

흔히 목격되는 풍경이다. 그러나, 환자는 발이 치료사에게 닿는 것은 아닌가?라고 신경을 써서 훈련에 집중할 수 없다.

필요하다면, 충분한 거리를 벌리자.

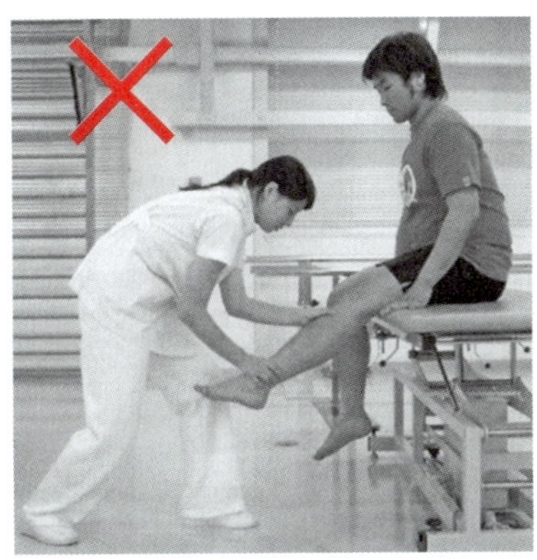

도수저항에 익숙하지 않은 경우, 자칫 치료사의 팔의 굴곡신전만으로 저항을 걸려고 한다. 가급적 체간이나 하지의 움직임으로 저항을 걸도록 하자.

힌트 : 끝에 걸터앉은 자세에서의 슬관절 굴곡신전근력강화

슬관절 굴곡신전근력강화는, 훈련침대 위에서의 끝에 걸터앉은 자세에서 자주 시행된다.

그러나, 침대 위에서의 슬관절 굴곡신전근력강화 특히 신전근력강화를 할 때는 침대 위에서의 앉는 위치에 따라서도 효율이 변화한다. 얕게 걸터앉으면, 침대의 끝과 대퇴후면의 압박에 의한 통증을 일으킨다. 또한 침대 자체의 끝의 모서리가 딱딱하게 모가 나있는 경우에는, 깊이 앉아도 통증이 일어나는 경우가 있다.

환자가 앉는 위치를 깊게 하거나, 침대 끝에 타월을 놓는 등, 약간 배려를 해주면 훈련효과도 한층 올라간다.

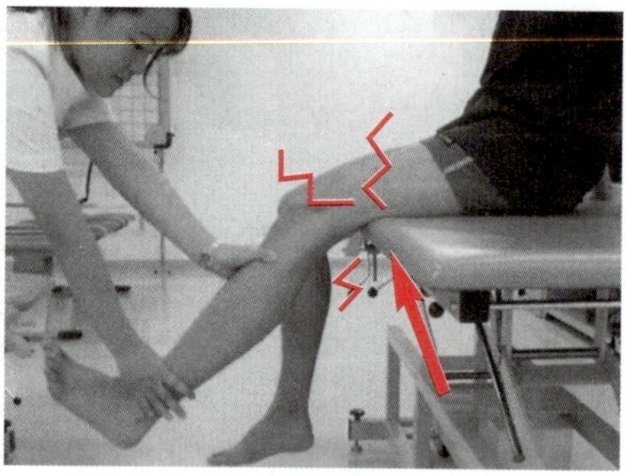

위의 그림과 같이 얕게 앉으면, 침대의 끝이 대퇴후면을 압박하여 통증 때문에 마음껏 힘을 낼 수 없다.

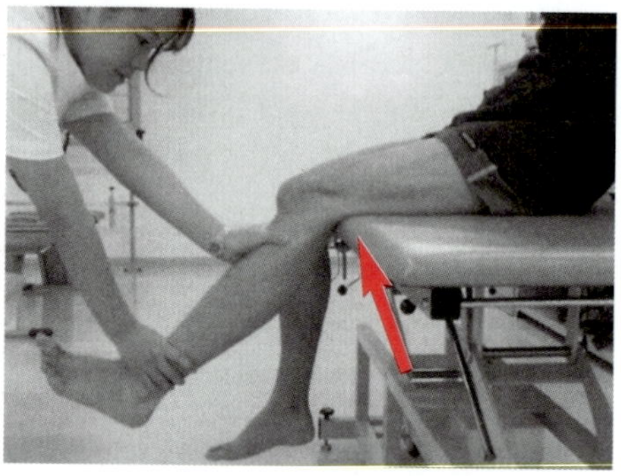

슬와(popliteal fossa)가 침대의 끝에 닿을 정도까지 깊게 앉으면, 대퇴후면에의 압박이 적어진다. 다만, 슬굴곡근(hamstrings)의 건부가 침대의 모서리에 닿아 오히려 아픈 경우는 약간 얕게 앉는 편이 좋다.

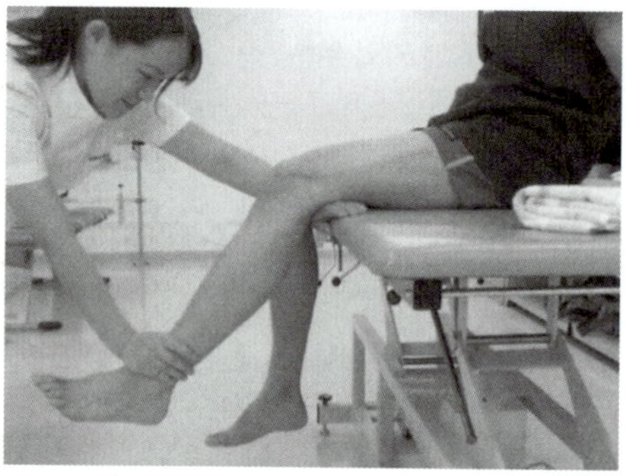

침대의 끝이 딱딱하게 모가 나 있을 때에는 치료사의 손을 슬와부에 놓아 닿는 부분을 부드럽게 하는 방법도 있으나, 손이 작은 사람에서는 오히려 접촉 면적이 감소하여 통증이 발생하므로 주의한다.

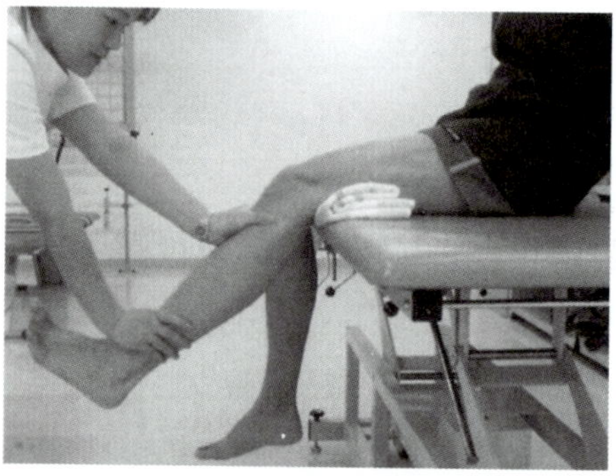

슬와부에 타월 등을 놓고, 침대 끝이 닿는 부분을 부드럽게 하는 방법도 있다.

4) 하지관절 전체의 근력강화훈련

하지 전체를 일괄하여 근력을 강화하는 경우도 흔히 있다고 생각한다. 아래에 그 방법을 열거한다.

다만 주의해야 할 것은 이른바 폐쇄성 운동사슬(closed kinetic) 운동은 어지간히 잘 시행하지 않으면, 어느 근육을 단련하고 있는지 모르게 된다는 것이다. 즉, 단련하고 싶은 약화된 근육에 부하가 걸리지 않고, 다른 강한 근육이 대상(보상)을 해버리는 경우가 많으므로 주의한다.

(1) 신전

아래 그림의 방법인 경우, 팔로 하지에 대항하고 있기 때문에 완전히 힘이 딸리고, 특히 무릎 최종 신전영역에서는 "덜컹" 저항력이 빠져버려, 충분한 훈련이 되지 않는다.

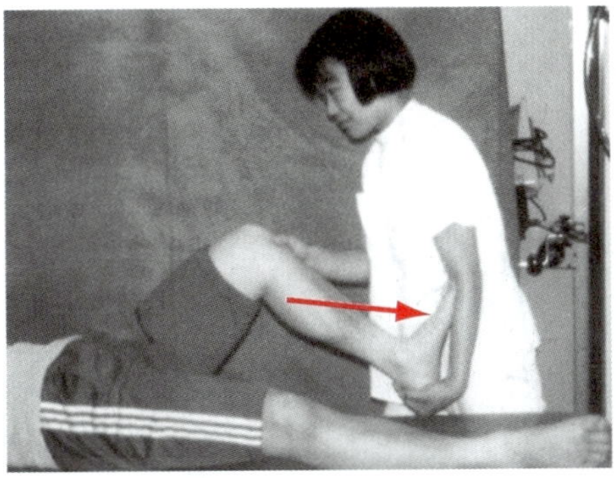

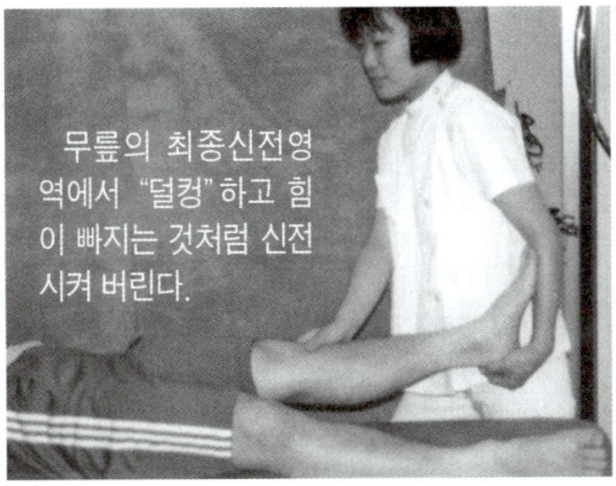

그래서, 발을 치료사의 복부(또는 흉곽이나 골반)에 대고, 몸 전체로 저항을 걸면 좋다.

또한 무릎의 뒷부분에 무릎을 굴곡하도록 손으로 저항을 걸어, 최종범위에서의 신전에 대해서 강력하게 저항한다(다만, 충분히 복근을 단련하여 둘 것과 눌려서 아프지 않은 장소를 알아 둘 것).

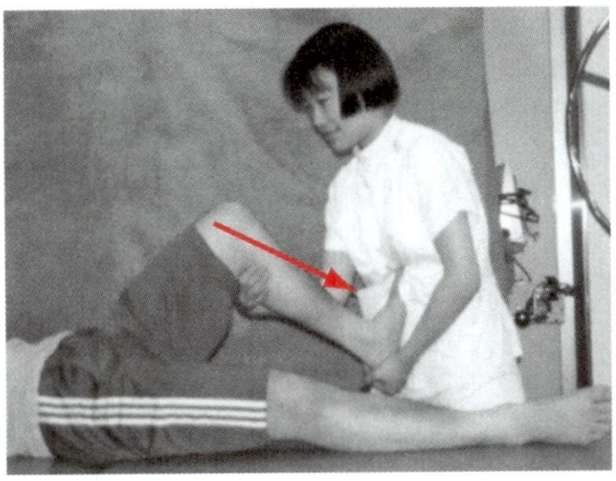

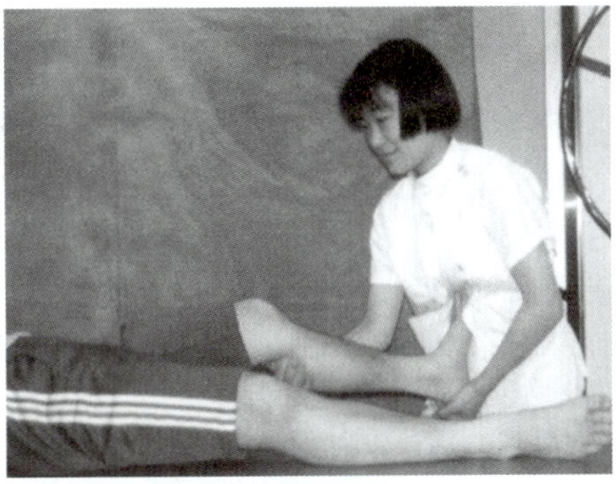

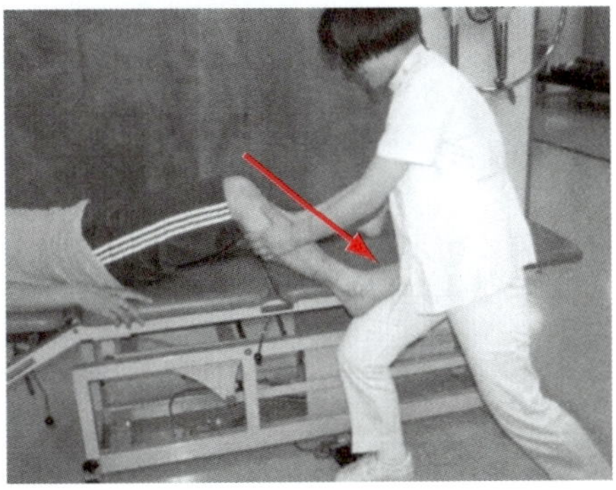

대퇴부를 이용해서
시행하는 방법도 있다.

(2) 굴곡

굴곡방향은 치료사의 체중을 이용할 수 있으므로 비교적 편안하다.

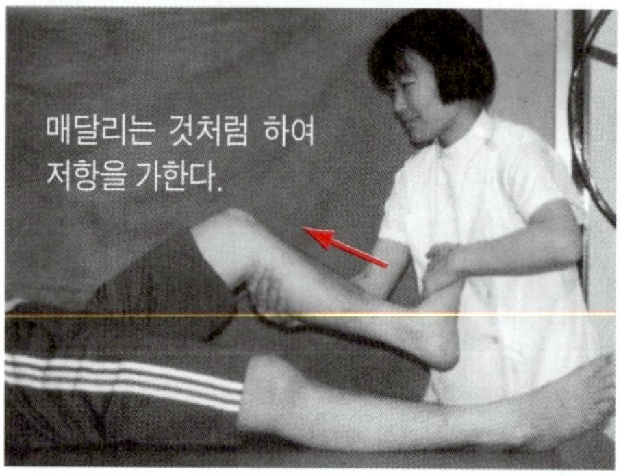

힌트 : 근육의 성질을 고려하기

여러분도 경험이 있다고 생각하지만, 슬굴곡근(hamstrings)은 쥐가 잘 나는 근육이다. 움직임을 제어하는 기능을 하는 근육인 것이 원인일까? 특히, 천천히 하는 운동에서 쥐가 나기 쉬운 것 같다. 또한, 고관절 신전위치로 하여, 기시부와 부착부를 접근시키고, 단축위치에서 저항을 가하면 근육에서 쥐가 더 잘 일어난다.

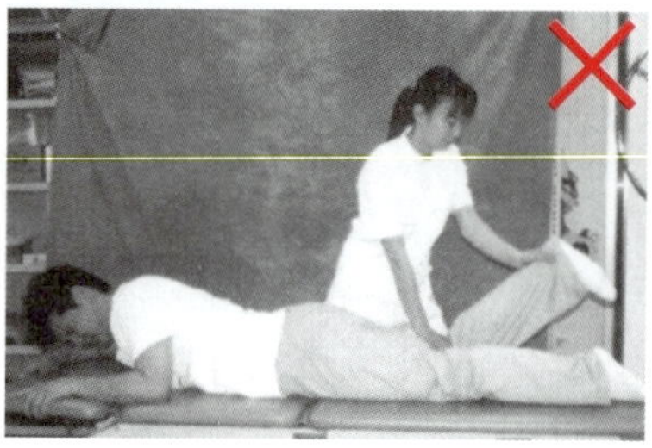

엎드린 자세, 고관절 신전위치, 저속으로 시행하면, 슬굴곡근이 쥐가 나기 쉽다.

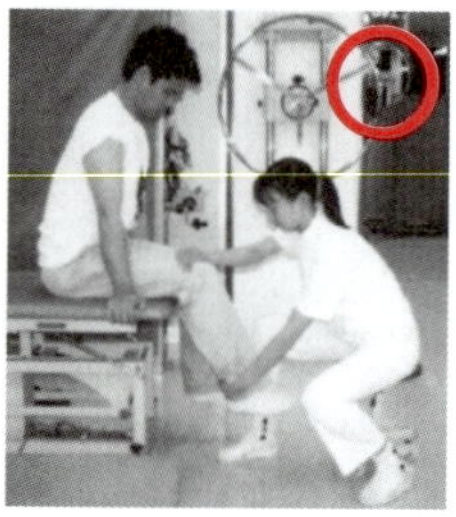

끝에 걸터앉은 자세에서, 약간 빨리 움직이는 편이 좋다.

힌트 : 추 벨트를 부착하는 방법

도수에 의한 근력강화 이외에, 추 벨트를 사용한 저항운동도 시행하는 경우가 있다. 도수만큼 강력한 부하를 주는 것은 곤란하지만, 국소의 영양(순환)상태를 좋게 하거나, 강력한 저항훈련 후의 적극적 휴식으로 사용된다.

그러나, 그 장착방법까지는 신경을 쓰지 않는 사람이 제법 많은 것은 아닐까? 자신이 시험해보면 알겠지만, 느슨하게 감으면 무겁게 느끼고, 꽉 죄어서 감으면 같은 무게라도 가볍게 느낄 수 있다. 그런데, 견고하게 감는 데에는 상당히 요령이 필요하다.

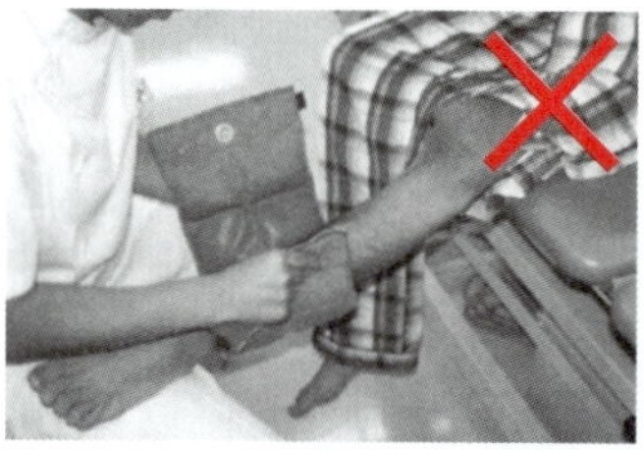

발목에 감을 때, 아래로부터 부착하려고 하면, 꽉 감을 수 없는 일이 많다. 이것은 환자가 치료사를 도우려고 발을 들어올리는 느낌으로 하려고 하기 때문이다.

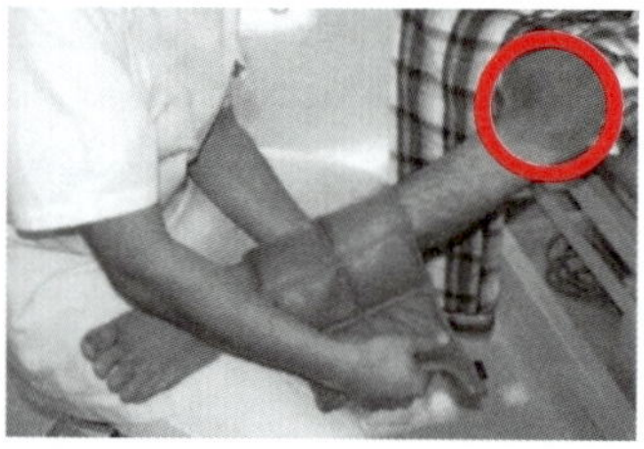

끝에 걸터앉은 자세에서 발목에 감는 경우는 위에서부터 감는 편이 환자의 발의 들어올림과 대항하는 형태가 되어 꽉 감기 쉽다.

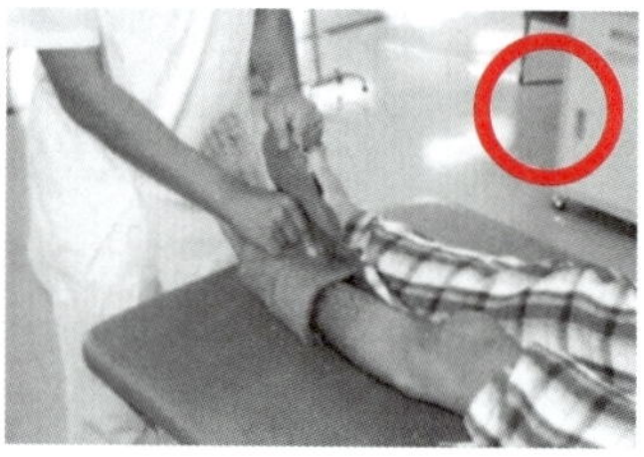

바로 누운 자세에서 감을 때는 환자는 이완하여 있는 경우가 많아, 아래에서부터 감는 편이 발의 무게와 대항하는 형태가 되어 꽉 감기 쉽다.

5) 상지 전체의 근력강화훈련

(1) 신전

등 위에 올라타 상지 신전근을 쉽게 저항할 수 있다. 이 경우의 근력강화방법은 폐쇄성 운동사슬(closed kinetics)이라 불리는 운동방법이다. 이 방법은 많은 이점을 갖지만, 개별적 근육에 특화된 근력강화가 곤란하다는 결점을 갖고 있다. 그러나, 저항의 방법이나, 유도의 방법에 따라서는 개별적 근육(즉, 강화하고 싶은 표적의 근육)에 효과적인 부하를 주는 것도 가능하다. 상지 신전근력강화운동을 하나의 예로서 아래에 열거한다.

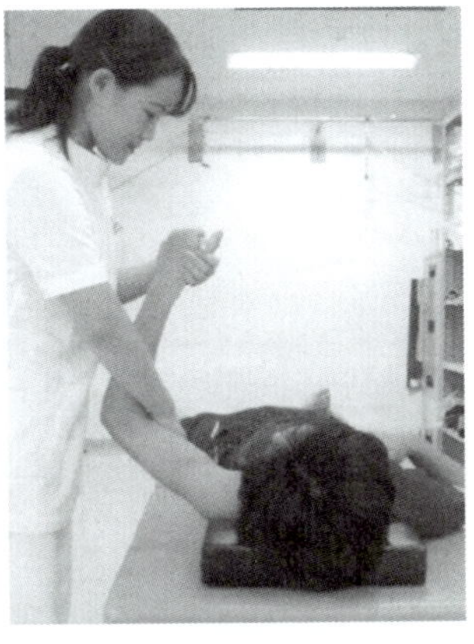

일반적인 방법

어깨 · 주관절을 같은 각도로 신전시키는 것으로, 대흉근이나 상완삼두근 등을 전방으로 미는 근육군으로서 합쳐서 강화한다.

반대로, 약화된 근육을 다른 근육으로 대상(보상)하기 쉬운 방법도 있다.

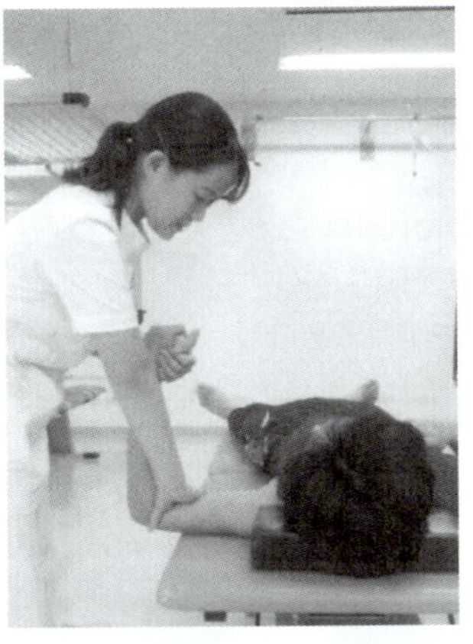

대흉근 집중형의 근력강화

먼저 전완을 수직으로 세워서 거기서부터 상방으로 밀게 하면, 대흉근에 집중하여 부하가 걸린다.

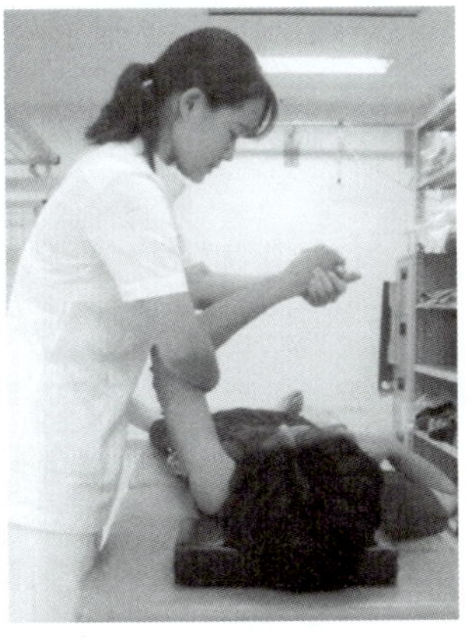

상완삼두근 집중형의 근력강화

견관절 수평내전을 시행하도록 거상시키고, 그 후에 주관절을 신전시킨다.

어깨 수평내전 때도 강하게 저항을 가하면, 개개의 관절의 근력강화와 마찬가지의 효과를 낼 수 있다.

(2) 굴곡

환자가 침대에 누워있는 상태에서의 상지 굴곡은 환자측은 중력을 이용할 수 있는 것에 반해서, 치료사는 근력만으로 대항해야 한다. 그래서, 미리 굴근의 수축력이 관절의 굴곡력에 작용하기 어려운 완전신전자세에서 약간 강한 저항을 가하여 장력이 약간 떨어진 상태로부터 운동을 시작하는 방법이나, 마찰을 이용해서 저항을 증가시키는 방법 등이 있다.

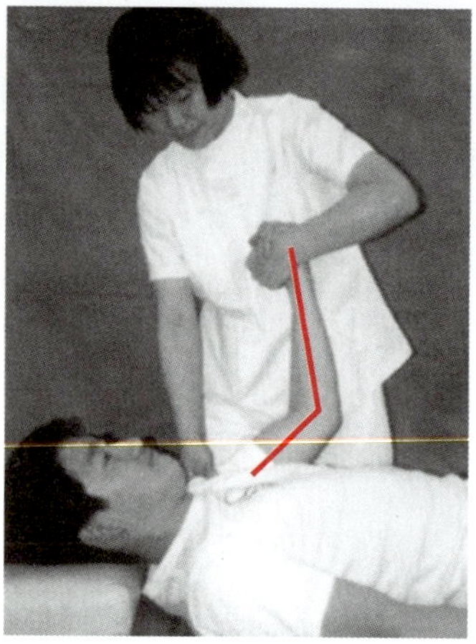

그래서

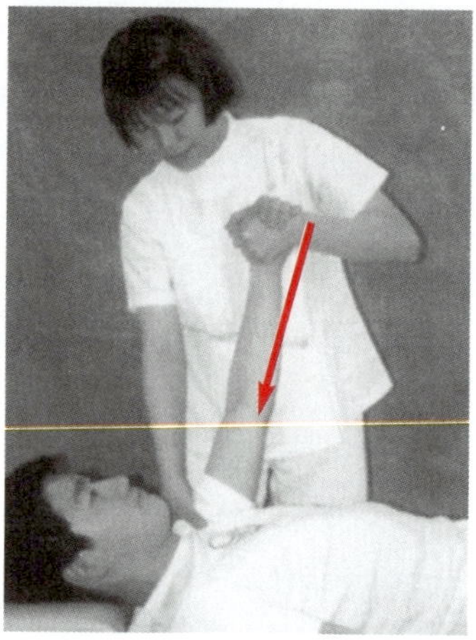

환자는 힘이 들어가기 쉬운 약간 굴곡위치에서부터 시작하려고 한다. 이대로는 힘이 딸리는 경우도 있다.

힘을 잘 발휘할 수 없는 팔꿈치 신전위치, 어깨 90° 굴곡위치에서 어느 정도 힘을 완전히 사용해 버린 다음부터, 굴곡을 시작한다.

또는

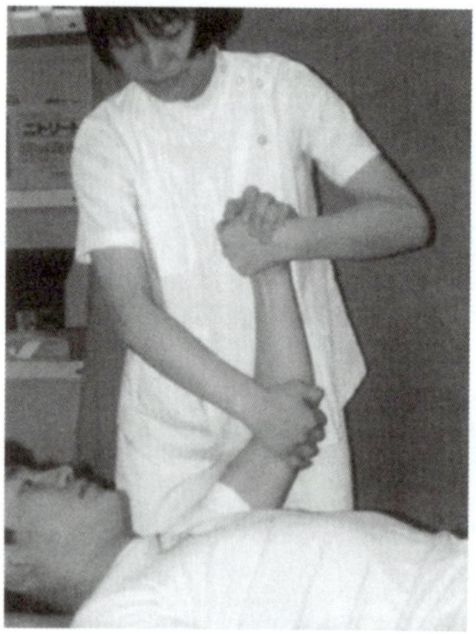

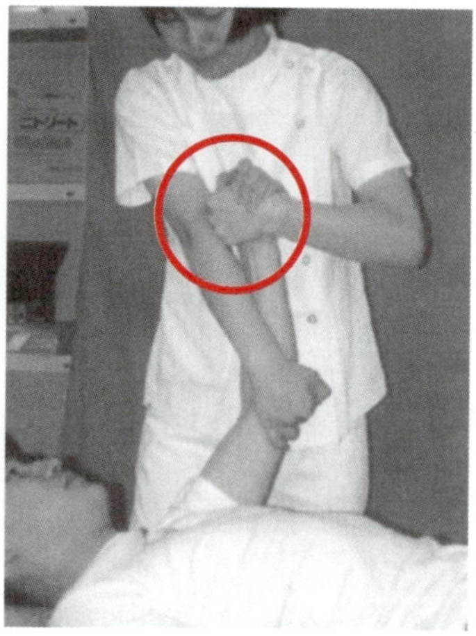

양손으로 저항을 가한다.

그리고 자신의 손과 팔을 서로 비비면서, 그 마찰을 이용해서 저항을 가하는 방법도 있다.

3 관절가동범위 제한에 대한 접근방법

필자가 학생 때의 실습에서는, 근력저하가 있기 때문에 근력강화훈련, 관절가동범위 제한이 있기 때문에 가동범위훈련이라는 안이한 대응도 허용되었다. 당시의 기초적인 의학지식이 현재의 것과 비교해서 상당히 낮았던 것이 요인이라고 필자는 생각한다.

현재는 학생이 받는 교육도 고도의 것이 되어, 단순한 치료선택은 오류가 많다는 것도 널리 아는 사실이 되었다. 그러나, 모처럼의 고도의 의학지식도 잘 이용되고 있는가라는 의문도 갖지 않을 수 없다. 예컨대, 관절운동학 등은 미세한 부분으로 들어가 관절 하나하나의 움직임을 가르치고 있으나, 실제로 사용하려면 어떻게 하는가? 라는 부분까지는 교육하고 있지는 않는가?

우선 여기서는 족관절을 예로, 관절가동범위 제한의 원인을 찾는 방법의 일례를 보여주기로 한다.

1) 관절가동범위 제한의 원인을 찾다[6)]

(1) 족관절 배굴제한의 원인은?

슬관절 신전위치에서 배굴제한이 있고, 슬관절 굴곡위치에서 제한이 없어지면 비복근의 단축일 것이다. 그러나 비복근과 가자미근의 단축의 구별만을 할 수 있으면 된다는 것은 아니다.

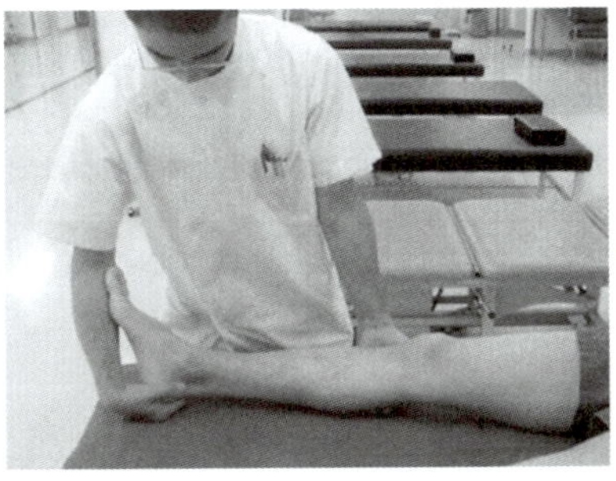

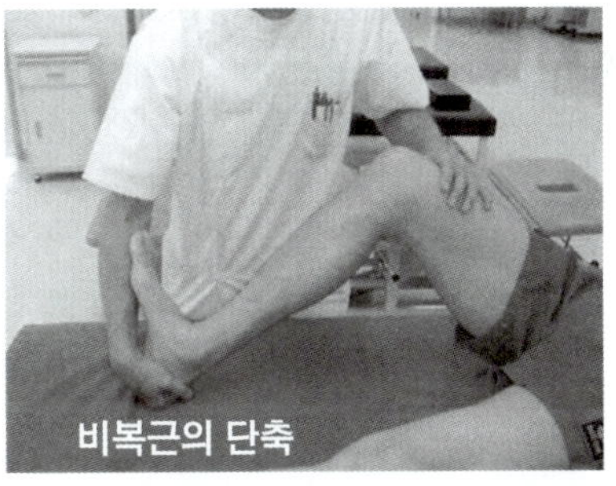

슬관절 신전위치에서 족관절 배굴 제한이 있고, 슬관절 굴곡위치에서 제한이 완전히 없어지면, 2관절근인 비복근의 단축 또는 유연성의 저하를 생각하면 될 것이다. 그러나, 슬관절 굴곡위치에서도 제한이 남는다면...

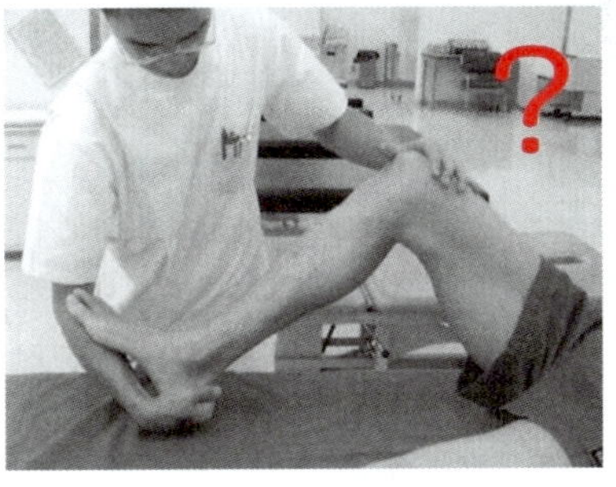

슬관절 굴곡위치에서도 배굴 제한이 있다면 그 원인은 무엇일까?

(2) 생각할 수 있는 원인

비복근의 단축

가자미근의 단축

근위 · 원위 경비관절(인대)의 단축

족관절의 후방관절낭의 단축

삼각인대의 단축 등

이상과 같이 족관절 배굴제한 하나를 채택하여도 여러 가지 제한 인자가 있다. 또한, 각각에 접근방법이 다르다는 것도 생각한다.

(3) 원인을 찾는 접근방법

원인탐색을 위해서 흔히 사용되는 것으로서는 가동제한범위에서의 근육의 촉진(palpation)이 있다. 당연히, 근육이 가동범위 제한의 원인이라면 긴장을 촉진할 수 있고, 환자 본인에게도 해당 근육의 신장감이 발생한다. 그러나 그렇다 해도, 그것만으로는 다른 제한인자가 관여하고 있지 않다고 단언할 수 없다. 그래서, 관절운동 하나하나를 생각하게 된다.

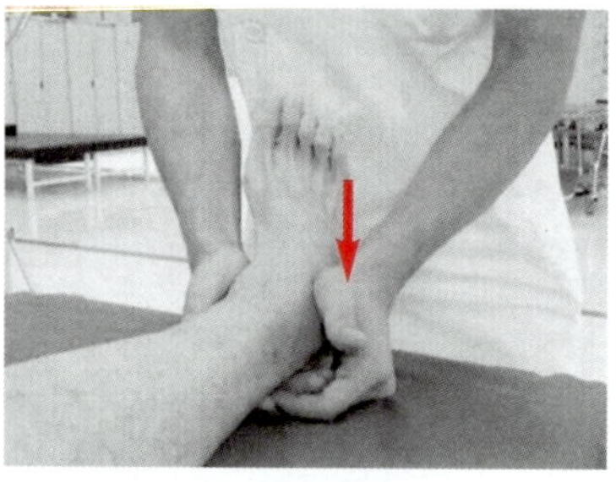

족관절이 배굴하면, 거골이 원위경비관절 사이에 깊숙이 들어가게 된다. 이 때문에 원위경비관절은 약간 신연하고, 비골원위부는 후퇴 · 내회전한다.

이 움직임을 확인하기 위해 외과(lateral malleolus)를 후방으로 밀어 넣어, 원위경비관절의 움직임을 확인한다. 움직임이 딱딱한 것 같으면, 원위경비인대의 유연성의 저하를 의심한다.

덧붙여 말하는 것이지만, 비골 원위 끝은 경골이 전방에서부터 덮고 있기 때문에, 전방으로는 움직이지 않는다.

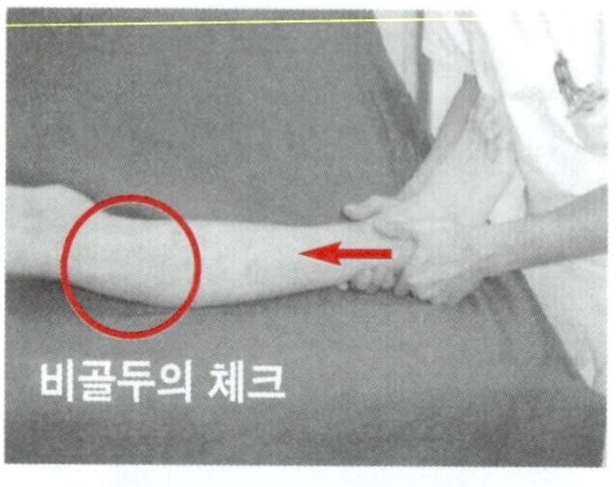

그리고 비골은 거골에 의해서 상방으로 밀어 올려진다. 이 운동이 억제되어도 배굴 제한이 일어난다.

외과부분을 손바닥으로 밀어 올려 가동성을 본다. 촉감 이외에도 비골두 부분의 거상을 눈으로 볼 수 있다.

움직임이 딱딱한 경우는 근위 및 원위의 경비인대의 유연성을 의심한다.

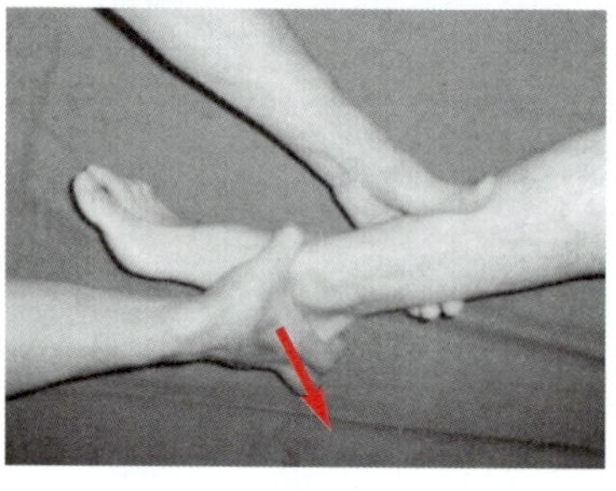

종골과 거골 전방을 지지하고, 하퇴의 후방으로 밀어낸다.

이것에 의해서 후방 관절낭의 유연성을 확인한다. 또한 이 움직임은 경골 또는 비골에 부착하는 내외측의 측부인대에 의해서도 제한되므로, 몇 가지 각도를 바꿔서 검사해 본다.

가장 외측측부인대는 운동축과 인대 부착부가 거의 일치하여 있으므로, 배굴의 제한인자가 되기는 어렵다.

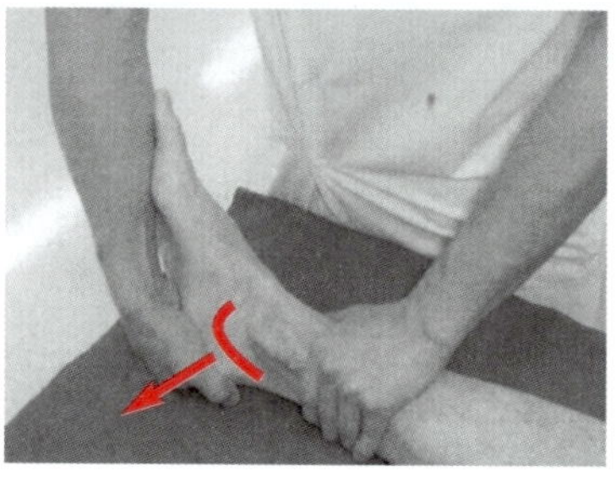

내과(medial malleoulus)와 종골을 억지로 떼어놓는 것처럼 하여, 내측측부인대(삼각인대의 후부)의 유연성을 확인한다.

첨족(pes equinus)에 내반(inversion)을 수반하고 있는 것에서는 이곳의 유연성의 저하를 수반하고 있는 것이 많다. 따라서 치료를 할 때 배굴운동만으로는 첨족의 개선이 곤란하다.

이상과 같은 평가를 생각할 수 있다. 또한 평가기법 자체가 치료기법이 되므로, 각 관절을 한차례 움직이도록 하면 좋다.

2) 관절가동범위 제한에 대한 접근방법 [8)]

(1) 관절가동범위훈련

극히 일반적으로 시행되는 가동범위 전체에 걸친 반복운동에 의한 가동범위 개선훈련이다.

수동적 · 능동적 · 능동보조적으로 시행되지만, 주로 수동적 관절가동범위훈련이 사용된다. 스트레칭보다 효과가 없는 것처럼 생각되는 관절도 있으나, 순환장애에 의한 가동범위 제한을 개선하는 데에는 효과적이다.

가동범위 제한이 있는 관절에 대해 기법에 어려움을 겪으면, 이 방법과 스트레칭을 비교하여 손에 와 닿는 감촉을 느껴보면 좋다. 그 자리에서 감촉의 차이를 아는 경우가 많다.

(2) AKA(arthrokinematic approach : 관절운동학적 접근방법) [9)]

관절운동학에 기초하여, 관절낭 내의 활주 · 회선 · 회전 등의 운동을 개선하는 기법이다.

신장운동과 조합시킴으로써, 적은 힘으로 통증이 적은 신장을 시행할 수 있다.

특수한 기술이 아니고, 가동범위훈련이나 근력강화훈련 등 관절운동을 수반하는 치료를 시행할 때는, 항상 고려할 필요가 있다. 다만, 이것도 무릎의 굴곡이기 때문에 경골을 후방으로 밀어 넣는다는 식으로 맹목적으로 사용하지 않는다. 관절기능장애에는 관절낭 내의 운동이 지나치게 적은 경우와 반대로 지나치게 과대하게 움직여 가동범위 제한을 일으키고 있는 경우도 있다는 것을 고려한다.

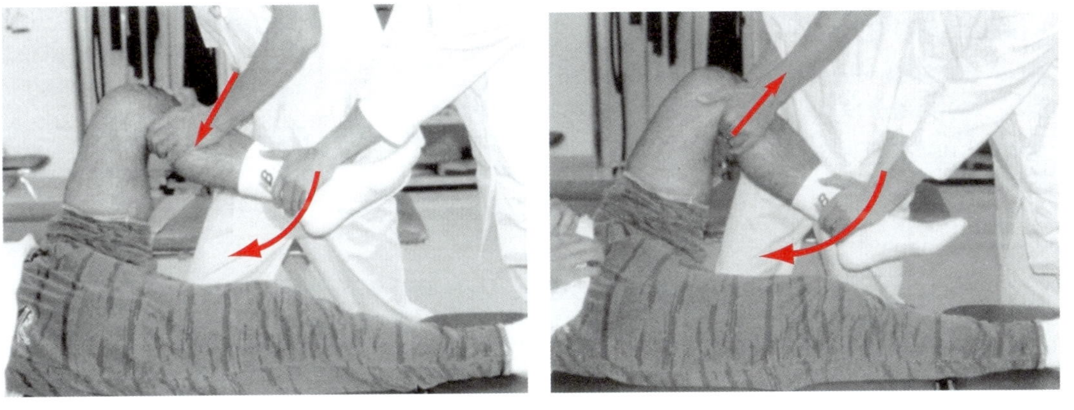

슬관절 굴곡에서의 관절운동학적 접근방법

일반적으로는 좌측 그림과 같이 경골을 후방으로 밀어 넣는 것처럼 보조해야 하지만, 이 증상사례에서는 우측 그림과 같이 전방으로 끌어냄으로써 가동범위가 개선되어 있다. 이 경우는 경골이 후방으로 지나치게 끌어들여져 있던 것이 가동범위 제한의 하나의 요인이라 생각된다.

어디까지나, 정상적인 관절운동을 일으키기 위해 보조하고 있다는 것을 잊지 말아야 한다.

(3) CPM(continuous passive motion : 지속적 수동운동)

수동적으로 관절을 원활하게 반복해서 움직이는 기계이다.

사람의 힘으로는 시행하기 어려운, 저속 · 장시간의 수동운동을 시행할 수 있다.

수술 후는 통증 때문에 아직 가동범위훈련이 곤란하지만, 빠른 시간 내에서 사용이 바람직하다.

도수나 능동에 의한 가동범위훈련이 시작되면, 필요가 없어지는 경우가 많다.

무릎(엉덩이 · 발의 움직임을 수반한다), 어깨, 팔꿈치, 손가락에 사용된다.

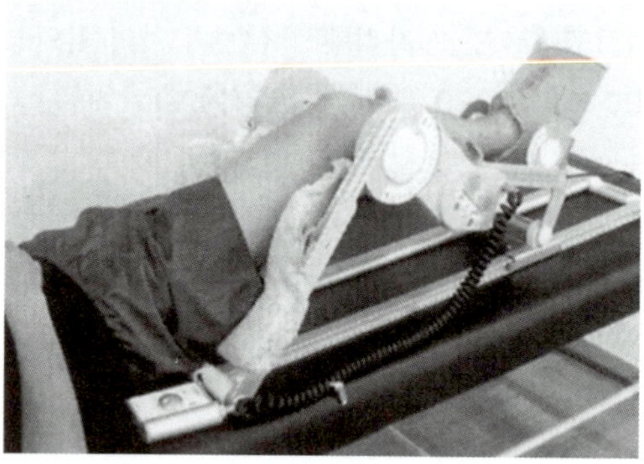

CPM : 슬관절 굴곡신전운동장치

(4) 스트레칭 (신장법)

근육의 신장반사를 억제하기 위해, 적어도 30~60초는 필요하다.

결합조직에는 20~30분은 필요하다(장시간 신장법 : prolonged stretching).

(5) 압박

관절운동에서 통증이 없는 범위에서 최대로 스트레칭을 하고, 그 위치에서 근복(belly) 또는 건(tendon)에 압박을 가하고 다시 신장한다.

뼈를 이용해 신장하는 다른 방법에 비해, 근육을 직접 신장하기 때문에 스트레칭이라고도 한다.

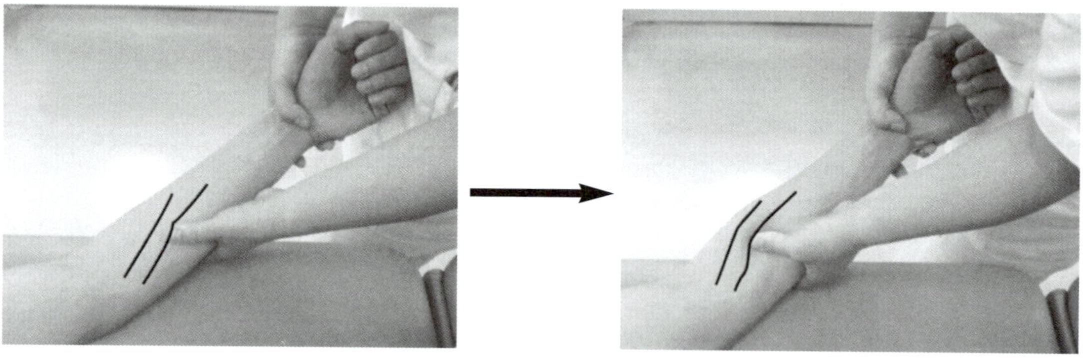

원회내근의 단축에 의한 팔꿈치 신전제한에 대한 압박

힌트 : 주관절의 신전제한

주관절의 신전제한에서, 회내위치에서는 제한이 약간 경감하는 것을 경험한 일이 없는가? 그 때에는 원회내근을 촉진해 보기 바란다. 원회내근이 주관절의 신전제한에 상당히 관여하고 있는 경우가 있다. 이 때에 압박을 사용해서 직접 스트레칭을 하면 효과가 있다. 시험해 보기 바란다.

(6) 등척성 수축을 사용한 관절가동범위훈련

최대한으로 근육을 신장한 상태에서 등척성 수축을 시행시키고, 다시 신장하는 방법이고, 아래의 효과에 의해서 신장된다.

근건 연합부의 신장성의 결여가 구축의 요인이 된다. 치료로서 등척성 수축이 효과적이다.

근 수축에 의해서 발생하는 열의 생성이 콜라겐의 점성을 저하시킨다.

펌프작용에 의해서 정맥 관류가 일어나 통증발생물질을 감소시킨다.

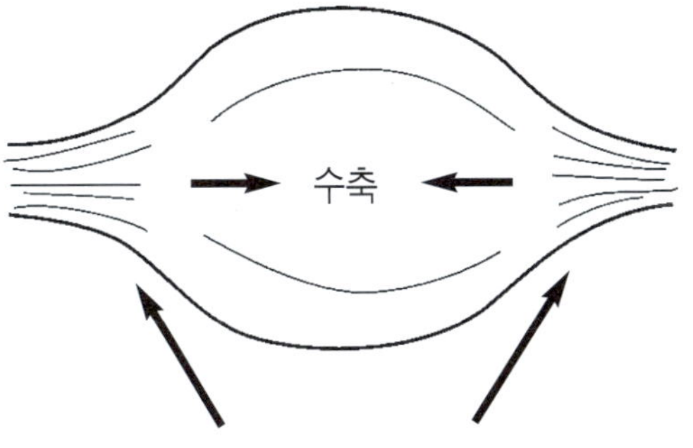

예 : 등척성 수축에 의한 주관절 신전가동범위의 확대

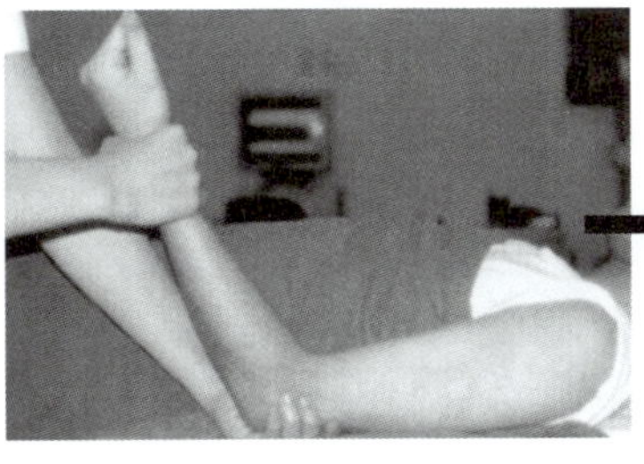

가동범위의 끝느낌까지 신전한다.

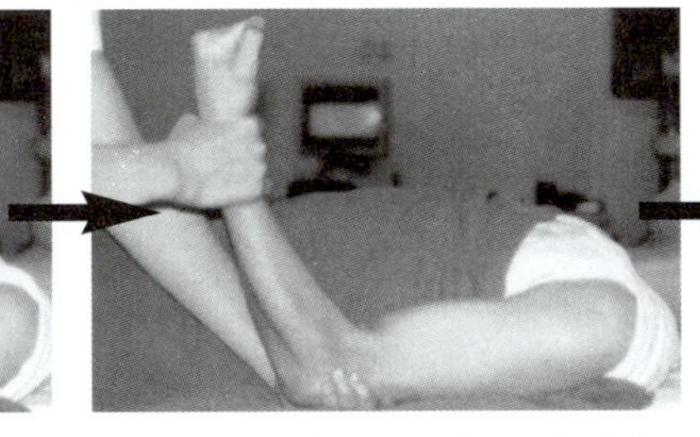

그대로 등척성 수축을 수 초간 시행시킨다.

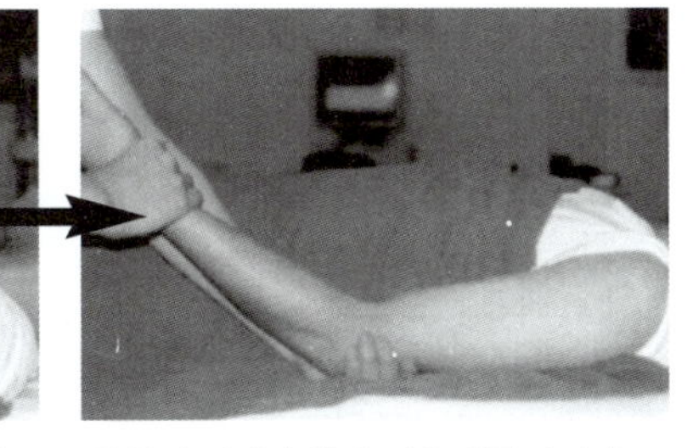

근육의 이완과 함께 더욱 신장시킨다.

4 관절가동범위훈련의 요령

관절가동범위 제한에 대한 접근방법은 신장운동이나 관절운동학적 접근방법 등 여러 가지의 것이 있으나, 실제의 치료 때는 개별적으로 각 치료방법이 존재하는 것은 아니다. 이 때문에, 치료기법은 관절부위나 제한인자 등에 의해서 수많은 관련 사항을 생각할 수 있다. 그러나, 그 모든 조합이나 사고방법을 언급할 수는 없기 때문에, 비교적 잘 사용되는 것에 대해서 필자가 시행하고 있는 요령을 언급한다.

1) SLR 훈련

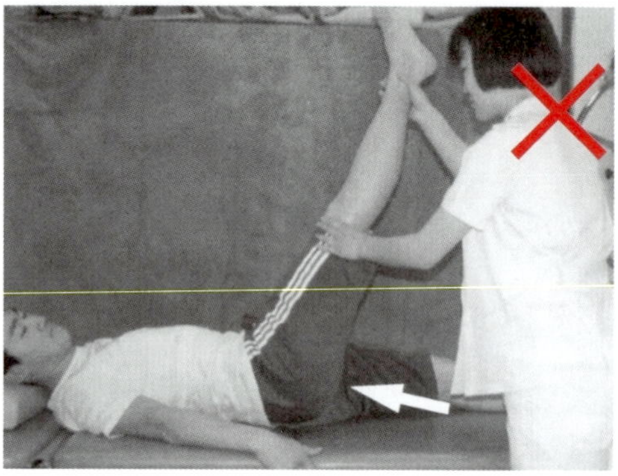

보통 거상할 때, 골반이 올라가기 시작하여, 슬굴곡근(hamstrings)의 신장이 충분히 이루어지지 않는다.

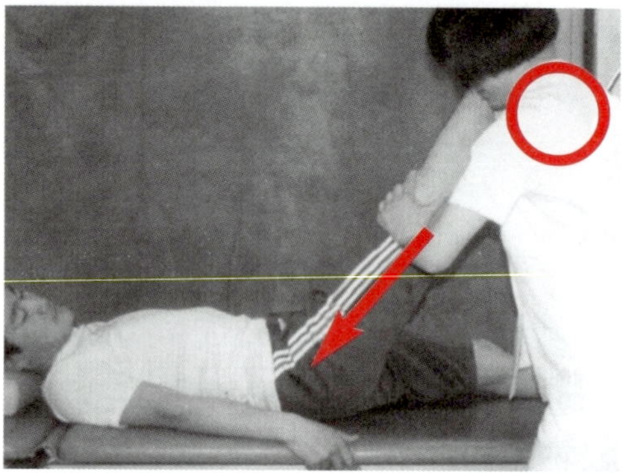

가령 반대측의 하지를 누르지 않고, 하지의 장축방향으로 누르는 것만으로도 슬굴곡근(hamstrings)의 신장은 충분히 이루어진다.

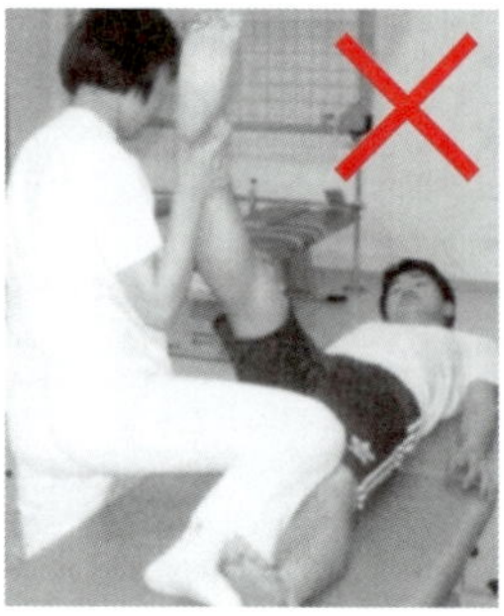

흔히 볼 수 있는 방법이지만, 환자에 따라서는 정강이나 무릎이 상당히 아프게 된다. 게다가 모양새가 별로 좋지도 않다.

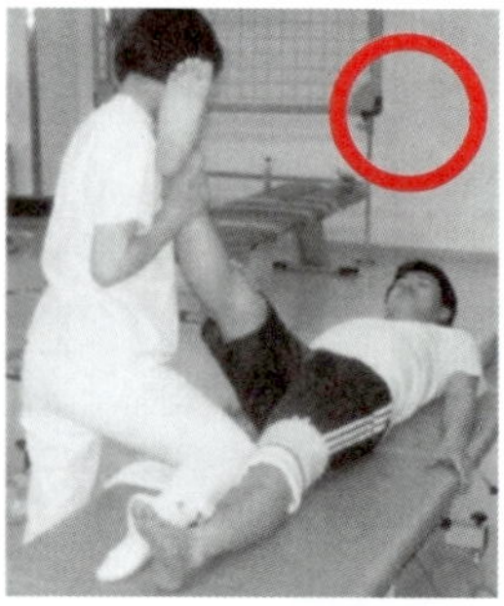

타월을 환자의 무릎에 감고, 그것을 치료사의 무릎으로 누르는 것만으로도, 멋지다고는 생각하지 않는지?

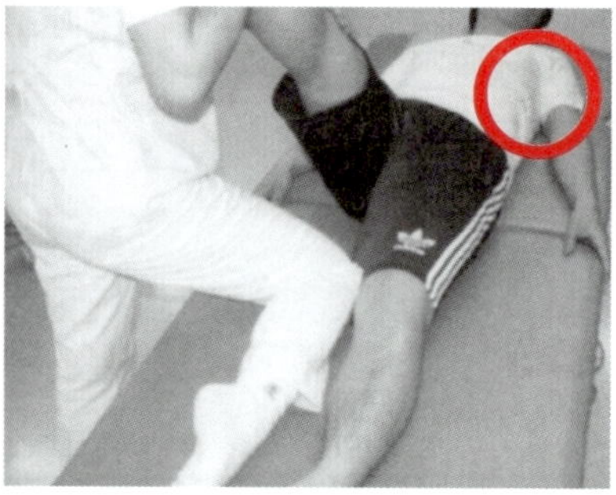

타월이 몹시 번거로우면, 바지를 무릎 사이에 끼우는 방법도 있다.

2) 족관절 배굴

비교적 흔히 시행되는 것이지만, 바르게 시행되지 않는 경우가 많다. 예컨대, 고정을 견고하게 하려고 하퇴 하부를 강하게 쥐면, 원위경비관절의 움직임을 일어나지 않게 되어, 오히려 배굴을 저해한다.

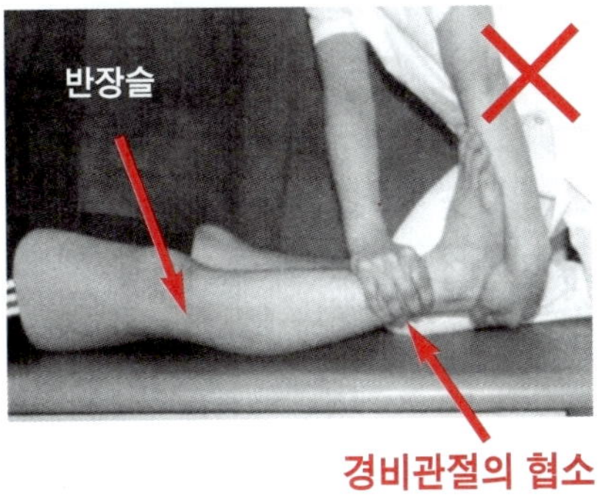

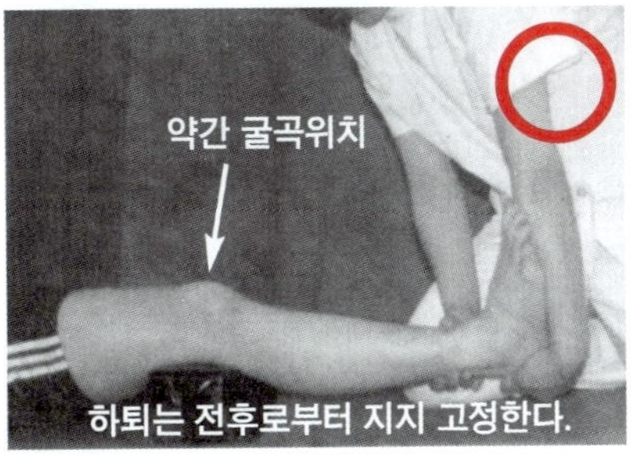

슬관절은 약간 굴곡위치를 유지한다.
하퇴의 고정은 전후방향으로 잡지만, 가볍게 고정한다.

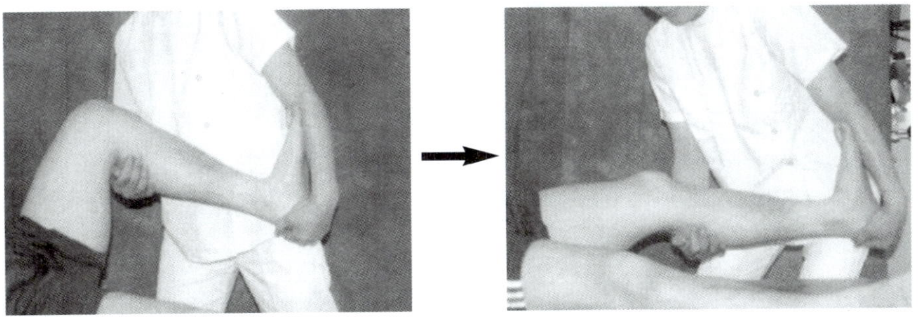

우선 충분히 무릎을 굴곡하여 비복근의 영향을 제거하고, 족관절을 배굴한다.

다음 그대로 무릎을 신전 해가면, 한꺼번에 다룰 근육이나 인대의 수는 적어도 된다.

족관절 배굴의 신장은 강력한 하퇴삼두근을 대상으로 하기 때문에, 신장력도 강한 것이 필요하다. 단순히 치료사의 상체 무게를 팔에 전달하여 견인하는 이외에, 하지의 힘을 더해주는 방법도 있다.

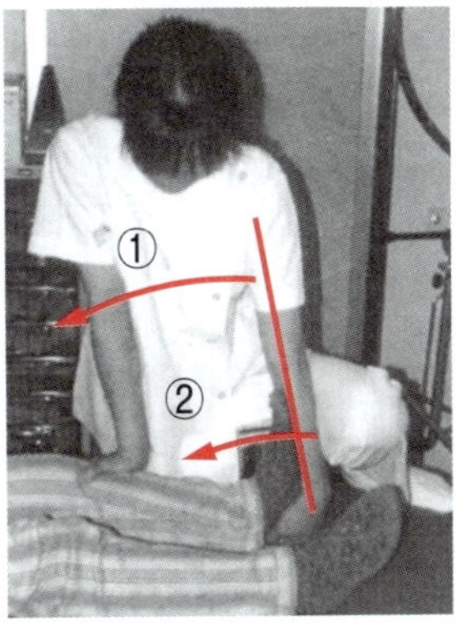

상반신을 이동하는 힘①에 침대 위에서 지지하고 있는 하지로 미는 힘②을 가한다.

3) 견관절 거상

견관절 거상의 가동범위 제한은 견갑상완관절의 운동제한인 경우가 많다. 일반적인 가동범위훈련을 시행하면, 중요한 견갑상완관절이 움직이지 않고, 원래 잘 움직이는 견갑늑골 사이의 대상운동이 일어나게 된다. 이 때문에, 우선 상완을 거상하고, 체간으로부터 떠 있는 견갑골 하단부를 밀어 넣어, 견갑상완관절의 가동범위를 확보한다.

이것은 건강한 사람에서도 제법 효과를 보이는 경우가 많다. 특히, 물건을 높은 곳에 올려야 하는 사람이나 바벨(barbell)로 프레스를 시행할 때 유연성을 제공해준다.

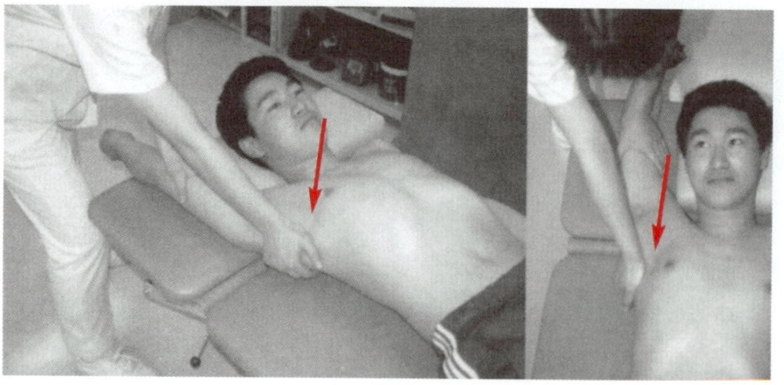

견관절 굴곡에서의 견갑골 하방회전

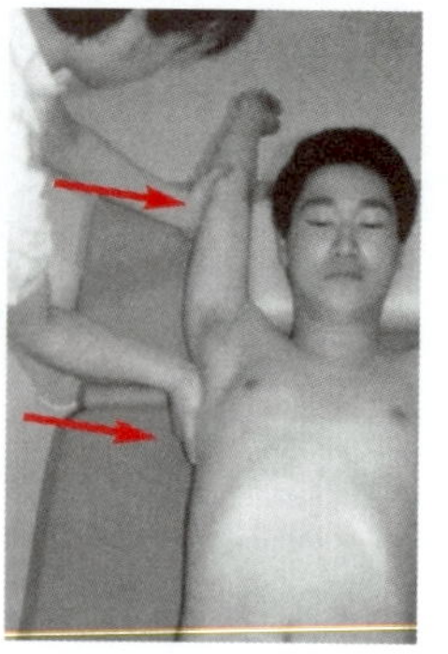

견관절 외전에서의 견갑골 내전

5 목발(크러치)에 대해서

목발훈련은 일상에서 가장 흔히 사용되는 체중부하 제거 보행의 기본이며, 보행을 할 때나 목발을 약간 위에서 내려 놓을 때, 딸각딸각하는 소리가 들리면 나사가 풀려 있으므로 주의를 해야 한다.

1) 목발 측정

아래 그림과 같이 발의 전외측 15cm의 부분에 지팡이 끝을 놓고, 겨드랑이 아래에 2~3 손가락이 들어가도록 하고, 주관절 30° 굴곡을 하면 된다. 이 때에는 상시 사용하는 장구나 신발을 착용하고 시행할 것.

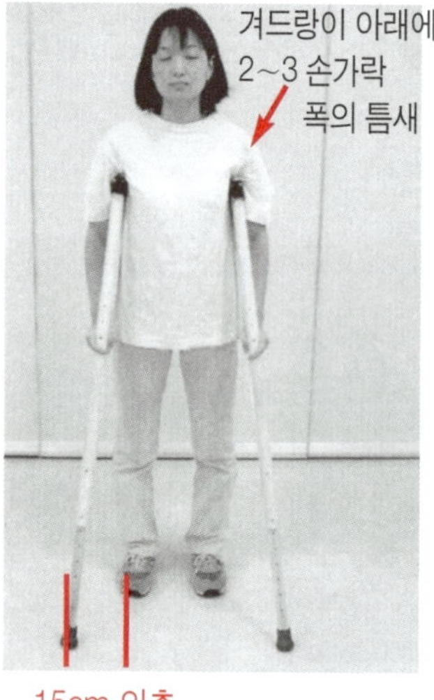

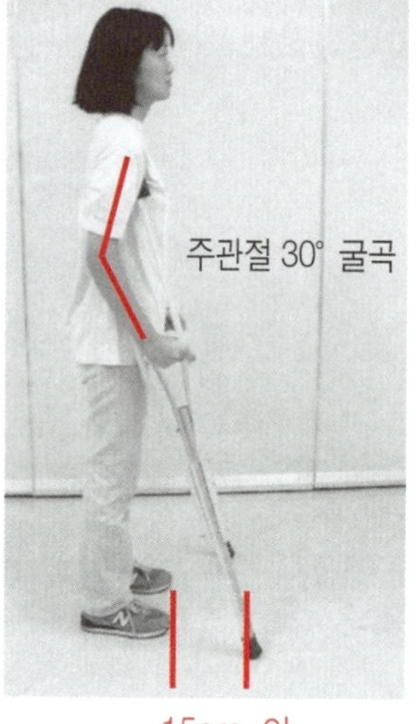

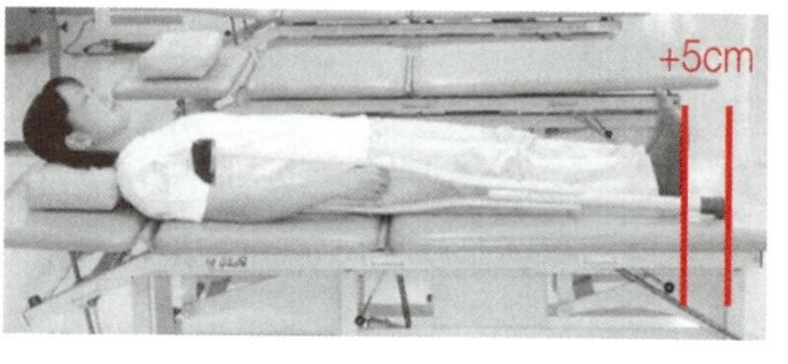

위의 우측그림과 같이 겨드랑이 중앙에서부터 발바닥의 길이에 5cm를 더하는 방법이지만, 지나치게 긴 경우가 많다. 목발을 사용할 때에는 반드시 선 자세를 취하는 것이기 때문에, 위의 방법으로 계측하면 좋은 경우가 많다.

다음으로, 손잡이의 높이인데, 이것은 흔히 대전자(greater trochanter)의 높이가 좋다고 교육하고 있다. 그러나 임상에서는 구부정한 등(round back)나 후만증(angular kyphosis) 등의 척주의 이상이 있거나, 고관절 신전제한이 있는 경우에는 적용되지 않는 경우가 많다. 환자를 실제로 세워서, 손잡이를 들게 하는 것이 바람직하지만, 이것 이외에 요골 경상돌기의 높이로 맞추는 방법도 있다. 이 방법은 T자형 지팡이에도 응용할 수 있으므로 기억해두면 좋다.

- **구부정한 등의 경우**

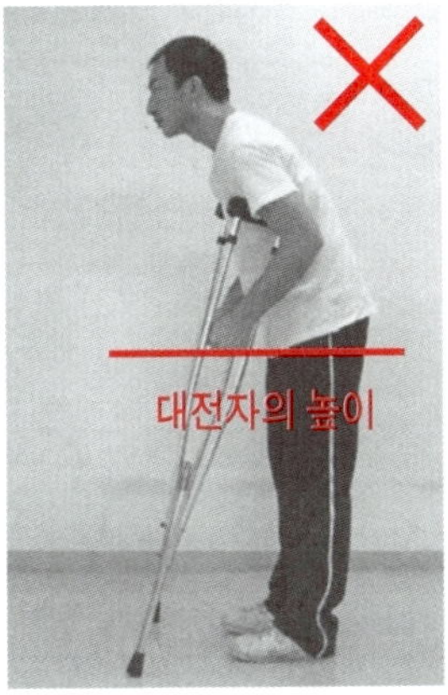

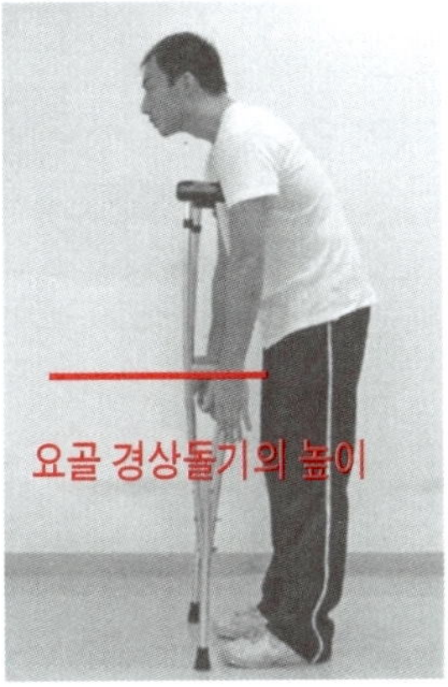

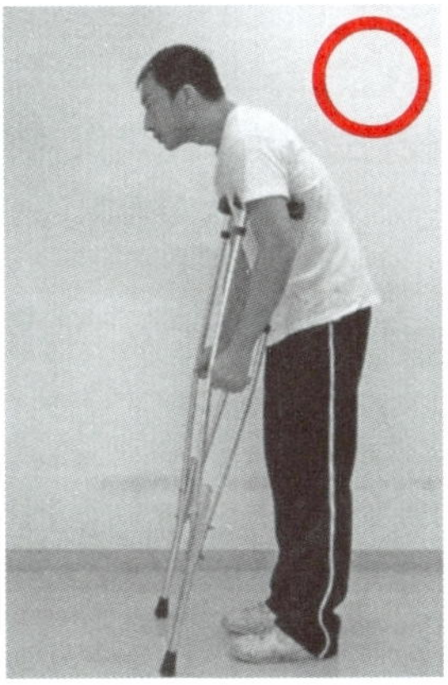

2) 계단 오르기

건측 하지 → 목발(환측 하지)의 순서.

건측을 올릴 때 점프시키지 않도록 한다. 점프하면, 발끝이 계단에 걸렸을 때 바로 서는(몸을 가누는) 것이 곤란하다. 양손으로 목발을 견고하게 지지하고, 천천히 올라가도록 시킨다.

- **오르는 방법 : 환측이 우측하지인 경우**

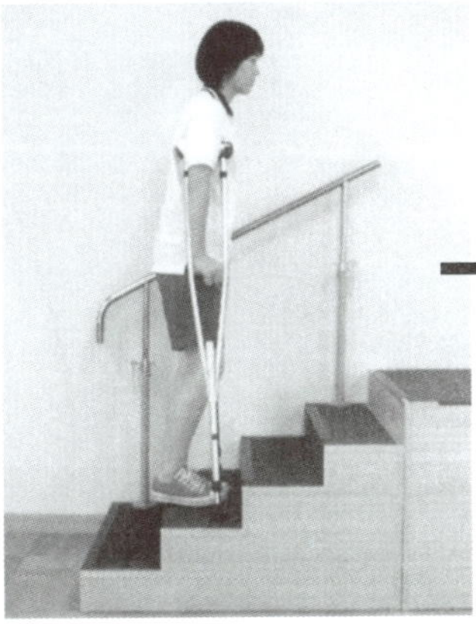

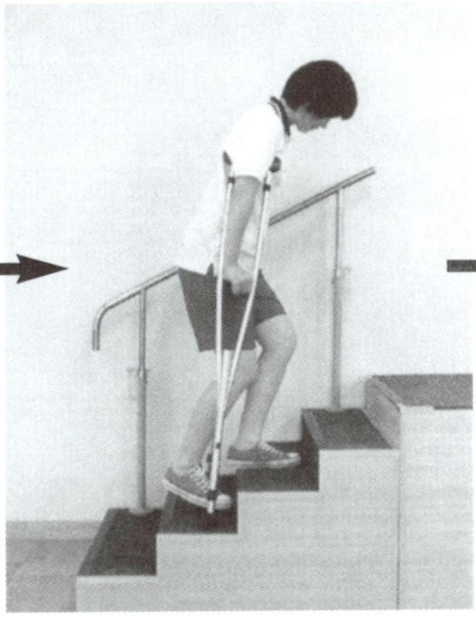

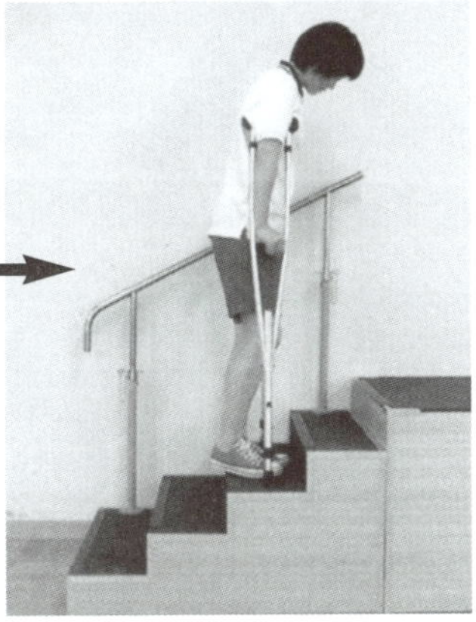

손으로 견고하게 지지하고, 건측으로부터 오른다.

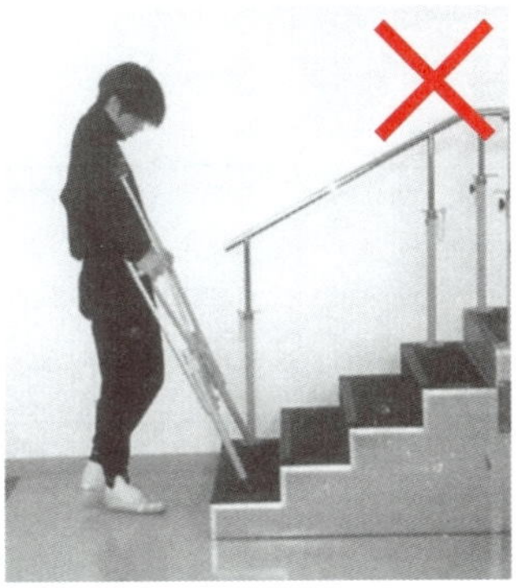

목발부터 오르려고 하면, 겨드랑이에 받혀서 오를 수 없다.

3) 계단 내려가기

목발(환측 하지) → 건측 하지의 순번.

건측 하지로부터 내려가려고 하면, 발이 계단에 닿지 않고 넘어져 버린다. 그리고, 자칫 잊기 쉬운 일이지만, 환측 하지를 앞으로 내밀어두지 않으면, 후방의 계단에 발끝이 걸린다(특히, 족관절을 석고붕대 고정하거나, 무릎의 굴곡제한이 있을 때).

• 내려가는 방법 : 환측이 우측 하지인 경우

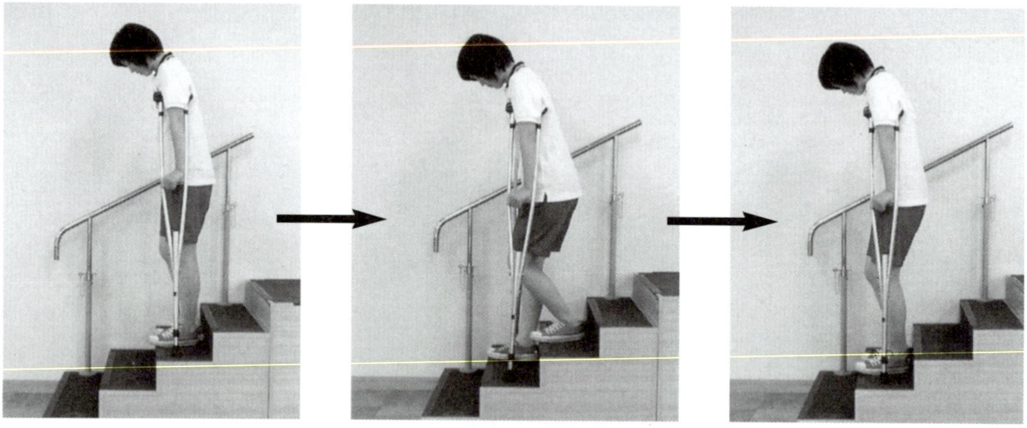

환측 하지와 목발을 동시에 내민다.

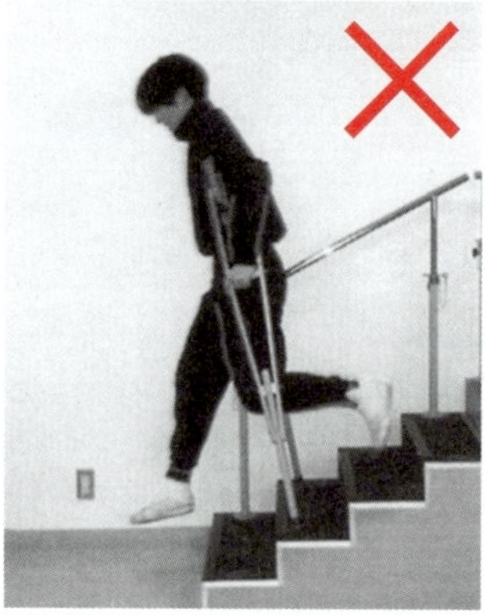

건측부터 내려 가려고 하면, 목발이 겨드랑이에 받히거나, 계단에 발이 닿지 않고, 전방으로 굴러 떨어진다.

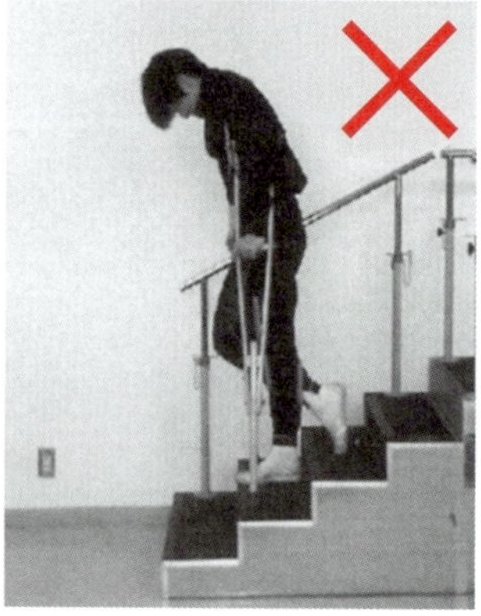

환측 하지와 목발을 동시에 내밀지 않으면, 환측의 발끝이 후방의 계단에 걸린다.

주의점 ▶ **목발(크러치)**

목발훈련으로 이동하기 전에, 길이의 조절과, 나사 풀림, 지팡이 끝의 파손을 체크하는 것을 잊지 말 것.

4) 계단 오르내리기 훈련의 보조방법

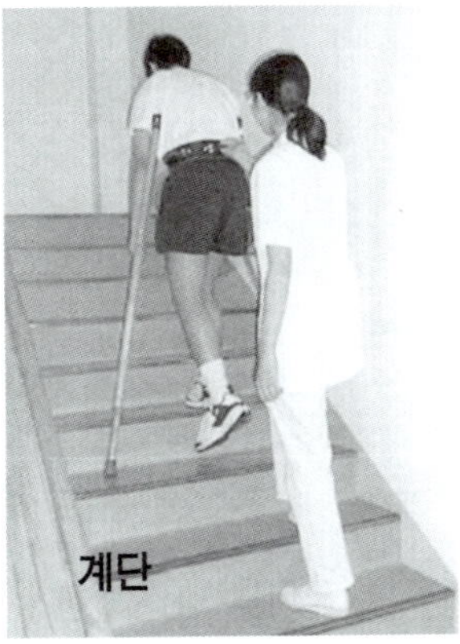

후방으로부터 보조한다.

환자와 치료사는 보조를 맞춰서는(행동을 통일해서는) 안된다. 환자가 불안정할 때 치료사도 불안정한 상태가 된다.

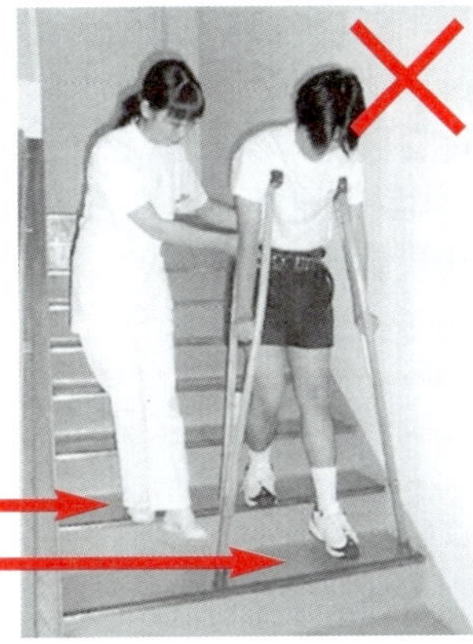

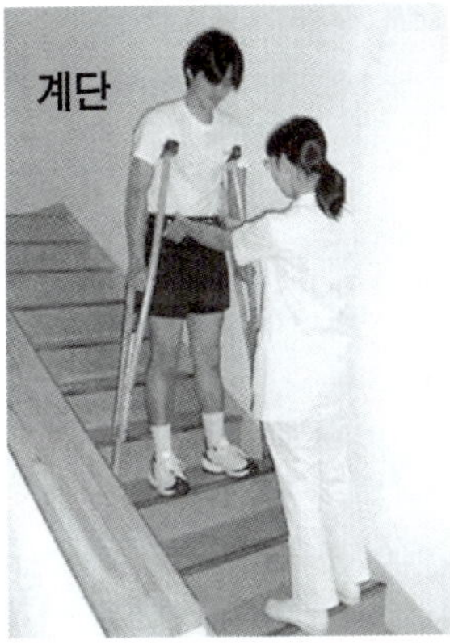

초기의 단계에서는 전방에서 보조하여, 환자에게 낙상하는 불안을 주지 않도록 한다.

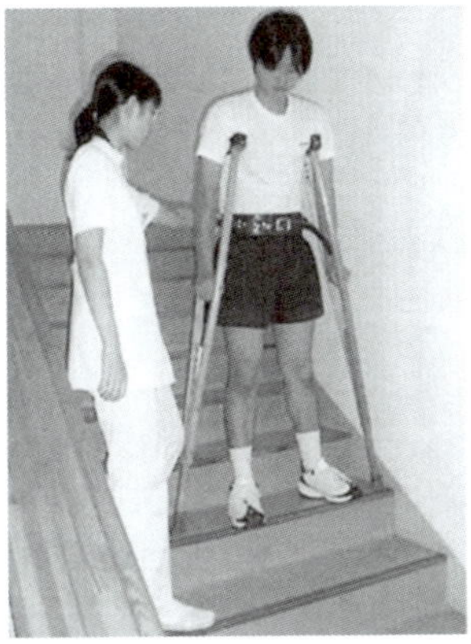

어느 정도 익숙해지면, 측방에서부터 보조한다.

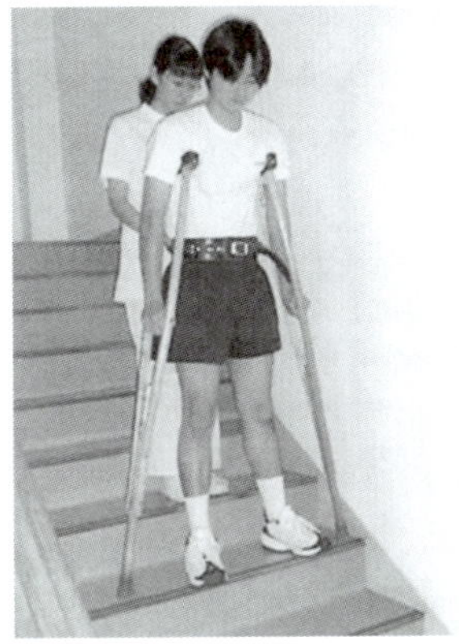

최종적으로는, 보조자는 환자 뒤에서 보조한다.

처음부터 직접 계단 오르내리기를 훈련하는 것이 불안한 경우, 10~15㎝ 정도의 받침대의 오르내리기로 연습하는 방법도 있다.

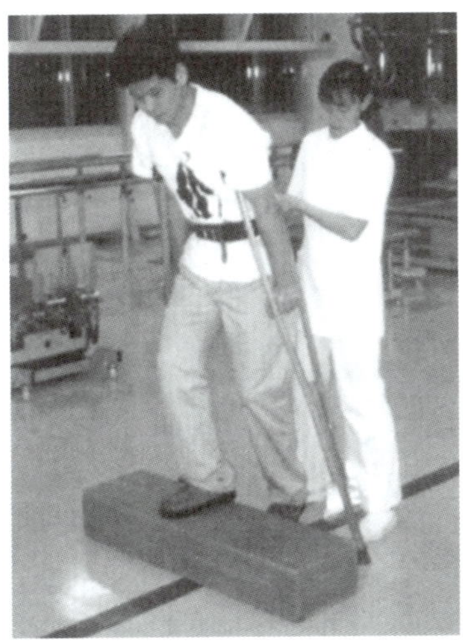

대략, 10회 안정하여 가능하면, 계단 오르내리기로 옮겨도 괜찮다.

재활의 상식, 그것 정말? 목발보행훈련의 상식

목발의 초기보행을 교육할 때, 평행봉 안에서부터 시작하도록 한다. 그러나 실제로는, 평행봉에 목발이 걸려서, 오히려 위험한 경우도 많다. 또한 보조가 오히려 곤란하게 되는 경우도 있다. 특히 환자의 체격이 클 때 뚜렷하다.

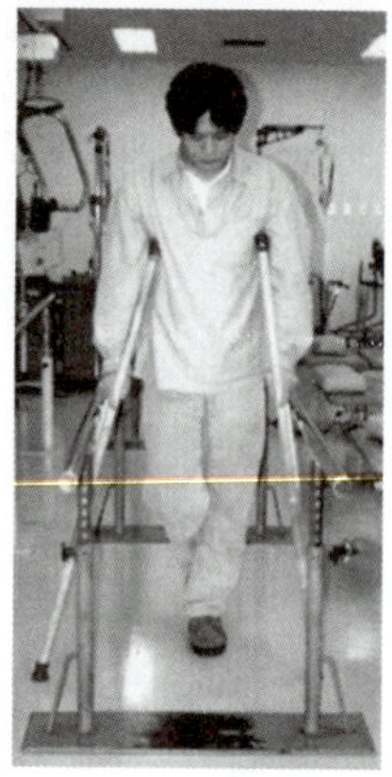

흔히 볼 수 있는 광경이지만!

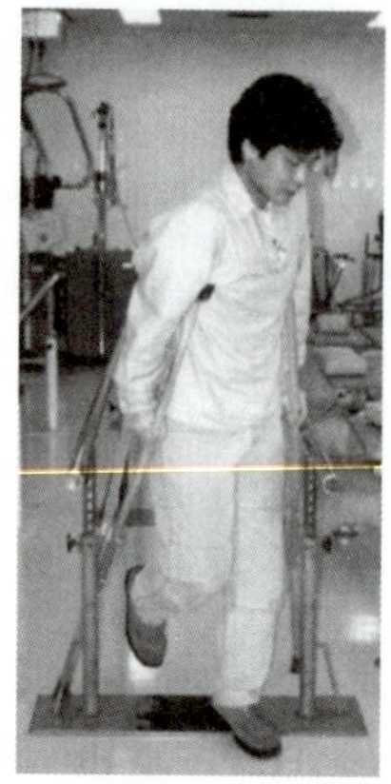

평행봉이 방해가 되는 경우도 많다.

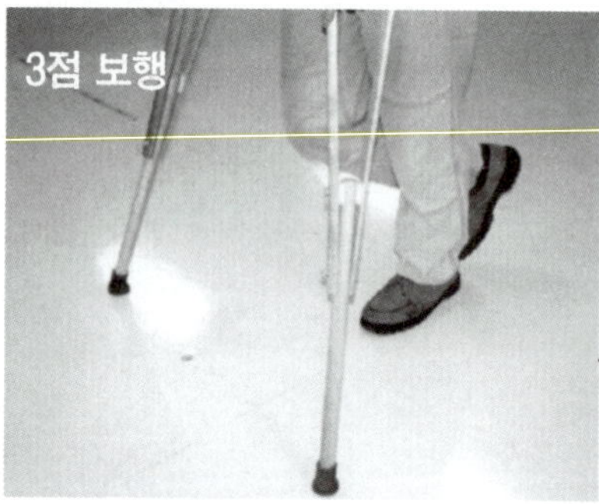

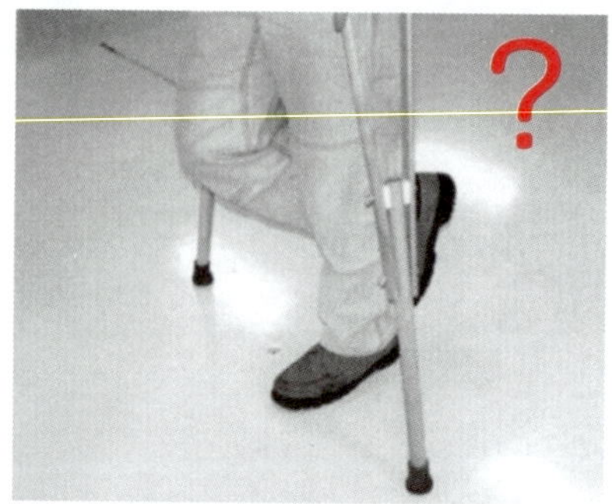

지팡이 끝과 발이 일직선으로 배열하는 나란한 형태에서는 불안정하다.

목발 3점 보행을 교육할 때, 처음에 나란한 형태(또는 후방형)를 가르치는 일이 많다. 그러나, 기저면이 작은 나란한 형태는 불안정하다. 처음부터 전방형을 지도하는 편이 안정하여 있다고 생각하였다.

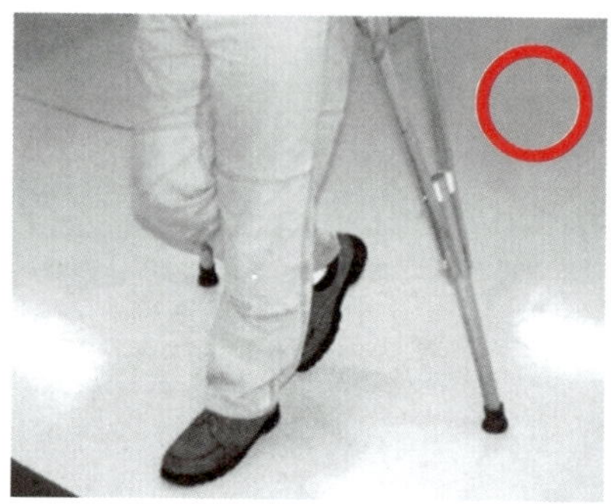

전방형이 기저면이 크므로 안정하여 있다.

주의점 ▶ 부분 체중부하

하지의 골절에서는 골 유합이 일어나기 시작할 때 부분 체중부하를 시행한다. 의사도 X선 영상으로부터 "몇 ㎏까지라면 재골절하지 않는다"는 것을 알 수 없다. 조금씩 체중부하 하면서 걸어가고, 국소의 통증 등으로 피드백을 하는 것이 부분 체중부하의 주된 목적인 것 같다.

5) 한쪽목발

한쪽목발에 의한 보행은 길거리에서도 흔히 볼 수 있지만, 목발을 드는 손을 틀리게 하고 있는 사람이 많다는 것에 놀랍다. T자형 지팡이와 마찬가지로 건측으로 들면 되지만, "목발 → 의지하다 → 환측으로 들다"로 생각하고 있는 것 같다.

또한, 한쪽목발은 T자형 지팡이에 비해서 체중을 걸기 쉬우므로, 너무 지나치게 한쪽으로 치우치게 되어 걷는 모습을 나쁘게 하는 경우도 있다. 걷는 모습이 극단적으로 나빠질 것 같은 경우, 양쪽목발로 하중량을 증가시켜 보행을 시키면 좋다.

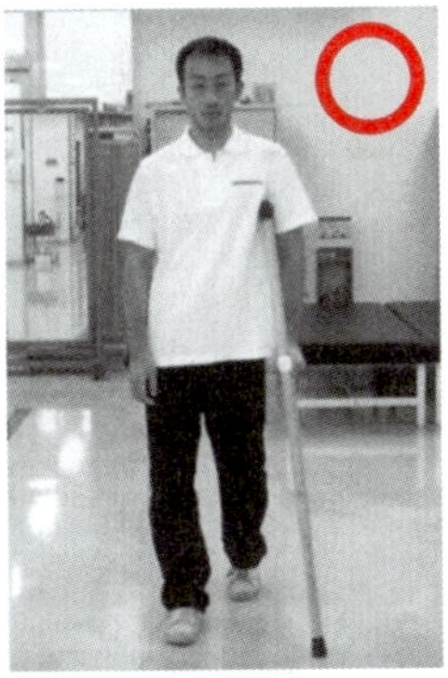

올바른 걷는 모습(환측은 우측이다)

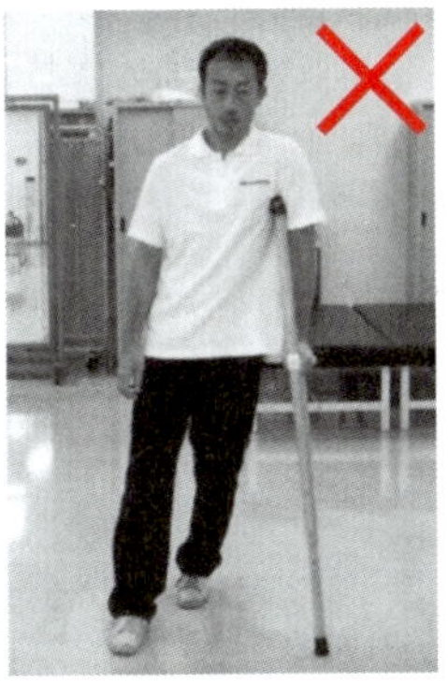

과도한 하중의 치우침

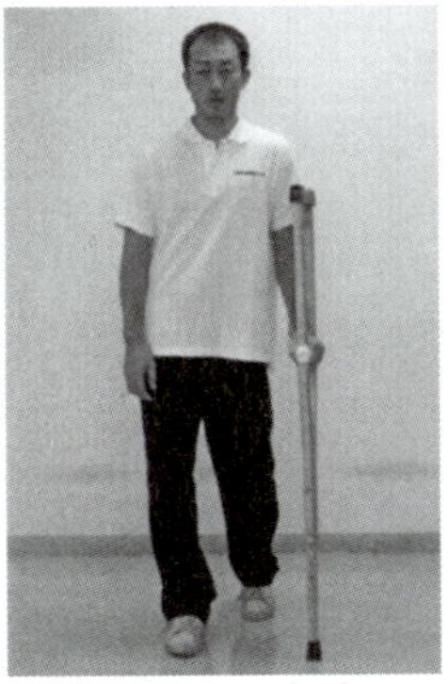

T자형 지팡이로 이동 시, 손잡이를 내측으로부터 들고 보행을 시키는 일도 있다. T자형 지팡이보다 안정된다.

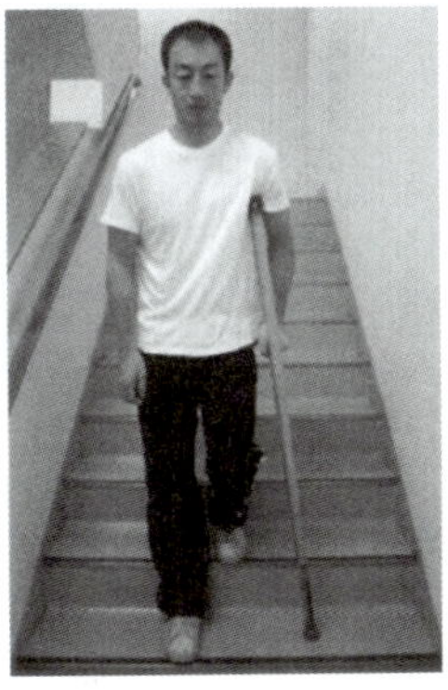

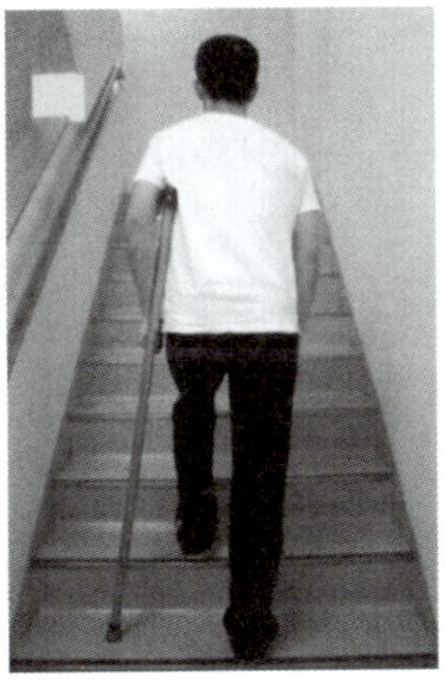

계단 오르내리기도 양쪽목발과 마찬가지로 시행한다.

힌트 : 목발의 손잡이

최근, 목발을 잡는 방법을 교육할 때, 손잡이를 보통으로 쥐게 하는 치료사가 많다. 손이 미끄러지거나, 손잡이 자체가 돌아갔을 때는 불안정하게 되어버리므로, 지주를 무지와 인지로 사이에 끼우는 것처럼 하여 잡는 편이 좋다. 다만, 손잡이 자체에 미끄럼막이(논 슬립)가 있어, 돌아가지 않도록 보통으로 쥐어도 된다.

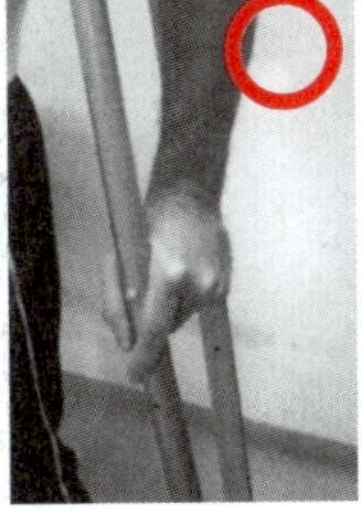

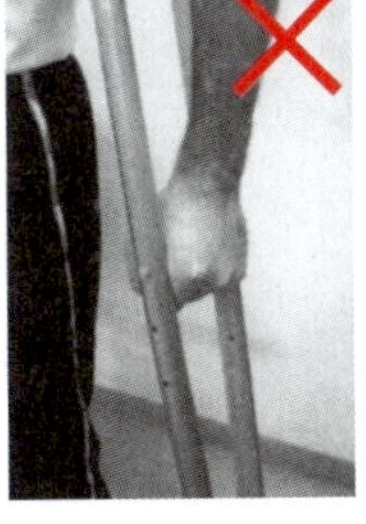

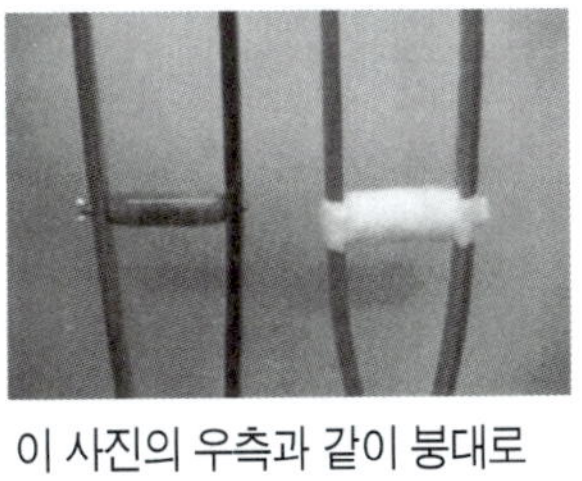

이 사진의 우측과 같이 붕대로 손잡이가 돌아가지 않도록 해도 좋다.

6) 목발의 나사 풀림

목발의 나사 풀림은 불의의 사고 원인이 된다. 드물게 넘어지는 사례도 관찰되므로 환자에게 정기적인 체크를 하도록 교육해두는 것이 좋다. 특히, 목발을 사용하기 시작해서 얼마 안되는 무렵은 나사가 풀리기 쉬우므로 주의해야 한다. 보행 중이나, 목발을 떨어뜨렸을 때 "딸그락"하는 소리가 날 때는 나사가 풀려 있으므로 다시 죄어야 한다.

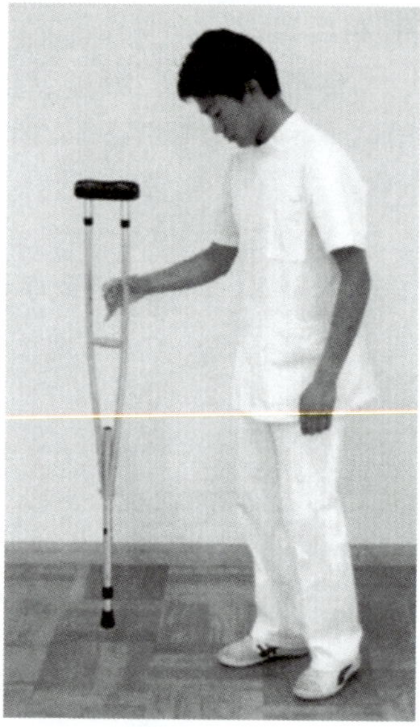

힌트 : 겨드랑이 지지로 액와신경마비?

학생이 흔히 틀리는 일이지만, "목발을 겨드랑이로 지지하고 있으면 일어나기 쉬운 마비는 무엇?" 인가라고 질문하면, 대다수는 "액와신경마비" 라 대답한다. 겨드랑이의 아래에 뻗어있는 신경은 요골신경이다. 따라서 일어나기 쉬운 마비는 요골신경마비이다.

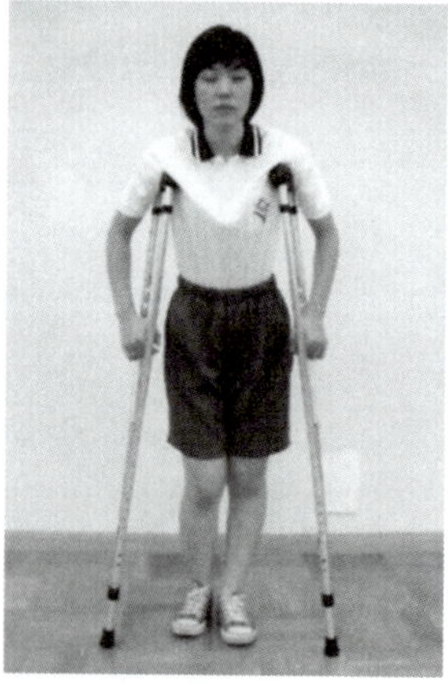

힌트 : 부분 체중부하

목발을 사용하는 부분하중인데, 일반적으로는 체중계를 사용해서 1/3 하중이나 2/3 하중을 학습시켜 가지만, 잘 할 수 없는 사람도 많이 있다. 그래서 목발과 함께 발을 접지할 때, 발끝부터 접지시켜 보기 바란다. 이것으로 대략 1/3 하중이 되어 있을 것이다. 발끝 접지에서 1/3 이상의 하중을 하는 것은 상당히 의식하지 않으면 곤란한 것이다. 다만, 걷는 모습이 나빠진다는 폐해도 있다.

또한 2/3 하중 때에는, 한쪽목발 보행으로 문제없이 할 수 있는 경우가 많은 것 같다.

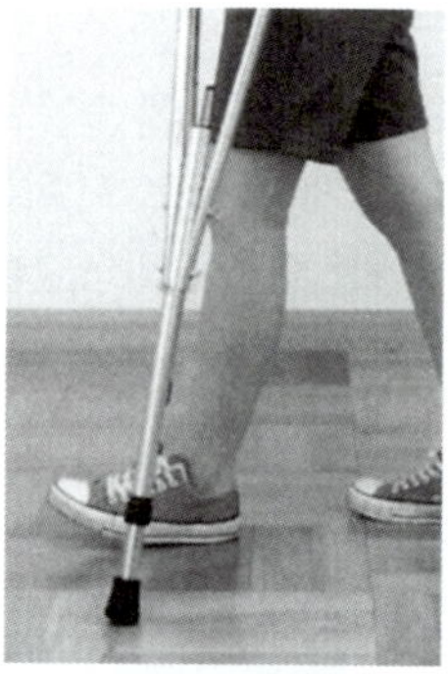

발꿈치 접지

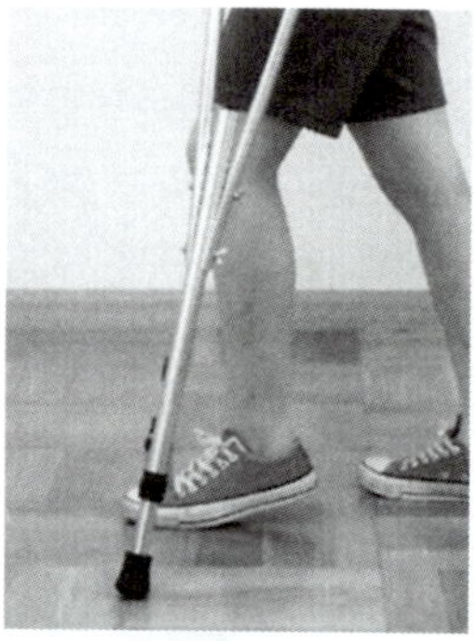

발끝 접지

힌트 : 목발을 앞으로 내미시오?

"목발을 앞으로 내미시오"라 지시를 하여, 환자에게 목발을 내밀게 하면, 부자연스럽고 불안정해지는 경우가 있다. 이 경우, 환자는 목발 전체를 앞으로 내미는 것이라 착각하고 있는 경우가 있다. "겨드랑이 아래를 지지점으로 하여 목발의 지팡이 끝이 앞에 닿도록"이라 착각하기 어려운 지시를 내리기 바란다.

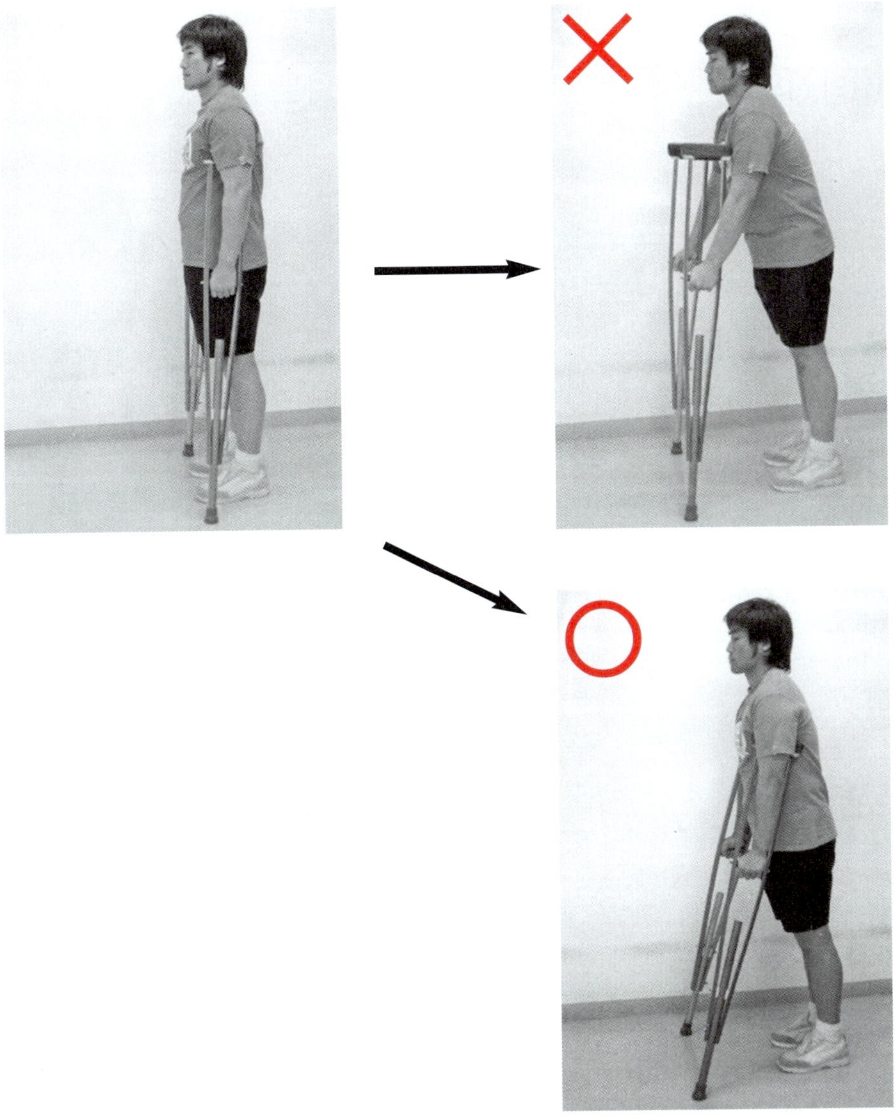

주의점 ▶ 수근관증후군(carpal tunnel syndrome)

목발에 의한 체중부하 제거 보행을 시행하고 있을 때, 손가락의 저림(마비)이나 통증을 호소한다(정중신경영역). 보행 후나 기상 시 등에 저림(마비)이 증가된다. 수근관절을 장굴하여 1분간 유지할 때, 저림이 심해지면 본 증상을 의심한다(Phalen test).

6 휠체어 조작지도의 요령

휠체어의 운전은 간단하게 조작할 수 있는 사람도 많지만, 그중에는 여간해서 잘 조작할 수 없는 사람도 있다. 요령은 보트 젓기와 같지만, 커브를 돌 때 좌우 상지의 운동이 상이하면 곤란하다. 한쪽을 멈추고, 반대쪽에서 앞으로 젓는 동작은 매우 어려운 것이라 생각하는 편이 좋다.

이것은 좌우 반대방향으로 저어 방향전환을 시키는 것부터 교육하는 편이 잘 되는 경우도 많다.

1) 방향전환의 지도

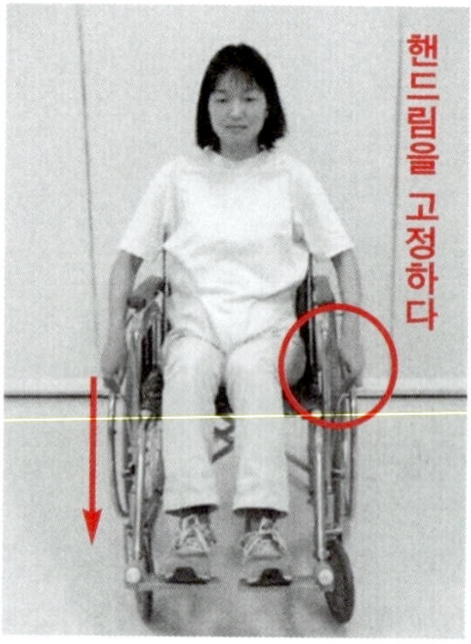

보통은, 이 위치에 한쪽을 멈추고, 반대쪽을 전방으로 젓는 방법을 교육한다.

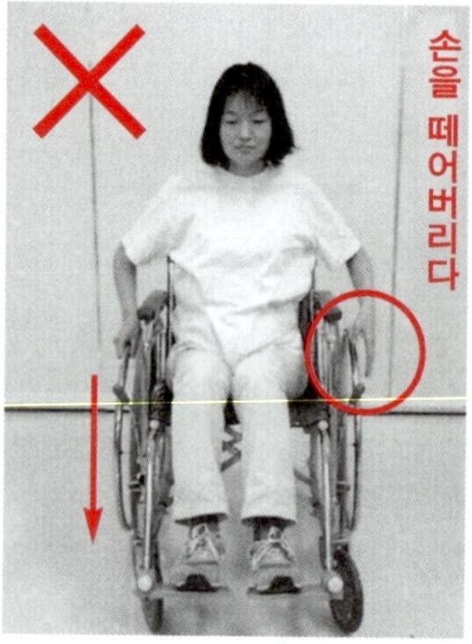

한쪽의 핸드림을 꽉 쥐어 멈추는 것이 어렵고, 사진과 같이 손을 떼어버려 구동륜을 고정할 수 없는 사람도 많다.

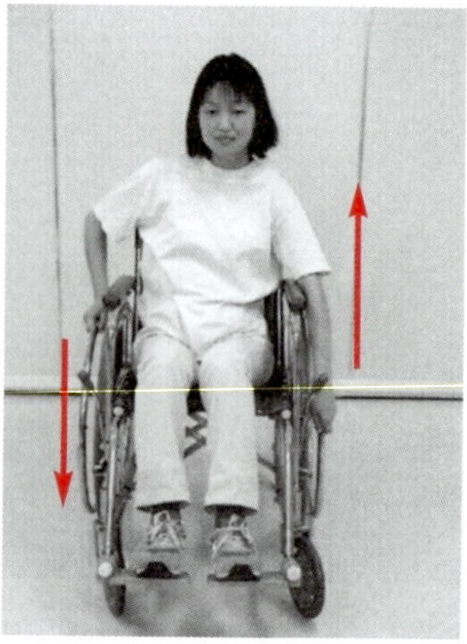
좌우의 핸드림을 반대방향으로 젓게 하는 방법이 습득하기 쉬운 사람도 많다.

2) 커브의 교육

어떻게든 방향전환을 할 수 있게 된 사람의 다음의 난관은 침대에 휠체어를 가까이 댈 때, 처음부터 지나치게 접근하여 침대 모서리에 닿아버리는 일이다. 이것은 복도의 모서리에서 커브를 돌 때도, 마찬가지로 부딪히는 경우가 있다.

미리 충분한 거리를 두고 접근해가도록 교육한다.

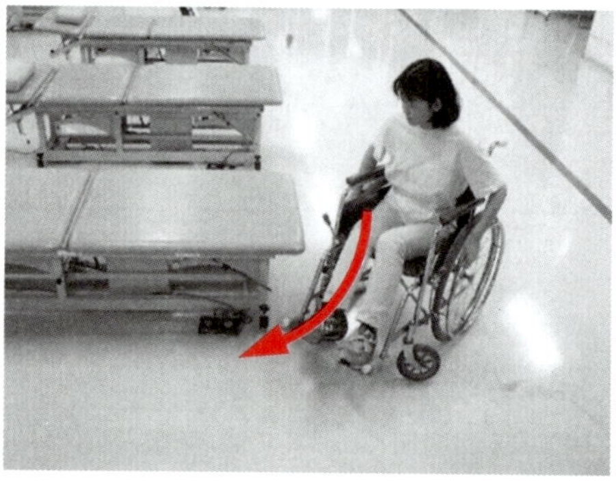
침대에 지나치게 접근하여, 모서리에 접촉하거나, 옮겨 타야 할 침대로부터 떨어진 방향으로 휠체어가 향한다.

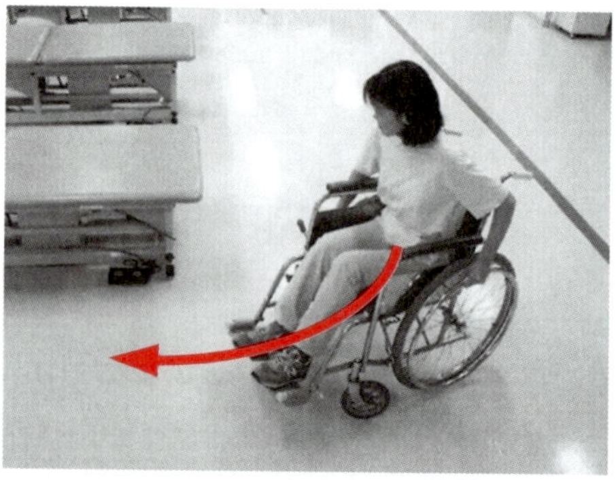
거리를 충분히 두면, 침대와 부딪히는 일도 없고, 침대와 평행 또는 침대방향으로 휠체어를 향할 수 있다.

힌트 : 휠체어의 이동

휠체어를 잠깐 운반할 때, 일일이 브레이크를 제거하는가? 브레이크를 건 채로 라도, 구동륜을 약간 들어올리는 것만으로, 간단히 운반할 수 있다. 이러한 사소한 것이 일상의 일을 조금씩 편안하게 만든다.

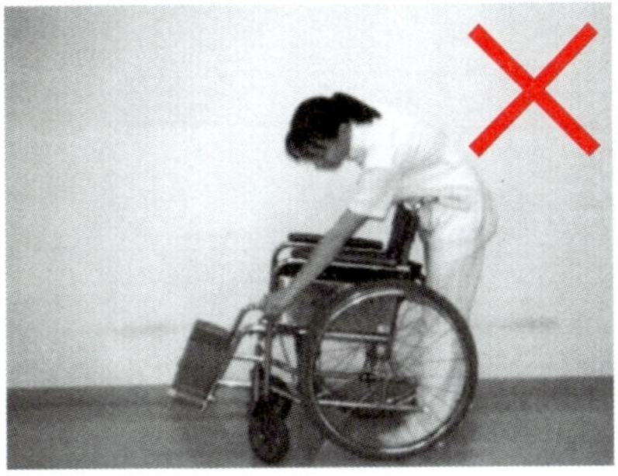

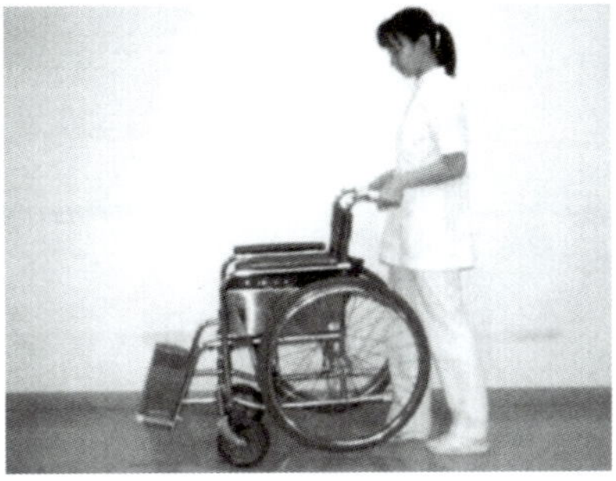

7 넘어짐 방지를 위하여

1) 넘어짐 방지 벨트

일상적으로 넘어짐의 예방을 위해 사용되는 넘어짐 방지 벨트도 사용하기 나름에 따라서는 위험해질 수 있다. 아래의 주의사항 정도는 꼭 지키기 바란다.

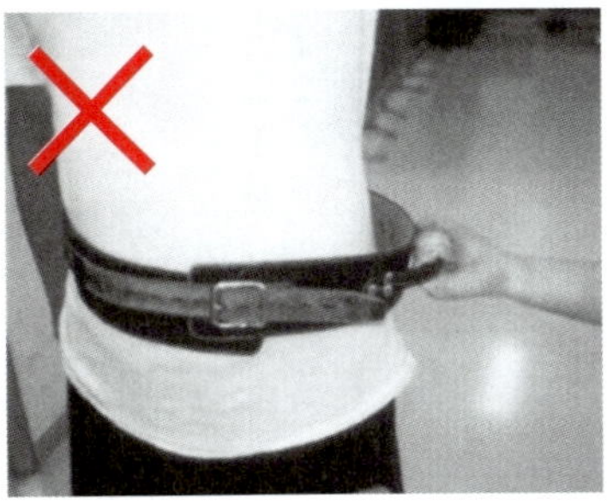

신체와 벨트의 사이에 틈새가 있다.
이 상태에서는 넘어졌을 때, 틈새만큼 가속이 붙어 벨트의 손잡이가 절단되는 경우가 있다.

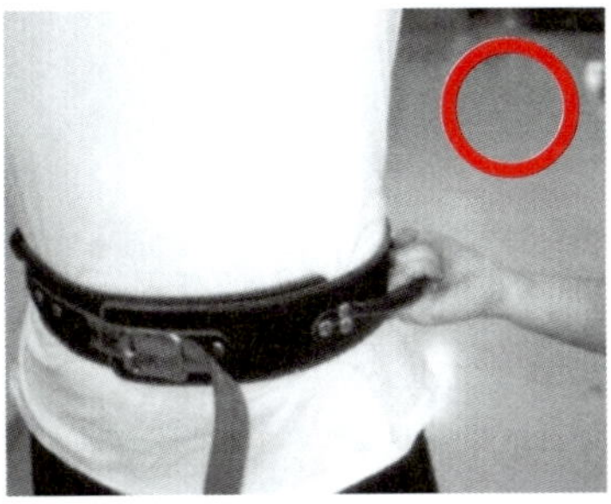

신체와 벨트 사이에 틈새가 없다.

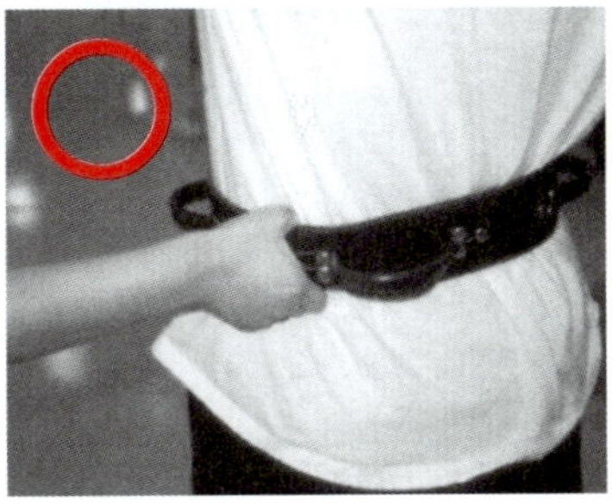

가능하면 벨트의 손잡이가 아니라, 벨트 자체를 잡는 편이 좋다.

2) 보행 중에 환자가 움직일 수 없게 된다면

당신과 환자의 체격차이가 크고 게다가 주위에 의자를 가져다줄 사람이 없다면, 어떻게 하는가?

흔히 사용하는 방법으로 자기의 무릎에 앉혀서 쉬게 한다. 이 때의 요령은 자신의 경골을 바닥에 수직으로 세우는 것이다. 그렇게 하면 힘을 사용하지 않고 무거운 환자도 지지할 수 있다.

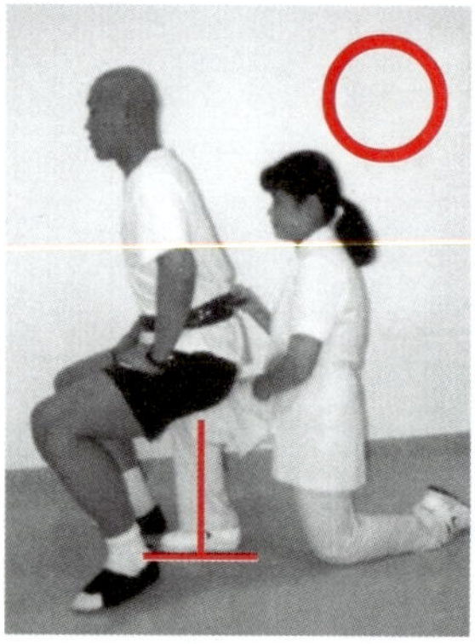

환자의 체중이 똑바로,
무릎 → 경골 → 발 → 바닥으로
내려오도록 한다.

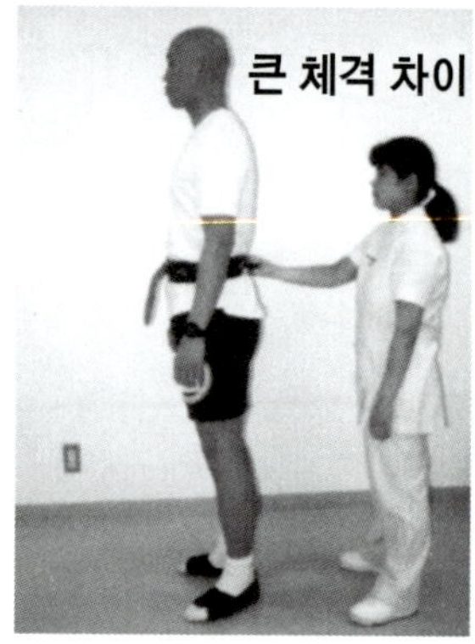

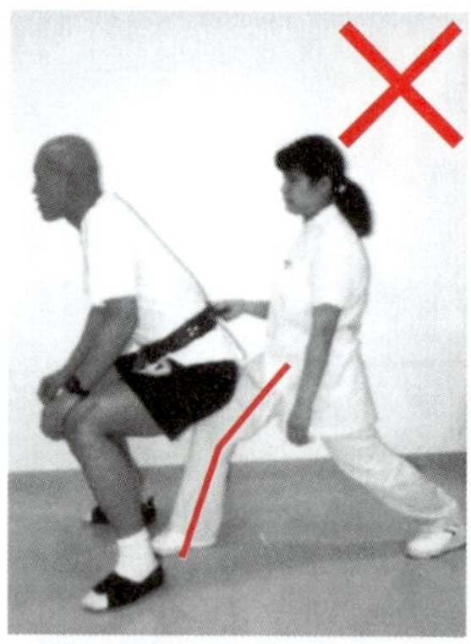

무릎이 펴져 있으면, 슬관절이 반장위치로 펴질 위험성이 있다.

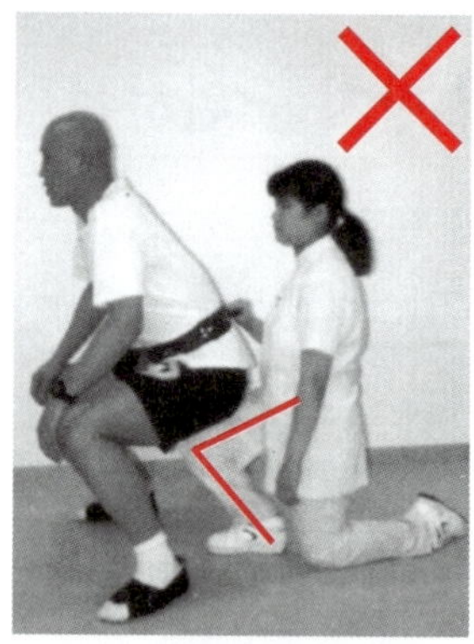

무릎이 지나치게 굴곡하여 있으면, 지지하는 데 근력이 많이 필요하게 된다.

앞에서의 무릎에 올려놓는 방법은 편마비의 일어서기 등에도 응용할 수 있다.

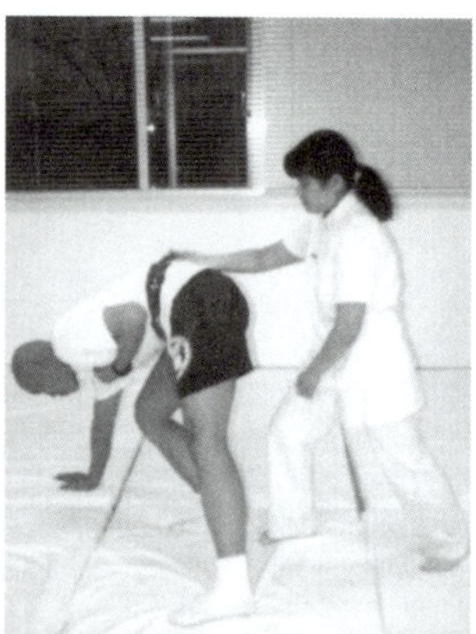

넘어졌을 때는
무릎에 올려놓는다.

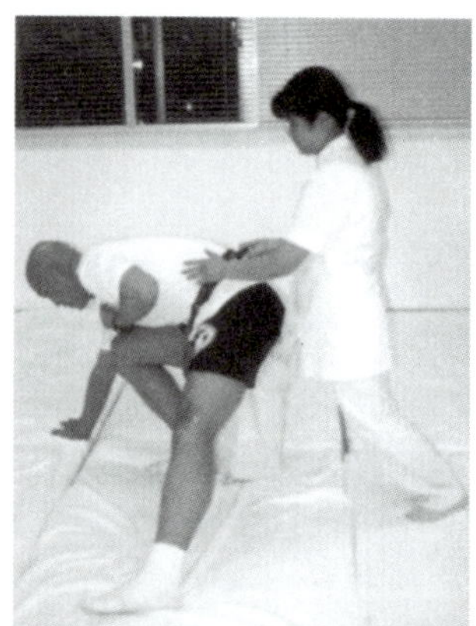

3) 넘어지는 방법의 교육

넘어지지 않도록 교육이나 훈련을 시행하고 있으나, 그래도 넘어짐은 자주 발생하는 대표적 사고이다. 환자가 넘어질 것 같이 되어도, 잘 보조하면 구조할 수 있지만, 환자가 넘어지는 방법이 나빠서 보조가 곤란한 경우도 있다. 예컨대, 훈련실에서의 보행훈련 중에는 조심해서 넘어짐 방지 벨트를 장착할 수도 있으나, 휠체어에서 침대로 이동할 때, 일일이 넘어짐 방지 벨트를 장착하는 것은 번거롭다. 또한, 병동에서 간호사가 보조하여 이동할 때, 넘어짐 방지 벨트를 장착하는 일은 거의 없다. 이러할 때 환자가 무릎을 굴곡하고, 게다가 양 팔을 만세를 부르는 것처럼 거상하여, 보조자가 지지할 수 없어 넘어져버리는 경우가 있다.

이러한 환자에게는 가급적 수직으로 넘어지지 않도록 하고 후방으로 넘어져, 겨드랑이를 죄는 것처럼 하여 지지하기 쉽도록 넘어지는 것을 지도하는 것만으로도 보조하기 쉬워지는 경우가 많다.

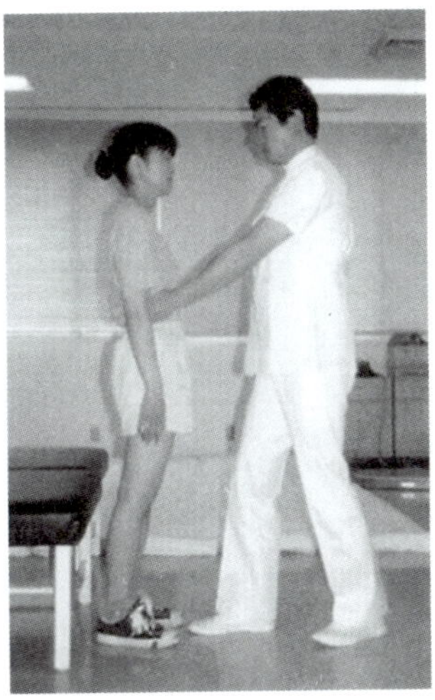

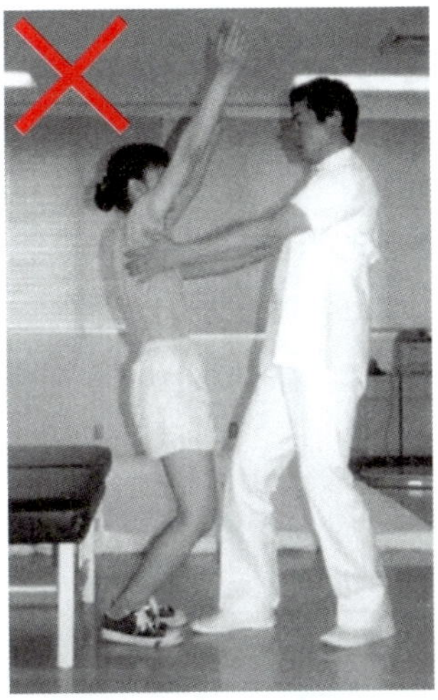

어째서인지 넘어질 때 수직으로 넘어지고, 게다가 체념해버리는 것인지 만세를 불러버리는 환자가 있다.

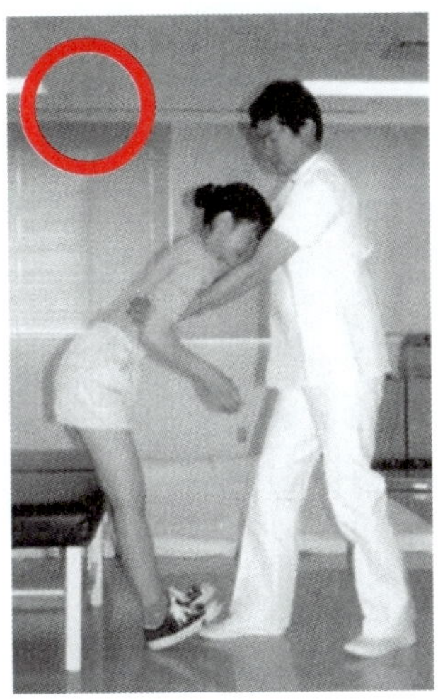

겨드랑이를 죄고, 가급적 둔부에서부터 후방으로 넘어지도록 지도 또는 훈련하면, 개선된다.

4) 계단 오르내리기 훈련 시의 넘어짐 방지

(1) 무릎에 올려놓는 방법

계단 오르내리기 훈련에서도 앞에서의 무릎에 올려놓는 방법을 응용할 수 있다.

계단 오르기

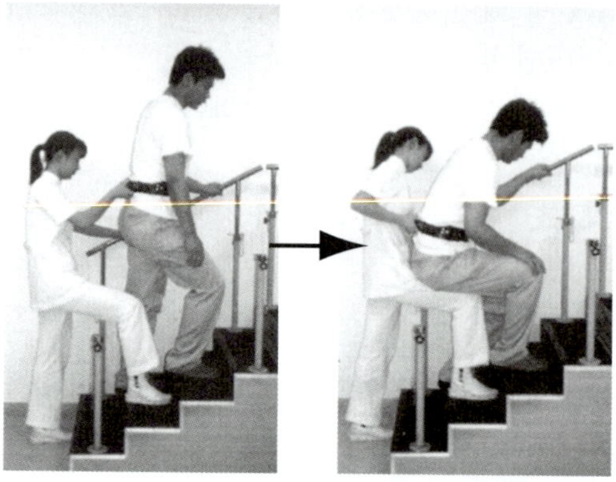

계단 내려오기

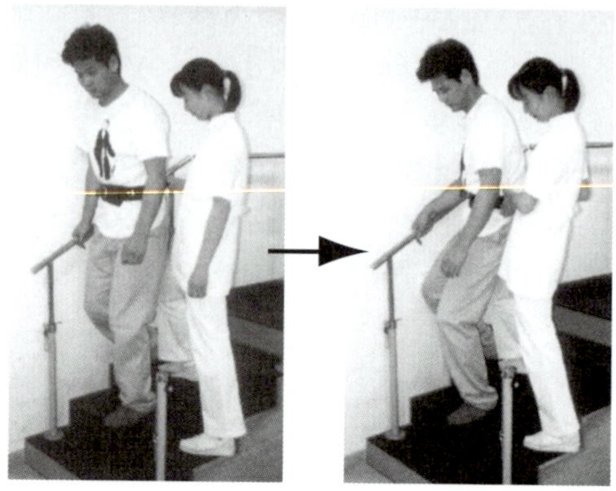

(2) 난간(grab bar)을 이용하는 방법

계단에서는, 치료사가 스텝을 밟아 발의 위치를 바꿈으로써 안정하여 환자를 지지하는 것은 불가능하다. 그래서 지지점으로 난간을 사용하는 방법도 있다.

계단 오르기

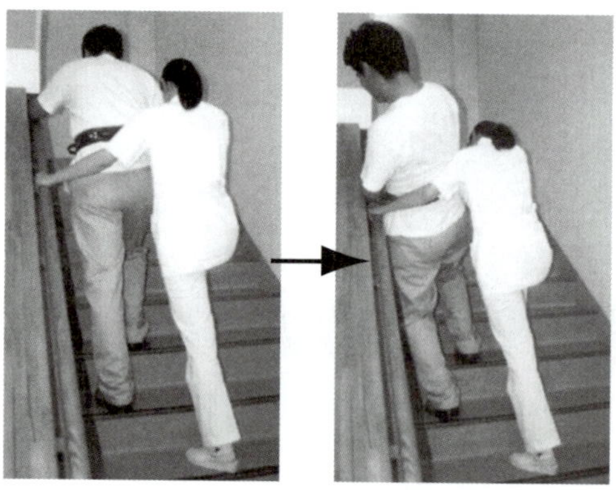

계단 내려오기

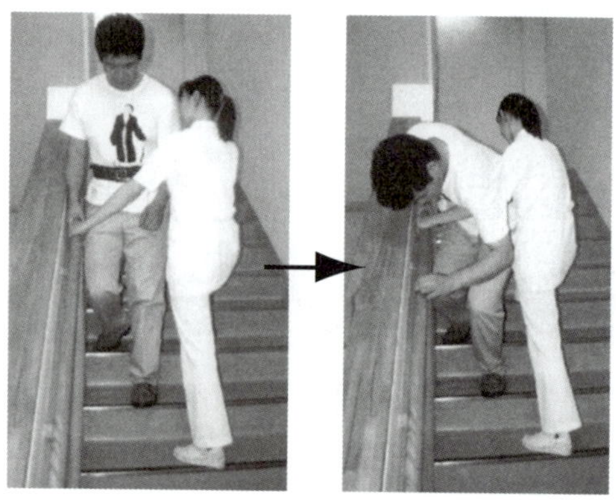

(3) 만약의 경우!

도저히 넘어짐을 피할 수 없게 된다면, 벽에 환자를 밀어붙이는 방법도 있다. 적어도 계단의 아래로 그대로 떨어지는 것보다는, 마찰로 천천히 떨어지므로 부상이 적게 된다.

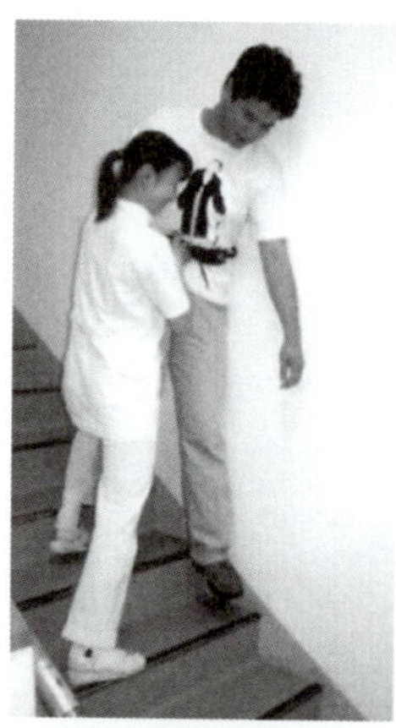

5) 험한 길 보행

잘 넘어지지 않게 하기 위하여 옥외보행을 훈련해 두는 것이 좋다. 그러나 실제로 병원 내에 훈련할 수 있는 옥외도로(산책길)가 있는 곳은 적고, 또한 붐비는 곳을 한 사람의 환자를 위해 옥외에서 훈련하는 것도 곤란한 일이다.

그래서 훈련실 내에 일부러 험한 길을 만듦으로써 유사하게 옥외훈련의 대용으로 하는 방법도 있다. 환자에게는 훈련실 내의 평탄한 보행로만 걷는 것보다도, 보다 옥외보행에 대한 자신감을 얻기 쉽다. 험한 길을 만드는 것이 곤란한 경우, 약간 쿠션이 있는 매트 위를 보행하는 것만으로도 훈련효과는 있다.

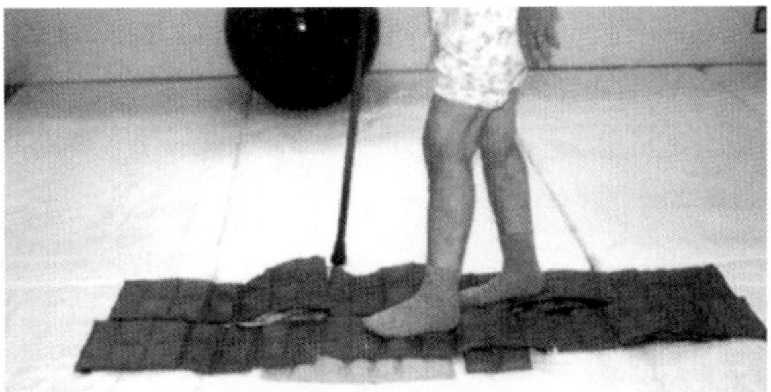

추 벨트를 배열하여 험한 길을 만드는 방법도 있다.

【문헌】

1) V. M. ザチオルスキー（渡辺　謙 訳）：スポーツマンと体力．ベースボールマガジン社，1972.
2) 宮下充正：トレーニングの科学ーパワー・アップの理論と方法．ブルーバックス 447，講談社，1980.
3) 鈴木正之：間違いだらけのスポーツ・トレーニング．黎明書房，1989.
4) 窪田　登：筋力トレーニング法の変遷－100年史．ソニー企業出版，1986.
5) I. A. Kapandji（荻島秀男 監訳）：カパンディ関節の生理学Ⅱ　下肢（原著第5版）．医歯薬出版株式会社，1988.
6) 河村廣幸：保存療法と固定性拘縮．理学療法 16(2)：91-94，1999.
7) Rene Cailliet（荻島秀男 訳）：足と足関節の痛み（原著第2版）．医歯薬出版株式会社，1985.
8) 大井淑雄・博田節夫 編：リハビリテーション医学全書 7．運動療法（第2版）．医歯薬出版株式会社，1982.
9) 博田節夫 編：関節運動学的アプローチ（AKA）．医歯薬出版株式会社，1990.

III

물리치료사를 위한 X선 판독법

X선 영상을 보기 위한 기본 1

X선 영상을 볼 때의 요점 2

III 물리치료사를 위한 X선 판독법 [1)]

— 머리말 —

정형외과학적 물리치료를 시행하는 데 있어 피해갈 수 없는 것이 X선 영상을 보는 방법이다. 물론 X선에 의한 진단을 요구 받는 경우는 없으나, 질환을 형태로 이해하는 데 이보다 효과적인 것은 없다. 피하의 골관절의 상태를 희미하게나마 이해할 수 있다면, 가동범위훈련이나 근력강화훈련 등 다양한 훈련을 시행함에 있어서의 리스크 관리나 효율적인 훈련방법의 선택 등이 쉬워진다. 특히 병적 골절 등의 위험성을 피하기 위해서도 중요하다.

다만, 우리들 물리치료사는 별로 전문적인 X선진단의 교육을 받고 있는 것이 아니고, 모르는 것이 있는 것이 현 상황일 것이다. 그래서, 우선은 가급적 많은 X선을 보는 것부터 시작하여, 모르는 것은 자꾸만 전문의에게 질문해야 한다. 그리고 정형외과의사 등 X선진단의 전문가에게는 우리들에게 상세한 설명을 해줄 것을 바란다.

1 X 선 영상을 보기 위한 기본 [2)]

X선의 단순촬영은 골 · 관절 · 연부조직의 음영 영상을 비추어낸다. 골 · 관절은 골막 · 골피질 · 골수 · 관절연골(성장기에서는 골단연골판) · 관절낭 등에 의해서 형성되는데, 정상의 경우는 골막 · 연골 · 관절낭 등은 사진에 찍히지 않는다.

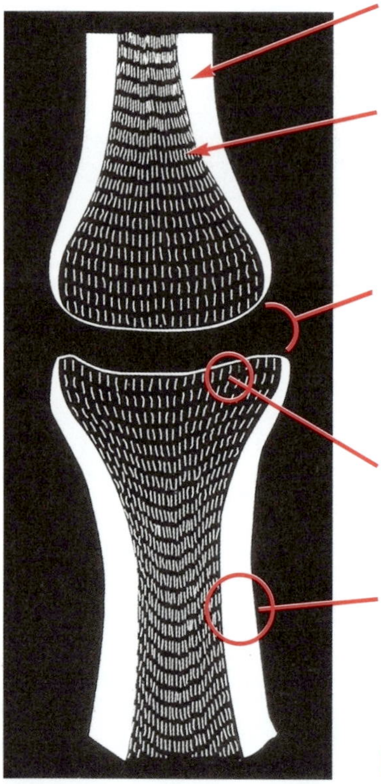

골피질

정상에서는 한결같은 진한 음영이고, 폭은 연속성을 가지며, 불규칙하게 되는 일은 없다. 역학적 부하에 따라서 두께가 변화한다.

골수부

해면골을 형성하는 골소주(trabeculae)에 의해서 구성된다. 골소주 대략 일정한 간격을 갖고 배치되고, 연속성을 갖고 있으며, 역학적인 응력에 일치해서 뻗는다. 골소주가 미세하게 위축하여 있는 것을 골 위축이라 부른다. 골소주가 불규칙적으로 위축하거나 소실하여 있는 경우, 골 파괴나 흡수가 일어나 있다고 생각한다.

관절열극

연골은 사진에 찍히지 않고, 일정한 높이를 가진다. 관절열극은 서로 마주보는 관절연골(무릎에서는 반월판을 포함)의 총합이다. 벌어진 것은 연골의 비후나 관절액 · 혈액 등이 괴었다는 것을 시사한다. 협소해진 것은 연골이 파괴되거나 얇아져 있다는 의미이다. 때로는, 유리골편이 발견되는 경우도 있다.

연골하

진하게 음영이 관찰될 때는, 경화라 불리고, 퇴행성 관절염에서는 많이 발생한다. 검께 투과하고 있을 때는 연골하골위축이라 일컬어지고, 관절류마티스에서 관찰된다.

골막

소아의 대퇴골 · 상완골 내측면을 제외하고 사진에 찍히지 않는다. 어떤 자극으로 골막이 반응하여 골을 형성하면 사진에 찍혀 나타난다. 이것을 골막반응이라 한다.

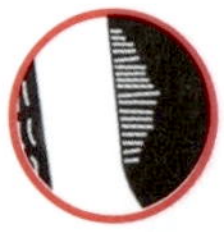

골막반응

2 X 선 영상을 볼 때의 요점 [1)]

① 우선은 국소부위에 연연하지 않고 전체를 본다.

처음부터 국소의 이상에 집중하는 것이 아니라, 필름 전체를 바라보도록 한다.

정상적인 부분을 수많이 보는 것도, 병적 이상을 이해하는 데에 중요하다.

환자의 자세를 바라보는 것과 마찬가지로, 질환부위 이외에 최소한 아래 위의 이웃관절을 바라본다.

예 1 : 슬관절의 외반변형이 있으면, 거골하관절의 함몰(sagging)을 수반하기 쉽다.

예 2 : 추체 압박골절은 척주 전체의 정렬의 이상을 수반한다.

1

2

② 좌우차이를 본다.

골절이나 종양 등 한쪽에 발생하는 질환에서는 정상적인 측과의 비교를 하면 이해하기 쉽다. 특히, 특징이 있는 형상의 각 부위의 얼라인먼트(정렬)를 비교하면 좋다.

③ 골관절 이외에 연부조직에도 주목한다.

연부조직의 화상의 농담(진하고, 엷음)만이 아니라, 압박이나 흡수에 의한 연부조직의 위치에도 주의한다.

④ 소견을 열거한다.

우선 정상과 이상을 구별하지 않고, 눈에 띄는 소견을 발탁해서 열거한다.

다음으로, 질환부위의 상태를 파악하기 위해, 아래의 사항에 대해 체크한다.

- 질환부위의 위치와 형상
  질환부위에 불필요한 스트레스를 가하지 않게 한다.
  줄자(measure)나 각도계로 정확한 위치를 파악해둔다.
- 질환부위의 구조 (농담의 배분 · 골소주의 구조)
  극도로 엷거나, 골소주의 소실이 있으면 부하를 가해질 때 골절의 위험도 있다.
  골 경화(국소적으로 하얗게 된다)가 있으면, 단속되는 스트레스를 상상할 수 있다.

⑤ 신경증상과 대조한다.

척추전위증이나 후종인대골화증 등에 의한 신경증상과 레벨을 대조해보면 좋다.

【문헌】

1) 小野啓郎：整形外科的疾患のレ線像のみかた．臨床理学療法，Vol6. No.2.：3-15. 1979.

2) 藤林英樹 編：骨・関節X線像のみかた．兵庫県理学療法士会 学術部雑誌.

주의점

가급적 기회를 만들어서 X선 영상을 볼 때에 골의 모형을 옆에 놓고 비교해서 보면 좋다. 경추나 요추의 사위영상(oblique picture) 등은 모형을 바라보면서 보아가면 경추의 추간공 협소화나 요추분리증을 잘 이해할 수 있다.

IV 요 통

IV 요 통[1) 2)]

— 머리말 —

요통은 누구나가 일생 중에서 몇 번씩 경험하는 증상이다. 인간은 다른 포유류와 달리 직립 2족 보행을 하기 때문에, 척주는 3개의 만곡을 수반하면서 수직방향으로 뻗었다. 최하부의 요추는 전만을 이루고, 이것이 요통을 발생시키는 구조적의 문제점으로 되어있다.

정형외과 외래환자 중 가장 많은 수를 차지하는 것도 요통이다. 또한 요추는 신체운동의 지지점이나 토대로서 중요할 뿐만 아니라, 여러 방면으로의 유연한 운동성도 요구된다. 더구나, 내부에 취약한 신경을 포함하고, 그것을 보호하는 역할을 가진다. 즉, 운동의 기반인 동시에 보호 장치로서의 기능을 가질 필요가 있는 것이지만, 이들은 자칫하면 상반되는 기능이기 때문에 기능장애도 여러 가지 원인으로 일어난다.

예컨대, 마미신경이나 신경근을 보호하고 있는 추골이나 주위의 지지인대 · 관절낭에 문제가 일어나면, 그 장애가 요통이나 신경압박을 통해서 좌골신경통, 하지의 이완성마비라는 병태가 발생한다.

이와 같이, 임상에서 자주 만나는 질환이지만, 물리치료사나 학생이 정확하게 요통의 평가 · 치료를 시행하고 있다고 생각하지 않는다. 특히 학생에게 "요통의 평가를 해보라"고 말하는 것만으로 학생들은 패닉상태가 되어버리는 경우도 많다. 임상실습에서는 요통환자를 대상으로 하는 경우는 드물기 때문에, 졸업 후 실제의 업무 중에서 요통을 주체로 하는 환자, 또는 요통을 수반하는 환자를 수많이 담당하여 이러지도 저러지도 못하는 사람도 많은 것은 아닐까?

그래서 이 책에서는 이른바 요통을 주로 한 평가로부터 치료의 사고방법을 언급한다. 또한 요부의 수술 후의 환자에 대해서는 다른 항에서 다시 언급한다.

1 요통의 평가를 위하여

요통은 극히 일반적인 질환이기 때문에 평가방법은 수많이 있다. 그러나 요통은 통증이 주된 호소이므로, 가급적 통증을 주지 않고 짧은 시간에 평가한다. 이것은 요통환자의 평가뿐만 아니라, 다른 물리치료의 대상이 되는 질환에서도 마찬가지이지만, 우선은 문진에 의해서 어느 정도 짐작을 하여, 순서대로 선별검사를 한다. 이를 위해서는, 질환 자체의 올바른 지식도 필요하지만, 질환명에 사로잡히지 않고, 의학적 · 운동학적 고찰을 할 수 있도록 폭넓은 관점에서부터 주목한다.

먼저 평가에 필요한 지식을 아래에 나타냈다.

1) 통증을 느끼는 부위 (근육을 제외)[3)]

통증에 감수성이 있는 부분이 어딘 지를 알아두지 않으면, 어떠한 스트레스가 통증을 일으키는지 알 수 없게 된다. 또한, 스트레스를 받는 부위에 따라 통증의 종류가 다르다는 것에도 주목하는 것이 좋다.

• **일반적인 통증이 나타나는 부위**

요부의 둔통 : 섬유륜 주위나 전 · 후종인대
하 지 통 : 신경근
강한 요통 : 추간관절

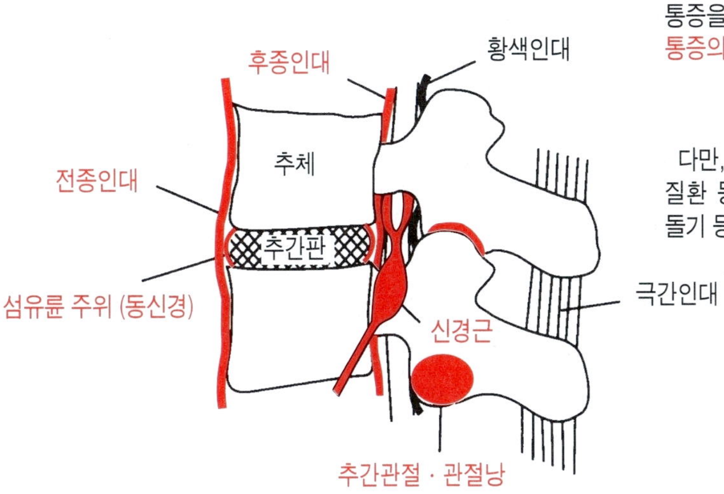

다만, 대사성질환이나 골절, 전이성 질환 등이 있으면, 추궁 · 추체 · 극돌기 등에서도 통증이 일어난다.

2) 요추 • 골반의 운동과 지지에 관여하는 근육 [4) 5)]

요추의 운동(특히, 굴곡신전)을 직접 조절하는 근육을 파악하여, 강화해야 할 것과 유연성을 확보해야 할 것을 판단한다. 즉, 약화되어 피로(이완)한 근육을 강화하고, 단축(긴장)된 근육을 신장한다.

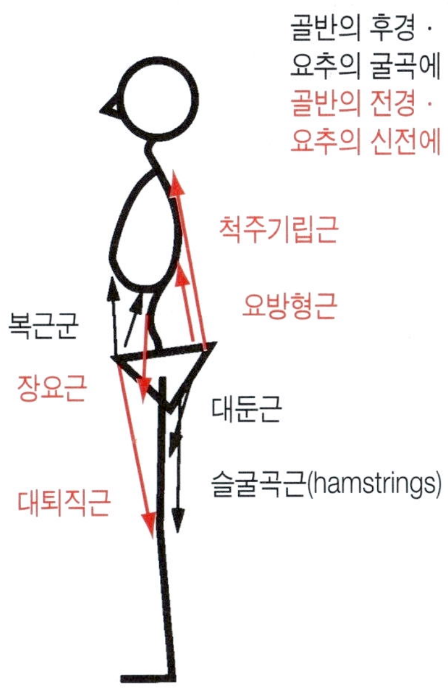

3) 요천각[6]

특히, 요추전만이 증가하면 요천각(lumbosacral angle)이 커지고(정상은 30°)[6], 제5요추에 전방으로의 전단력이 작용하고, 이것에 대항해서 근육 · 인대 등이 과긴장의 상태가 되어 요통을 일으키는 원인이 된다. 이 때문에 요통체조의 목적으로 요천각의 감소시키는 경우가 많다.

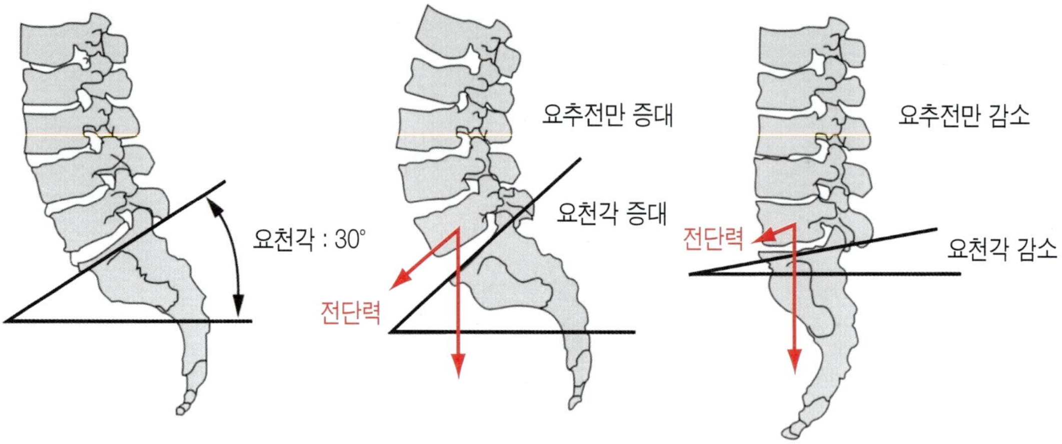

재활의 상식, 그것 정말? 요천각

책에서는 30°가 정상의 기준으로 되어 있다. 이 측정방법은 Ferguson법이라 불리는 방법인데, Ferguson은 41.1 ± 7.7°를 정상이라 하고 있다[7]. 또한, 후나코시는 35.9 ± 1.6°라 하고 있다[8].

또한, 요천각의 증가는 온갖 악의 근원인 것처럼 여겨지나, 반대로 요천각이 감소한 상기의 우측 그림과 같은 상태에서도 통증이 발생하는 경우도 이따금 있다.

안이하게 요천각의 증대(또는 요추전만의 증대)를 나쁜 것이라 하지 말고, 일어나는 현상을 순수하게 관찰하도록 하자.

4) 추간판 내압

자세에 따라 변화하며, 선 자세를 100%라 할 경우, 누운 자세나 옆으로 누운 자세에서는 적어지고, 앉은 자세나 전굴자세에서 커진다.

이러한 것은 요통환자에게는 추간판 내압 상승에 따른 앉은 자세가 반드시 안정자세는 아니라는 것을 시사한다.

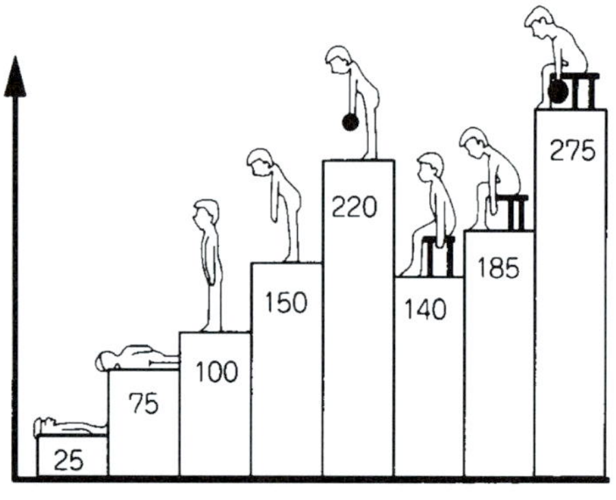

직립자세를 100으로 한 경우, 추간판 내압
(Nachemson, 1976[9]에서 변경)

5) 요부 – 골반리듬[3]

체간을 전경(anterior tilt)할 때, 요추의 굴곡(평저화) · 골반의 경사(고관절 굴곡) · 골반의 후방이동은 동시에 일어나는 것이 정상이다. 또한 전굴한 자세로부터 원래로 되돌아올 때에는 반대의 운동이 동시에 시행된다. 다만 리듬이라는 비율에는 일정한 비율이 있는 것은 아니다.

요통의 환자에서는 이 리듬의 흐트러짐이 관찰된다. 리듬이 흐트러지면(움직이지 않는 부분이 생김), 다른 부위에 많은 부하(과도한 운동)가 걸린다.

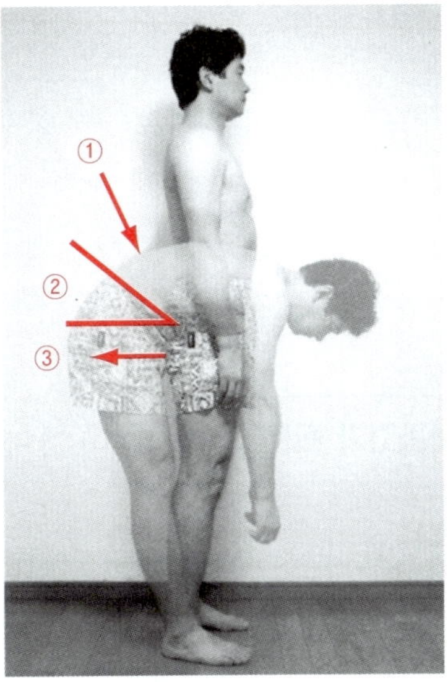

① 요추의 굴곡
② 골반의 경사
③ 골반의 후방이동

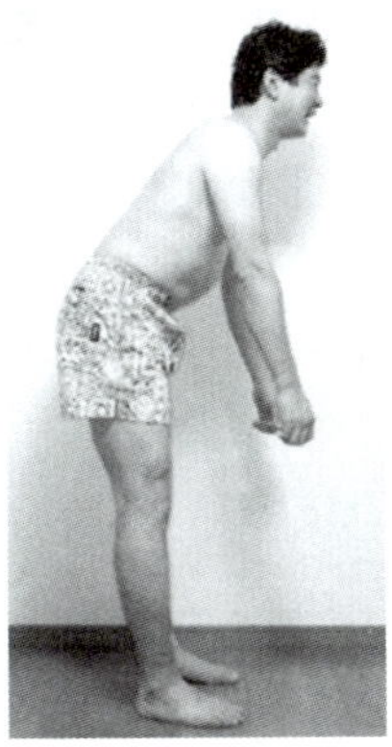

요추의 운동에서 통증이 발생하는 경우, 요추는 굴곡하지 않고 고관절의 굴곡이 우선된다.

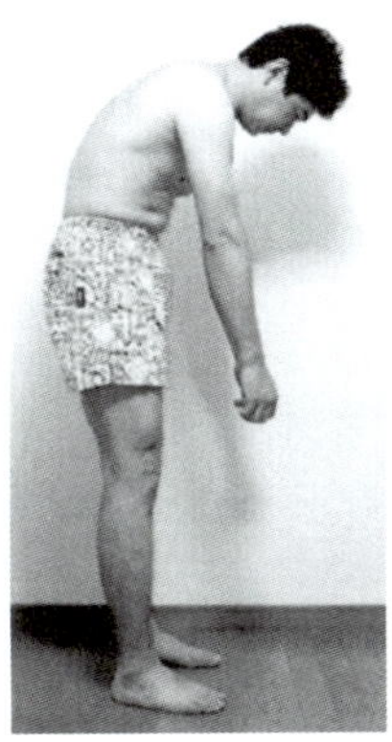

슬굴곡근이 단축한 경우, 흉요추가 과도하게 굴곡한다.

이것도 요부에 과부하가 되어 요통의 원인이 된다.

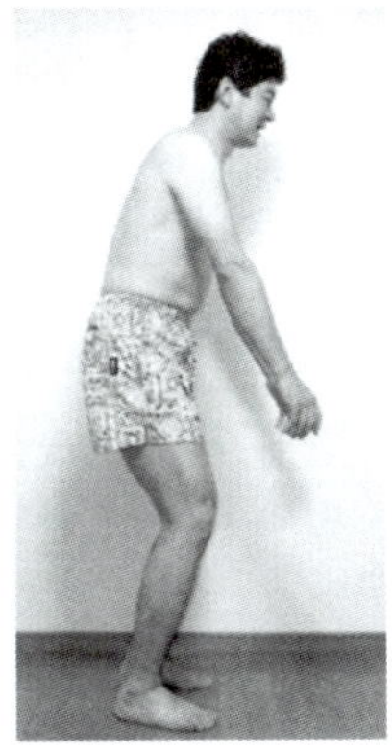

요통이 심한 경우는 전굴도 할 수 없고, 무릎 굴곡으로 대상(보상)하려고 하는 경우도 있다.

2 요통의 평가

1) 전신적 평가 : 이것은 다른 질환에도 공통되는 관점

평가는 훈련실에 들어오는 환자의 표정 · 자세나 보행 등의 관찰에서부터 시작된다.

이어서 문진과 함께 자세변환 · 의복의 착탈 등의 방법과 태도를 관찰하여, 초기평가를 시행하고 그 결과를 기초로 초기의 물리치료 프로그램을 시행한다. 그리고, 치료 후의 변화나 돌아갈 때의 상태를 본다. 특히 소아나 심인성 요소가 있는 환자를 평가할 때는 무의식적으로 이루어지는 통증회피동작 · 자세나 보행 등을 관찰한다.

요통이나 좌골신경통의 원인은 요부 자체에 있는 경우가 많지만, 상부나 하부에 있는 경우도 많다. 이 때문에 최소한 요추나 골반의 평가와 함께 하지의 신경학적 검사도 시행한다. 필요하다고 판단되면, 다른 부위의 평가나 심인성 요소의 테스트를 적절히 추가한다.

2) 문진 : 재발을 예방하는 의미에서도 중요하다

주된 호소 및 현 병력

대충 통증의 부위나, 진단과의 적합성을 확인한다.

물리치료사가 의사의 진단의 보조로서 타당성을 확인하는 것은 중요한 일이다.

어째서 아프게 되었는가?

피로나 외상 등이 원인인 경우, 재발의 예방이 필요하다.

경미한 상해가 반복된 것에 의한 것인가? 한번에 심한 상해를 입었는가?

통증이 일어난 이후의 경과

경과가 길면 이상자세가 습관화되고, 2차적인 장애도 발생할 수 있다.

안정시의 통증도 있는가, 운동할 때만의 통증이 있는가?

통증이 없는 특정 자세를 취했다면, 그것이 장애부위에 스트레스가 가장 적은 자세이다.

운동 시 경쾌해진다면, 순환장애나 가벼운 피로를 생각할 수 있다.

운동 시 · 안정 시 모두 통증이 심하면, 운동치료의 적응이 아닌 경우도 많아, 물리치료를 첫째로 고려한다.

어떠한 일을 하고 있는가?

일에 의해서 통증이 증가한다면, 가급적 일을 계속할 수 있도록 그 방안을 가르쳐야 한다.

일의 내용이 아무래도 요통을 악화시키는 것이라면, 최종적으로 이직을 권유해야 한다.

> **주의점** ▶ **아파서 할 수 없는 것인가? 아파지기 때문에 하지 않는 것인가?**
>
> 몇 번이나 요통을 경험한 사람에서, "아파지니까" 라는 것으로 과도한 안정이나 보장구장착을 하고 있는 사람이 있다. "아파서 할 수 없다" 는 것은 어쩔 수 없지만, "아파지기 때문에 하지 않다" 라는 경우는 체조나 작업을 시켜서, "아파지지 않다" "아파져도 움직이면 낫다" 는 것을 실감시킬 필요가 있다.

그 다음, 자세별 검사방법을 언급하면, 다른 질환에서도 동일한 자세로 할 수 있는 검사는 일시에 시행하도록 하여, 환자에게 빈번하게 자세를 바꾸지 않도록 한다.

학생이나 경험이 적은 사람은 테스트별로 검사를 하는 것으로 생각하여, 자세를 잘 고려하지 못하는 사람이 많으므로 주의한다(예컨대, 근력검사에서 끝에 걸터앉은 자세-바로 누운 자세, 엎드린 자세가 되게 하고, 잇달아서 ROM 테스트에서 또 끝에 걸터앉은 자세-바로 누운 자세, 엎드린 자세가 되게 하는 사람이 많다).

3) 선 자세의 평가

(1) 자세이상

선 자세에 주목한다. 통증 때문에 전굴자세를 취하고 있거나, 하지통이 일어나고 있는 측의 고관절이나 슬관절을 굴곡하고 있는 경우도 있다.

- 전두면에서의 이상(측만)의 유무
  신경근에 의한 통증으로 온 측만은 기능적 측만이고, 앉은 자세에서 소실 또는 경감한다.
- 시상면에서의 이상의 유무
  척주 전체의 얼라인먼트(정렬)를 확인하고, 요추의 전만의 변화를 본다. 요추전만은 강화 또는 감소하여 있는 경우가 있다.
  전위증이나 척추탈구에서는 척주 후면의 함몰(sagging) 또는 계단모양의 변형이 관찰된다. 촉진에 의해서 보다 확인하기 쉽다.

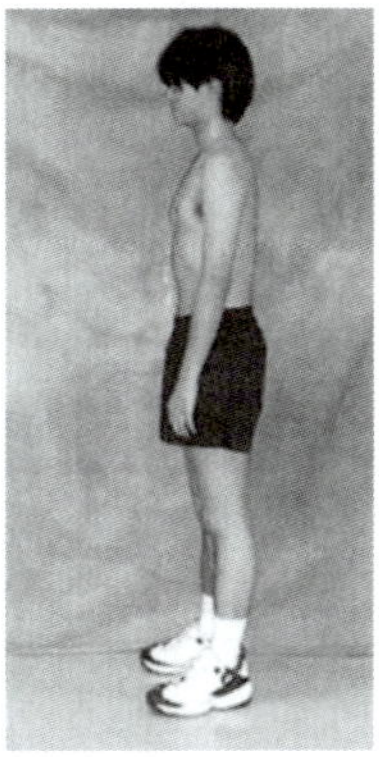

좋은 자세

골반이 수평에 가깝고, 요추도 생리적인 전만을 유지하고 있다. 복근, 배근도 약간 긴장하여 자세유지에 관여하고 있다.

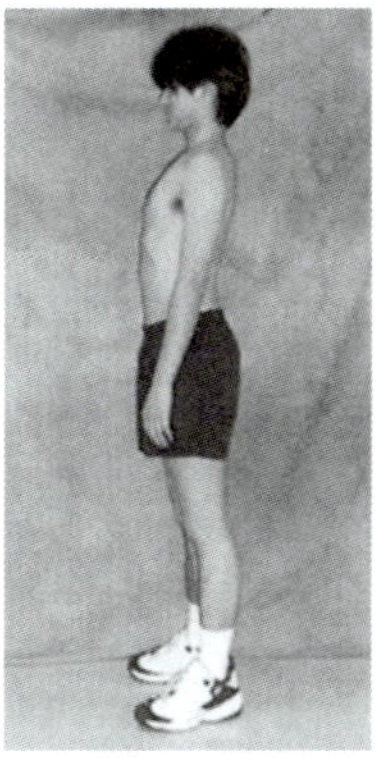

군대식의 좋은(?) 자세

군대식이라는 제목은 말의 표현상의 기교이며, 좋은 자세는 아니다. 배근에 지나치게 힘이 들어가, 바로 피로하여 통증이 나타나기 쉽다.

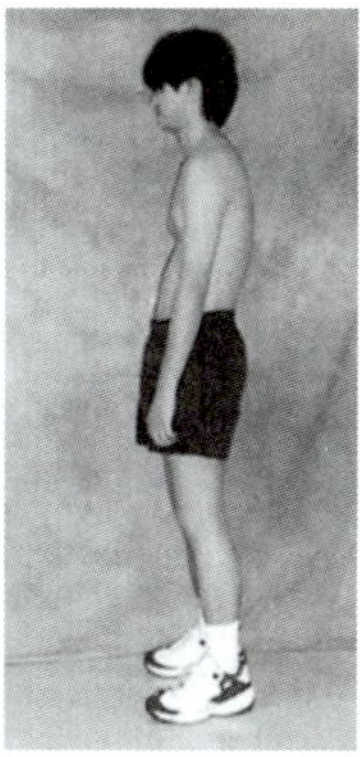

체간근이 이완된 나쁜 자세

보기에도 나쁜 자세이다. 복부 장기의 무게로 요추전만도 증가되어 있다.

재활의 상식, 그것 정말?

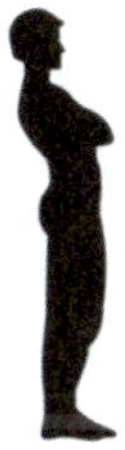

뒤로 젖혀진 자세에서, 복근의 약화를 생각하는 사람이 있다. 그러나, 뒤로 젖혀지면, 뒤로 넘어지지 않도록 복근을 사용해야 한다. 이상하다고 생각하지 않는지? 일부러 약한 복근을 더 사용하지 않으면 안되는 자세가 되다니.

이러한 사람들의 복근을 조사하면 상당히 강한 사람도 있다. 반대로, 배근이 약화하여 있으므로 강한 복근으로 조절할 수 있도록 체간을 후경(posterior tilt)시키고 있는 것인지도 모른다.

또한, 체간근 전체가 강한데도, 근육을 사용하는 방법이 서투른 사람도 많은 것 같다.

(2) 요배부의 촉진(palpation) (누운 자세에서도 조사할 것)

극돌기를 중심으로 압통이나 고타통의 유무를 본다.

방척주근에 비정상적인 근 긴장이 있는지 없는지 촉진한다. 특히 좌우차이는 중요하다.

압통이나 고타통이 일어나는 부위가 반드시 장애를 받고 있는 부위는 아니지만, 가령 이차적일지라도, 스트레스를 받고 있는 부위를 나타내고 있을 가능성은 높다. 특히 경과가 길어지면, 이차적으로 일어난 통증부위도 원래 장애를 받은 부위와 마찬가지로, 치료의 대상이 된다.

(3) 운동성

전후굴, 측굴, 및 회전의 운동제한이 있는가?

특히 통증을 수반하고 있는지 어떤지를 본다.

측정을 반복함으로써, 통증이 감소하거나 관절가동범위가 증가한다면, 이 운동이 치료효과를 갖는다는 것을 알 수 있다.

반복운동에 의해서, 통증이 강화되거나, 관절가동범위가 감소한다면, 일상생활 동작 상의 주의할 점으로서 도움이 된다.

손가락-바닥사이 거리(Finger Floor Distance ; FFD)

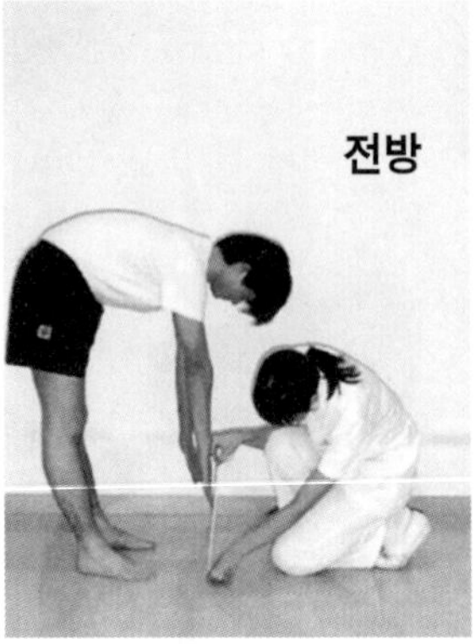

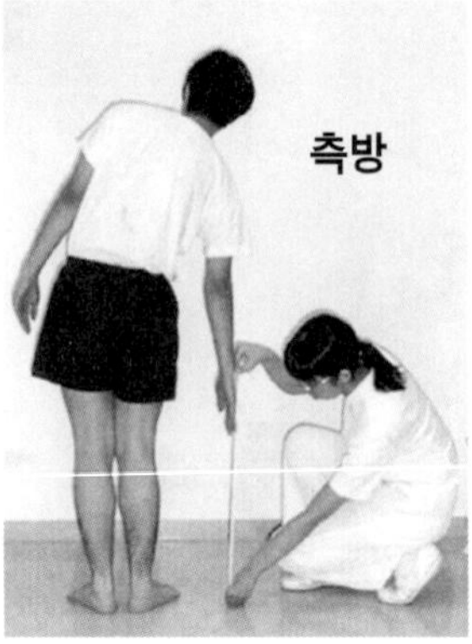

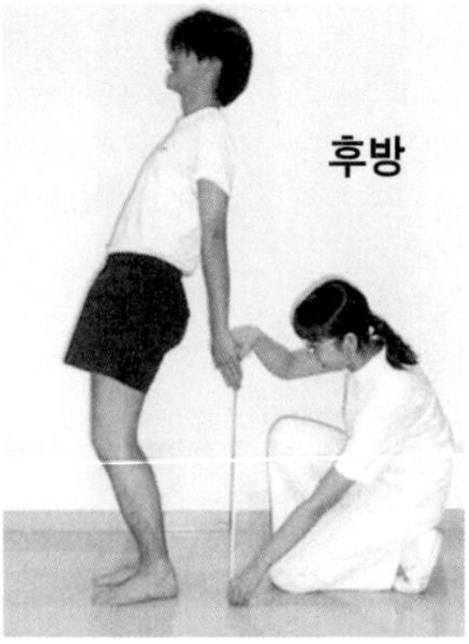

손가락을 폈을 때 거리는 일반적으로 전방에서 측정하지만, 측방(좌우 차이)이나 후방의 가동범위 측정에도 사용할 수 있다.

주된 운동제한의 예

추간판 탈출증	→ 전굴의 제한이 주된 것이다. 하지에 방사통을 수반하는 일이 많다.
	→ 때로는 전후굴 양방에서 통증이 나타나는 경우가 있다.
추간판 탈출증의 일부	→ 하지에 방사통을 수반하는 후굴 제한.
근육근막성 요통	→ 전굴제한이 주된 것이다.
추간관절성 요통이나 분리 · 전위증	→ 요통을 수반하는 후굴 제한.
척주관 협착 (변형성척추증이나 변성전위증 등)	→ 하지에의 방사통을 수반하는 후굴제한이 많다.
신경근에 병변이 있는 경우	→ 환측으로의 후측굴에 의해서 하지 방사통이 유발되는 경우가 많다(Kemp 징후).

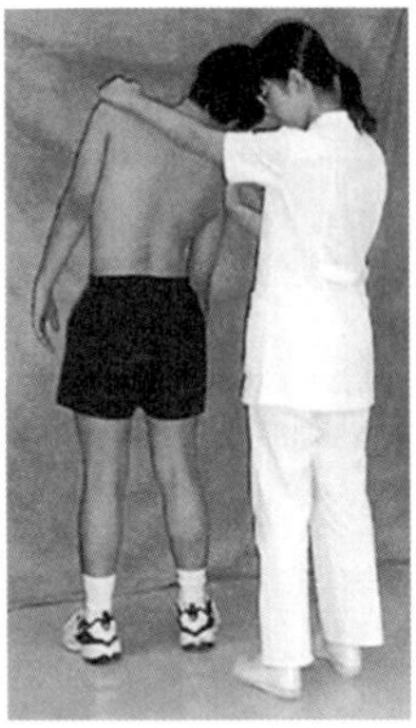

Kemp징후

환측 후측굴을 할 때, 하지에서 방사통이 일어난다.

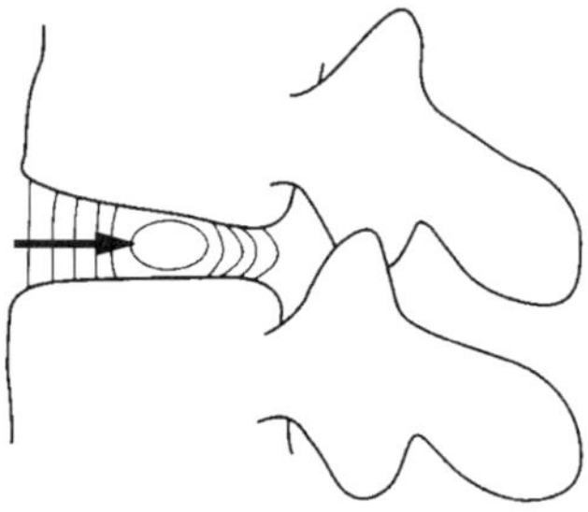

요추후굴(신전)에서 수핵의 후방이동

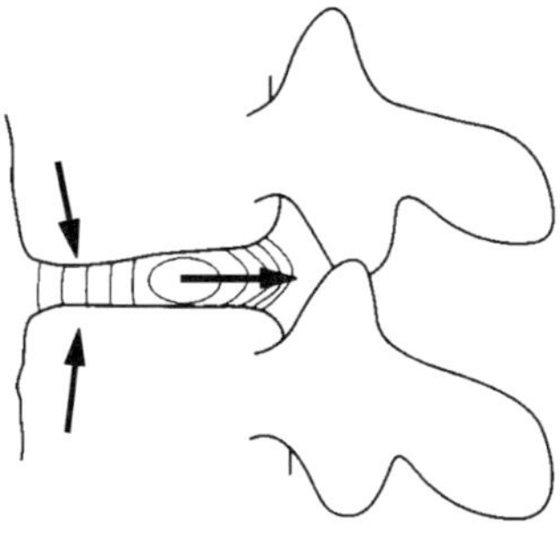

요추전굴(굴곡)에서 수핵의 후방이동

수핵이 후방으로 이동하는 이유도, 위의 오른쪽 그림과 같이 후굴(신전)함으로써 전방의 섬유륜이 긴장하기 때문에 수핵이 후방으로 쫓겨나는 경우와 왼쪽 그림과 같이 전굴(굴곡)에 의해서 추체 자체의 경사에 의해서 수핵이 후방으로 이동하려고 하는 경우를 생각할 수 있다.

아라키는 추간판 조영을 할 때에 재현통이 있는 추간판성 요통환자에서, 전굴 시의 요통환자는 전굴 시에 수핵이 후방으로, 후굴 시의 요통환자는 후굴 시에 수핵이 후방으로 이동한다고 언급했다[10].

> **주의점** ▶ **추간판 조영의 재현통**
>
> 추간판 조영시의 재현통 그 자체에 위양성(false positive)이 50%나 있다는 보고도 있다[11]. "요통" 환자의 병리소견이 있는 것은 아니므로, 각종 요통의 기전에 대한 논문은 그 일면을 나타내고 있는 것에 불과하다. 실제로 "요통"의 기전은 아직 불명한 점이 많다.

4) 앉은 자세의 평가

요통환자에는 앉은 자세에서 통증이 유발되는 경우가 많다. 하지의 경우, 앉은 자세가 휴식자세이지만, 요부의 경우는 과도하게 후경하는 불량 자세가 된다.

(1) 앉은 자세

요추부 자체의 통증에 의한 측만은 앉은 자세에서도 통증이 잔존하지만, 선 자세 때에 환측 하지의 통증에 의한 도피성 굴곡으로 일어나 있던 측만은 소실하는 경우도 있다.

또한 문진 등도 앉은 자세인 채로 시행하는 경우도 많지만, 이 때 앉은 자세 내구성도 함께 확인해두면 좋다. 다만 앉아 있어라 하는 지시는 건강한 사람일지라도 고통스러운 것이기 때문에, 굳이 내구성만을 검사할 것은 아니다.

(2) 체간 가동성

환자의 슬와부를 앉힌 침대의 끝에 밀착시키고, 가급적 골반의 운동을 제한하여 판단한다. 좌우 차이와 유연성을 체크한다.

특히, 운동에 수반하는 통증이나 근육이 땡기는 느낌이 생기는 것에 주의한다.

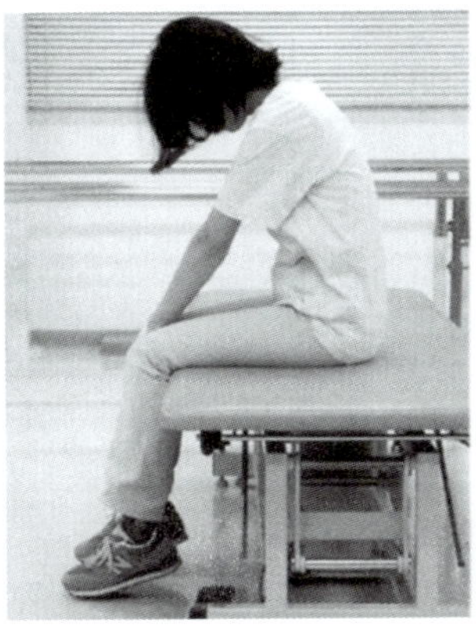

굴곡

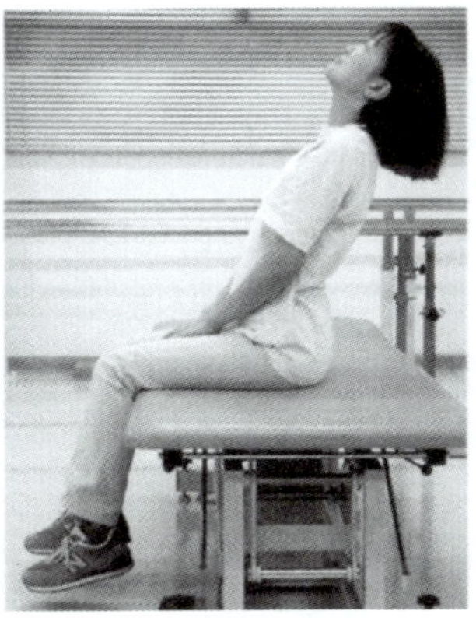

신전

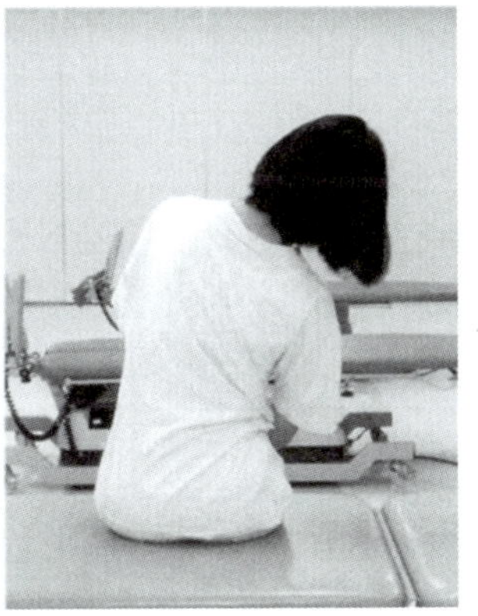

측굴

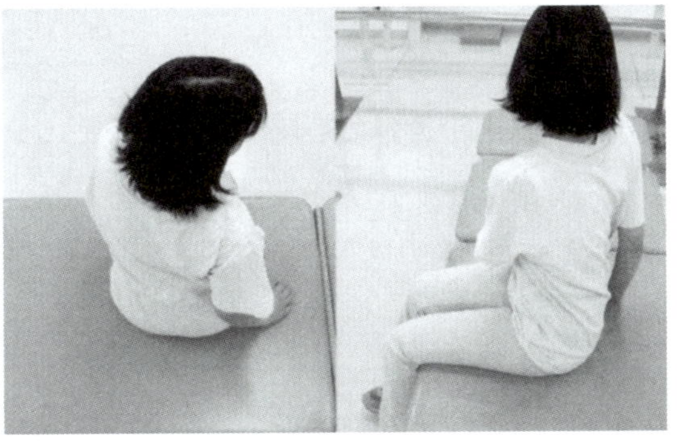

회전

5) 바로 누운 자세에서의 평가

바로 누운 자세 평가의 요점 : 하지 신전위치에서 근육통이 심한 환자에게는 고관절, 슬관절을 약간 굴곡위치로 한다. 특히 이 자세가 통증을 유발하지 않는 자세이다.

(1) 신장징후(신장 테스트)

① 하지 신전 거상 테스트 : SLR 검사 (straight leg raising test)

무릎 굴곡에서 무릎을 신전하는 Lasègue의 기법과는 다르지만, 일반적으로는 Lasègue징후(테스트)라 부른다(SLR 검사 쪽이 좋다).

정상에서는 좌우차이는 별로 없고, 70° ~ 90°까지 통증 없이 거상이 가능하다.

양성사례에서는 70° 이하의 각도에서 통증(대부분은 하퇴까지의 좌골신경을 따라가는 통증을 일으키지만, 요부 · 둔부나 대퇴 후면의 통증인 경우도 있다)에 의해서 거상이 곤란해진다.

이 테스트는 고관절을 내전 또는 내회전하여 시행함으로써 강화된다.

또한 슬굴곡근의 단축이나 경축에 의해서, 하지거상 측에서 골반이 올라가는 일이 있다(tight hamstrings).

다만, 요추 추간판 탈출증에 훈련으로서 사용하는 일은 없다!

→ 신경근(root)은 정상 이상의 신장에 견딜 수 없다.

→ 강제적인 SLR은 마비를 일으킨다.

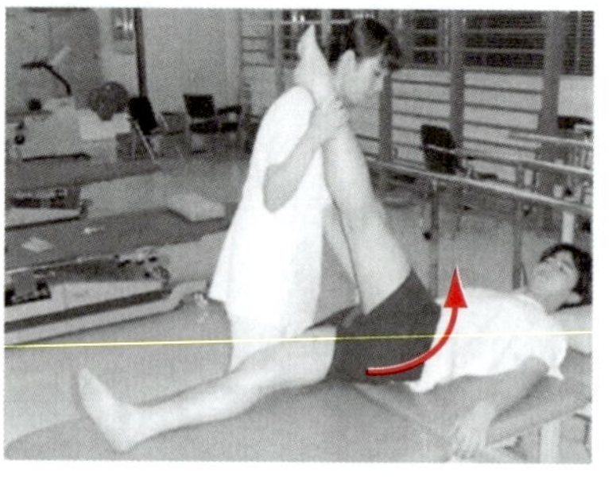

타이트한 슬굴곡근

힌트 : 하지 신전 거상 테스트

일반적으로 하지 신전거상 테스트의 측정각도의 기준은 골반이 회전하기까지라 한다. 그러나, 실제로는 20~30° 나 거상해도 골반은 회전하기 시작한다.

원래는, 요추의 평탄화가 종료한 시점을 기준으로 한다. 이것은 거상을 할 때 하지 만 지지하고 있어도 하지가 더욱 무거워지는 것으로 판정할 수 있다. 그 때 각도를 측정한다.

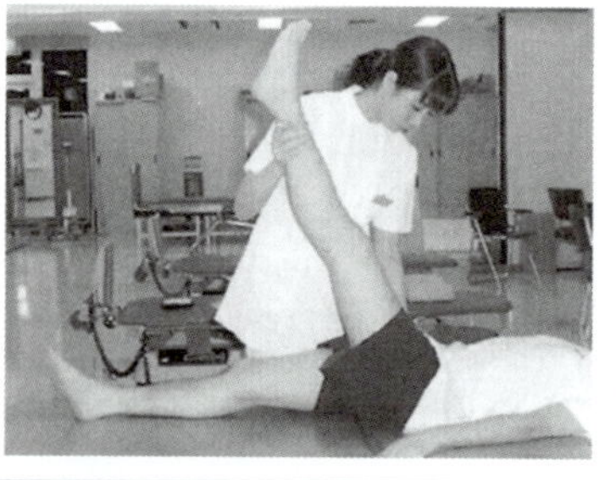

② 보조적 테스트

좌골신경 자체를 신장시키는 SLR 테스트의 보조적 테스트로써, 족관절 배굴 테스트(Bragard 징후)나, 슬와 압박 테스트(bowstring징후) 등이 있다.

그러나, 특별히 심인성 요소 등이 의심되지 않을 때는 일부러 하지 말고, SLR 테스트 만으로 끝내는 편이 좋다.

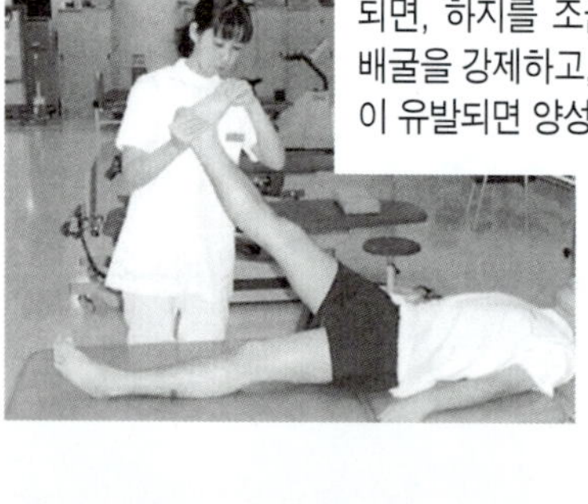

족관절 배굴 테스트
SLR 테스트에서 하지통이 유발되면, 하지를 조금 내려서 족관절 배굴을 강제하고, 재차 좌골신경통이 유발되면 양성이다.

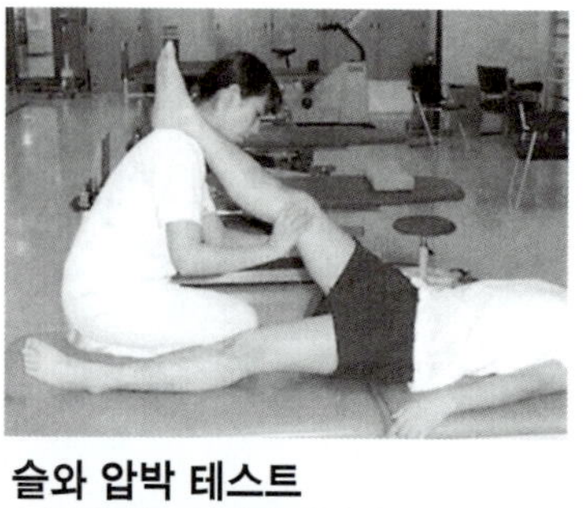

슬와 압박 테스트
SLR 테스트에서 양성이 된 각도에서 무릎을 약간 굽혀 슬와를 압박하면 통증이 유발된다.

(2) 천장관절 및 고관절 테스트

먼저 고관절의 굴곡이나 내외회전 · 내외전을 시행하고, 운동제한이 없는지를 본 후에, fabere (Patrick) test, fadire(Williams) test, Newton test, pump handle test 등을 시행한다.

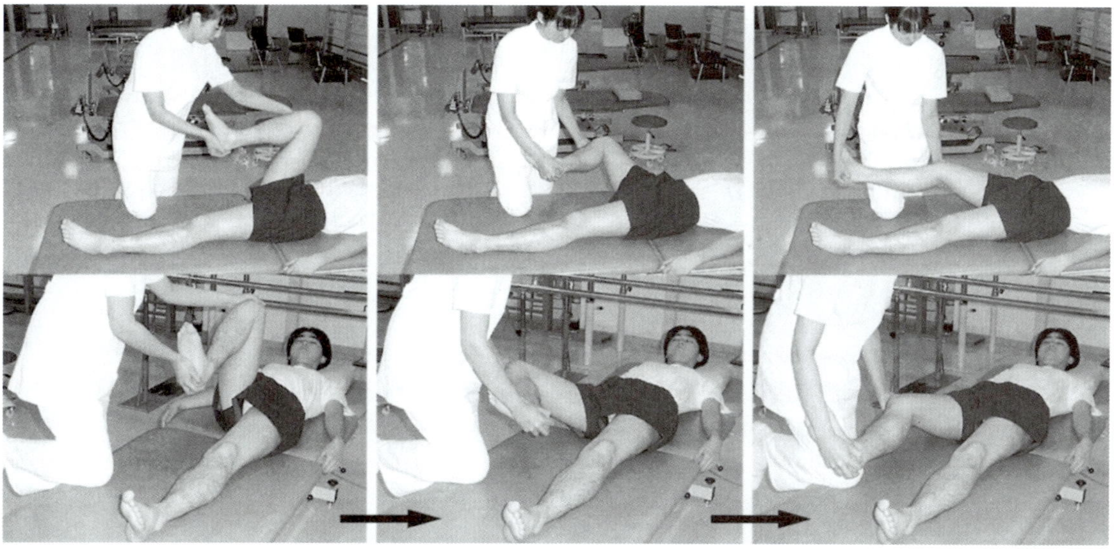

fabere (Patrick) test

고관절의 굴곡(flexion), 외전(abduction), 외회전(external rotation), 신전(extension)을 시행하여, 천장관절통이나 고관절통이 일어나는 지를 본다.

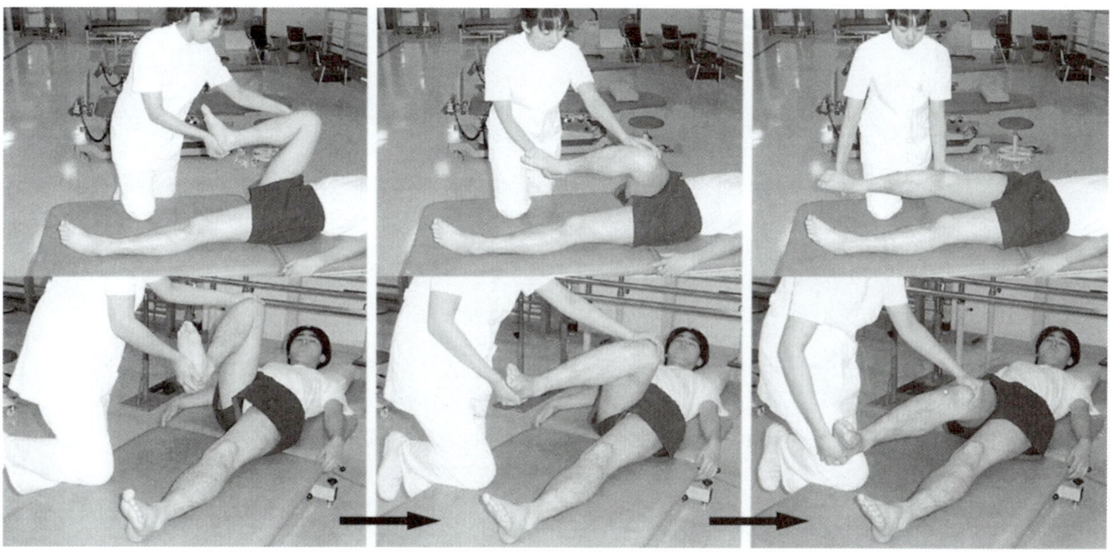

fadire (Williams) test

고관절의 굴곡(flexion), 내전(adduction), 내회전(internal rotation), 신전(extension)하여 천장관절통이 일어나지 않는가를 본다.

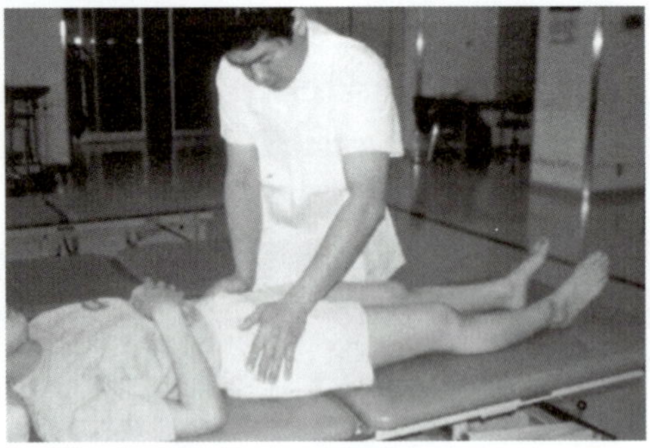

Newton test (제1기법)

양 손바닥을 전상장골극에 올려놓고, 후측방으로 눌러 천장관절의 통증을 유발한다.

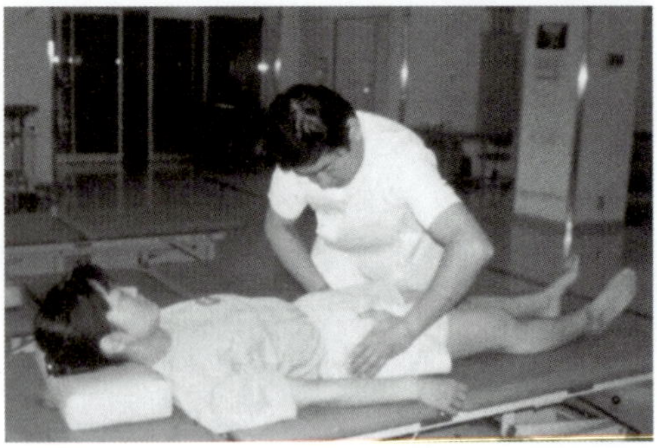

Newton test (제2기법)

양손의 엄지를 전상장골극에, 다른 네 손가락과 손바닥을 장골익에 올려놓고 압박하여, 천장관절의 통증을 유발한다.

pump handle test

천장관절 분리 테스트이다. 천장관절의 분리(disarticulation)와 동시에, 체간의 비틀기(torsion)를 수반하기 때문에 체간근의 스트레칭에도 이용된다.

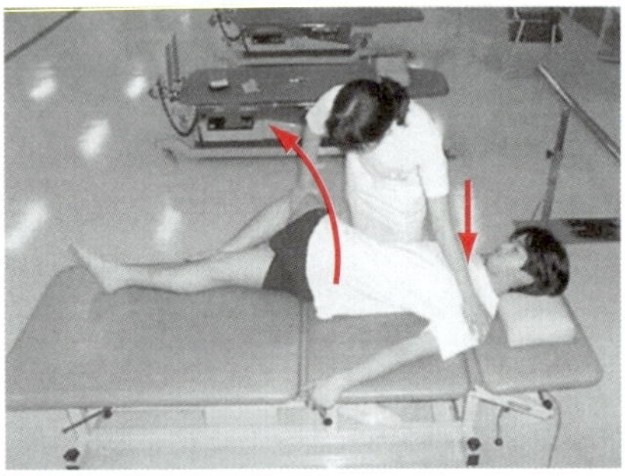

pump handle test

(3) 복근근력

상부 및 하부 복근 근력

요통이 경증이라면, 지구력 검사도 포함시킨다.

체간의 운동에는 여러 가지의 근육이 복잡하게 서로 얽혀있다. 어떠한 운동도 여러 근육이 관여하고 있다는 것을 잊지 말 것.

최소한, 배근력과 상부 및 하부복근을 체크할 것.

다만, 요통이 증가할 우려가 있으므로 아래 상황에 주의할 것!

① 상부복근 측정 시는, 고관절, 슬관절을 충분히 굴곡시킨다.

② 하부복근에서는, 고관절을 30° 이상 굴곡시켜, 가능하다면 피검자의 둔부에 손을 넣는다.

① ② 의 어느 것도 요추에서의 과신전을 방지하는 것을 목적으로 하고 있다.

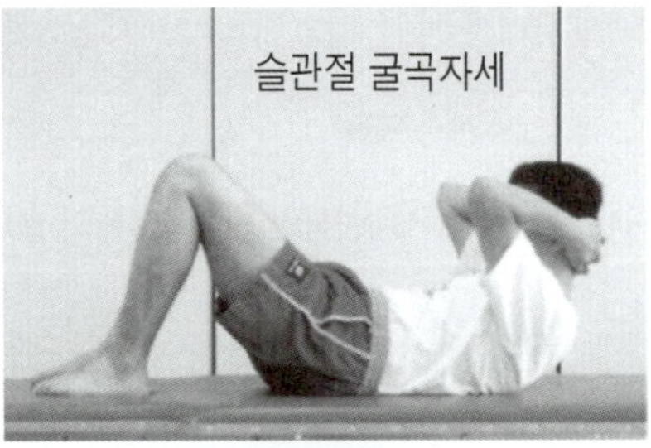

상부 복근

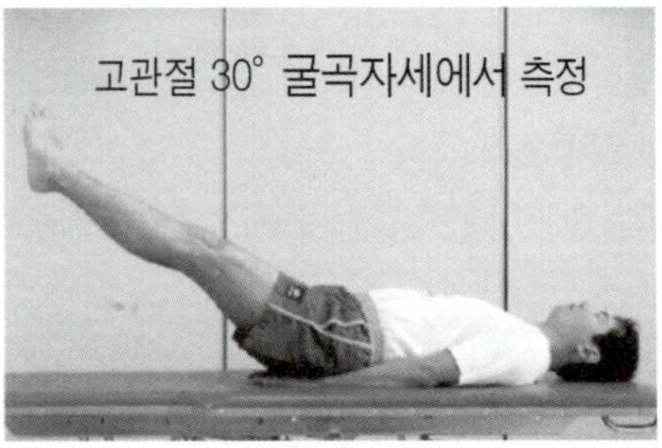

하부 복근

(4) 신경학적 검사

특히 요추 추간판 탈출증이나, 요추전위증과 같은 신경근 또는 마미신경에서 유래된 통증일 때는 하퇴 - 발가락의 근력이나 지각의 장애의 유무, 슬개건 및 아킬레스건반사를 최소한 조사한다. 이상이 있는 경우, 중둔근 · 장요근 등도 조사한다.

(5) 하지 둘레길이

근력저하를 MMT로 판정할 수 없어도, 근 위축이 일어나고 있는 경우가 있으므로, 대퇴 둘레길이 · 하퇴 둘레길이를 측정한다.

(6) 기타

간헐성 파행보행이 있는 경우에는 족배동맥(또는 후경골동맥)의 박동도 체크한다. 박동의 약화나 소실은 동맥성의 순환장애를 의심한다.

하복부의 이상도 간과하기 쉽기 때문에 주의한다.

6) 엎드린 자세에서의 평가

통증이 심하거나 체간 신전에 의한 통증이 심한 경우는 무리해서 엎드린 자세를 취하지 않는다.

(1) 골반주위의 테스트

시진 및 촉진으로 천골부의 종창(swelling)이나, 종류(lumps)의 유무를 본다. 둔부의 높이나 좌우 방척주근의 차이도 확인한다.

천장관절통의 확인에는 Newton test (제3기법)를 시행한다.

슬관절을 굴곡할 때 고관절이 굴곡되어 엉덩이가 올라간다면, 대퇴직근이 단축된 것이다(Ely test).

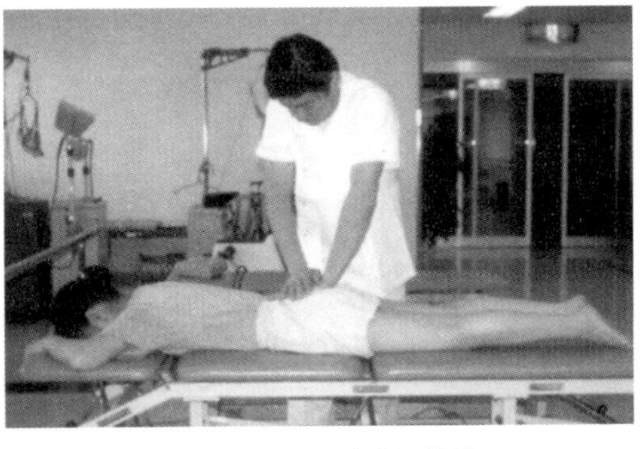

Newton test (제3기법)

손바닥으로 천골을 위에서부터 압박하여, 천장관절의 통증을 유발한다.

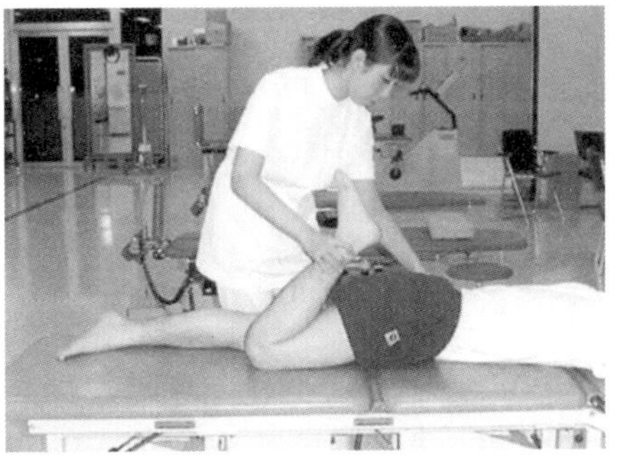

Ely test

슬관절을 굴곡할 때 엉덩이가 올라가는 현상이 일어나면, 대퇴직근의 단축이 있다.

(2) 압통점 · 근 긴장

엎드린 자세에서는 여분의 근 긴장이 제거되어 압통점이나 과긴장 부위를 조사하기 쉽다. 또한 요추전위증 등에서 불안정성이 있을 때에는, 하부요추부를 손바닥 전체로 압박하여 통증이 유발되는지 어떤 지를 본다.

N Point로 대표되는 근육의 압통점은 신경이 근막을 관통하여 근육에 들어가는 점이고, 근육근막성 요통처럼 근육이 과긴장 상태에 있는 경우, 압박하면 신경이 보다 포착되기 때문에 통증이 증가된다.

N point

제3요추 횡돌기부

근육 근막성 요통에서 (+)

추간판 탈출증에서는 (-) 또는 경미함

Cl point

상둔신경-장골릉을 따라가는 아래

후상장골극과 대전자를 연결한 선의 상단 1/3 (대좌골공)

좌골신경

후상장골극과 좌골결절을 연결한 선의 중앙

대전자와 좌골결절을 연결한 선의 내측 1/3

기타

천장부, 둔부, 상하방, 슬와, 경골부, 종골부 등

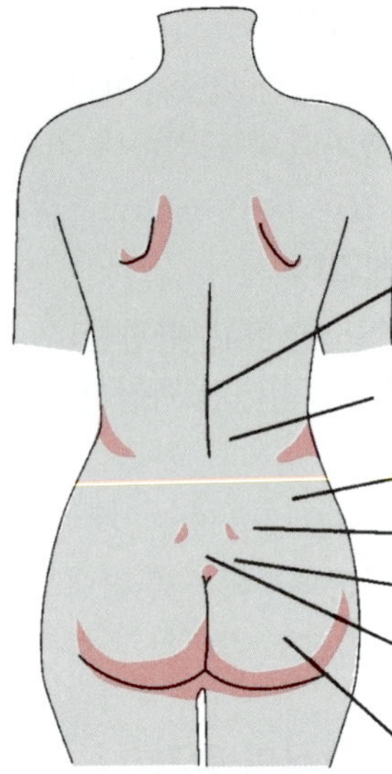

요부의 주된 압통점

(3) 배근근력 테스트

의외로 검사를 하지 않는 것이 배근근력이다. 자세유지에는 복근 이상으로 중요한 근육이다. 이것도 복근과 마찬가지로, 요추의 과신전 방지를 위해 아래의 사항을 시행한다.

① 배근근력 측정 시, 체간 중립위에서의 신전은 요통악화의 우려가 있으므로 주의한다.

② 저항을 거는 경우는, 체간 굴곡위치에서 중립위 사이에서 걸리도록 주의한다.

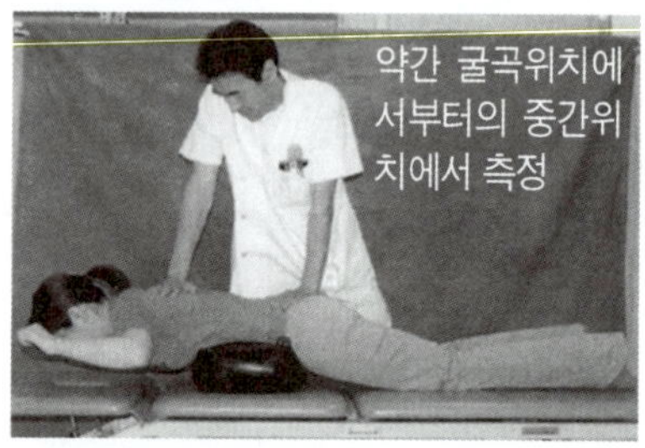

배근

(4) 신경학적 검사

둔부나 하퇴 후면의 근 긴장이나 근 위축, 및 근력.

하지 후면의 지각검사

아킬레스건 반사는 엎드린 자세에서 검사하면, 판정하기 쉽다.

대퇴신경 신장 테스트(Femoral nerve stretching test : FNST : L2~4)를 시행한다.

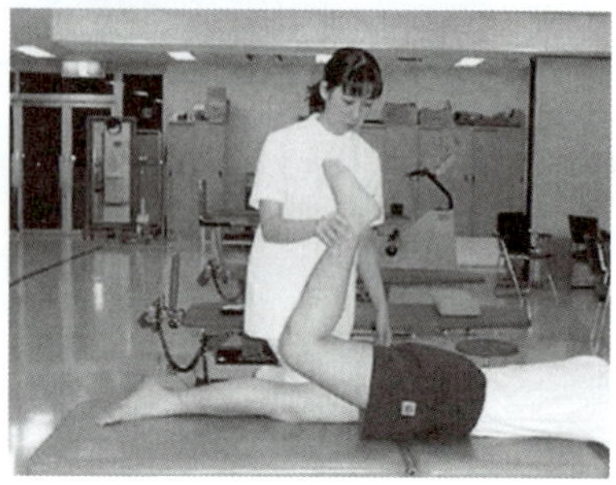
대퇴신경 신장 테스트

슬관절 90° 굴곡하고, 고관절을 신전했을 때, 대퇴 앞면에 통증이 있으면 양성이다. 다만, 구축(contracture)과 혼동하지 말 것.

7) 기타의 평가

(1) 평형기능검사

요통환자에서는 별로 중요한 검사가 아니지만, 평형기능검사를 시행하여 두는 것이 좋다. 특히 통증부위가 좌우차이가 있는 것 중에는 환자 자신이 자각할 수 있을 정도로 불안정성에 좌우차이가 있는 것이 있다. 원인은 체간근 긴장의 좌우차이 · 근육피로의 좌우차이 · 이비인후과 영역의 질환(내이의 약간의 장애라도 일어날 수 있다) 등 여러 가지를 생각할 수 있으나, 대부분은 다른 소견과 대조해 보면 알 수 있을 것이다.

특히 네발기기에서의 평형기능검사는 간단하고 동시에, 훈련일 수 있다.

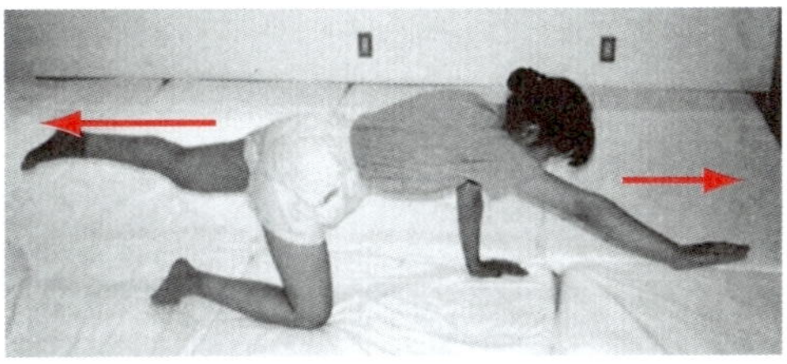

가급적, 위쪽과 아래쪽으로 손발을 내밀도록 지시한다.

8) 심인성 통증의 평가

문진이나 검사의 결과로부터 심인성의 의심이 있는 경우에는 아래에 언급하는 것 같은 테스트를 시행하여 주치의에게 보고한다.

(1) 압통점

일교차나 시간차가 있거나, 너무 광범위하거나, 검사할 때마다 부위가 다를 때는 의심해 본다.

(2) Flip 징후 (Michele)

간편하여 사용되는 일이 많다.

이 테스트가 음성이고 좌골신경 이외의 신장 테스트가 양성이라면, 심인성이 의심된다.

주의할 점으로서는, 환자에게는 지각검사 등 다른 검사를 하고 있는 것처럼 보이게 한다.

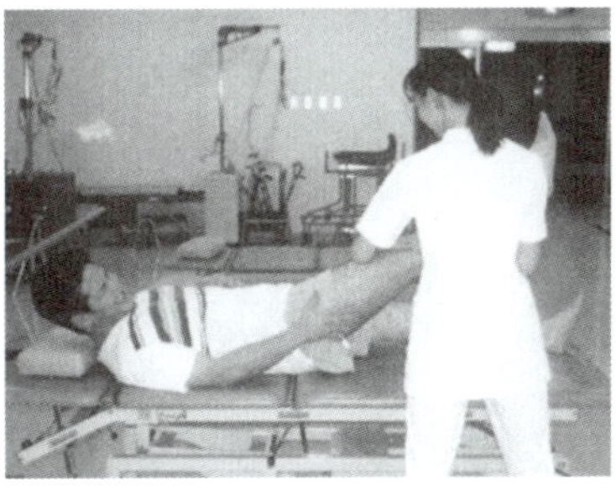

SLR 테스트에서, 양성인 경우.

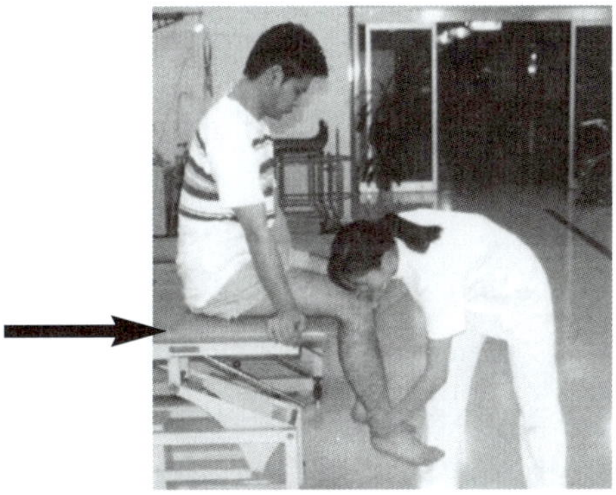

환자에게 의식시키지 않도록, 관련 없는 이야기라도 해서 주의를 돌리면서 슬관절을 신장시킨다.

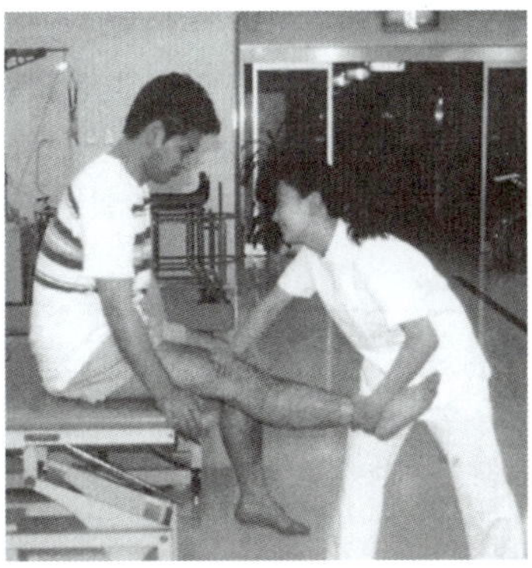

상체가 직립한 채로라면 음성이다. 심인성 요소를 의심한다.

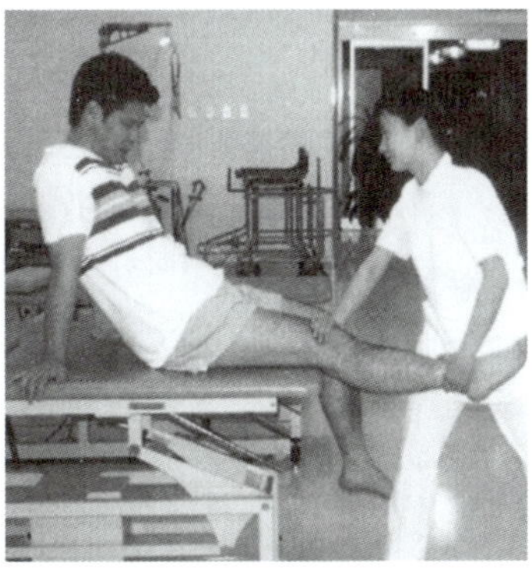

상체가 후방으로 넘어지고, 통증이 일어나는 것 같으면 양성이다.

(3) Burns 테스트

의자 위에 무릎 꿇고 앉은 자세를 시키고, 바닥에 손가락을 짚도록 지시한다. 전방으로 넘어지게 될 것 같으면, 심인성을 의심한다.

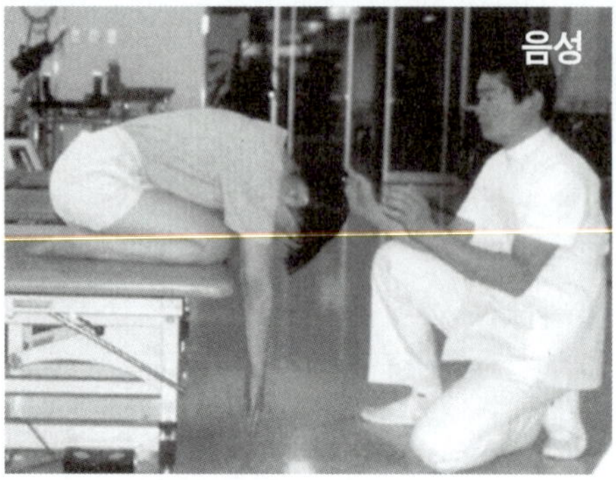

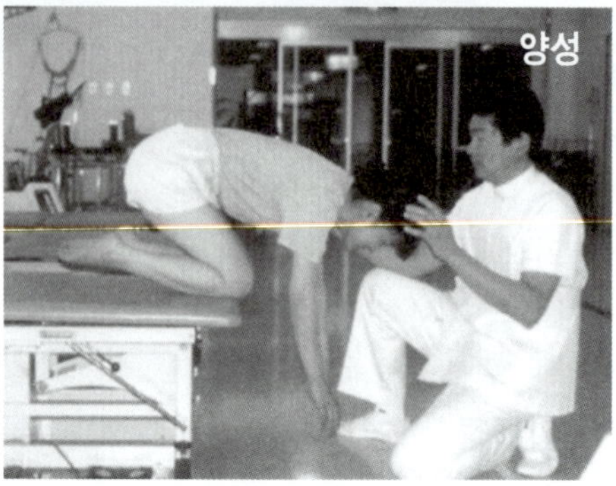

Burns 테스트

의자 위에 무릎 꿇고 앉은 자세를 시키고, 바닥에 손가락을 짚도록 지시한다. 머리쪽에 있는 검사자를 향해서 낙하할 것 같이 되고, 통증을 호소하면 심인성을 의심한다.

(4) 족관절(발) 저굴 테스트

하지 신전거상 테스트에서의 족관절 배굴 테스트와 같은 요령으로, 족관절을 배굴시키는 대신에 저굴시킨다. 이 때에도 통증을 호소한다면 심인성이 의심된다.

족관절 배굴 테스트는 좌골신경을 견인함으로써 통증을 야기하는 것으로, 저굴에서는 통증이 일어난다고는 생각하기 어렵다.

(5) 고관절 굴곡 테스트

하지 신전거상 테스트를 시행한 후에, 슬관절과 고관절을 굴곡하여, 고관절 질환이 없음에도 불구하고 심한 통증을 호소하면 심인성을 의심한다.

이것도 족 배굴 테스트와 마찬가지로, 좌골신경의 견인을 경감하기 때문에, 좌골신경통이 일어나는 일은 없다.

주의점

의사의 외래진료에서는 심인성 요소를 간파할 수 없는 일도 많다. 재활의 평가 · 치료 중에 심인성 요소의 존재를 의심한 경우는 환자에게 알리지 않고, "SLR 30° 이지만 슬관절 신전위치에서 깔끔히 앉을 수 있다" 등의 객관적 사실을 기재한 다음에 주치의에게 연락하기 바란다.

3 요통의 물리치료

요통의 치료에는 크게 보존요법과 수술요법이 있다. 치료의 원칙으로서 보존요법 즉, 물리치료가 최우선이다.

그러나 물리치료에 반응하지 않고, 통증이 장기간 계속되거나 자주 반복되는 경우나, 근력 저하나 감각장애 등의 신경증상이 심할 때는 수술의 대상이 된다.

1) 안정

급성기에는 안정 와상이 제일이다.

바로 누운 자세에서 고 · 슬관절을 약간 굴곡한 반파울러 체위 또는 옆으로 누운 자세에서의 마찬가지의 체위〔심스 체위(Sim' s position)〕를 유지하는 경우가 많다.

이 자세는 장요근을 이완하여 요추의 전만을 경감시킨다. 또한 슬관절을 굴곡함으로써 슬굴곡근(hamstrings)과 좌골신경의 긴장을 완화한다.

다만, 반드시 굴곡자세가 좋다는 것은 아니며, 신전위치에 통증이 경감하는 경우가 있으므로 잘 확인할 것.

아무튼 환자 자신이 가장 편안한 자세를 선정한다.

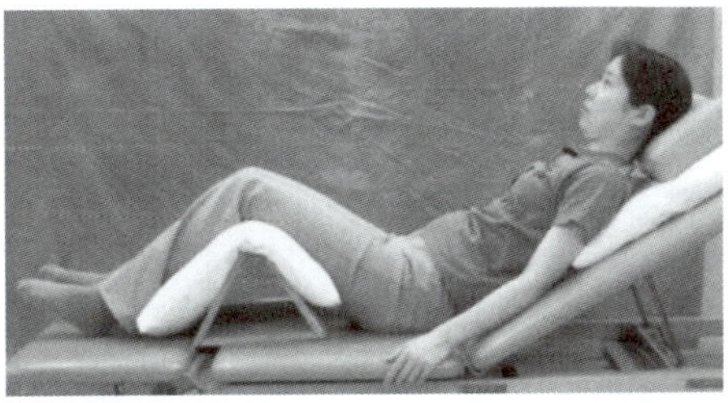

반파울러 체위(semi-Fowler's position)

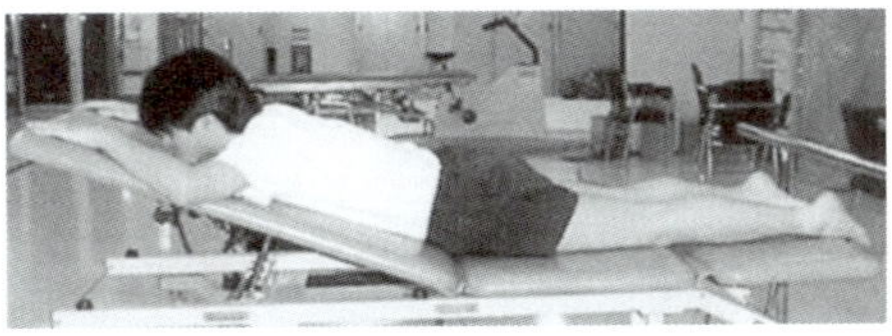

체간 신전에서 통증이 경감하는 경우는 신전위치를 유지한다.

2) 온열(한랭)요법

아래의 항목을 목적으로 하고 있다.

- 혈액순환의 촉진
- 근 긴장 감소
- 진통
- 이완(relaxation)
- 운동치료의 전 처치

통증이 경감한다면, 온열과 한랭 둘 다 좋다.

일반적으로는 급성기에는 한랭쪽이 권장된다. 다만, 환자에게 잘 설명하지 않으면, 한랭이 좋다고 해서 뼈 속까지 스며들 때까지 냉각하는 사람이 있으므로 주의할 것. 어디까지나, 실온이 적당한 장소에서 환부를 냉각시킬 것.

핫팩 사용 시의 요령

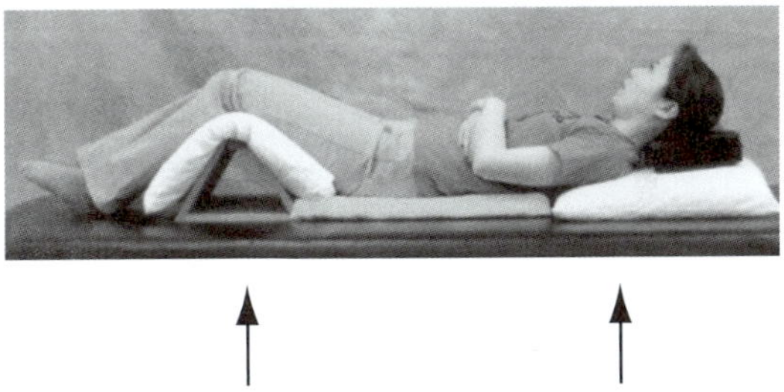

고 · 슬관절을 굴곡하고, 장요근을 이완시킨다.

견관절의 아래에 쿠션을 놓고, 척주를 약간 굴곡시킨다.

3) 견인요법

지속견인과 간헐견인이 있다.

일반적으로 간헐견인쪽이 심부에 있는 척추 주위의 연부조직에 대한 순환의 개선이나, 이완 등의 마사지 효과가 있다고 하지만, 급성기에는 바람직하지 않다.

지속견인은 일정기간의 안정 자세유지를 위해, 주로 입원환자에 대해서 시행되는데, 이 때는 고 · 슬관절을 약간 굴곡하고, 요추전만을 감소시키는 자세를 취하게 한다.

견인요법의 목적으로서 아래의 효과를 생각할 수 있으나, 작용기전은 아직 불명이다.

요추견인의 목적 [12]

추간공의 확대	추간판강의 확대
추간관절면의 확대	추간관절낭의 스트레칭
함입한 활막의 정복	
근 긴장의 감소	

추간판 탈출증을 되돌릴 생각으로 견인이 시행되는 경우도 있으나, 원래로 되돌아가는 경우는 거의 없다. 오히려 증상을 악화시키는 경우도 많으므로 주의한다.

(1) 요추견인의 실제 [13]

견인할 때의 자세는 상반신을 조금 일으키고, 고 · 슬관절을 약간 굴곡한 반파울러 체위(semi-Fowler' s position)에서 요추전만을 감소시켜 시행한다.

견인력은 간헐견인의 경우, 체중의 1/3~1/2을 기준으로 하고, 환자가 기분 좋은 스트레칭의 느낌을 얻을 정도로 한다. 지속견인은 이것보다 줄인다.

일반적으로 간헐견인은 20~40kg, 지속견인은 4~10kg이라 한다.

(2) 골반보장구의 장착방법

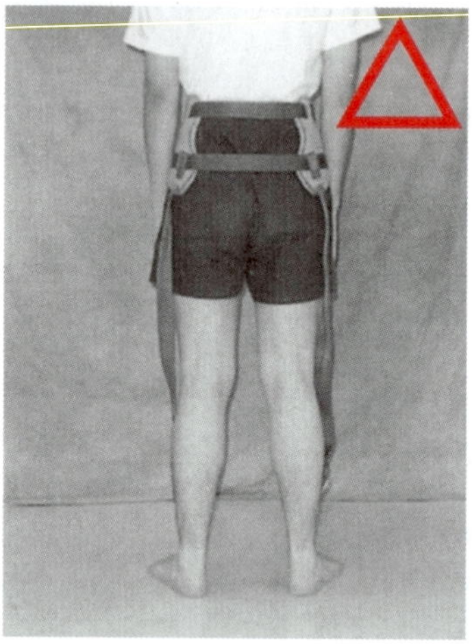

일반적인 장착방법이다.
보장구도 이 상태에서 장착하도록 만들어져 있으나, 이 장착방법으로는 견인하였을 때 충분히 요부가 신장되지 않는다.

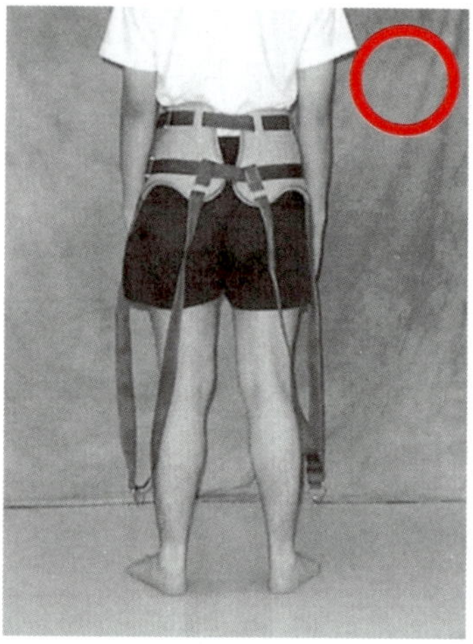

권장하는 장착은 이와 같이 골반대를 후방으로 가져가는 방법이다. 견인하였을 때 골반을 충분히 후경(posterior tilt)할 수 있다.

(3) 견인방법

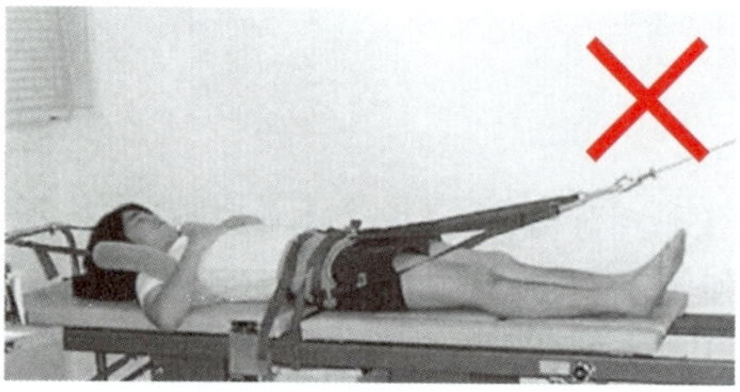

병원에서 흔히 목격되는데, 이 방법의 경우는 요추전만이 증가된다.

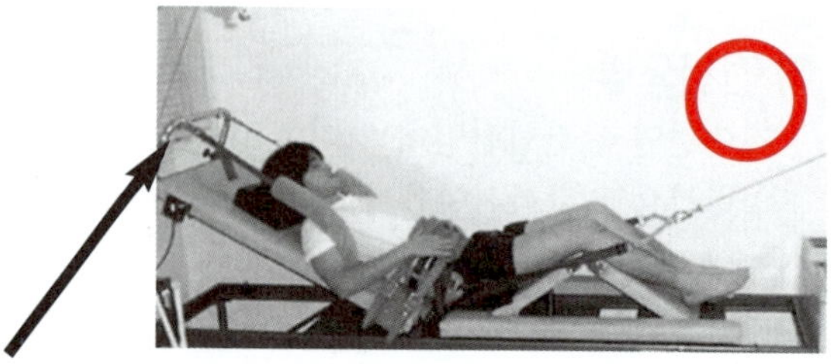

겨드랑이에 통증을 호소할 때에는 이 프레임을 위로 늘려 개선한다.

4) 보장구요법

요부의 안정 · 고정 · 복압의 상승을 목적으로 하여 장착한다.

사용 보장구:연성 코르셋 · 나이트형 장구 · 윌리엄 장구 등 고정성의 정도에 따라 구분해서 사용한다.

장기간의 장착은 복근이나 요배근 등 체간근의 근력저하를 초래하므로, 보장구를 벗는 시기뿐만 아니라, 장착 중인 때부터의 근력강화훈련에 유의할 것.

코르셋의 장착방법

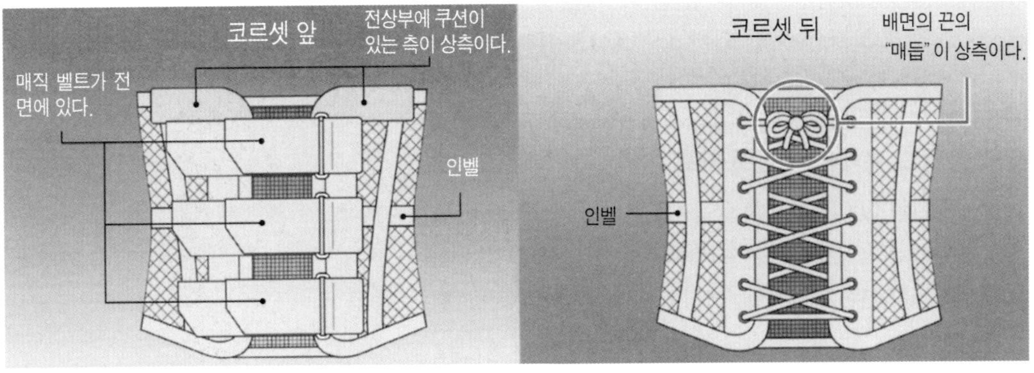

상부 벨트는 호흡을 압박하지 않는 정도로 죈다.

(벨트를 매는 순서)

1) 모든 벨트를 임시로 고정하고 인벨을 장골릉 상단에 맞춘다.

2) 압축을 가하면서 하부 벨트부터 죄어간다.

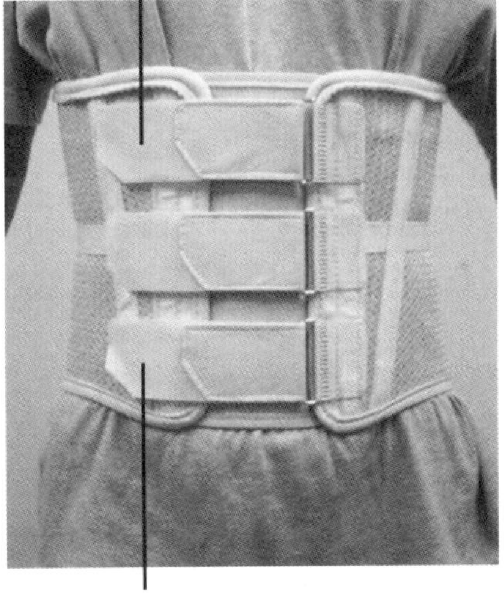

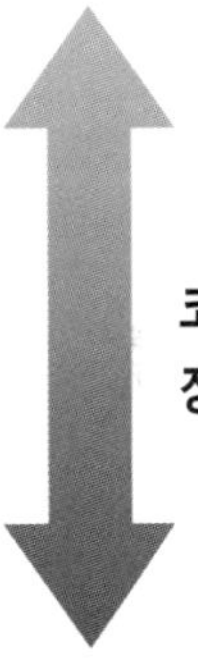

골반부(하부 벨트)를 가장 강하게 죈다.

(자료제공 : 카와무라 의지)

5) 운동치료

환자 자신에게 시행시키는 요통체조와 물리치료사가 수동적으로 시행하는 도수교정(manipulation)으로 대표되는 수기요법으로 나누어진다.

현재는 요통체조가 주류로 되어있는 것 같지만, 환자 자신으로는 곤란한 운동방향의 신장에는 도수교정은 효과적이고, 추간관절증이나 일부의 추간판 탈출증에서는 극적인 개선을 보는 경우도 있다. 우선은 요통체조부터 설명한다.

(1) 요통체조

요통체조를 하기 전에 여러 가지의 평가를 시행하는데, 평가결과에 관계없이 특정 요통체조의 지도를 받고 있는 경우가 많은 것 같다. 평가에서 올라온 문제점과 요통체조의 목적을 잘 음미하여 교육하기 바란다.

목적

여러 가지의 체조가 있으나, 모두 예방적 요소가 많다. 다만 가벼운 통증에는 치료효과도 있다. 또한, 요통악화의 전조징후가 있을 때 사용하여 최악의 사태를 피하는 효과도 있다.

- 복근을 비롯한 체간근의 강화
- 연부조직의 스트레칭
- 올바른 자세의 습득

(2) 각종의 요통체조와 운동치료

(i) 윌리엄스(Williams)의 요통체조[14)]

원래는 요부 척주관협착증이나 전위증을 대상으로 한 것이며, 요추전만이나 요천각의 증대에 대해서 그것을 감소시키는 것을 목적으로 하여 복근 · 둔근의 강화와, 요배근 · 슬굴곡근(hamstrings)의 스트레칭을 열거하고 있다.

① 복근 강화의 목적으로 바로 누운 자세에서 고 · 슬관절을 굴곡(장요근을 작동하기 어렵게 한다)시키고, 거기서부터 상반신을 일으킨다.

② 복근 · 둔근 강화와 요추전만을 감소시킬 목적으로 골반을 돌리는 느낌으로 요부를 바닥에 밀어붙이면서, 둔부 하단을 약간 뜨게 한다. 이 때, 복근 · 대둔근의 수축을 확인한다.

③ 배근의 스트레칭을 목적으로 하여, 양 무릎을 껴안고 천골이 바닥에서 떨어지도록 체간을 굴곡한다.

④ 슬굴곡근(hamstrings)과 하퇴삼두근의 스트레칭을 목적으로 하여 하지의 신전거상과 족관절 배굴을 시행한다.

⑤ 대둔근과 장요근의 스트레칭을 목적으로 한쪽의 하지 굴곡, 다른 쪽 하지의 신전 전경자세를 취한다.

⑥ 배근의 스트레칭을 목적으로 웅크리고 앉은 자세에서 체간을 전굴한다. 이 자세로부터 기립 · 웅크리고 앉은 자세를 반복하여, 하지를 강화하는 경우도 있다.

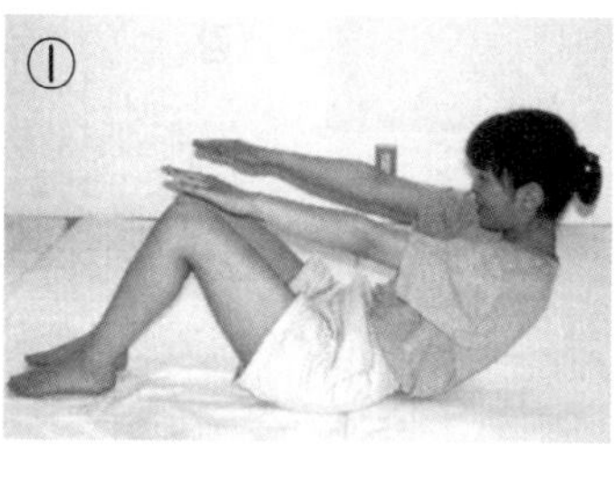

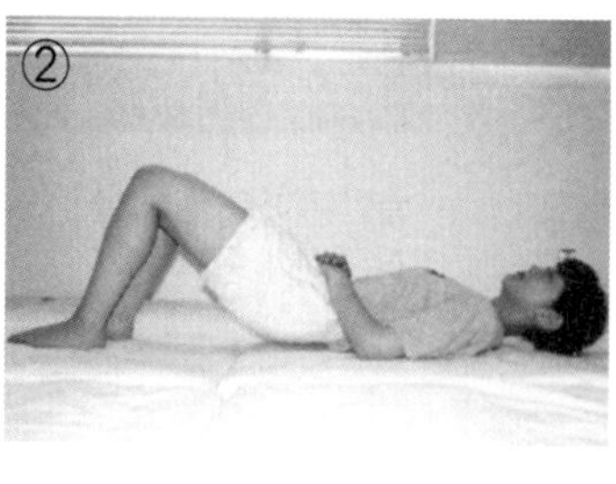

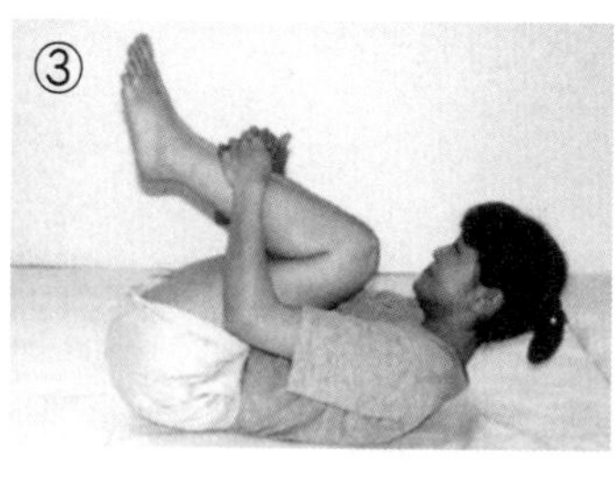

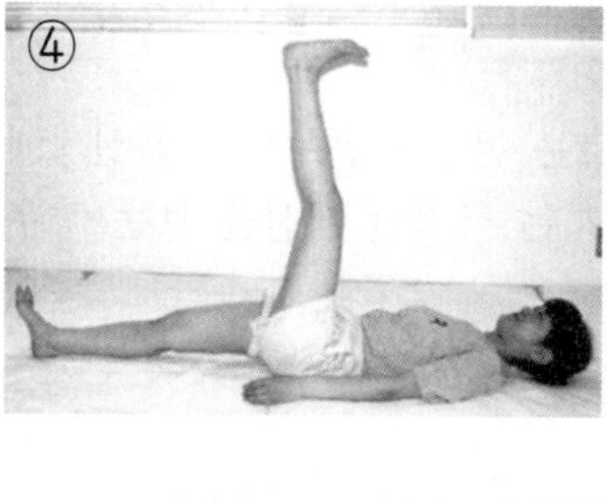

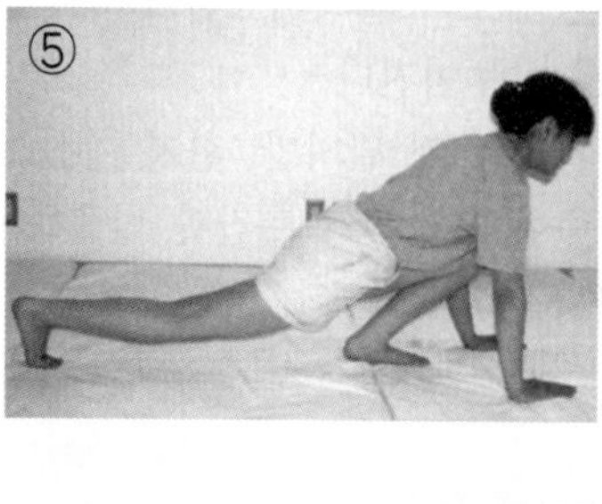

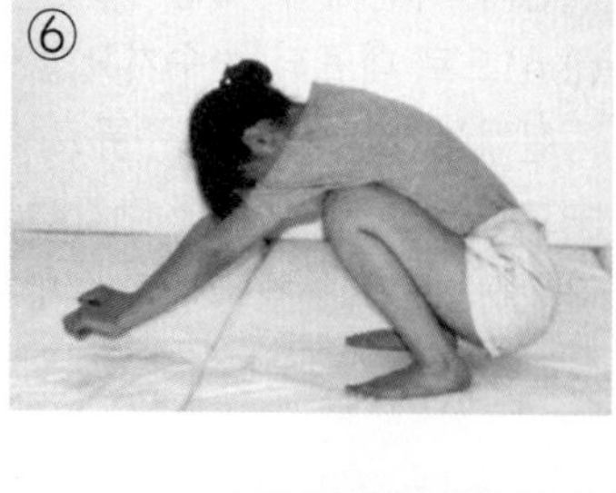

(ii) **카일리에(Cailliet)의 요통체조** [15)]

카일리에 방법도 기본적으로는 윌리엄스 체조와 유사하다.

요통의 원인으로서, 요추전만을 수반하는 불량자세를 중요시한다. 그 원인으로서 근력의 저하 · 연부조직의 단축을 열거하고 있다.

체조의 목적

- 체간근의 강화
- 연부조직의 스트레칭
- 골반의 회전 등을 중요시

누운 자세의 상태만이 아니라, 앉은 자세 · 선 자세에서의 체조도 중요하다고 강조하고 있다. 불량자세 때문에 요통을 일으키는 환자의 치료에는 골반경사운동 · 복근강화운동 · 요추신장운동 · 슬굴곡근신장운동 · 아킬레스건 신장운동 · 대퇴굴근신장운동 · 요부-골반리듬 훈련 · 측굴운동 등으로 나누고 있다.

(iii) **크라우스 · 웨버(Kraus-Weber) 체조**

크라우스 · 웨버는 건강하게 일상생활을 보낼 수 있도록 최소한의 physical fitness를 설정하고, 그 수준이하가 되지 않도록, physical fitness의 유지 · 개선을 하는 것이 중요하다고 하였다.

체간의 가동성과 근력을 검사하고, 그것을 훈련으로서 조합시키고 있다.

다만, 테스트 자체가 요통을 조장하는 경우가 있으므로, 운동능력의 수준이 낮은 사람이나, 고령자는 피하는 편이 좋다.

① 바로 누운 자세에서 무릎 신전위치에서 양 하지를 30° 거상위치로 10초간 유지한다. 이것은 장요근과 하부복근의 세기를 조사한다.

② 바로 누운 자세에서 하지 신전위치로 하여 손을 후두부에 깍지를 끼고, 다리를 길게 뻗고 앉은 자세로 일어난다. 이것은 상부복근의 세기를 조사한다.

③ 바로 누운 자세에서 하지 굴곡위치로 하여 장요근의 영향을 제거하여 일어난다. 이것은 복근으로만 일어나는 힘을 조사한다.

④ 엎드린 자세에서 상반신을 들어올려서 10초간 유지한다. 이것은 상부배근의 세기를 조사한다.

⑤ 엎드린 자세에서 하지를 거상하여 10초간 유지한다. 이것은 하부배근 · 둔근의 세기를 조사한다.

⑥ 선 자세에서 전굴하여 손가락 끝을 바닥에 댄다. 척주기립근과 슬굴곡근의 유연성을 조사한다.

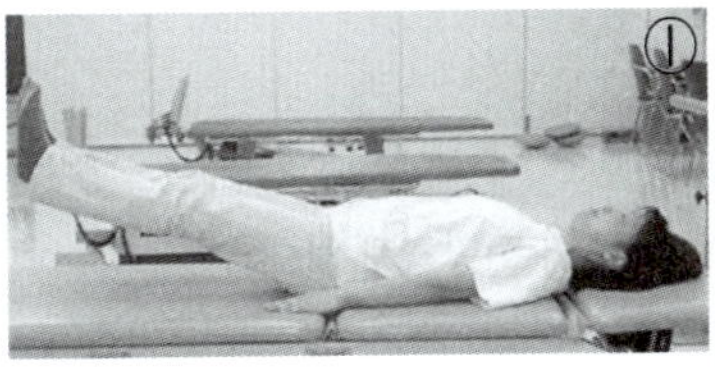

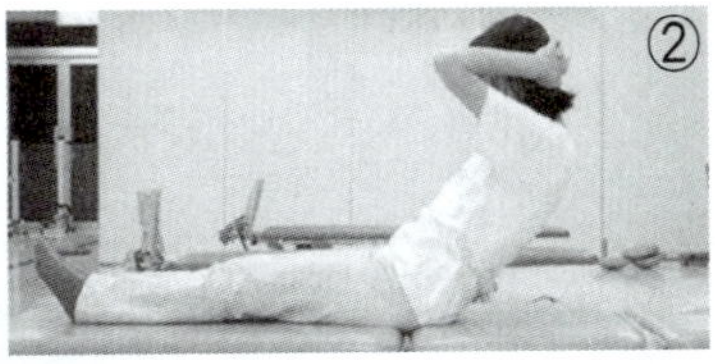

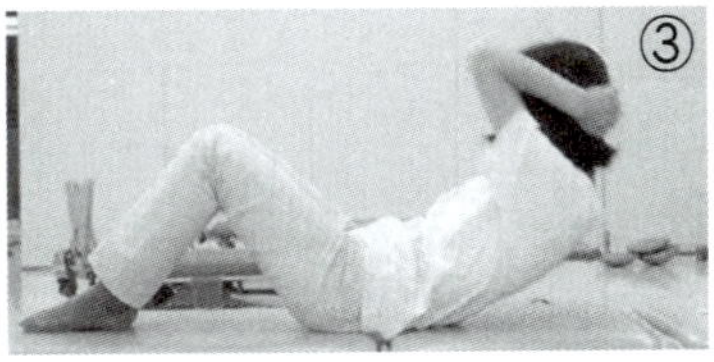

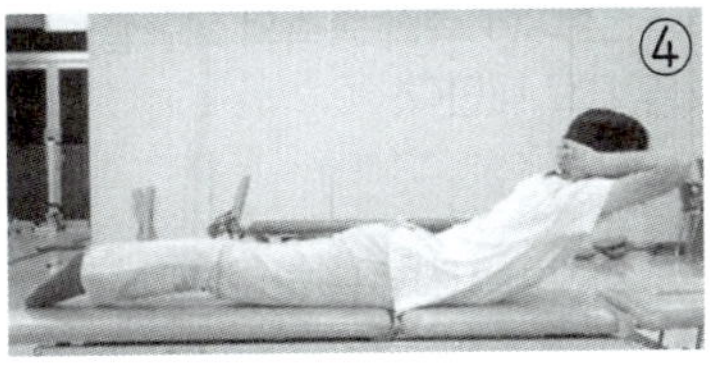

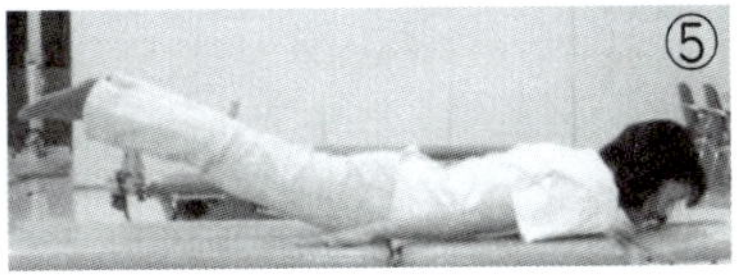

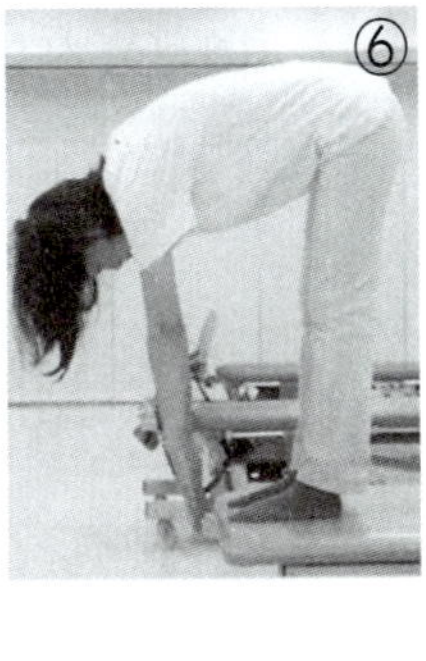

(iv) 맥켄지(Mckenzie)의 체조 [16]

맥켄지는 임상경험으로부터 요통에 대한 치료법을 독자적으로 개발한 사람이고, 종전부터 시행되고 있던 윌리엄스나 카일리에의 요통체조와는 반대로, 척주를 신전시키도록 지도하고 있다.

요통증을 일으키는 원인은 앉은 자세 · 신전제한 · 굴곡의 빈도로 세 가지의 소인을 열거하고 있다. 사무업무를 하고 있는 사람이나 학생 등은 책상에 앉아 있는 시간도 많고, 또한 육체노동자나 주부에서도 대부분의 작업은 전경자세를 취하는 경우가 많다. 또한 고령자는 거의 일상적으로 척주를 굴곡한 자세를 취한다. 이와 같이 직업이나 남녀노소를 불문하고 많은 사람이 일상생활에서 척주 굴곡자세를 취하고 있으며, 그 결과로서 연부조직의 기능적 변형이 일어난다고 한다.

치료기법은 척주신전 기법 · 관절 가동술(mobilization)과 도수교정(manipulation)을 많이 사용하고 있는 것이 특징이고, 배근근력강화를 하는 것은 아니다.

물리치료사보다도 카이로프랙터 사이에서 사용되는 경우가 많지만, 임상에서, 체간을 신전시키는 편이 요통이 경감되는 사람도 많다. 요통이 있으니까 새우등 자세(굴곡)라 단락적으로 생각하지 말고, 편견이 없는 눈으로 평가 · 치료하는 것이 중요하다.

엎드려 팔 굽히기

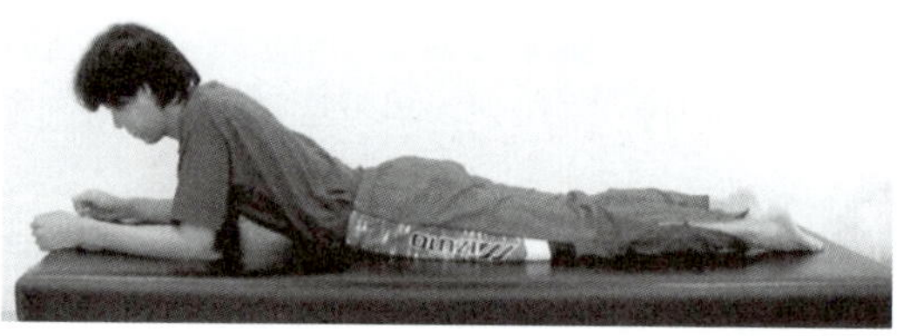

엎드려 팔굽혀펴기 운동

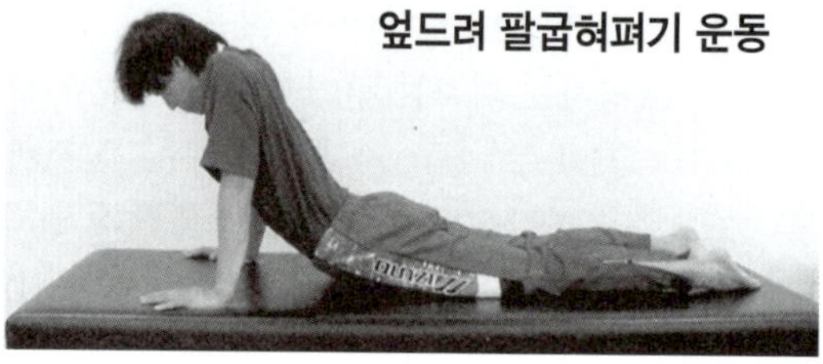

(v) 종합의료센터 재활 요통체조

① 고관절 신전제한 → 장요근의 신장

장요근의 단축을 주체로 하는 고관절의 신전제한은 인간이 원래 네발동물의 흔적이거나, 나이가 드는 것과 더불어 출현하고 있는 것처럼 생각된다. 불량자세의 원인으로서 많이 관찰되므로 주의한다.

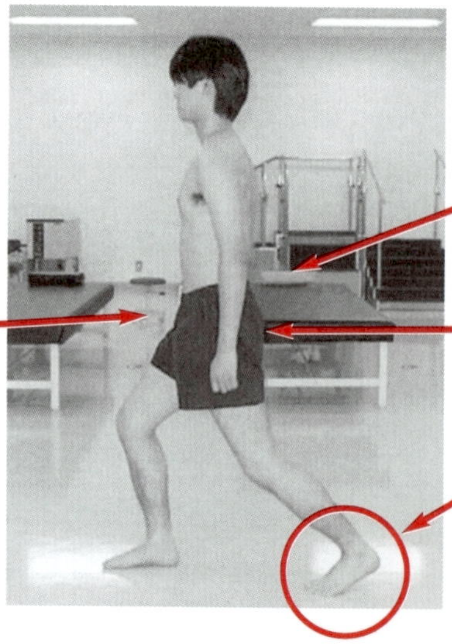

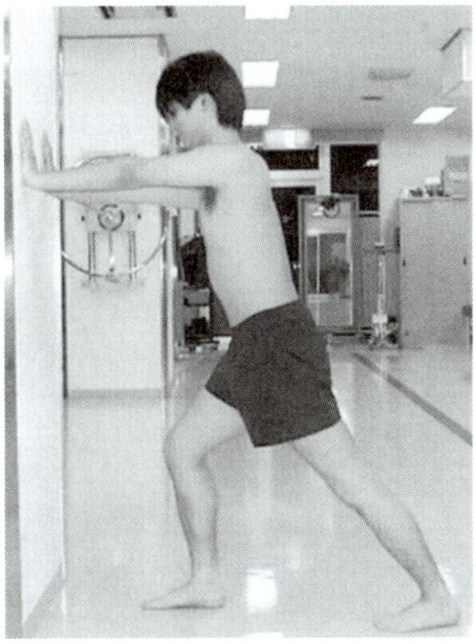

앞 그림의 자세가 불안정하여 취할 수 없는 사람의 경우는 벽을 잡으면 된다.

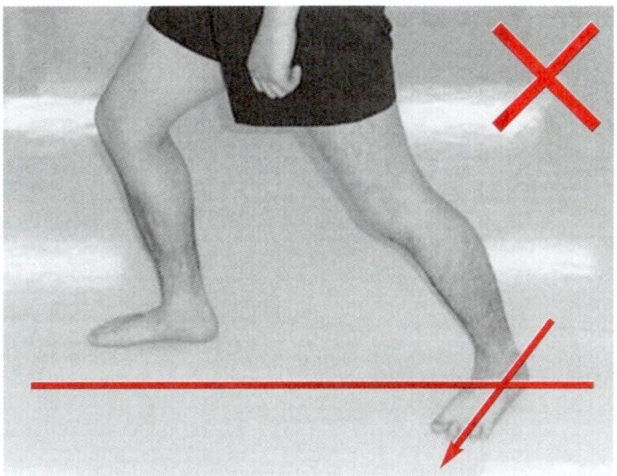

발끝이 옆을 향해서는 효과가 없다.

② SLR의 제한이 있고, 또한 동시에 신경증상이 경미한 것 → 슬굴곡근의 신장

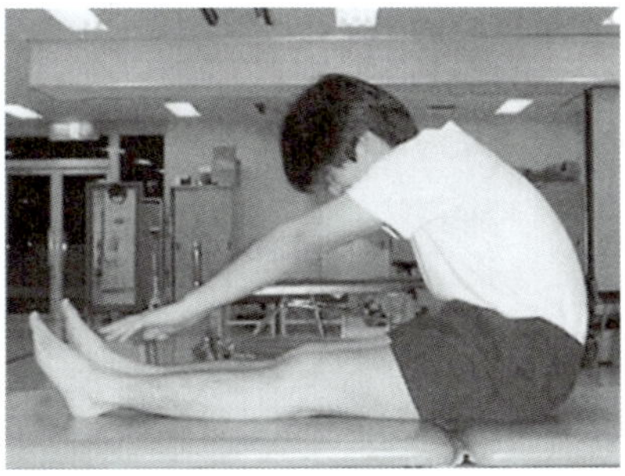

일반적으로 지도되고 있는 슬굴곡근의 신장운동.

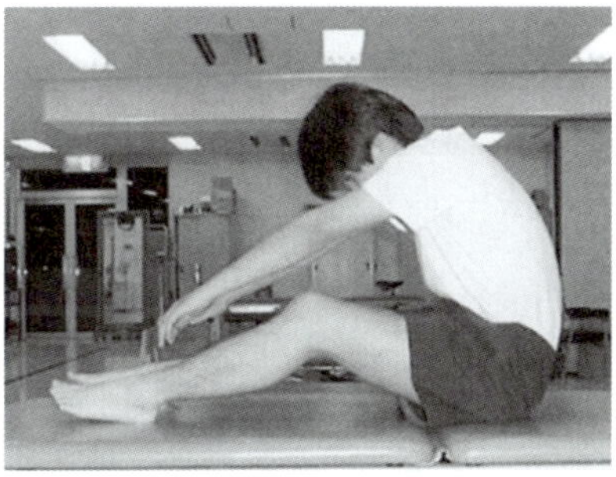

슬굴곡근의 단축이 심한 경우, 골반이 후경하여 체간의 전경이 곤란해진다. 그 경우는 무릎을 굴곡하여 시행해도 된다.

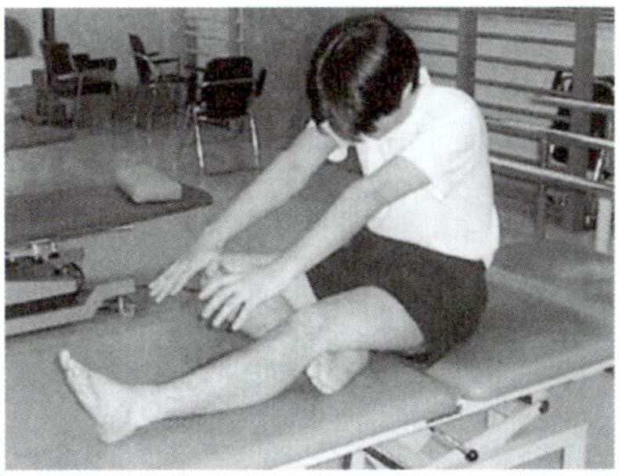

좌우차이가 있는 경우에는 한쪽씩 시행하는 방법도 있다.

③ 요배부 전체에 과긴장이나 피로가 있는 경우 → 요배부의 신장

바로 누운 자세에서의 무릎 껴안기 운동을 권장하는 사람도 많지만, 상당히 괴롭고 힘이 들어(특히, 비만자) 끝에 걸터앉은 자세에서 시행하는 방법을 추천한다.

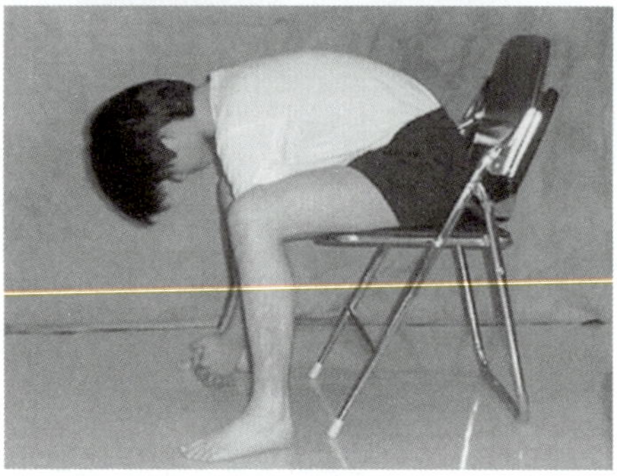

체간의 무게로 굴곡하여간다. 다만, 시작하여 수일은 머리에 피가 올라오는 상태가 되므로 주의한다.

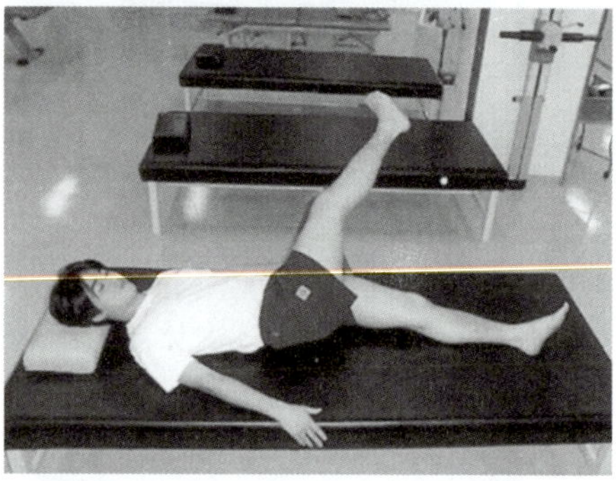

요배부의 신장운동

한쪽 하지를 거상하고, 하지의 무게로 체간을 비틀기(torsion)한다.

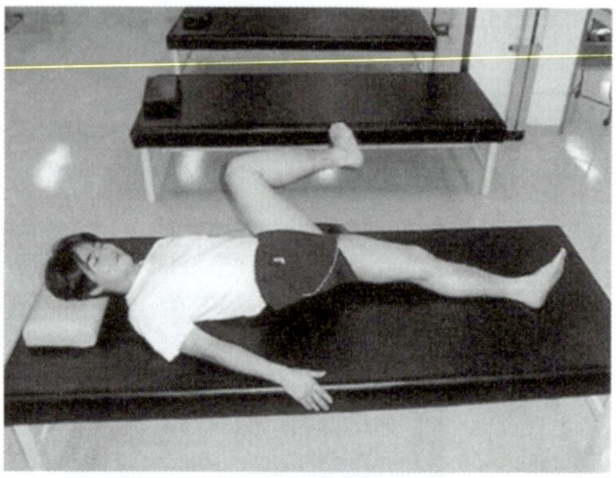

요배부의 신장운동

위에 방법으로 충분히 요배부가 신장되지 않는 사람은 무릎을 굽히고, 고관절 굴곡을 보다 크게 하면 된다.

④ 복근근력의 약화 → 복근근력의 강화

기본적으로는 복근 강화를 위한 운동은 2종류의 것이 있다.

(1) 하지를 고정하고 상반신을 거상하는 것.
복근 전체의 등장성 운동(주로 상부복근)

(2) 상반신을 고정하고 하지를 거상하는 것.
하부복근의 등척성 운동
자세제어는 이쪽이 흔히 관여한다.

위의 방법은 운동효과의 상관성은 없다(상관계수 0.35~0.4 정도)[17].
따라서 개별적으로 훈련하지 않으면 안된다.
아래에 복근근력강화에 대한 주의할 점을 언급한다.

a) 상부 복근 근력강화

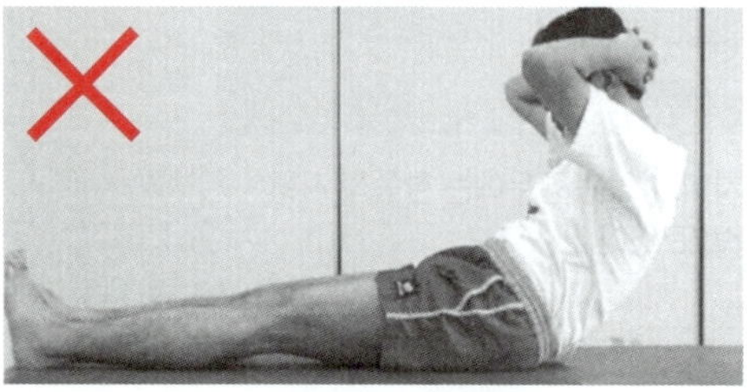

슬관절을 신전하고 있으면 장요근의 작용이 고조되고, 특히 거상 초기에 요추전만을 일으키기 쉽다.

아래 그림과 같이 고관절을 충분히 굴곡하여 장요근의 작용을 약화시킨다. 또한 상반신의 거상은 견갑대가 바닥면에서부터 거상하는 정도에 그친다(다만, 아래 그림에서는 경부의 굴곡이 약간 지나치게 심하다).

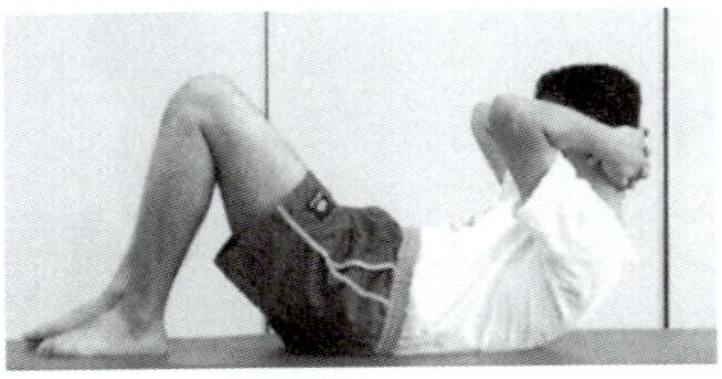

슬관절 굴곡위치

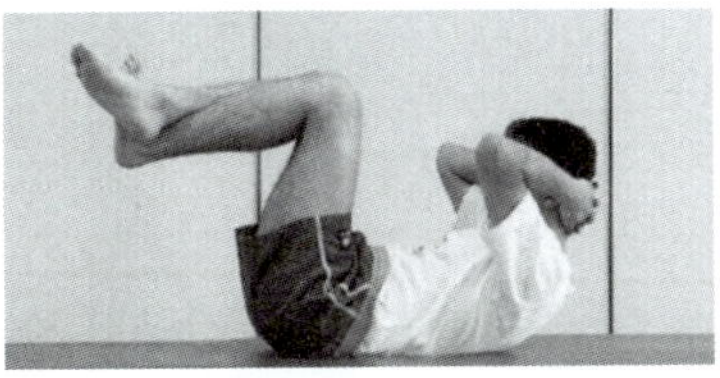

하지를 완전히 거상

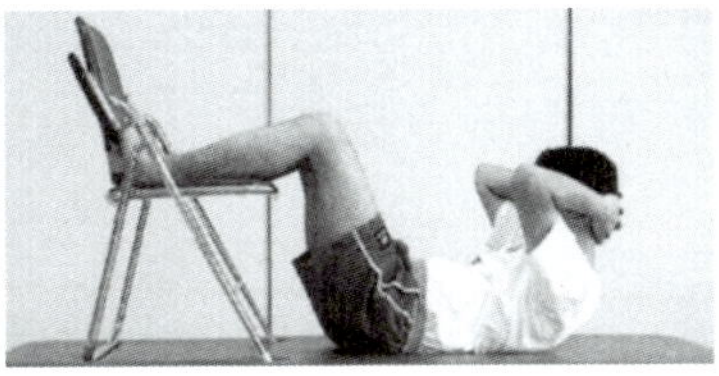

하지를 의자에 놓는다.

b) 하부 복근 근력강화

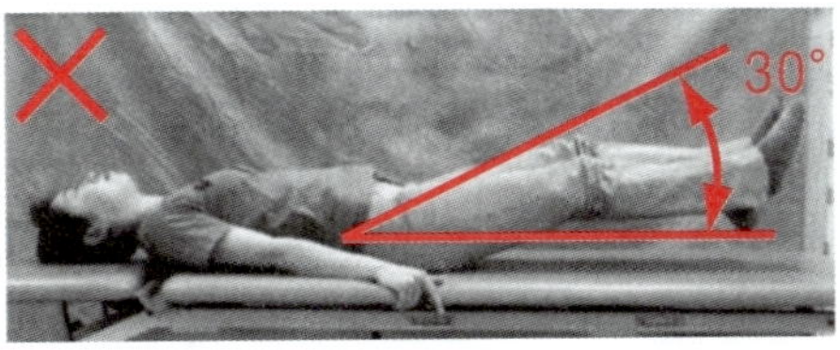

30° 이내의 거상은 장요근의 작용으로 요추 전만을 증대한다.

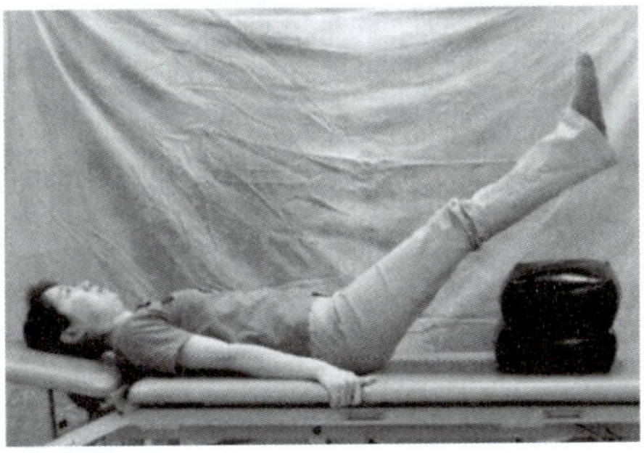

쿠션에서 하지를 30° 거상시킨다.

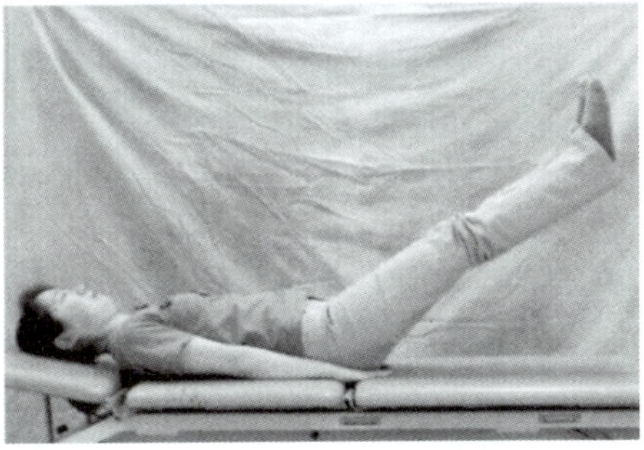

둔부의 아래에 손을 넣는 것만으로도, 요추 전만은 경감된다.

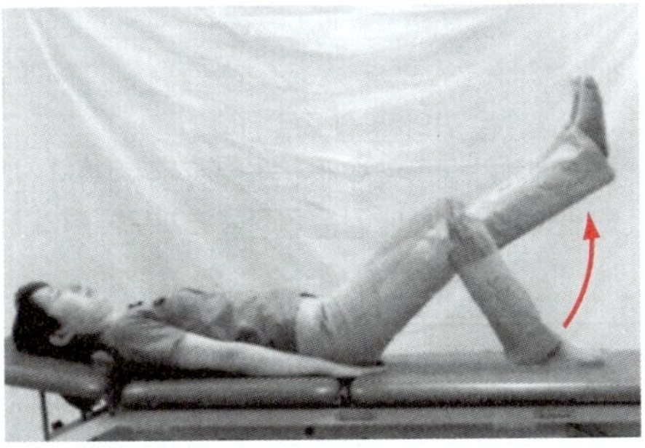

바로 누운 자세 무릎 세우기 자세에서부터, 무릎을 신전해도 된다. 환자에게는 "무릎을 뻗히라" 고 지시하기보다는 "발을 올리시오" 라 지시하는 편이 이해되기 쉽다.

앞에서 언급한 방법으로도 곤란한 경우나, 직장 등에서 누운 자세를 취할 수 없는 경우는 끝에 걸터앉은 자세에서 시행하는 방법도 있다.

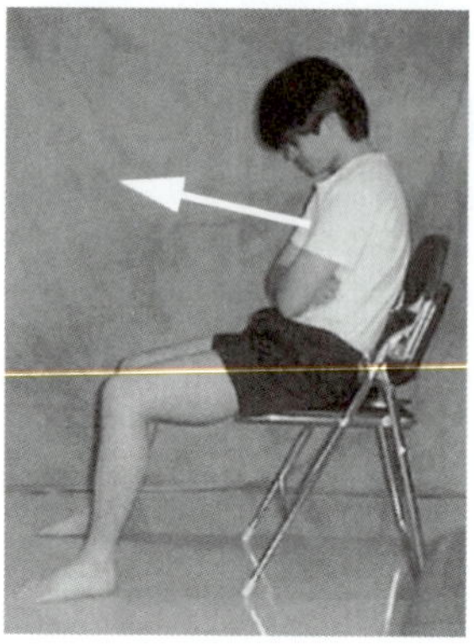

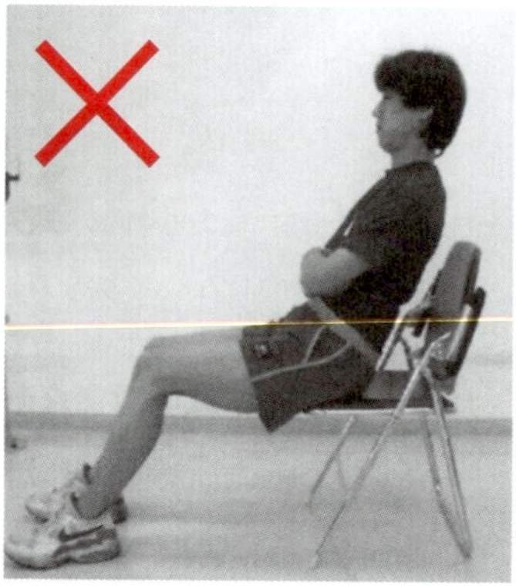

등을 둥글게 한 상태에서, 일어나는 방향으로 힘을 넣는다. 우측 그림과 같이 반대로 척추를 신전하면 요통을 일으키기 쉽다.

⑤ 배근 근력약화 → 배근 근력강화

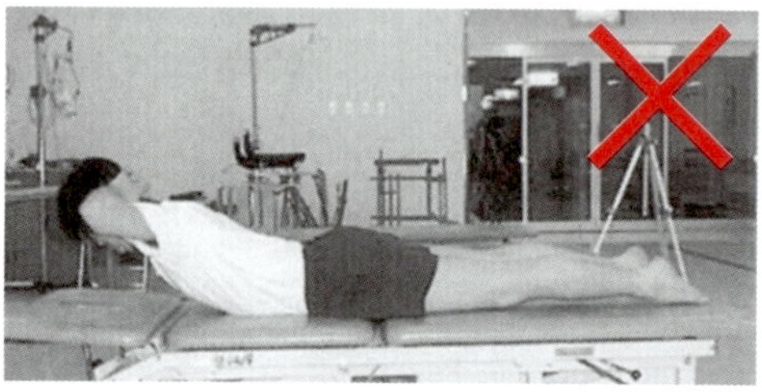

머리의 뒤에 손으로 깍지를 끼면, 상부배근의 긴장이 높아진다.

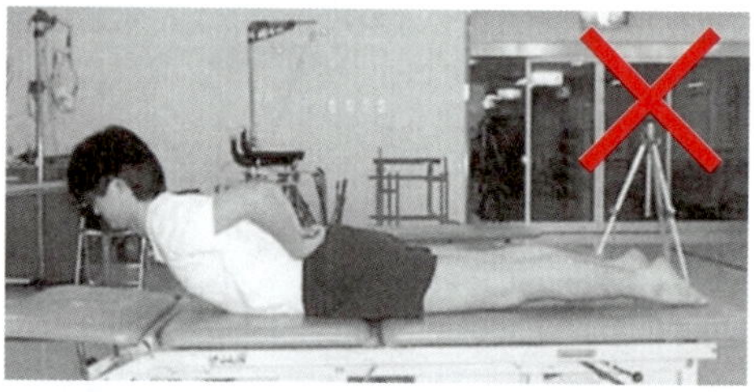

허리의 뒤에 손으로 깍지를 끼면, 하부배근의 긴장이 높아진다.

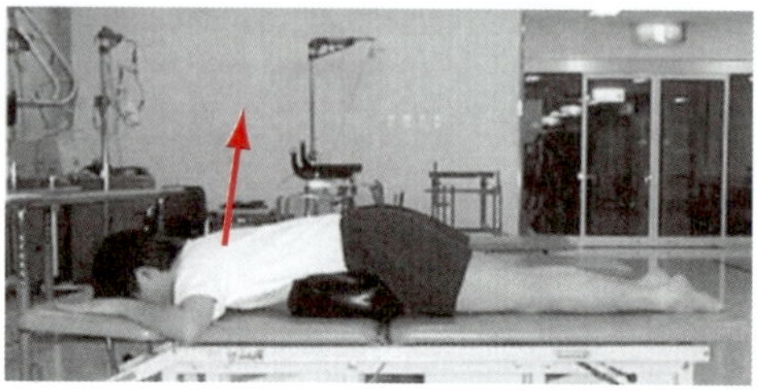

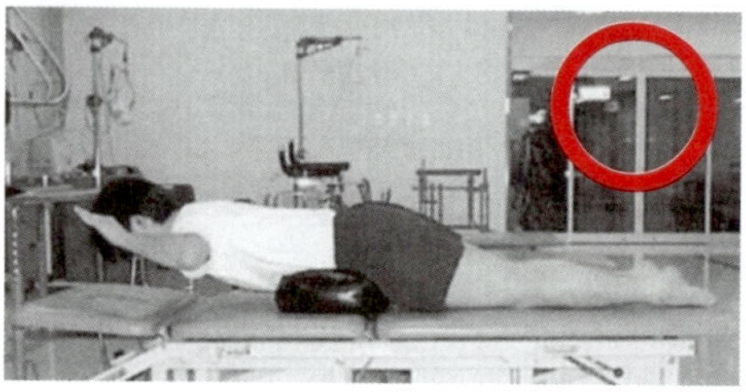

• 손은 귀의 옆 정도로 한다.
• 체간 굴곡위치에서부터 중간 위치까지 신전한다.
• 배근 전체에 같은 긴장을 느끼도록 한다.

주의점

복근 · 배근 모두 근력강화운동으로 단련하는 것은 중요하지만, 이것을 잘 "사용하는" 것도 지도하기 바란다. 구체적으로는 앉은 자세나 선 자세에서 "물건을 들어올리는" "큰 소리를 내는" 것처럼 복근을 긴장시키고, 평소의 생활에서도 가급적 "복근을 의식해서" 생활하도록 지도하기 바란다.

⑥ 불량자세(요천각의 증대)의 개선 → 요추전만의 경감 [18)]

a) 바로 누운 자세

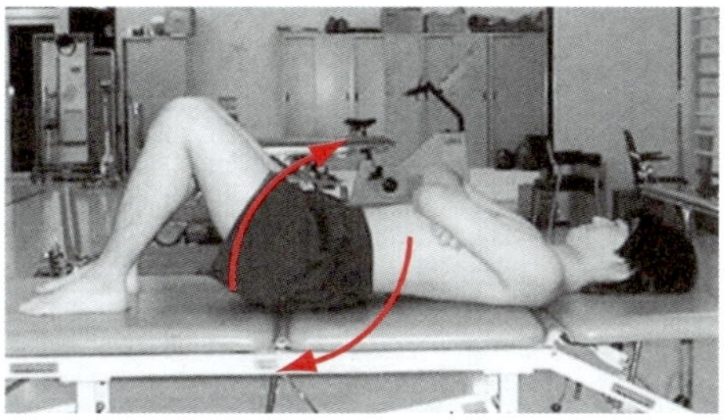

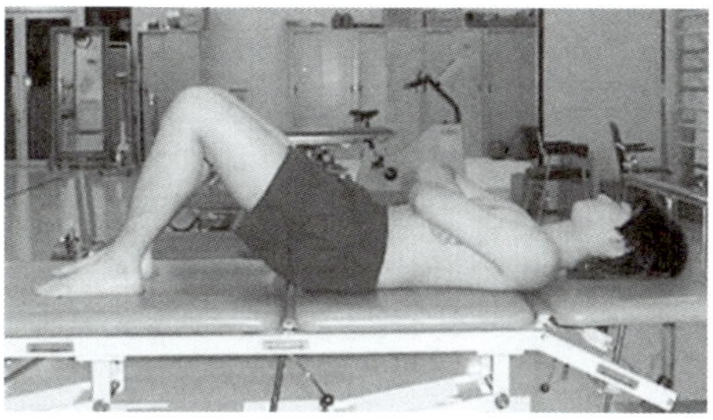

바로 누운 자세에서 양 무릎을 세운다. 복근을 사용하여, 골반을 후경시켜 요추를 평탄화한다. 환자에게는 등(back)의 틈새를 없애도록 하라든가, 항문이 위를 향하도록 하라고 하든가, 알기 쉽게 표현한다.
그래도 환자가 이해하기 어려울 때는 둔부를 약간 들어올리도록 한다.

b) 선 자세

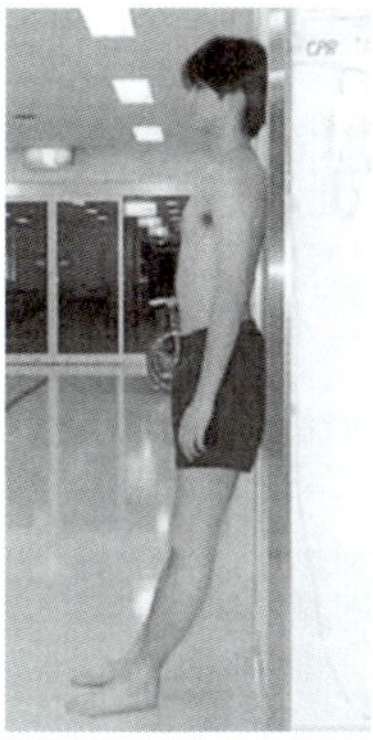

요령은 바로 누운 자세의 방법과 같다. 약간 앞으로, 발을 앞으로 내밀면 시행하기 쉽다.

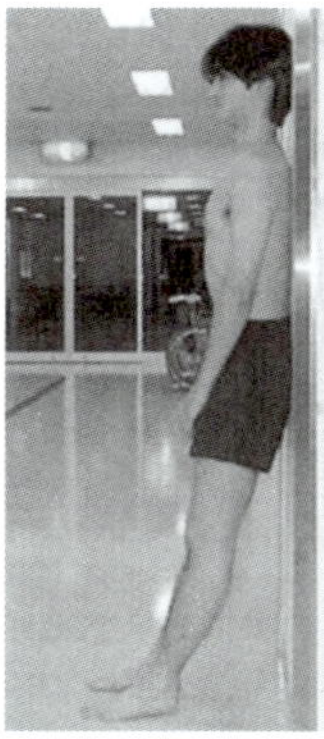

발을 앞으로 내밀고 할 수 있게 되면, 조금씩 발을 기둥에 접근시켜 직립 자세에서도 할 수 있도록 한다.

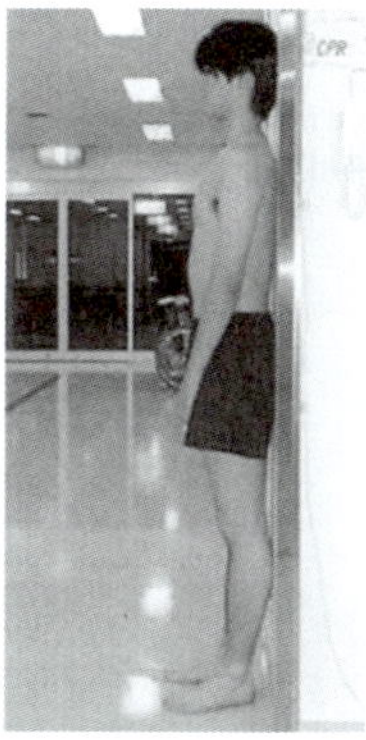

다만, 불량자세의 개선은 느긋하게 시행할 것. 오랜 세월에 걸쳐서 취하고 있던 자세를 바꿔가는 것이기 때문에, 단시간에 의한 개선은 곤란하다. 특히 이완된 자세를 취하고 있던 사람은 갑자기 복근 배근을 사용하게 되므로, 일시적으로는 오히려 요통이 증가하는 경우도 있다. 환자에게 불신감을 갖지 않도록, 이러한 것도 설명을 해둔다.

첫날에는 1미터, 이틀째는 집 한 채의 거리, 사흘째는 집 두 채의 거리정도의 페이스로, 올바른 자세로 걷게 한다. 대체로 2개월간 시행을 시키면, 의식하지 않아도 자세유지를 잘 할 수 있게 된다.

6) 도수교정 (manipulation)

의사로부터 요통환자의 도수교정의 지시가 있었던 경우는 연부조직의 신장을 의미하는 경우가 많다.

병태에 따라서는, 골절 · 척수손상의 우려가 있기 때문에 신중하게 시행할 것. 특히 도수교정을 강하게 시행하는 기법(technique)이라 잘못 알고 있는 사람이 많으므로 주의한다.

여러 가지의 방법이 있으나, 비교적 용이한 것에 대해서 아래에 나타냈다.

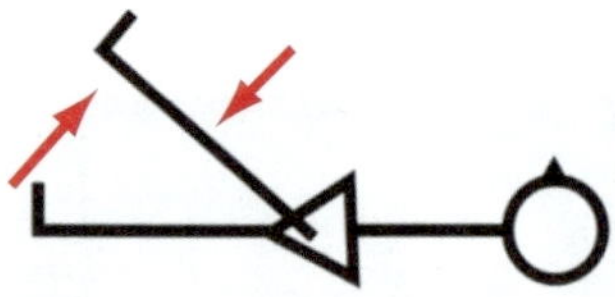

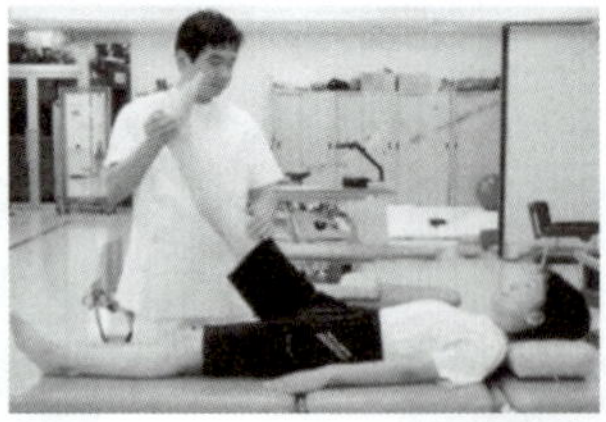

SLR의 기법(technique)으로 슬굴곡근(hamstrings)을 신장한다.

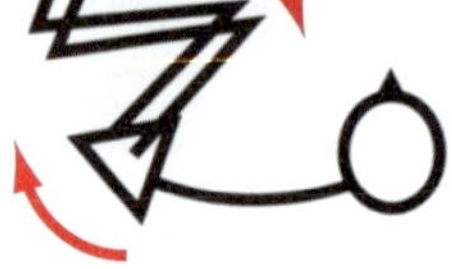

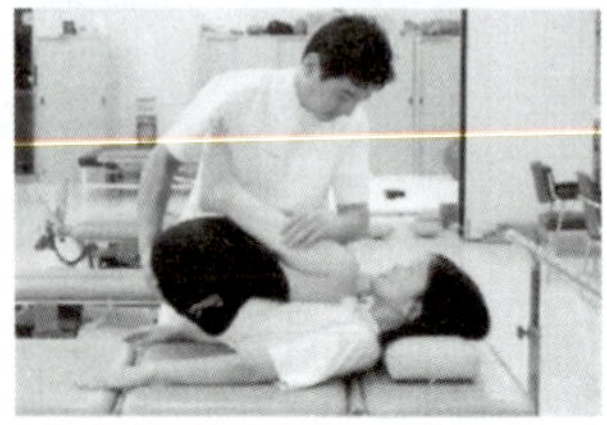

천골부에 손을 대고 체간을 굴곡시킨다.

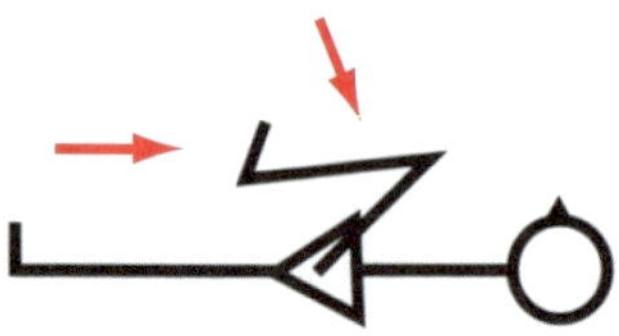

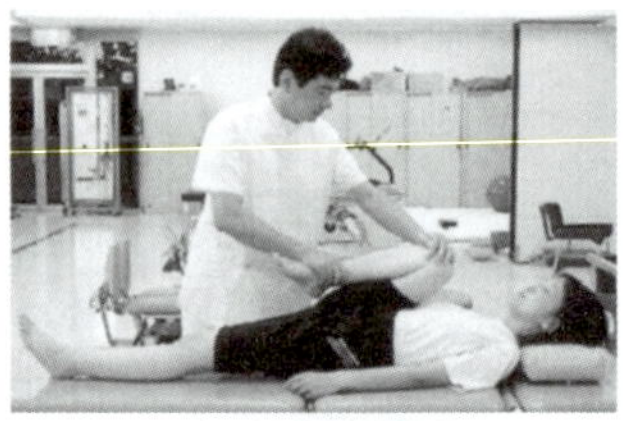

한쪽의 하지를 굴곡하고, 같은 측의 대둔근이나 반대측의 장요근을 신장한다.

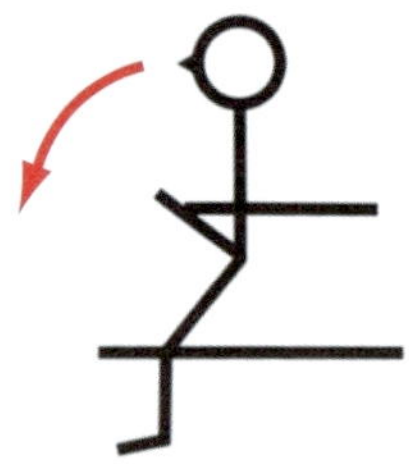

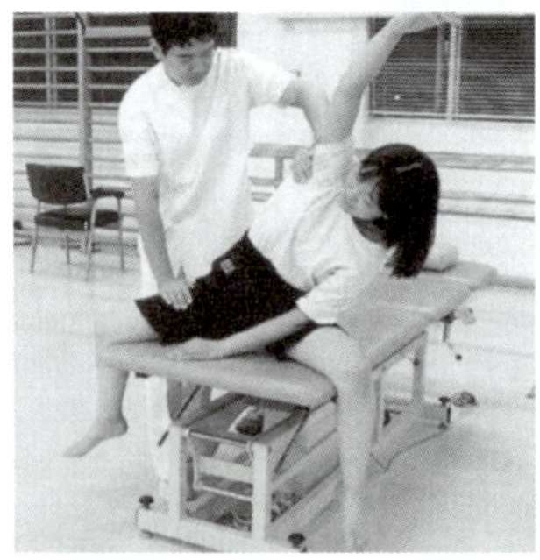

회전하면서 전굴시킨다. 다리를 벌리고 올라탈 수 없을 때는 끝에 걸터앉은 자세로.

반대측의 어깨를 누른다.

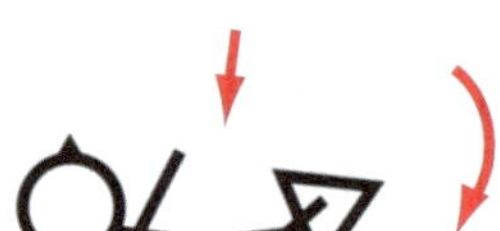

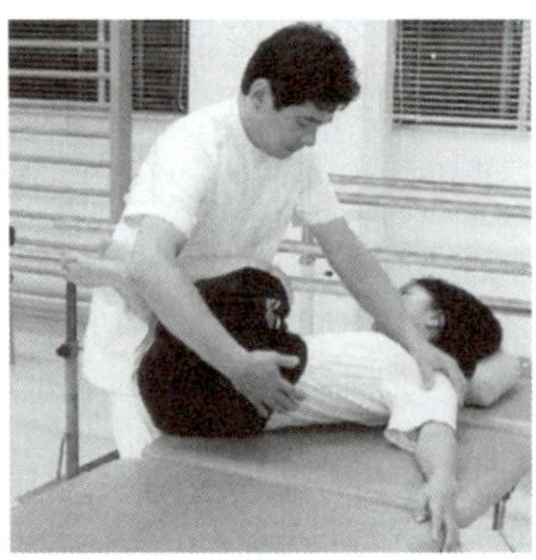

천골부에 손을 대고 체간을 비튼다. 비틀기는 통증이 적은 쪽을 보다 많이.

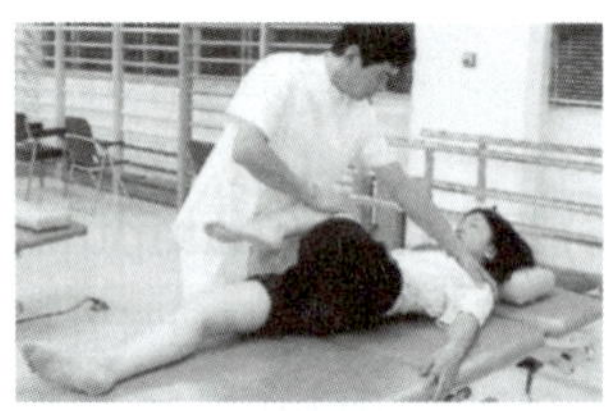

또는 한쪽 다리만 굴곡하여 무릎에 손을 대고 비튼다.

7) 일상생활동작

요통은 누구에게나 일어날 수 있고, 또한 재발도 많다. 이 때문에 일상생활동작에는 충분히 주의해야 한다.

(1) 앉은 자세

앉은 자세는 낮 동안의 휴식자세로서 가장 흔히 취하는 자세이다. 앉은 자세는 활동 에너지가 적고 동시에 하지의 휴식에 있어 유용한 자세이지만, 특히 요부에 관해서는 후만이나 측굴이 촉진되어 반드시 휴식자세로 되어있는 것은 아니다. 생리적 전만을 유지할 수 있는 앉은 자세로서 무릎 꿇고 앉은 자세가 있으나, 이것은 반대로 하지에 있어서는 거북한 자세가 된다.

어떠한 자세를 취하든, 요부의 피로를 면할 수 없으므로, 장시간의 앉은 자세를 취하는 일이 있는 사람은 정기적으로 다른 앉은 자세나 누운 자세 또는 선 자세를 취하도록 했으면 한다.

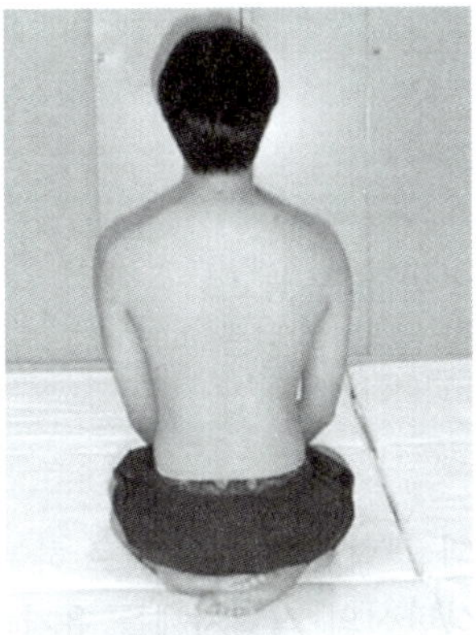

무릎 꿇고 앉은 자세

좌우로 치우침이 없이 정중 위치를 유지한다.

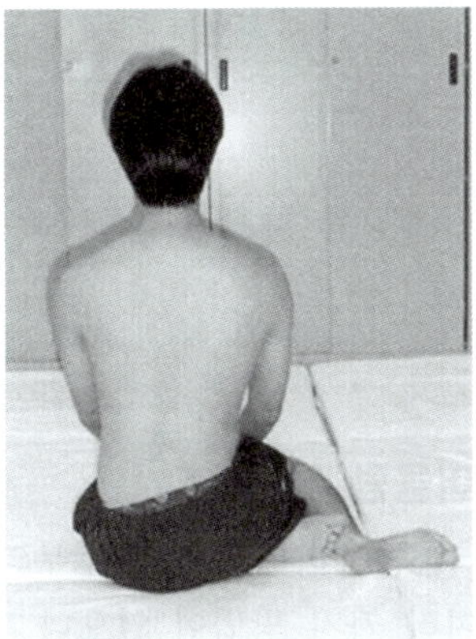

다리를 모아 옆으로 구부려 편히 앉음

체간을 직립시키기 때문에 측굴이 촉진되어 피로하기 쉽다.

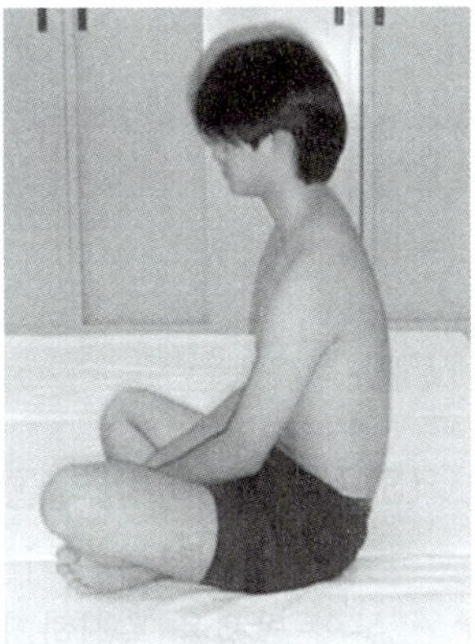

책상다리 앉은 자세

척주가 후만하고, 요부 연부조직이 과도하게 신장된다.

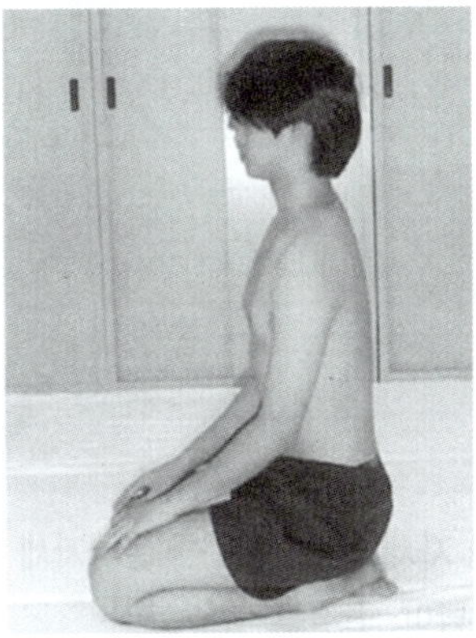

무릎 꿇고 앉은 자세

생리적 전만을 유지하기 쉽다.

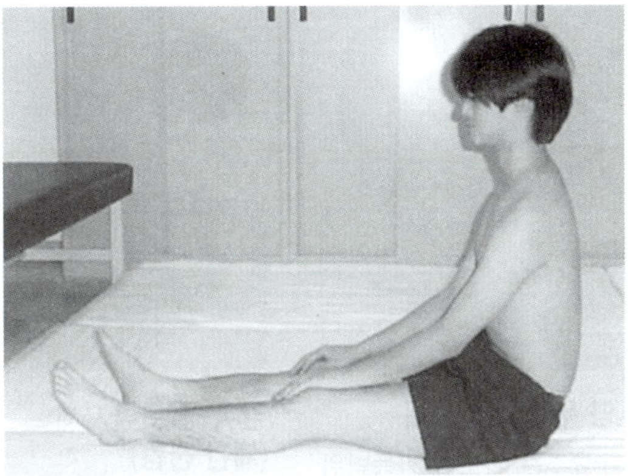

다리를 길게 뻗고 앉은 자세

책상다리와 마찬가지로 요부 연부조직이 과신장되지만, 슬굴곡근이 단축하여 있는 경우, 보다 신장되기 쉽다.

(2) 선 자세

장시간 선 자세에서 작업이 필요할 때는, 한쪽의 하지를 굴곡시켜 장요근을 이완시키면, 요추 전만 경감에 좋다. 또한, 수시로 다리를 교대한다.

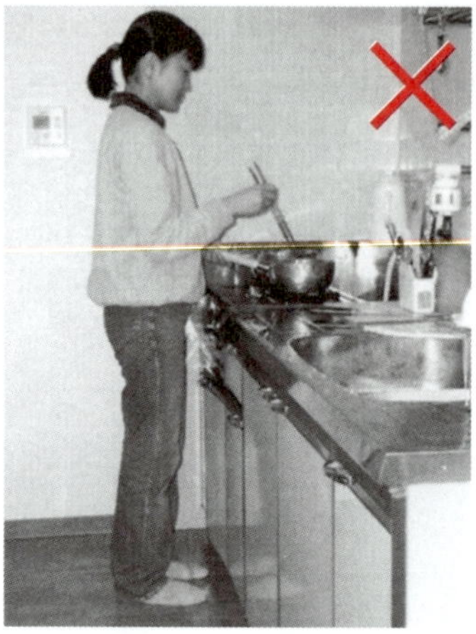

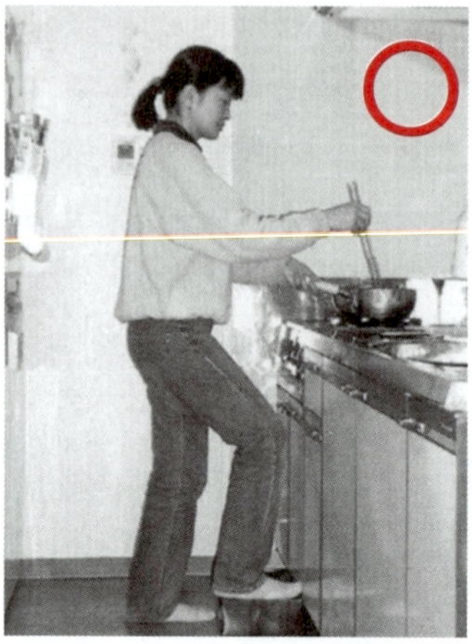

높이 10㎝ 정도의 받침대를 놓고, 좌우 번갈아 하지를 굴곡하여 나쁜 자세와 근육피로를 피한다.

(3) 바닥에서부터의 물건의 들어올림 [10)]

바닥에서부터 무거운 물건을 들어올리는 것은 요추부의 가동성과 근력을 보다 필요로 하여, 요통의 발생을 촉진하기 쉽다. 여러 가지 방법이 있으나, 가급적 상반신의 직립자세를 유지하고, 배근을 주체로 하여 체간근을 잘 사용할 수 있는 방법을 지도한다.

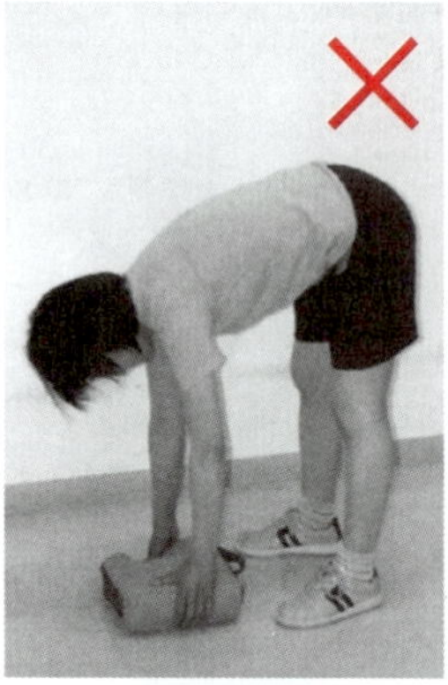

양 무릎 신전자세

요추는 과도한 가동범위 변화를 요구받아, 운동초기에는 배근도 이완하여 있기 때문에 요통이 일어나기 쉽다.

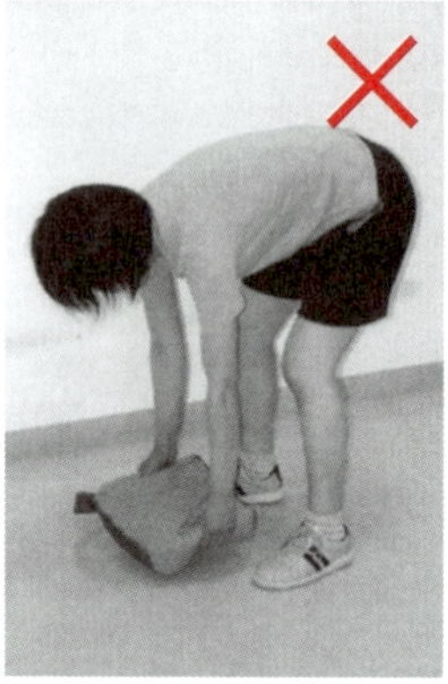

양 무릎 굴곡자세 (체간 전경)

양 무릎을 굴곡한 경우도 체간의 전경이 심하면, 거상초기에 체간이 불안정하게 되기 쉽고, 배근군의 과도한 부하가 걸리기 쉽다.

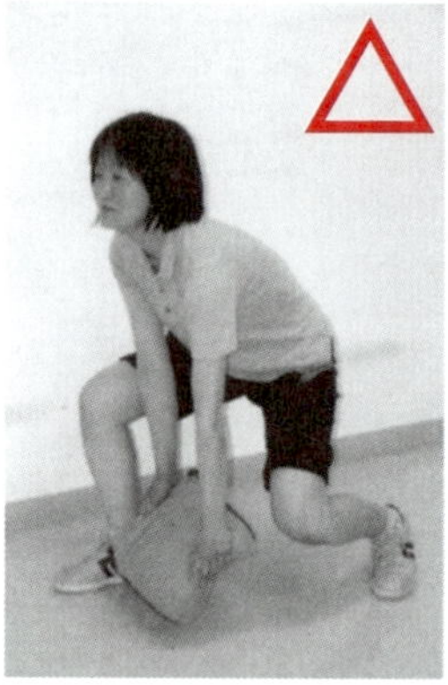

한쪽 무릎을 세운 자세

비교적 요부에 부담이 적은 방법이라 하고 있지만, 체간에 전굴 · 측굴 · 회전의 복합운동을 일으켜 추간관절이나 후부섬유륜에 쉽다는 보고도 있다.

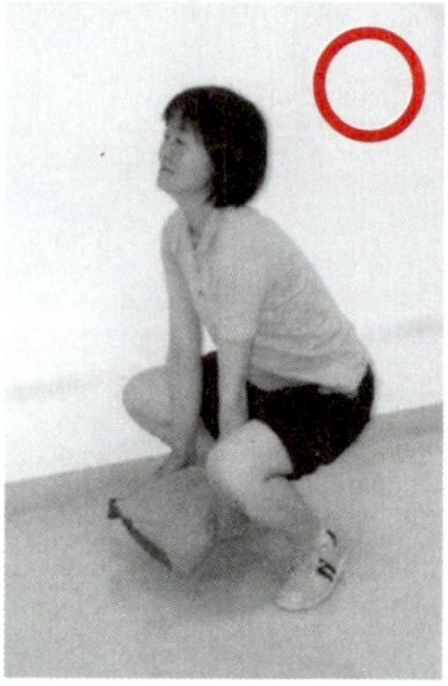

양 무릎 굴곡자세 (체간 직립)

양 무릎을 굴곡하고 체간을 직립한 자세는 체간근력을 이용하기 쉽고, 기저면과 무거운 물건과의 거리도 가깝기 때문에 부담은 적다.

이 밖에, 요통과 신발의 관계도 문제가 된다. 뒤꿈치가 지나치게 높은 신발은 신체 전체의 얼라인먼트(정렬, alignment)를 무너뜨리고, 요천각을 증대시켜, 요통의 원인이 된다. 일반적으로 허리와 다리(하반신)에 좋은 신발은 뒤꿈치의 높이가 2~3㎝이고, 발꿈치 접지 시의 충격을 흡수할 수 있도록 뒤꿈치가 부드럽고, 발끝으로 서서 발꿈치가 미끄러져 움직이지 않는 것이 좋다.

비만에 대한 지도도 중요하다. 비만이 되면 체간근이나 하지의 근력저하를 초래하고, 특히 복근군이 약해지면, Valsalva효과(복압에 의한 코르셋 효과)가 낮아진다. 이 때문에 요통을 초래하기 쉽다.

힌트 : 치료 시, 당신 자신은 괜찮은 가요?

그런데 요통 예방의 지도를 하고 있는 당신은 괜찮은지? 환자의 체간이나 사지를 보조할 때 등(back)이 둥글게 되어있지 않은지? 배근으로 등을 펴고, 가급적 직립자세를 취하고 있지 않으면, 당신 자신이 요통으로 고통을 받는다.

확실하게 요통대책을 시행하기 바란다!

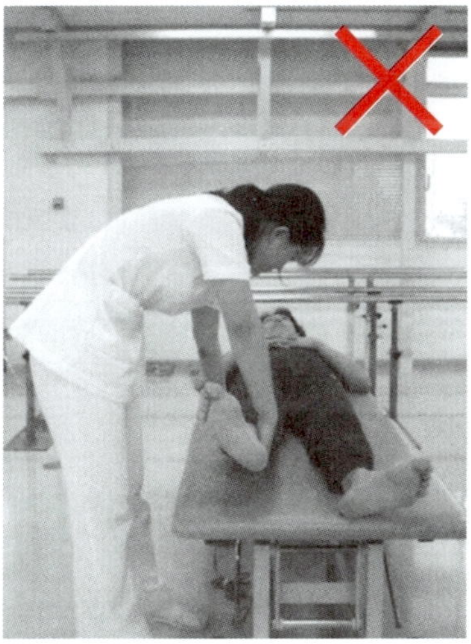

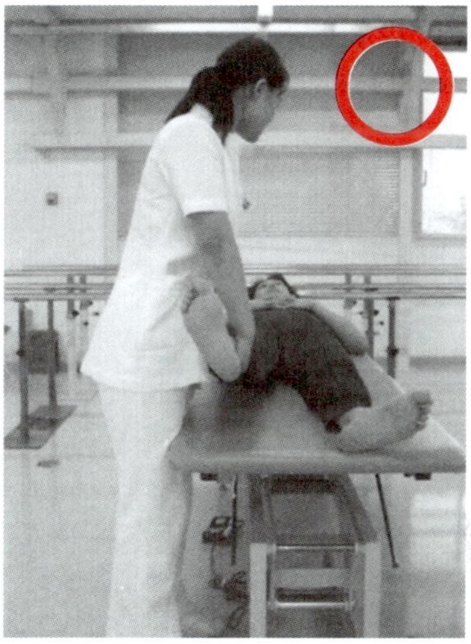

4 원인질환별 물리치료의 주의할 점

요통의 치료는 어렵지만, 수술이 요구되는 경우가 많지 않다. 요통의 대부분은 보존요법으로 치유한다.

요통의 원인이 무엇이든, 물리치료사는 원인으로 되어있는 변화를 악화시키지 않도록 이해하여두는 것이 중요하다.

요통 · 하지통의 원인

경막 · 신경근 · 추간판 · 추간관절이나 그 주위의 연부조직이나 요추주위 근육 등의 변화 · 장애가 요통 · 하지통에 관계한다(통증을 느끼는 부위 참조).

보행이나 일어서기와 같은 운동이나, 지속하는 자세변화, 직업 등을 고려하여, 치료방법을 결정한다.

(1) 요부 추간판 탈출증

a) 증상

최초, 수핵이 섬유륜이 단열한 부분으로부터 돌출하면, 신경섬유를 포함하는 섬유륜 외측이나 후종인대가 자극되어 요둔통(low back · hip pain)을 일으킨다.

악화하여, 섬유륜의 단열이 후종인대에까지 도달하면, 경막이나 신경근을 압박하여 보통 일측성의 하지통이나 저림(마비)이 일어난다.

더 진행하면 섬유륜이 찢어져 추간판 내압이 내려가므로, 섬유륜이나 후종인대에 대한 자극이 작아져, 요통은 경감된다. 그러나, 찢어진 섬유륜으로부터 튀어나온 수핵이 신경근을 자극하면, 하지통이나 저림(마비)이 심해진다. 이 경우, 환자는 요통의 경감과 함께 하지통의 악화를 호소한다(탈출 탈출증 : 섬유륜을 찢고 수핵이 탈출하여 있는 것으로, 후종인대도 찢어져 있는 경우와 찢어져 있지 않은 경우가 있다).

요통이나 하지통은 보통 운동에 의해서 악화하고, 안정으로 회복된다.

b) 치료

급성기에는, 코르셋이나 안락한 자세에서의 와상에 의한 안정이다. 물리요법(physical agent)은 한랭요법을 주체로 하여 염증을 억제한다. 마사지는 심리적 효과도 있으나 급성기에는 금기이다.

만성기가 되면, 요추견인이나 요통체조를 추가한다. 다만, 견인으로 오히려 증상을 악화시키는 경우도 있으므로, 경과에 주의할 것. 물리요법은 온열요법이 주체가 된다.

도수교정이 탈출증의 유착을 박리하거나, 신경근으로부터 떨어진 장소로 이동시키거나 하여 효험이 나타나는 경우도 있으나, 증상을 악화시키는 경우도 많아, 성공이냐 실패냐의 치료법이 되므로 정형외과의사와 잘 상의할 것.

> **주의점** ▶ **추간판 탈출증에서의 안정**
>
> 발병 초기나 급성기에는 안정이 필요하다. 그러나 만성기에는 오히려 여러 가지로 움직여 한계를 확인해보는 것도 필요하다. 즉, 할 수 있는 범위 내에서 일상생활활동을 향상시켜가도록 한다.

(2) 요부 추간관절증

a) 증상

추간관절낭은 신경섬유가 풍부하다. 또한 추간관절에는 항상 강력한 힘이 걸려있다.

이 때문에 중증의 요부 추간판 변성이 일어나거나, 장시간 요추를 과신전이나 회전시키거나 급격한 외력이 가해지면, 관절낭의 늘어지거나 단열이 일어나 요통의 원인이 된다. 늘어난 관절낭이 추간관절에 사이에 끼이면 측만을 수반한 격심한 요통이 된다고 한다(다만, 확실한 연구가 있는 것은 아니다).

통증은 요추의 운동으로 악화한다.

b) 치료

물리요법으로서는 한랭요법이 주체가 된다.

운동치료로서는 추간관절을 분리하는 조작, 이른바 도수교정으로 증상은 용이하게 경감되는 경우가 많다. 즉, 고관절을 굴곡과 내전위치로 시키는 것 같은 조작을 의미한다.

이 조작은 마취하지 않은 상태 하에서 시행하지만(조작 중에 증상이 악화할 것 같으면 즉각 중지한다), 즉각적으로 측만이 소실됨과 동시에 요통이 개선되는 경우가 많다.

급성요통으로 정형외과를 다녔으나 호전되지 않고, 민간요법을 받고 귀가할 때에는 보통으로 걸어서 귀가하였다. 그래서 요통은 병원에서 치료하는 것은 무리라고 생각하는 환자가 많지만, 이러한 증상사례가 이것에 해당되는 것 같다.

4

(3) 돌발성 요통

a) 증상

일상에서 가장 많은 급성요통이다.

무거운 물건을 부자연스런 자세로 들거나, 극단적으로 허리를 비틀거나 하였을 때에 격렬한 통증이 되어 발생한다.

통증의 발생부위는 후종인대나 추간판 섬유륜의 내압상승에 의한 섬유륜의 파손으로 동신경을 자극한 경우, 또는 추간관절낭의 단열에 의한 추간관절 염좌라 생각된다.

실제로는, 급성의 근육 근막성의 요통도 많이 포함된다.

b) 치료

다급히 병원에 오는 것보다도 통증이 호전될 때까지 안정을 유지하는 것을 우선시킨다(이동에 수반하는 운동이 염증을 악화시키기 때문이다).

요추전만을 감소시키는 파울러 자세(Fowler's position)나, 굴곡자세에서의 안정을 유지한다.

(4) 골다공증(압박골절)

a) 증상

특징으로서 구부정한 등(round back)을 나타내는 일이 많다. X선 소견에서는 추체는 엷고, 종골소주가 뚜렷하다. 골다공증에서는 약간의 외력에 의해서 골절을 일으키지만, X선상으로는 분명한 골절영상을 나타내지 않는 경우도 있다. 고령자의 요통에서 골 위축이 있는 경우는 골절을 의심해서 치료하는 편이 좋다.

> **주의점** ▶ **척추압박골절**
>
> 전형적인 것은 골다공증이 있는 환자가 엉덩방아를 찧어 손상을 당한다. 골반의 약간 위의 부분의 요통이 주된 호소가 되는 경우가 많지만, 골절부위는 보다 근위의 흉요추 연합부인 경우가 많다. 초진 시의 X선에서는 변형이 없고, 2~3주 후에 압박골절이 명백해지는 경우도 많다.

b) **치료**

요추 압박골절의 급성기에는 안정을 취하지만, 가급적 초기에 기립보행 등 운동치료를 시행한다.

온열요법이나 배근군을 중심으로 하는 근력강화훈련(상세한 것은 고령자의 골절 : 추체 압박골절 참조)을 시행한다.

(5) 요추전위증 · 분리증

a) **증상**

요추가 불안정한 것이 요통의 원인이 된다. 변성 전위증은 45세 이상의 여성에, 분리증은 스포츠를 하는 청소년(10~15세)에서 발생하고, 장기간의 경과로 일부가 분리전위증으로 진전된다. 요통은 경증의 것이 많고, 안정으로 회복하는 경우가 많다.

불안정 요추의 상태가 오래 지속되면 요부 척주관 협착이 되는데, 이 경우는 하지통 · 저린(마비) 느낌 · 간헐성 파행보행 등의 하지증상이 주가 되고, 요통은 별로 심하지 않다.

b) **치료**

급성기에는 안정이다. 안정기간은 2주간을 기준으로 한다.

소아의 분리증에는 치유를 기대하여 코르셋을 착용하는 경우도 있다.

만성기에는 복근을 주체로 하는 체간근력강화와 요추전만을 경감시키도록 생활지도를 한다.

간헐성 파행보행도 자전거 주행에서는 출현하기 어려우므로, 이동수단으로서 권장된다.

> **주의점** ▶ **요추분리증**
>
> 요추분리증은 성인의 5%에 있다고 일컬어진다.
>
> 성인에서 "분리" 자체는 수술 이외로 고칠 수 없으나, 반드시 요통의 원인으로는 되어있지 않다. 그러나, 사춘기(대부분은 중학교 때)의 "분리증 발병기"는 보존치료로 고치는 경우가 있고, 전문의의 진단이 필요하다.

(6) 근육피로 · 자세성 요통 · 근육 근막성 요통

a) **증상**

"이른바 요통"이라 일컬어지는 것으로, 이상자세나 장시간에 걸친 부하에 의해서 근육피로가 발생하고, 이 때문에 근육통이 발생하는 것이다. 요통환자 중에서 가장 많다.

b) **치료**

대증요법과 함께 스트레스를 제거하여 근육피로를 제거하는 것이 중요하다.

앞에서 언급한 운동치료에서 체간근의 강화 · 이완(relaxation) · 양호한 자세의 습득을 지향한다. 일상생활의 동작이나 자세교육이 재발방지에 중요하다.

(7) 변형성척추증

a) 증상

추간판의 변성이 원인이 되어 일어나는 골극(앞면에 많다), 추간판 간극의 협소화를 특징으로 하는 퇴행성 변성이다(어느 쪽인가 하면, 임상소견이라기보다는 X선상의 진단).

40~50세에서 발병한다. 특징적인 임상증상이 부족하고, 가장 많은 증상은 만성요통, 이어서 하지통이며, 척주관 협착의 상태가 되면 간헐파행이 나타난다.

b) 치료

만성요통의 경우는 우선 온열요법을 주로 한 물리요법, 통증이 지속하는 경우에는 연성 코르셋의 장착이다. 장기간에 걸치는 코르셋 장착은 체간근의 약화를 수반하고, 결과를 악화시킨다.

견인요법은 효과가 없으며, 오히려 통증을 악화시킬 우려가 있다.

운동치료는 척주가동성의 유지 · 구축한 연부조직의 신장 · 체간근력강화 등이다. 사지의 유연성이나 근력강화도 중요하다.

변성부위에 대한 부하의 경감을 목적으로 한 생활지도.

(8) 악성종양의 척추전이

a) 증상

유방암 · 골육종 · 폐암 · 신장암 · 간암 · 방광암 등의 혈행 전이를 일으키는 것에서 많다. 대부분은 흉요추에 일어난다.

힘든 일을 할 때 요통부터 시작되고, 통증의 정도는 대부분 악화한다. 안정 시에도 통증을 일으키게 되고, 경우에 따라서는 하지통이나 하지의 마비 · 방광 직장장애를 수반한다.

추체가 눌려서 문드러지는 경우도 있으나, 추간판강이 좁아지는 일은 적다.

b) 치료

물리치료를 시행하는 경우는 거의 없으며, 수술적인 치료 후에 수술 후 물리치료로 시행하는 경우가 많다.

> **주의점 ▶ 요통의 치료**
>
> 앞에서 언급한 것처럼 "요통"의 기전은 불명한 점이 많다. 따라서 치료방법으로서는 온열 · 도수교정 · 견인 등 경험으로부터 유도해낸 물리치료와 통증에 대한 대증요법(약물)이 주가 된다. 수술은 신경압박에 의한 하지통에 대한 압력제거술(추궁절제술 · 수핵 적출술), 요추가 종양이나 염증으로 파괴되거나 불안정 추골이 있는 경우의 고정술 등, 극히 제한된 증상사례에 대해 시행된다.

【문헌】

1) 桜井　実：図説整形外科診断治療講座 1 腰痛．メジカルビュー社，1989.
2) 細田多穂・柳沢　健 編集：理学療法ハンドブック（改訂第2版）．協同医書出版社，1991.
3) Rene Cailliet, M.D. 荻島秀男 訳：CAILLIETの痛みシリーズ「腰痛症候群」．医歯薬出版，1992.
4) Rasch PJ, Burke RK : Kinesiology and applied anatomy (forth edition), Lea & febiger : 432-434, 1971.
5) 辻　陽雄：腰椎の機能解剖と機能生理．医学のあゆみ 147：1005-1008，1988.
6) 大井淑雄：腰椎椎間板ヘルニアの治療における最近の進歩．総合リハ 13：183-190，1985.
7) Ferguson AB : The clinical and roentgenographic interpretation of lumbosacral anomalies. Radiology 22 : 548-558, 1934.
8) 船越正男：いわゆる腰仙角の研究，日整会誌 31：65-77，1958.
9) Nachemson AL : The lumber spine. An orthopaedic change. Spine 1 : 59-71, 1979.
10) 荒木秀明：腰痛患者に対する従来の運動療法とADL指導の再検討．別冊整形外科 24，整形外科疾患の理学療法，1993.
11) Carragee EJ, et al : Spine 24 : 2542-2547, 1999.
12) 岩破康弘：腰痛のリハビリテーション．整形外科MOOK 55，金原出版，1988.
13) 伊藤俊一・福田　修：腰痛症．理学療法ハンドブック（改訂第3版）第3巻，協同医書出版社，2000.
14) Williams PC : Lesions of the lumbosacral spine. Part Ⅱ. Chronic traumatic (postural) destruction of the lumbosacral intervertebral disk. JBJS 19 : 690-703, 1937.
15) Cailliet R（荻島秀男 訳）：腰痛症．医歯薬出版，1972.
16) McKenzie R（鈴木信治 監訳）：腰痛治療法，医歯薬出版，1985.
17) V・M・ザチオルスキー（渡辺　謙 訳）：スポーツマンと体力．ベースボール·マガジン社，東京，pp 75，1972.
18) James W. Day et al : Effect of pelvic tilt on standing posture, Physical Therapy 64 : 510-516. 1984.

V

요부질환 수술 후의 물리치료

V 요부질환 수술 후의 물리치료

— 머리말 —

요부질환이라 해도 여러 가지의 것이 있으며, 또한 수술도 개창출(fenestration) · 추궁절 제술 · 척추고정술 · 경시하추간판 적출술 · 추간판내 요법 등 매우 다양하다. 어떤 수술방법도 의사가 결정하는 것은 당연하지만, 물리치료사는 그 수술방식을 잘 이해하여 환자에게 대처해야 한다[1].

여러 가지 수술방법이 있으나 기본적으로는 척추의 고정술과 압력제거술로 나뉘고(물론 양자가 동시에 시행되는 일도 있다), 또한 수술 방향이 전방인가 후방인가로 나뉜다[2]. 어느 방법에서도 수술 직후는, 요부에 부담이 가지 않는 상태에서의 운동치료와 일상생활동작훈련이 주체가 된다. 물리치료사는 어느 정도의 부하를 어느 시기에 주면되는 가를 의사와 의논한다. 정보교환을 할 때는 고정은 견고한가? 어떠한 운동에 대해서 수술부위가 약한가? 기립보행의 시기와 그 근거 등을 물어서 알아내면 좋다. 항간에 흔히 볼 수 있지만, 의사가 말하는 대로 그 근거도 모르고, 수술 후 며칠이니까 SLR훈련, 2주일 경과하였으니까 걷는 일수 만으로부터 판단한 훈련 프로그램을 수행하는 경우가 있다. 근거도 모르고 무작정 일수만으로 훈련을 변경하는 것은 치료효과를 떨어뜨릴 뿐만 아니라, 환자에게 위험을 초래할 수도 있다.

1 수술 전 물리치료

수술 전은 통증이든 신경증상이든 출현하는 것이 있기 때문에, 그것을 악화시키지 않도록 주의한다. 이따금 안정이 최선인 경우도 있다. 그 경우에도 수술에 대비하여, 대퇴사두근의 고정운동(setting), 족관절의 최대 저배굴운동을 교육한다.

수술 전 훈련은 좋은 자세의 유지 즉, 아프지 않은 자세를 취하게 하도록 노력한다. 일반적으로는 복근을 수축시켜 골반을 후경시키는 훈련을 시키는 것 같은데, 반대로 배근을 수축시켜 골반을 전경시키는 편이 통증을 적게하는 경우도 있으므로, 주의 깊게 평가한다. 또한, 통증이 발생하지 않는 자세가 환자에게 좋은 자세라는 것을 인식시킨다. 배근이나 슬굴곡근(hamstrings)의 스트레칭도 가능하다면 시행한다.

또한 수술 시의 마취 때문에 호흡훈련을 시행하는 편이 좋다(특히, 노인에서는 중요하다). 이것은 흉곽을 최대로 확대하도록 심호흡의 연습을 한다. 고령자의 경우는 수술 후에 대비하여, 수술부위에 울리지 않는 헛기침(한숨에 가깝다)을 자주 하도록 지도하는 것도 좋다.

주의점 ▶ **족관절 능동운동**

수술 후의 폐혈전색전증은 죽음에 이르는 중증인 합병증이고, 그 원인은 하지의 심부정맥 혈전이다. 본 증상은 예방이 중요하며, 족관절 저배굴 능동운동을 힘써 시행하는 것은 가장 좋은 예방수단이다. 수술 전에 확실하게 지도하고, 수술 후의 와상기간 중에는 "흰 가운을 입은 사람을 보면", "족관절 능동운동을 1~2분 시행하도록" 시킨다.

2 요부 수술소견을 볼 때의 요점

학생이나 경험연수가 짧은 물리치료사에게, 수술소견은 난해하고 요점을 파악하기 어려운 것이라 생각한다. 그러나, 우리들 물리치료사는 수술을 실제로 하는 것이 아니고, 물리치료를 시행하는 데 최소한의 요점만 이해할 수 있으면 되는 것이다. 그래서, 저자가 생각하는 그 요점에 대해서 언급하기로 한다. 우선 최소한, 아래의 점에 대해서 파악하도록 노력한다.

① 구조학적으로, 척주를 지지하는 구조에 영향이 없는가?
직접 상체의 무게를 지지하는 추체나, 운동방향을 결정하는 추간관절이 침습되어 있는 경우는 척주의 안정이 중요하다.

② 마미(cauda equina)나 신경근의 압력제거가 되어 있는가?
당연한 것이지만, 압력제거가 불충분하면, 신경증상의 개선은 대부분은 기대할 수 없다.

③ 고정방법은 견고한 것인가?
봉(rod)나 와이어(wire) 등에 의한 고정은 견고한가? 가령 견고하다고 일컬어지는 고정방법에서도, 수술 자체의 달성도나 앵커가 되는 골 조직의 강도 등에 의해서 고정하는 힘이 결정되므로, 반드시 의사에게 확인한다. 또한 큰 골 이식이 시행되어 있을 때는 수술 직후에는 굴러서 빠질 가능성이 있어, 흡수기(~수술 후 3개월)에는 눌려서 찌부러질 가능성도 있으므로, 과격한 운동은 피해야 한다.

아래에, 요추부의 수술로서 흔히 볼 수 있는 요추 추간판 탈출증에 대한 수핵적출술에 의한 압력제거에 대해서 생각해 보기로 한다(이 수술소견은 실제의 것을 기초로 만든 것인데, 물리치료사의 입장에서 잘 작성되었다고 생각된다).

수술기록
환자성명 : ○○○○ 여성 31세
질환명 : 요추 추간판 탈출증 (L4/5)
수술명 : 수핵 적출술 (양측 개창)
수술자 : ○ ×

> 수술소견을 읽기 시작하기 전에, 재차 질환과 수술명에 대해서는 확인을 한다. 미리, 대략적으로는 수술방법을 알아두어야 한다. 또한, 수술자를 확인한다. 같은 수술명이라도 수술자에 따라 수술방법은 미묘하게 다르고, 그 버릇도 천차만별이다.

1. 전신마취 하에서 엎드린 자세를 취하게 하고, 수술을 시작하였다.
2. 피부절개는 아래 그림과 같이, L4 극돌기를 중심으로 한 (L3~L5까지) 정중절개 약 10㎝로 하였다.

> 피부절개의 부분까지, 상세하게 베끼는 사람도 있는 것 같은데, 창상부에 직접 물체가 닿아 통증이 나타나는 장애가 없으면, 대개 이 부근이라고 알 수 있는 정도로도 문제는 없다.

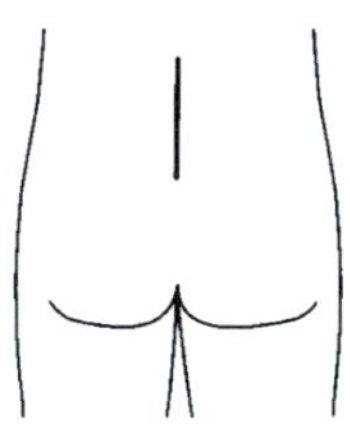

> 극간인대는 척주의 지지에 관여하는 중요한 인대이므로, 온전한지 어떤지를 확인한다.

> 수술 중에 위치를 확인하기 위해, 무엇을 어떻게 사용하든, 물리치료사에게는 일체 관계가 없으므로 무시한다.

3. 극간인대를 온존해야 할 근막(fascia)을 양측으로부터 절개하였다.
예리한 천을 덮은 겸자(forceps)를 사용해서 뢴트겐 컨트롤을 시행하였다. L4/5 신경학적 수준을 확인 후, Cobb를 사용해서 L4에 부착하는 방척주근(para-vertebral muscle)을 골막 하에 박리하고, 양측의 L4/5 추간관절낭이 보일 때까지 박리하였다.

> 방척주근은 박리되어도, 요추수준에서 문제가 되는 일은 적다.

4. 개창기(wound retractor)를 걸어 창상부를 전개한 후, 아래 그림과 같이 L4 추궁을 양측 추간 관절면(facet) 내측연을 끌(chisel)로 절골하고, 두측으로는 lamina(추궁)의 대략 중앙까지를 골을 파는 끌로 절골하고, laminotomy(척추궁절제술)를 하였다.

어디가 어떻게 깎였는지는 잘 확인해둔다. 구조학적으로 어떤 지지물로 되어있는 부분이 깎여있지 않은지 특히 주의한다.

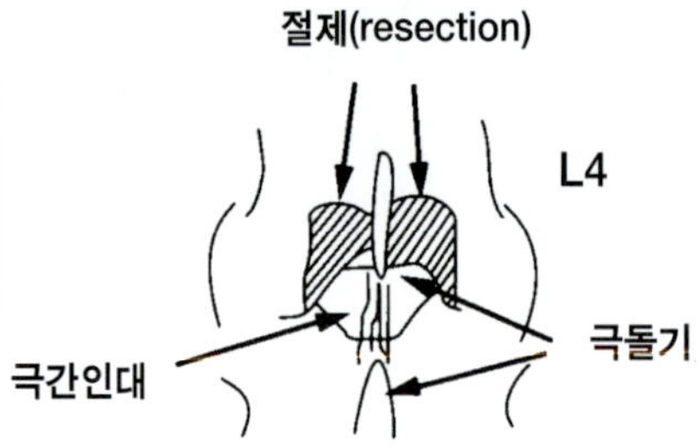

수술할 때 흔히 사용된 기기의 이름까지 베끼고 있는 사람도 있지만, 무의미하다. 시행된 결과 만이 중요하고, 무엇을 사용하였는 지는 수술을 시행할 일이 없는 물리치료사에게 관계되는 일은 적다.

5. L4/5 사이 황색인대를 극돌기 기부 우측에서부터 15번 메스 · 펜필드로 절제를 시도하였으나, 황색인대가 비후하고, 게다가 탄성이 강하였기 때문에, 경막외강을 확인할 수 없었다. 개창이 불충분하다고 판단하여, 우측의 그림과 같이 L4 추궁(lamina)을 소량 절제추가하고, L5 상관절돌기 내측 1/3을 골을 파는 끌로 절제하였다.
(골 절제는 결국, L4 lamina 미측 3/4 Laminotomy, L5 양 상관절돌기 내측 1/3)

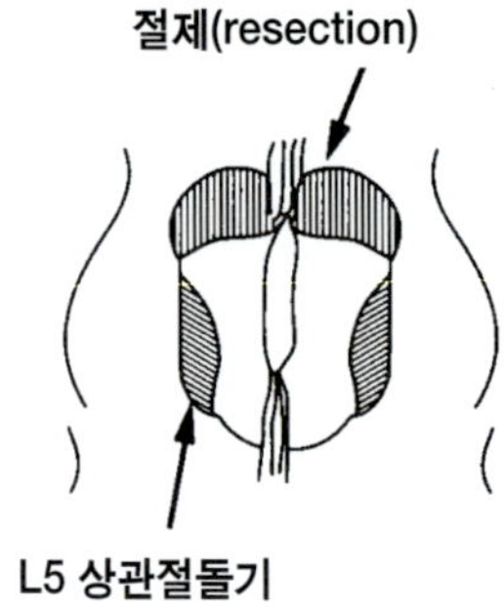

여기서는 개창(돌출한 수핵을 적출하기 위해 필요한 창)이 불충분하였기 때문에, 재차 골을 깎았다. 구조학상, 중요한 관절돌기는 부분적으로밖에 절제되어 있지 않기 때문에, 요추 안정성에 문제는 없다.

6. L4/5 사이는 황색인대를 펜필드 및 케리슨을 사용해서 물어서 제거하고 경막낭(dural sac)을 확인한다. 그리고 우측 L5 신경근을 확인하는데, 압력이 베제된 경막낭(dural sac)에서 확인이 불충분하였다.
7. 경막외정맥총을 바이폴라로 지혈 후, PLL(후종인대)을 확인하였다. PLL은 천파되어 있지 않았고, 추간판 탈출증에 의해서 크게 배측으로 팽륭하여 있었다. 15번 메스로 PLL을 개창하였더니 바로 수핵이 탈출하였다.

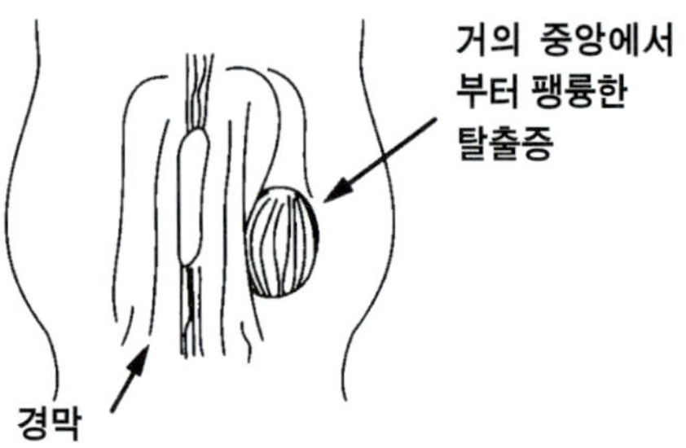

여기서의 요점은 L5 신경근의 긴장이 없어지고, 압박소견이 없어졌다는 것이다. 신경근의 압박소견이 없어졌다는 것은 수술 후의 마비나 통증의 개선을 기대할 수 있다는 것을 의미한다.
이것 이후의 수술소견에 대해서는, 염려할 필요는 없다.

8. 그린월드를 사용해서 수핵을 적출하였다(합계 4.0g). 수핵을 적출한 후, 경막낭은 크게 박동하여, 우측 L5 신경근은 긴장도 없어지고 충분히 확인할 수 있었다. 우측 L5 신경근은 종창, 발적 등도 없었다.
9. 좌측도 L5 상관절돌기 내측 1/3을 절제하고, L4/5 사이, 황색인대를 완전절제 적출하여, 좌측 L5 신경근 분기부를 확인하고, 좌측 L5 신경근을 내측으로 비켜서, 추간판에 의한 압박이 잔존하여 있지 않은 것을 확인하였다.
10. L4/5 추간을 서플로우 부착 시린지로 세정한다. 그리고 창상(wound) 안도 생리식염수로 세정 후, 잔존 수핵이 없다는 것을 확인하였다.
11. L4/5 신경학적 수준에서부터 경막외 튜브를 두측 4㎝의 위치에 유치하고, SB 3㎜를 창상 내에 유치한 후, 근막을 봉합하였다. 피부를 나일론사로 봉합하여 수술을 종료하였다.

3 수술 후 물리치료

수술방법에 따라 요부의 안정 정도가 다르기 때문에, 수술 후 물리치료는 얼마간 변화를 갖게 해야 한다. 예컨대, 추간판 탈출증에 대한 수핵적출술에서는 구조학적으로 문제가 되는 침습은 적고, 수술 후 안정기간을 둠으로써 무언가 중대한 변화가 일어나는 것은 아니다. 이 때문에 수술 후는 간편한 코르셋으로 창상부의 안정을 유지하고, 수술 직후부터 비교적 적극적인 운동도 허용된다.

반대로 여러 추체에 걸치는 고정술이나 구조학적인 안정에 관여하는 추간관절이 절제되어 있는 경우, 수술부의 안정은 확고한 것이 필요하고, 체간보장구도 반경성(semi-hard) 또는 경성의(hard) 몰드 타입의 것이 필요해지며, 운동치료도 요부에 대한 부담을 극력 피하도록 연구해야 한다.

여기서는, 수술 후 물리치료로 시행되는 것을 몇 가지 정리하여 설명을 하기로 하였다.

1) 침대 위에서 시행하는 훈련

3

수술 후 1~2일은 통증도 심하기 때문에, 호흡기계의 관리와 누운 자세에서의 포지셔닝(positioning)의 관리가 필요하다. 또한 수술 후에는 대퇴사두근의 고정운동이나 족관절의 최대 저배굴운동(calf pumping)을 흔히 지도한다. 이들은 운동부하도 작고, 리스크가 되는 일도 거의 없으므로 수술 직후부터 적극적으로 시행된다. 통증의 상태에 따라 다르지만 복근을 수축시켜 복압을 조금씩 거는 것도 중요하다.

(1) SLR훈련

수술 후에 흔히 교육하는 훈련이지만, 요부질환이라는 것을 고려하고 있지 않는 경우가 많다. 거상을 할 때, 반대측 하지를 침대 위에 신전하고 있으면, 거상한 하지의 무게에 의해서 요추의 전만이 강제되어버린다. 요추~골반을 안정시키기 위해서도, 반대측 하지를 무릎서기 자세로 한다. 또한 추간판 탈출증의 수술 직후에서 SLR 때, 통증이 남아있는 것에도 효과적이다.

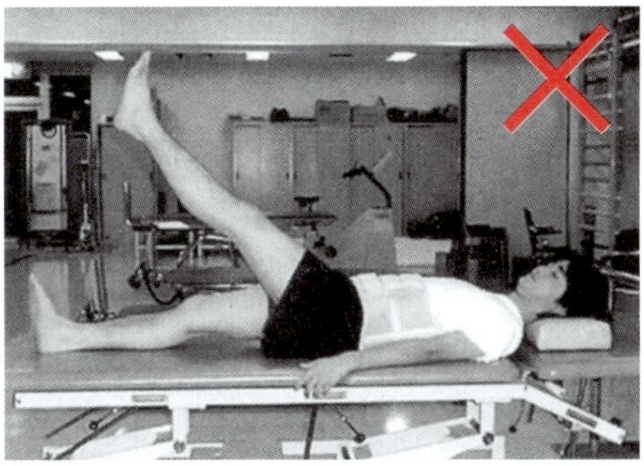

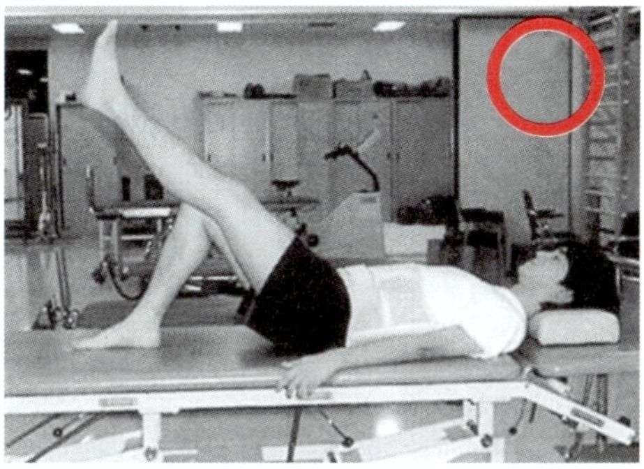

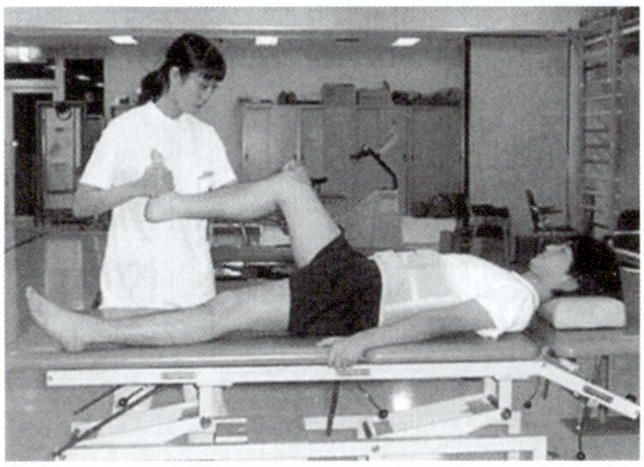

마찬가지로 하지(특히, 고관절)의 굴곡 근력강화훈련도 요추의 전만을 강제하는 경우도 있으므로 주의한다.

(2) 고관절 외전근력강화훈련

선 자세 때의 골반의 안정성을 확보하기 위해서도 고관절 외전근력의 강화는 중요하다. 이 경우, 한쪽만의 고관절 외전근력강화는 골반의 반대측에의 측굴을 강제하기 때문에, 양측을 동시에 시행하는 훈련이 좋다. 고관절 내전근력강화훈련도 마찬가지로 시행한다.

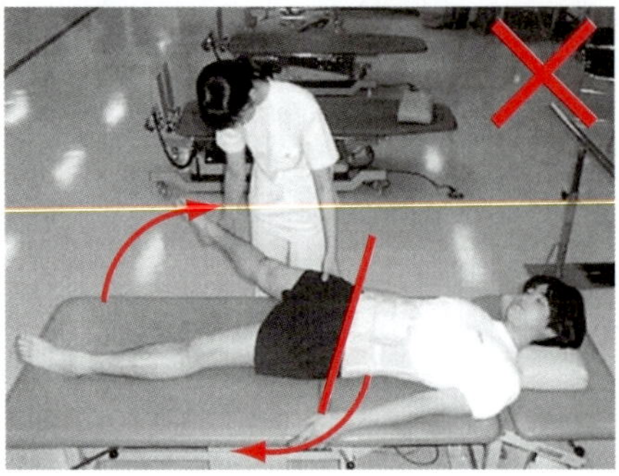

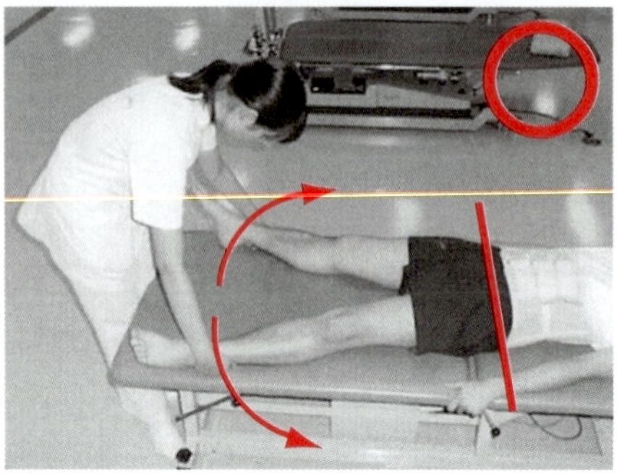

2) 앉은 자세 • 선 자세에서의 훈련

수술기법이나 시설에 따라 다르지만, 대략 수술 후 1~7일에서 코르셋 장착으로 선 자세, 보행훈련을 시작한다. 이 무렵부터 수술 전에 시행한 것과 같은 물리치료를 상태에 따라서 시행한다.

(1) 발가락에 의한 신문지 찢기

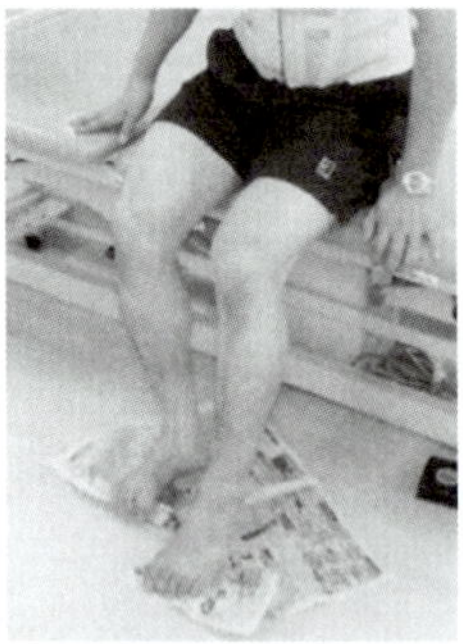

족관절에서의 저측굴곡과 배측굴곡 등은 성취감이 없기 때문에 싫증이 나기 쉽다. 그래서 끝에 걸터앉은 자세에서 바닥에 놓은 신문지를 발가락으로 찢게 한다. 의외로 근력도 필요하므로 효과적이다.

(2) 무릎 굴곡신전근력강화훈련

SLR이 충분히 확보되어 있지 않은 경우, 무릎 신전에 수반하여 요통이나 하지통을 호소하는 경우가 있다. 우선, 천천히 수동적으로 무릎 신전가동범위를 확인하고, 통증이 나타나지 않는 범위에서 근력강화훈련을 시행한다.

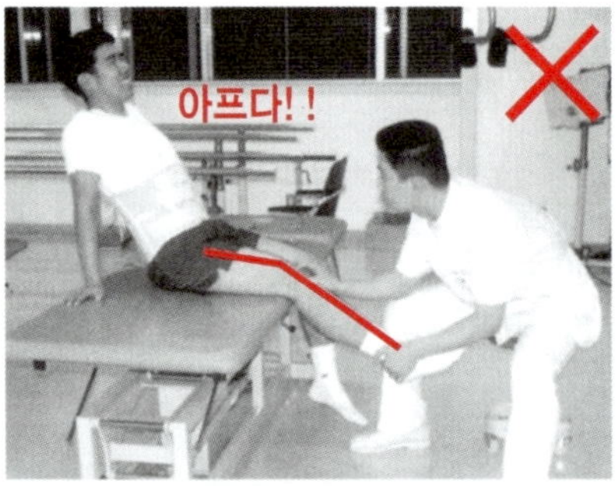

무턱대고 무릎을 신전시키면, 통증을 수반하는 경우가 있다.

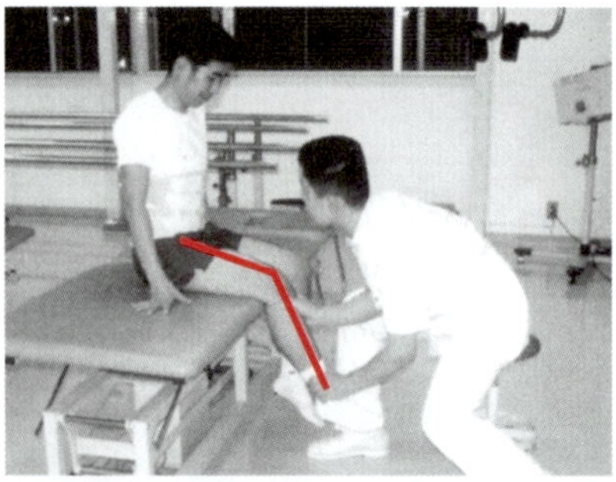

우선 통증 없이 신전이 가능한 범위를 확인하고, 그 범위 내에서 근력강화훈련을 시행한다.

(3) 평형대(balance board) 훈련

장기간에 걸쳐 요통이나 하지통을 앓고 있던 환자는 중력중심이 편위하여 평형균형에도 영향을 받고 있는 사람이 많다. 평형대훈련은 중력중심 위치의 편위를 자각시켜 평형기능을 개선시키는 데에 좋다.

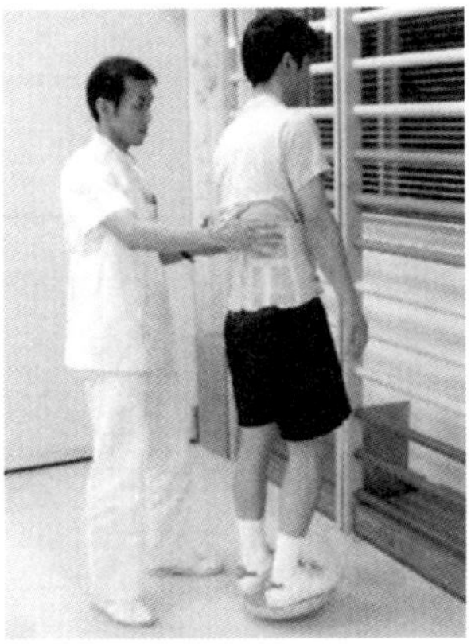

같은 연령의 건강한 사람과 비교하여, 평형대 위에서의 선 자세가 불안정하고, 환자도 그 편위에 놀라는 일이 많다.

(4) 족관절 배굴신장훈련

요통환자에서는 족관절 배굴제한이 나타나 있는 것이 많다. 특히 통증이 있었던 측의 하지에서 자주 관찰된다.

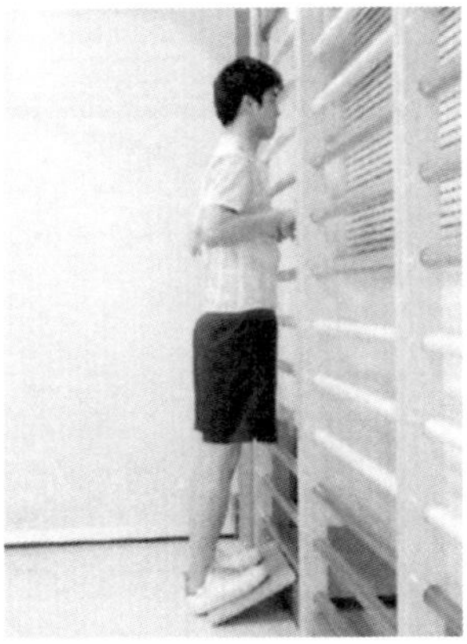

스트레칭 보드나 경사진 판을 이용하여 배굴시킨다. 목표는 30° 정도 경사로 한다.

3) 기타의 훈련

(1) 네발에서의 기기 균형훈련

평형대훈련과 마찬가지의 효과가 있고, 게다가 배근을 강화할 목적으로 사용할 수 있다.

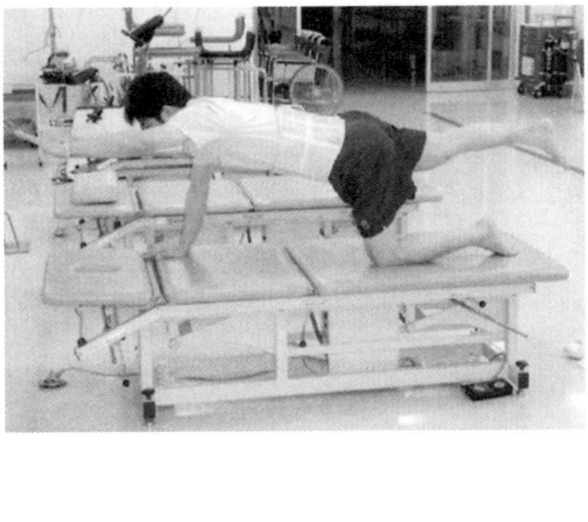

4 요부 수술 후의 일상생활동작훈련

1) 침대에서 일어나기 : 보조 있음

침대로 눕는 동작은 전혀 반대의 동작이 된다.

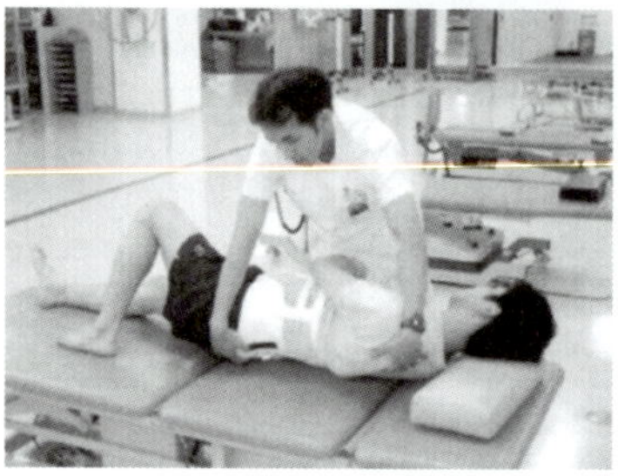

우선, 환자에게 몸 구르기를 하는 반대측의 무릎을 세우게 하고, 보조자는 견갑대와 골반을 든다.

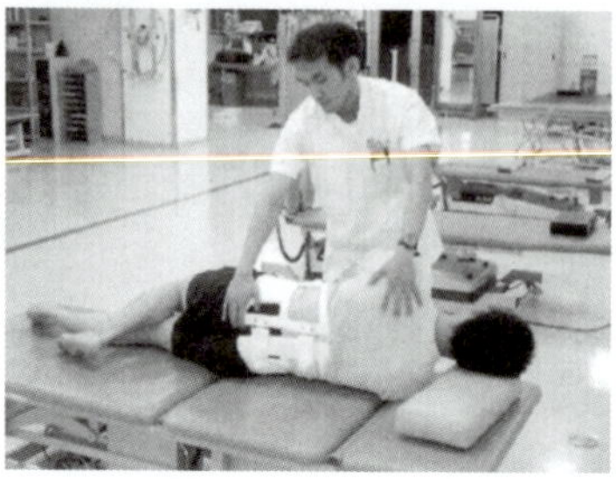

환자에게는 무릎서기를 하고 있던 하지를 걷어차게 하여 몸 구르기를 한다.

이 때, 견갑대와 골반이 함께 회전하도록 몸 구르기를 보조한다.

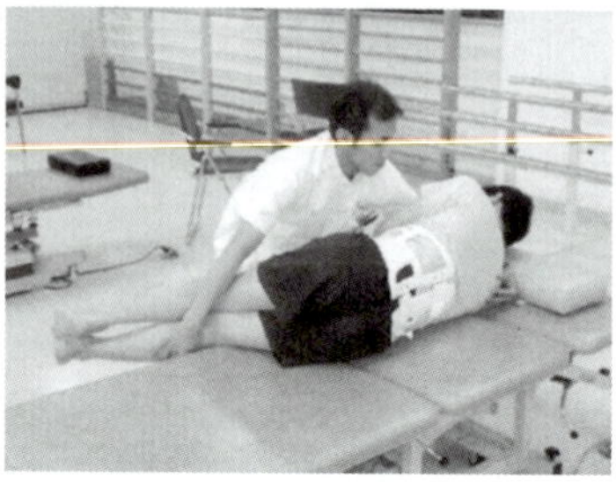

옆으로 누운 자세가 되면, 양 하지를 침대에서 내린다.

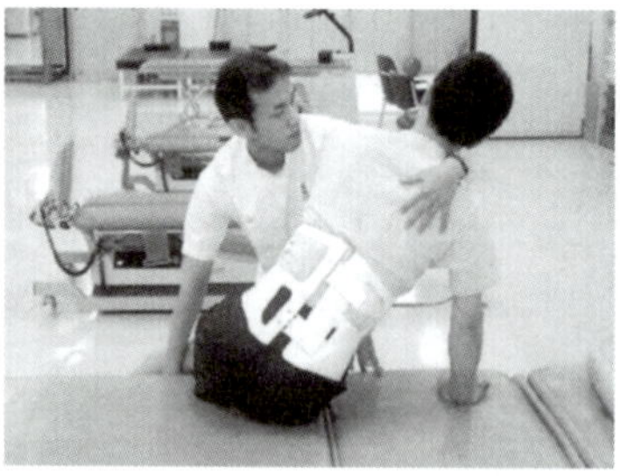

체간을 측굴시키지 않도록 하지를 내리면서, 상반신을 껴안아 일으킨다.

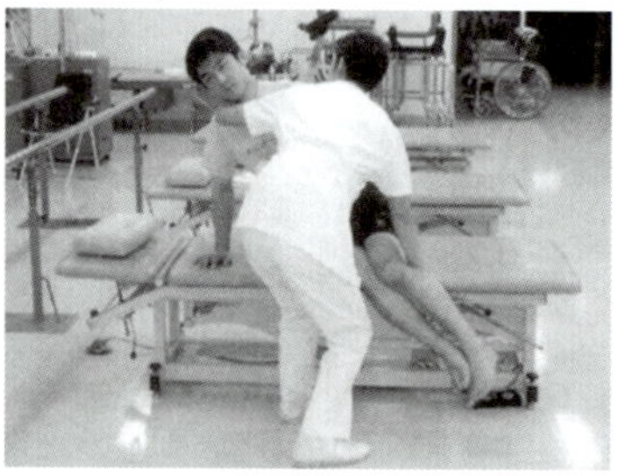

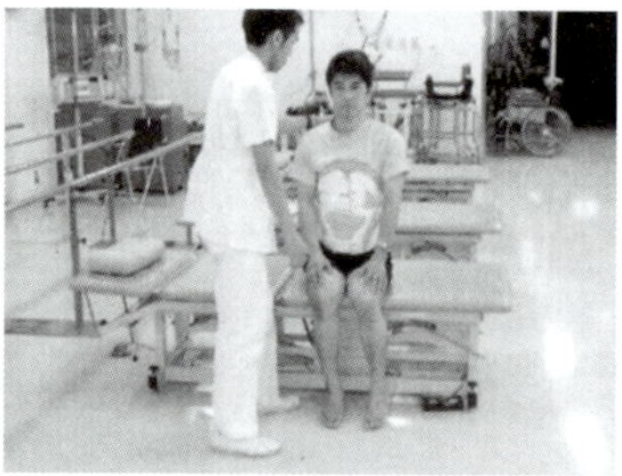

주의점

최근, 내고정기구의 발달이나 폐혈전색전증의 예방도 있어 수술 후 와상기간은 차츰 단축되고 있다. 대부분의 증상사례에서 다음날 또는 다음 다음날에 기상하는 경우도 있다. 그러나 증상사례에 따라서 같은 수술 후 X선에서도 상태가 다르다는 것에 충분히 유의하기 바란다. 스크루(screw)가 많이 들어가 있어도 골다공증을 위해 별로 효험이 없는 경우도 있고, 화농성척추염 등으로 내고정기구가 들어가 있지 않은 경우도 있다.

2) 침대에서 일어나기 : 보조 없음

끝에 걸터앉은 자세에서 침대에 눕는 경우는 반대동작으로 시행하면 된다.

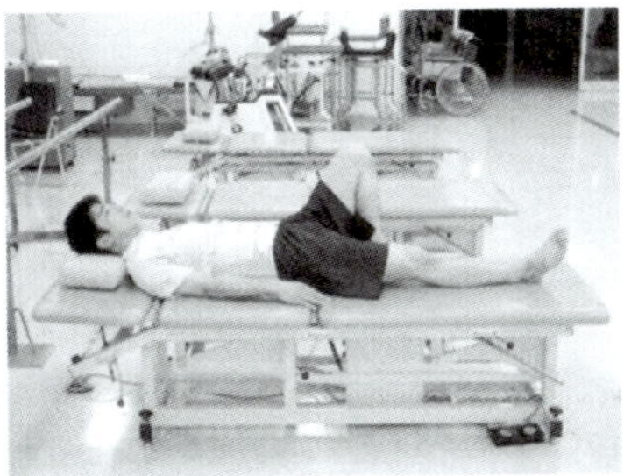

몸 구르기를 하는 반대측의 무릎을 세운다.

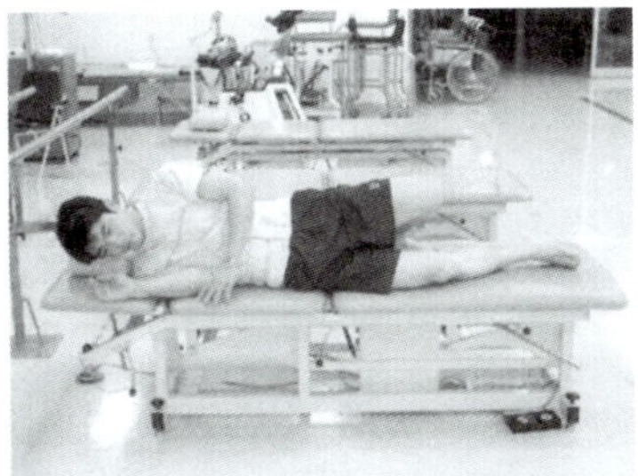

무릎을 세운 쪽의 하지를 밀어냄으로써 견갑대와 골반이 함께 회전하도록 몸 구르기를 한다.

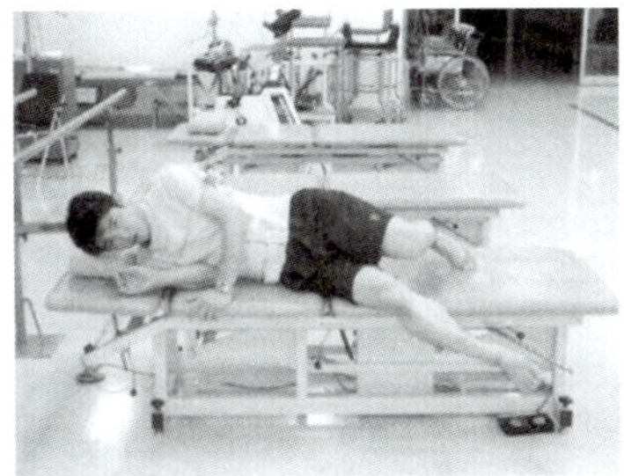

옆으로 누운 자세가 되고, 양 하지를 침대에서 내린다.

체간을 측굴시키지 않도록 하지를 내리고, 일어난다.

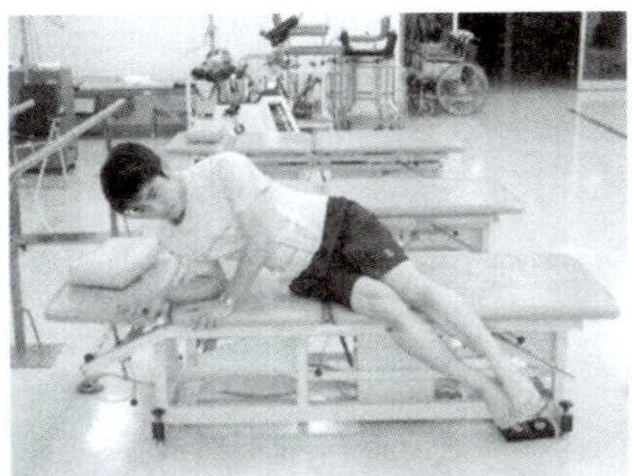

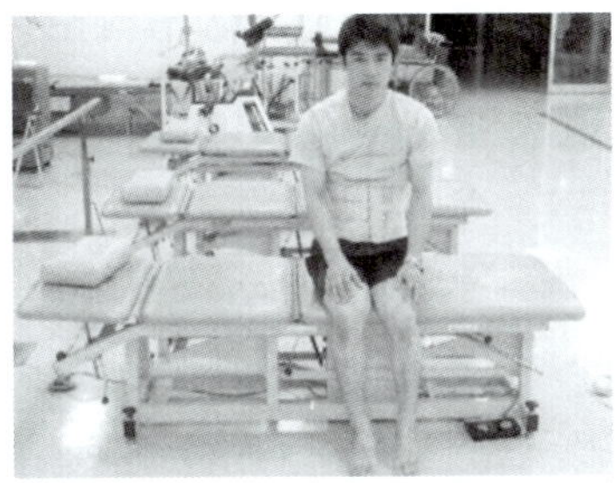

3) 바닥으로 내려가는 방법 (일어서기는, 거의 반대동작)

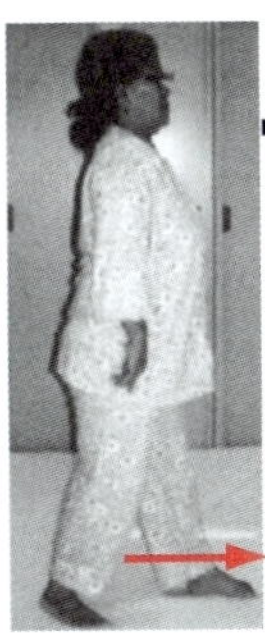

우선, 근력이 강한 쪽의 다리를 앞으로 내민다.

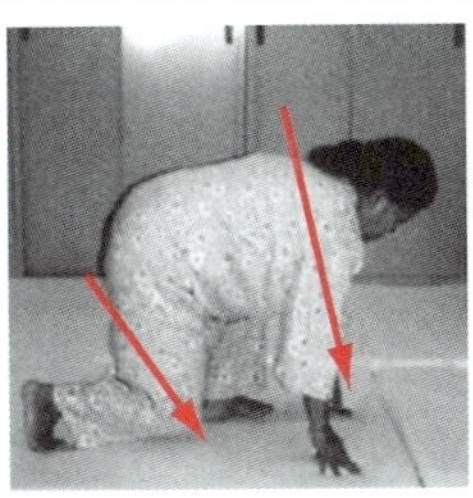

다음으로, 뒤쪽의 다리의 무릎을 바닥에 짚으면서, 양손을 바닥에 짚는다.

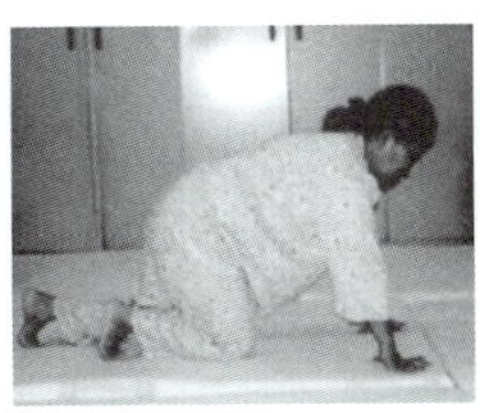

앞으로 내민 다리의 무릎을 바닥에 짚는다.

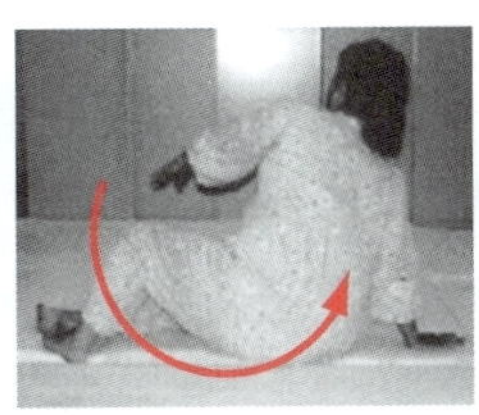

요부를 비틀지 않도록 하면서, 둔부를 댄다.

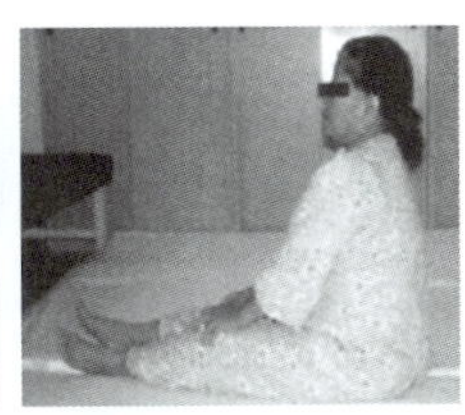

다리를 길게 뻗고 앉은 자세가 된다.

5 체간보장구의 장착방법

체간보장구를 환자에게 장착시키는 것은 의외로 어렵다. 장착방법 자체를 모르는 사람도 많다고 생각되므로 해설을 추가하겠다.

또한, 최근에는 장착을 보다 용이하게 한 2분할식의 체간보장구도 등장하였으므로 이것도 설명하겠다.

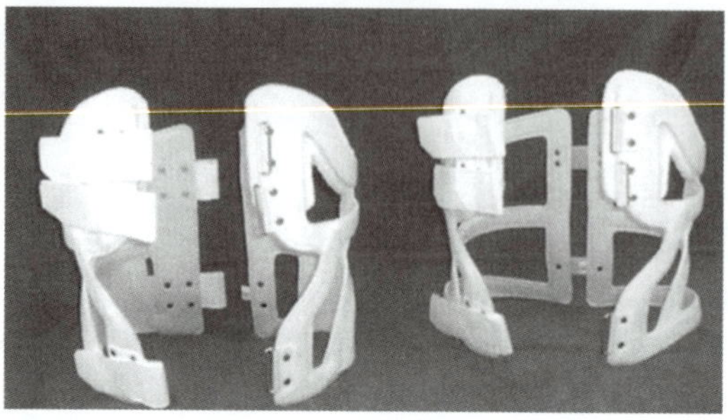

2분할식 체간보장구(좌)와 종전의 체간보장구(우)

1) 종전의 체간보장구의 장착방법

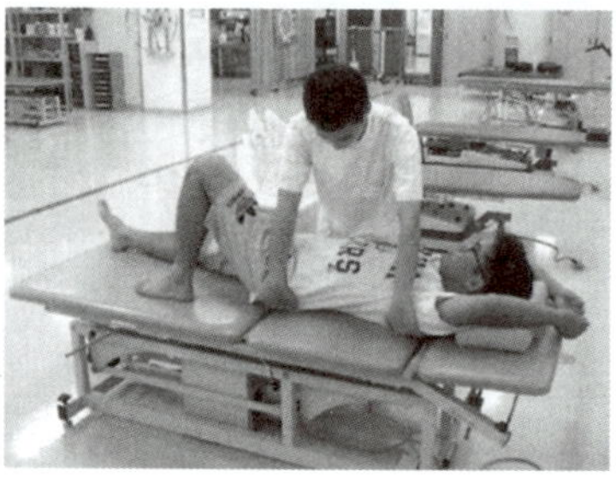

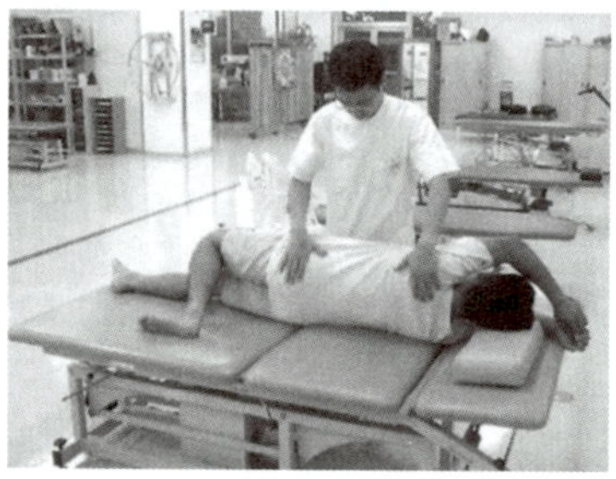

골반과 견갑대를 지지하여 체간이 비틀리지 않도록 옆으로 누운 자세에서 한다.

이 때, 가능하면 환자에게 반대회전 측의 무릎을 세우게 하고, 몸구르기를 협력하게 하는 것이 좋다.

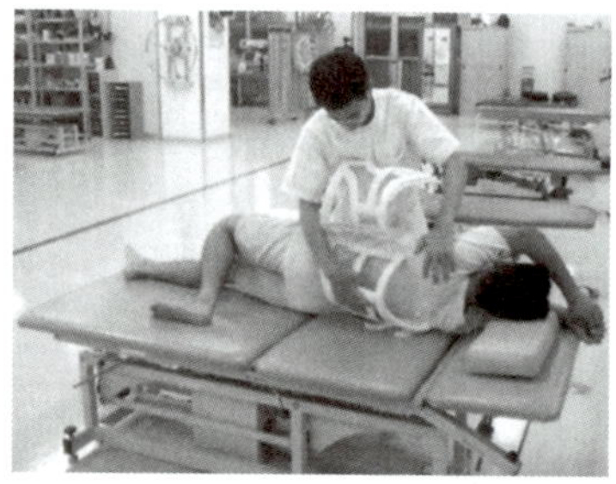

그 상태에서, 체간보장구를 후방으로부터 삽입한다.

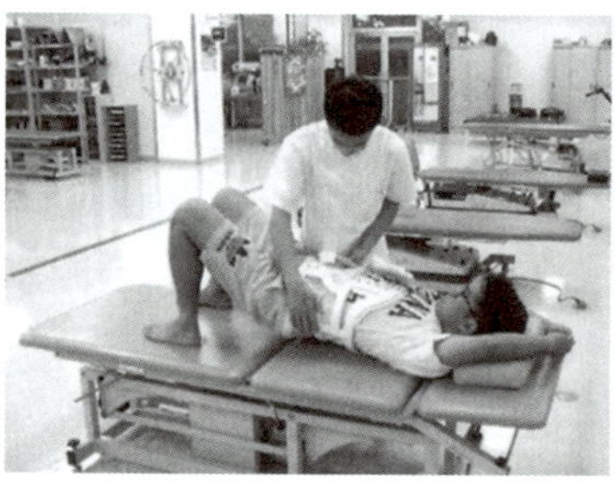

환자를 바로 누운 자세로 되돌린 후, 체간보장구를 바른 위치로 끌어낸다.

이 때 체간에 과도한 부하가 가해지지 쉬우므로 주의한다.

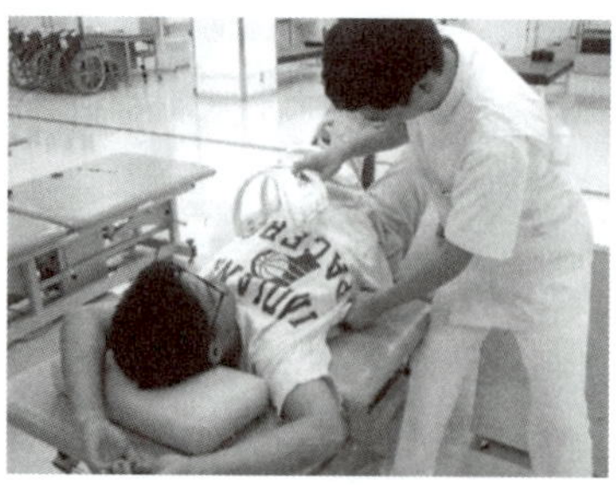

가능하면, 환자에게 허리를 약간 뜨게 하도록 시키면 시행하기 쉽다.

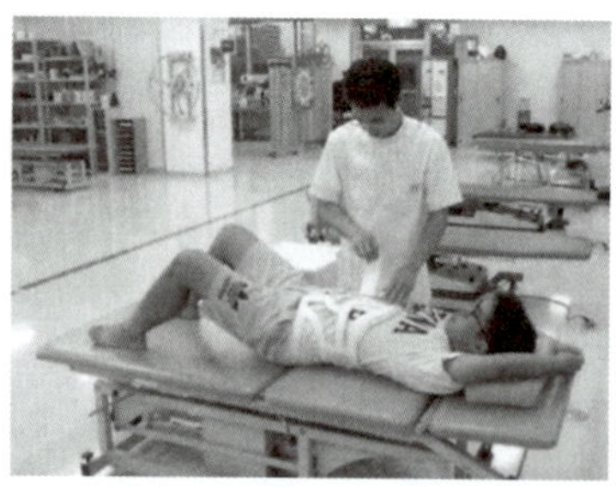

마지막으로 벨크로(velcro)를 죄어서 끝낸다.

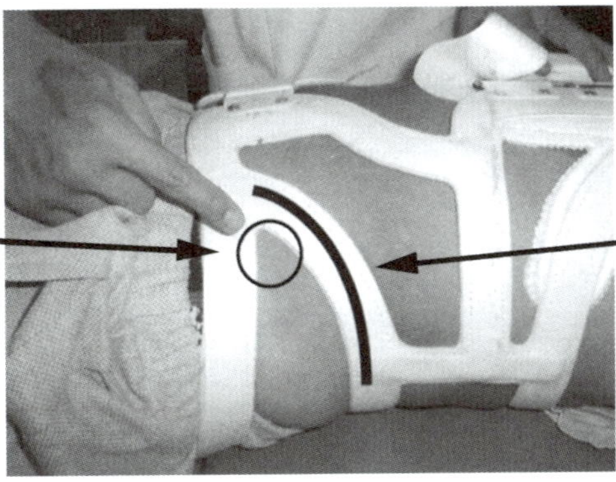

2) 2분할식 체간보장구의 장착방법

이 보장구는 종전의 것과 비교하여 장착이 간단하고, 요부에 부하가 걸리기 어렵다. 또한, 전후 2방향으로부터 조절할 수 있으므로 체형이 다소 바뀌어도 대응할 수 있다.

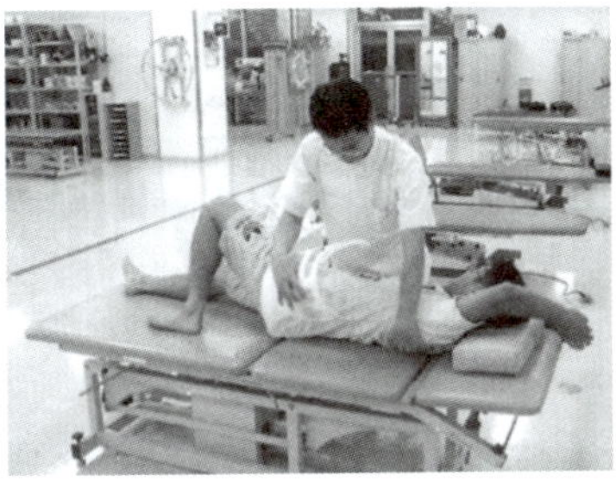

바로 누운 자세에서 조금만 몸 구르기를 하여 반 옆으로 누운 자세를 취하게 하고, 만들어진 틈새 사이에 보장구의 한 쪽을 미끄러져 들어가게 한다.

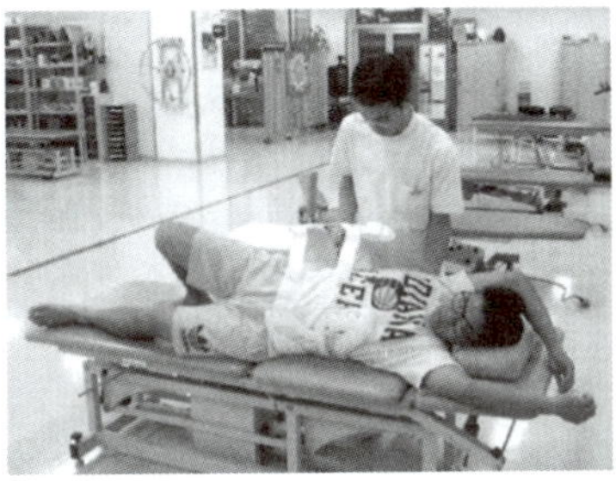

마찬가지로 반대측으로도 보장구를 삽입한다.

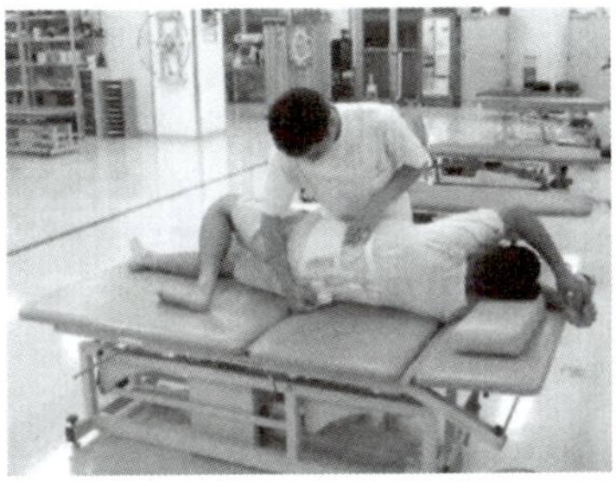

다음으로, 체간을 비틀지 않도록 옆으로 누운 자세를 취하게 하여 배측의 벨트를 죈다.

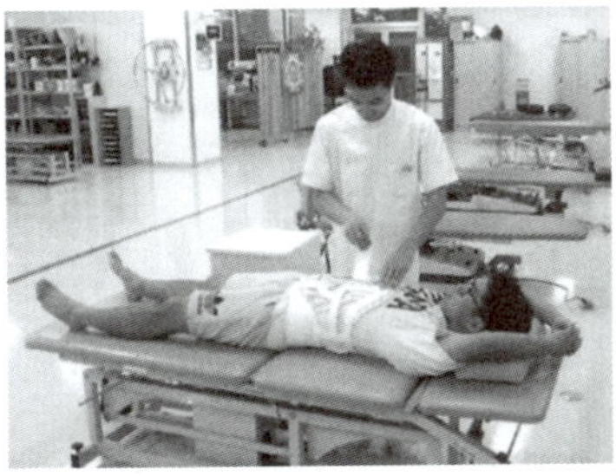

마지막으로 복측의 벨트를 죈다.

출처 : 카와무라 의지

주의점 ▶ **2분할식 체간보장구**

2분할식 체간보장구는 흉요추 고정술의 수술 후에, 내고정 재료를 사용하고 있지 않거나 고정하는 힘이 약한 경우에 사용한다. 내고정 재료(instrumentation)를 사용할 수 있는 증상사례에서 고정이 확실하면, 보장구의 탈착은 선 자세에서 시행해도 된다.

【문헌】

1) 桜井　実：図説整形外科診断治療講座 1 腰痛．メジカルビュー社，1989.
2) 片田重彦・吉沢英造，他：整形外科手術ハンドブック（改訂第2版）．南江堂，1988.

VI 견관절주위염 (오십견)

VI 견관절주위염 (오십견)

— 머리말 —

견관절주위염은 질환의 개념이 명확하지 않고, 속칭 오십견이나 동결견(frozen shoulder)이라고도 불리는 통증이 있는 견관절 가동범위제한이다. 견관절주위염의 염증부위는 환자에 따라 다양하고, 상해부위의 판정이 곤란한 경우가 많다. 이 때문에 물리치료 의뢰서의 병명으로서는 통합하여 "견관절주위염"이라고 통합하는 경우가 많다.

오십견이라는 이름은 40~50대에 호발하고, 견관절의 통증과 구축(contracture)이 일어나는 것에서 유래되었다. 임상에서 흔히 볼 수 있는 질환이고, 요통과 마찬가지로, 2족 보행으로 인해 상지의 과도한 사용으로 일어나는 인간만이 가지는 장애이다.

병인

퇴행성 변화에 수반하는 혈행장애나 운동에 의한 기계적 자극이 기반이다.

주된 병변부위는 상완이두근 장두근건 또는 회전근개(주로 극상근건)의 염증이나 유착, 단열 등이다.

견봉하활액낭 · 오훼돌기부 등의 염증 · 유착도 포함한다.

염증에 의해서 어깨를 움직이지 않고, 혈행상태를 저하시켜, 구축을 악화시킨다는 악순환을 일으키기 쉽다.

증상

통증이 있는 구축이 주체이다.

운동할 때는 물론, 휴식을 취할 때나 잠잘 때도 통증이 발생한다.

견관절만이 아니라, 경부나 상지에 방사통이 발생하는 경우도 있다.

구축은 회전동작에 심한 장애를 준다.

예후는 일반적으로 양호하지만, 증상은 장기간에 걸치고(평균 12개월), 또한 가동범위 제한을 남기기 쉽다[2].

1 견관절의 해부학 [3)]

견관절은 구성이 복잡하고, 다른 정형외과질환과 비교해, 보다 상세한 해부학과 운동학의 지식을 필요로 한다. 여기서는 다른 항과 조금 취향을 바꿔 상세한 해부학에 대해서 언급한다.

1) 견관절 복합체 (shoulder complex)

견관절은 하나의 관절을 가리키는 것이 아니라, 여러 개의 관절과 관절주위조직의 복합체이다. 이 때문에, 견관절 복합체라 불린다. 일반적으로는 견갑골 · 쇄골 · 흉골로 구성되는 구조물을 의미하지만, 임상적으로는 늑골 · 추골도 포함시킨다.

(1) 견갑상완관절 (scapulohumeral joint · glenohumeral joint)

상완골과 견갑골로 구성되는 가장 가동범위가 큰 관절이며, "견관절"이라 하면 좁은 의미로는 이 관절에 대한 것을 가리키는 경우가 많다.

흔히 틀리는 것 중 하나는 운동축이 상완골의 연장선상의 수직선(perpendicular)에 있는 것처럼 파악되는 일이 많다. 상완골 골두부는 경체각을 갖기 때문에, 운동축은 상완골 운동축의 연장선에 대한 수직선과는 다른 부위에 존재한다는 것에 유의한다.

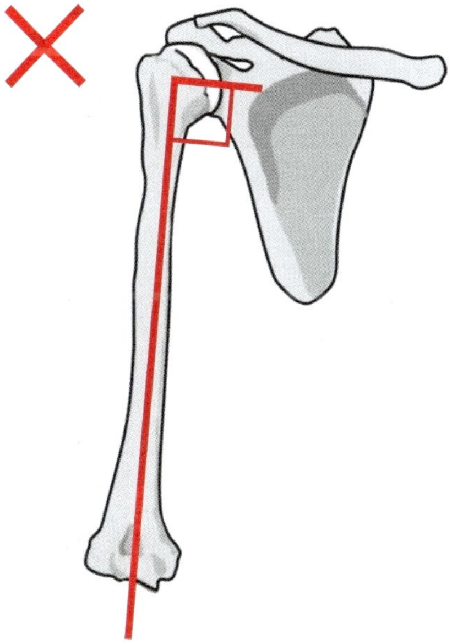

상완골 연장선을 기준으로 할 때의 운동축

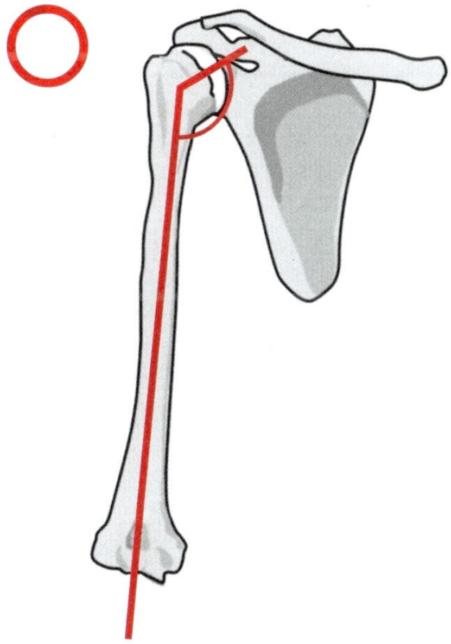

경체각을 고려한 실제의 운동축

견갑상완관절의 운동축 (굴곡신전)

(2) 견쇄관절 (acromioclavicular joint)

견갑골와 쇄골 사이의 관절이며, 쇄골의 운동을 견갑골에 전달하여, 견갑골의 전후방향으로의 움직임을 제어한다.

쇄골에는, 흉쇄유돌근 · 대흉근 · 승모근 · 삼각근 · 쇄골하근으로 많은 근육이 부착하여 있고, 견갑골의 운동을 제어하는 데에 중요한 역할을 담당한다.

어깨에 충격이 가해질 때, 견쇄관절 염좌가 일어나기 쉽다. 반관절이고 별로 큰 운동을 일으키지 않는다고 알려져 있지만, 견쇄관절 염좌 시에는 거상제한(특히, 외전제한)이 자주 발생한다.

(3) 흉쇄관절 (sternoclavicular joint)

흉골과 쇄골이 이루는 관절이며, 견관절 복합체 중 유일하게 체간과 연결되어 있는 관절이다. 그 운동범위는 의외로 넓고, 상지의 운동에 크게 관여한다. 상완골을 거상할 때에는 크랭크(crank)와 같은 축성의 회전운동을 일으키고, 견갑골을 통해서 상지의 가동범위를 확대한다.

이상의 3개의 해부학적 관절(즉, 활막관절) 이외에, 견관절 복합체에 대해서는 편의적으로 관절로서 파악하는 편이 좋은 구조물도 "관절"의 명칭을 부가하고 있다. 어디까지나 본래의 활막관절은 아니므로 오해가 없도록 하기 바란다.

(4) 제2견관절 (견봉하관절, 2nd joint of the shoulder)

상상완관절(suprahumeral joint)이라고도 불린다.

상방은 오훼돌기와 견봉, 및 그 사이에 뻗은 오훼견봉인대로 만들어지는 아치(arch)를 구성하고 있다. 아치의 아래에는 상완골의 대결절에 부착하는 극상근 · 극하근 · 소원근, 소결절에 부착하는 견갑하근으로 이루어지는 회전근개로 구성된다.

회전근개와 견봉 사이에는 견봉하활액낭(subacromial bursa)이 있고, 활막관절의 관절강과 같은 형태(견봉하관절)를 취하고 있다.

상지를 거상할 때에, 회전근개와 견봉하활액낭이 견봉과 상완골 대결절과의 사이에서 충돌(impingement)하여, 염증 · 변성 등의 장애가 발생하기 쉽다.

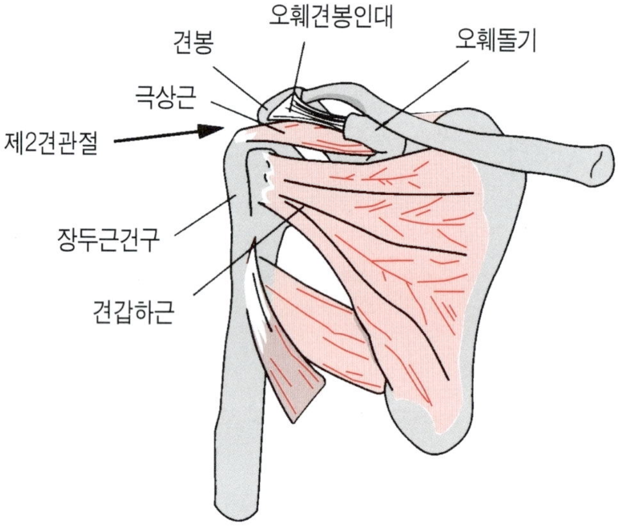

(5) 견갑흉곽관절(scapulothoracic joint) · 견갑늑골관절(scapulocostal joint)

견갑골이 흉벽 위를 활주함으로써, 보다 큰 가동범위를 얻을 수 있다.

장기 와상에서는 활주가 나빠지는데, 물리치료를 시행할 때, 치료대상으로 놓치기 쉽기 때문에 주의해야 한다.

(6) 오훼쇄골간 기전(coracoclavicular mechanism : C-C 기전)

오훼쇄골인대가 오훼돌기로부터 쇄골 하면과를 결합하여, 상완골의 거상에 수반하는 견갑골의 상방회전과 쇄골의 회전의 조절을 한다.

(7) 흉늑관절(costosternal joint), 늑추관절(costovertebral joint)

Cailliet[4]에 따르면, 이들의 관절은 상완골의 운동에 수반하는 흉골의 거상 · 하강에 관여한다. 즉, 상완골이 거상하면, 흉곽 자체도 늑추관절을 축으로 흉골 측이 거상한다.

이 밖에, 척주도 상완골이 거상할 때에는 신전이 수반하고, 한쪽의 상지 거상에서는 척주의 측굴도 수반한다. 견관절의 운동은 체간 전체의 협동된 운동이 있어서 비로소 원활한 활동을 할 수 있다는 것을 인식해 둔다.

2) 장두건 활주기전 · 상완이두근 기전(biceps gliding mechanism)

상완이두근 장두는 횡인대에 덮인 결절간구의 안을 지나서 상관절와 결절에 부착하여 있다.

결절간구 내에서는, 견관절이 굴곡 · 외전할 때에는 장두건이 말초로 이동하고(실제로는, 결절간구 부위가 장두건에 대해서 이동하고 있다), 견관절이 신전할 때에 중추로 이동하는 기전을 장두건 활주기전(또는 상완이두근 기전)이라 한다.

이 부분에서는 장두건이 결절간구 내에서는 거의 직각으로 방향을 바꾸기 때문에, 부하를 받기 쉬워, 견관절주위염의 원인이 되기 쉽다.

3) 회전근개(rotator cuff)의 기능

① 회전근개를 구성하는 4개 근육(극상근 · 극하근 · 견갑하근 · 소원근) 중, 극상근을 제외한 3개 근육이 상완골을 회전시킨다.

② 상완골두를 고정하여 원활한 어깨의 거상운동을 지지한다.

삼각근 단독으로 거상을 하려고 하면 상완골두는 견봉에 충돌하고, 회전근개만이 작용하면 상완골두를 관절와에 끌어당기는 힘만이 작용한다. 삼각근의 효율을 높이기 위해 회전근개가 상완골두를 관골구로 끌어당기고, 지레의 받침점으로서 작용하여, 외전을 할 때에 대결절이 견봉에 충돌하지 않도록 상완골두를 견봉의 아래로 기어들어가게 작용한다. 따라서, 회전근개와 삼각근이 협동하여 작용함으로써, 비로소 원활한 어깨 거상운동이 가능하다.

4) 견갑상완리듬(scapulohumeral rhythm)

상지의 외전을 할 때에 상완골과 함께 견갑골과 쇄골이 동시에 협동하여 (리듬을 맞추어) 작용하는 것을 1934년에 Codman이 견갑상완리듬이라 이름 붙였다.

견갑상완리듬에서의 견갑골과 상완골의 관계에 대해서는 많은 보고가 이루어져 있으나, 견관절 굴곡 60° 이상, 외전 15° ~30° 이상에서는 견갑상완관절에서의 운동과 견갑골 회전은 항상 2 : 1의 비율로 운동한다고 한다.

견갑상완리듬

다만 2 : 1이라 하지만, 이견도 있다.

계측방법이 발달하여, 보다 정확히 측정할 수 있게 된 것도 하나의 요인이다.

2 견관절주위염의 평가

이 질환의 주된 증상은 견관절 주위의 구축과 통증(안정 시 통증 · 운동 시 통증)이라는 것을 염두에 둘 것.

1) 문진

문진을 통해, 통증이 동작이나 움직임의 범위에 관계하고 있는지에 대한 중요한 정보를 얻을 수 있다.

견관절은 앉은 자세에서도 비교적 운동을 시키기 쉬우므로, 문진과 동시에 실연을 통해 가동범위와 통증을 파악한다. 또한 어깨라는 개념은 환자 개인에 따라서 달라, 견관절이 되거나, 경부가 되거나 또는 배부가 되는 경우가 있으므로 반드시 손가락으로 가리키게 한다.

아래에 문진과 실연(demonstration)으로부터 얻을 수 있는 정보의 예를 보여준다.

어깨의 외전이나 굴곡으로 90° 이상 거상하면, 견봉과 대결절 사이의 충돌(impingement)이 일어난다. 이 때, 외회전 또는 내회전을 가하면 가동범위가 증가하는 경우가 있다. 이것은 대결절의 위치가 바뀌기 때문에 부딪히지 않게 되는 것이다. 반대로 말하면, 대결절의 충돌이 문제가 될 수 있다는 것을 시사한다. 마찬가지로 머리를 빗는 등의 동작에 수반하는 외회전력이 감소된다면, 회전근개의 장애를 의미한다.

환측의 손으로 반대측의 어깨를 만졌을 때(견관절의 수평내전) 통증이 증가하는 경우, 견쇄관절의 이상이 있음을 생각할 수 있다.

일상의 생활이나 직업상, 견관절의 외전을 끊임없이 시행하고 있다면, 극상근의 마찰열상을 수반하는 부딪힘(impingement)을 고려한다. 구부정한 등(round back)이 있는 경우에는, 보통의 거상운동에서도 견관절 자체에는 과대한 가동범위가 요구되고 있다는 것도 고려하는 등, 문진과 실연만으로도 많은 정보를 얻을 수 있다.

2) 시진

근위축이나 어깨 높이의 좌우차이 등을 확인한다.

견갑상완리듬의 이상은, 상완골을 좌우 동시에 거상시키면 확인하기 쉽다.

3) 통증유발점 (국한통)

압통점이 되는 통증유발점(trigger point)은 통증의 부위를 분명히 하여, 문진이나 운동제한과 밀접한 관계를 가져, 치료대상을 명백히 하는 역할을 갖는다.

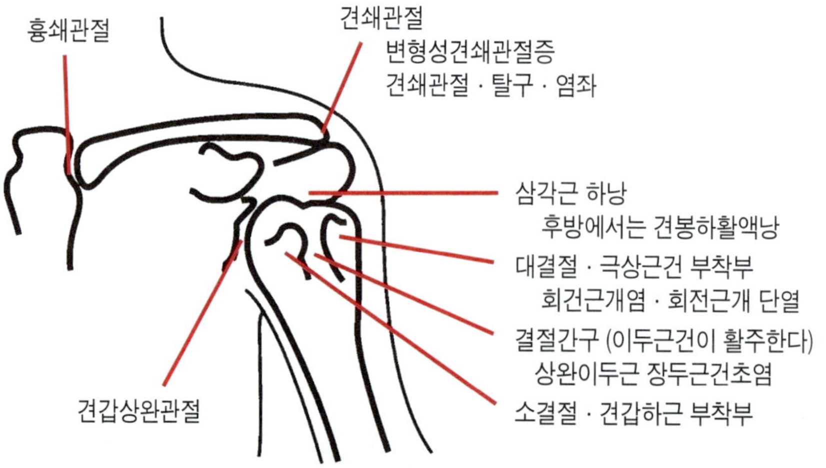

4) 관절가동범위

관절의 가동성을 알기 위해 시행하는 것만이 아니라, 능동운동 또는 머리를 빗다 · 세수 · 의복의 착탈 등의 동작을 할 때의 통증의 출현이나, 통증이 발생하는 관절범위 등의 검사도 시행한다.

또한, 견관절의 가동범위 제한은 견갑상완관절 사이에서의 제한으로 일어나는 경우가 많다. 관절가동범위훈련이 잘 되어있지 않으면, 가동성이 높은 견갑늑골 사이에서의 움직임만이 높아져버린다. 그래서, 견갑골과 상완골 사이의 가동성도 동시에 계측해둘 필요가 있다. 구체적으로는 계측하기 쉬운 견갑극-상완골 사이(humeral angle ; SHA), 또는 견갑골 외측연(lateral margin)-상완골 사이에서 계측하면 된다.

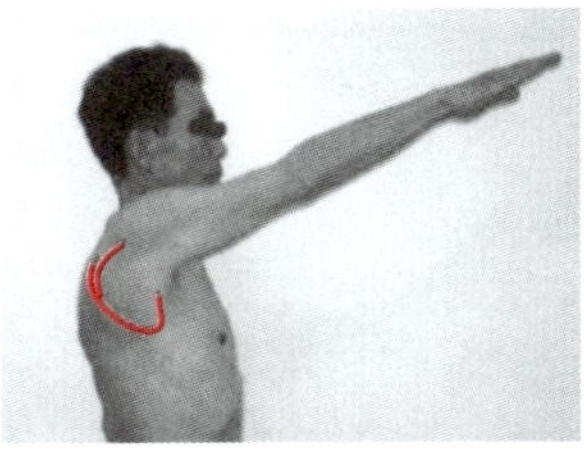

실제의 사진 예에서는, 견갑골의 상방회전이 관찰된다.

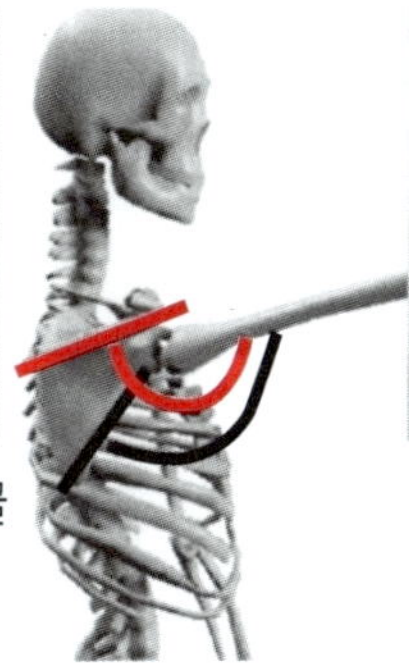

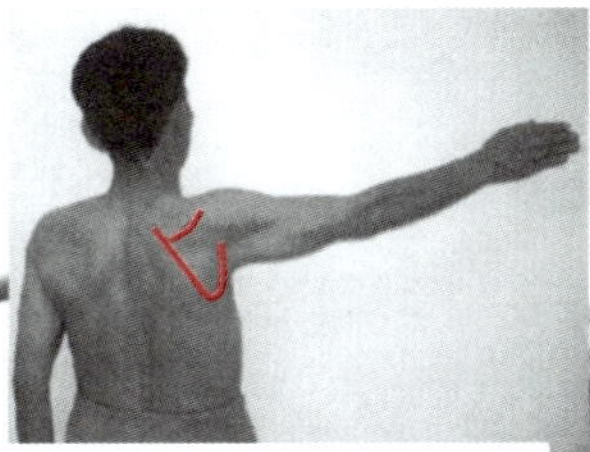

실제의 사진 예에서는, 견갑골의 과도한 상방회전과 거상이 관찰된다.

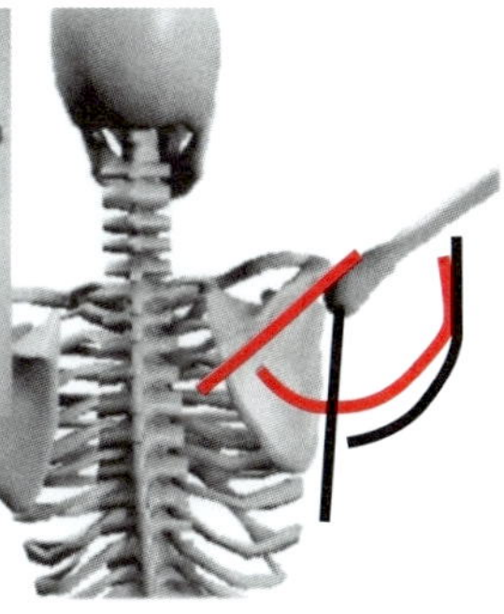

(1) 운동 시 통증과 그 원인부위

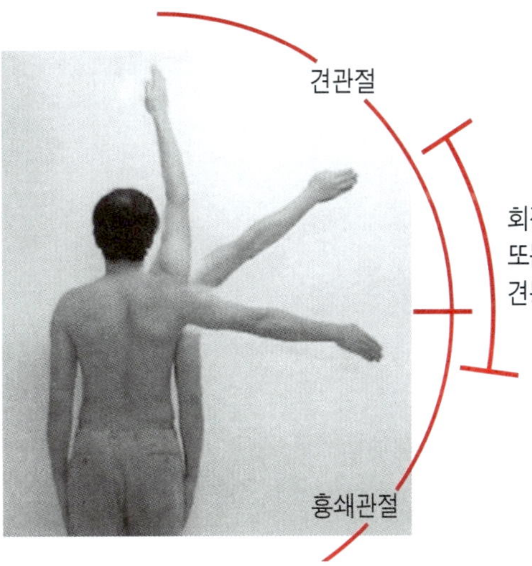

통증호 징후 (painful arc sign)

통증호 징후

운동 시 통증을 평가하는 경우, 통증이 출현하는 위치가 중요하다.

상지 거상 90° 까지라면 장애부위는 흉쇄관절, 90° 이상이라면 견쇄관절, 80° ~120° 라면 회전근개 또는 견봉하활액낭을 생각할 수 있다.

일반적으로 통증호 징후라 하는 경우는 80° ~120° 사이의 통증을 가리킨다.

(정형외과 진단치료강좌 제12권 어깨 · 견갑대 장애 1990 medical view사에서)

(2) 근력

아급성기나 만성기에서 구축이 있는 경우, 폐용성의 근위축도 뚜렷해지기 때문에, 어깨~팔꿈치(가능하다면 악력도)까지 체크한다.

(3) 일상생활동작

일상생활동작도 흔히 장애를 받는다.

일반적으로는 결발결대(머리를 묶고, 허리띠를 매는) 동작을 해보라고 지시를 하지만, 후두부의 머리를 빗는 동작 · 바지에 셔츠의 옷자락을 넣는 동작이라 지시하는 편이 알기 쉽다.

또한, 상의의 착탈이 곤란한 경우가 많다.

→ 어느 동작을 보든, 어깨가 어떠한 각도 · 부하가 걸렸을 때에 통증이 심한 지를 잘 관찰한다.

5) 단관절운동의 검사

해부에서도 언급하였으나, 견관절은 많은 관절(가동부위)로 구성되는 복합체이다. 따라서 각 관절(가동부위) 개개의 평가가 중요하다. 검사기법이 그대로 치료기법이 되기도 한다.

때로는 아래에 기술된 검사기법을 그대로 치료기법으로 하여, 즉시효과를 얻는 경우도 많다.

(1) 견관절 굴곡에 수반하는 상완골두의 회전(견갑상완관절)

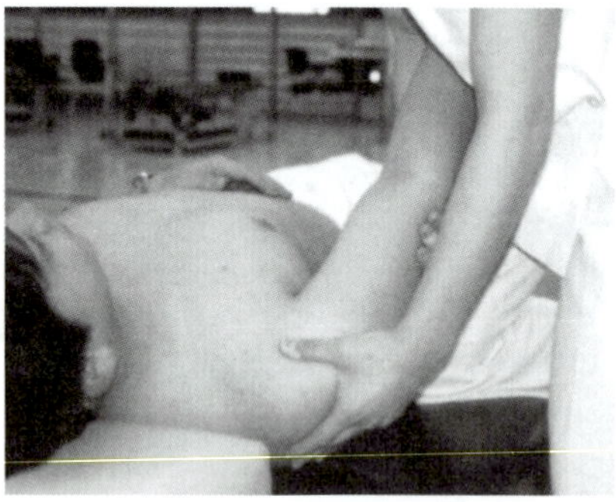

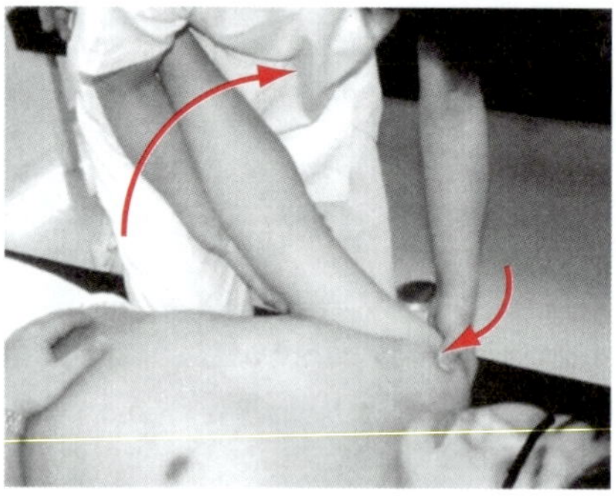

상완골을 굴곡함과 동시에 상완골 소결절을 밀어 넣고, 상완골이 견갑골 관절와에 대해서 회전운동이 충분히 이루어지고 있는 지를 확인한다.

또한, 상완골을 약간 내회전 또는 외회전하고, 거상하기 쉬운 방향을 확인한다.

(2) 견관절 굴곡에 수반하는 쇄골의 회전(흉쇄관절)

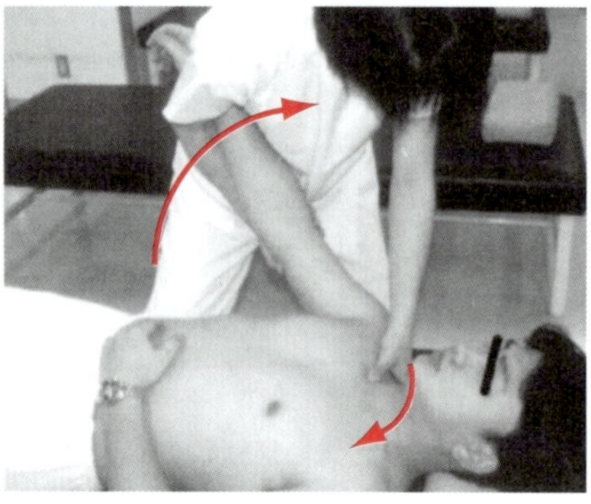

상완골을 굴곡함과 동시에 쇄골의 흉골단을 밀어 넣고, 쇄골의 크랭크(crank)운동이 충분히 이루어지고 있는지 확인한다.

(3) 견관절 외전에 수반하는 상완골두의 활주(견갑상완관절)

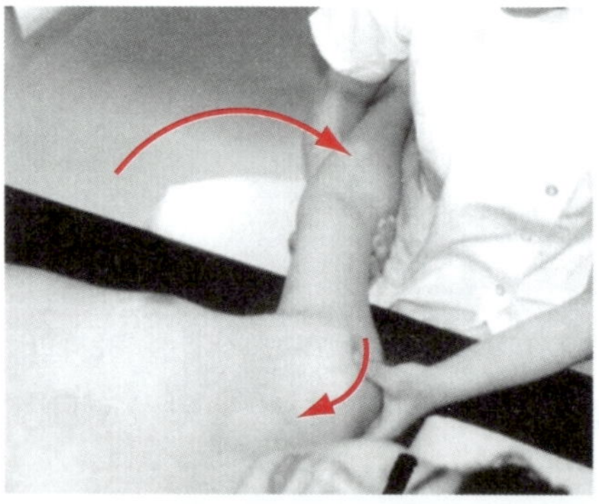

상완골을 외전함과 동시에 대결절을 밀어 넣고, 견갑골 관절와에 대해서 상완골두의 활주운동이 일어나는지를 확인한다.

(4) 견쇄관절의 움직임

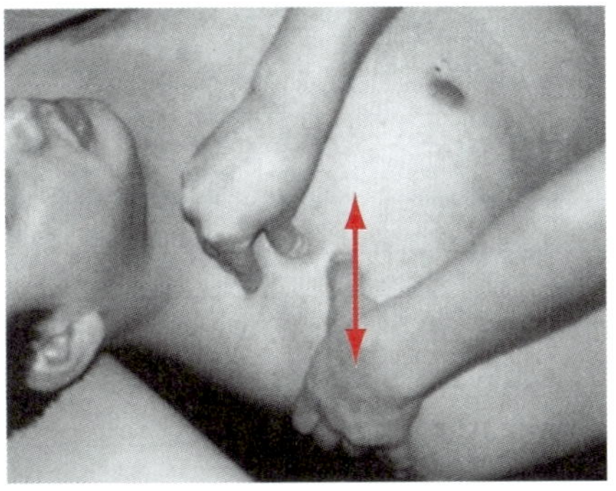

한쪽의 손으로 쇄골을 고정하고, 다른 쪽의 손으로 오훼돌기와 견갑극을 잡고, 견갑골을 전후방향(바로 누운 자세에서는 상하)으로 움직여, 견쇄관절의 움직임을 확인한다.

(5) 견갑늑골관절의 움직임

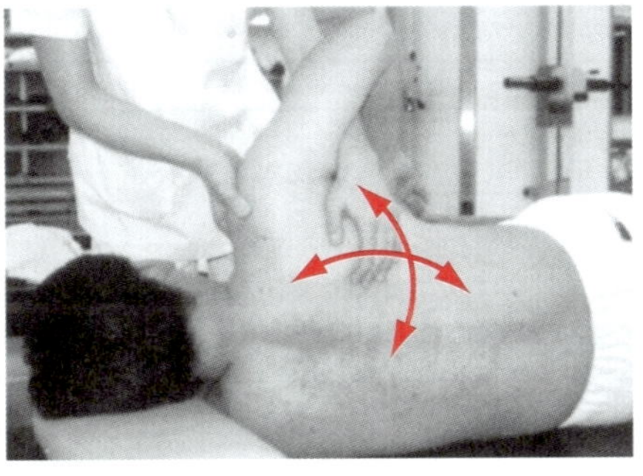

견갑골 내측연과 견봉쪽에서 상완골두를 잡고, 내외 또는 상하로 견갑골이 흉곽 위를 원활하게 활주할 수 있는 지를 확인한다.

이 때 견갑골이 쇄골을 통해서 흉골과 접합하여 있다는 것을 고려한다.

(6) 추체의 회전(추간관절)

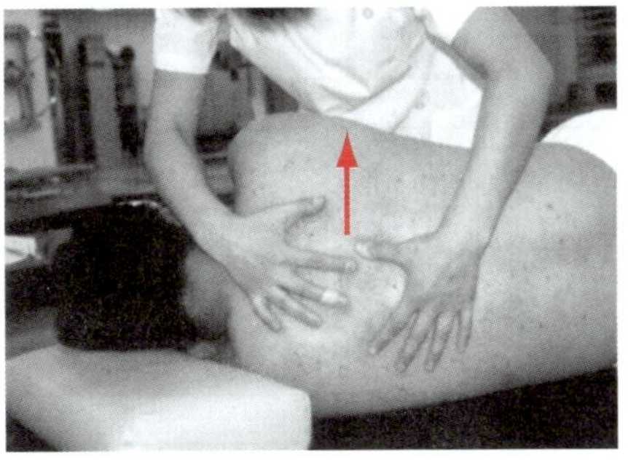

한쪽 엄지로 위에서부터 추골 극돌기를 고정하고, 다른 손의 인지 또는 중지로 한 레벨 위(또는 아래)의 추골의 극돌기를 상방으로 회전시킨다.

이것으로, 각 추체 사이의 움직임을 확인한다.

이 때 손가락의 복부를 사용하여 충분한 접촉면적을 확보하여, 통증이 나타나지 않도록 한다.

(7) 늑추관절의 움직임

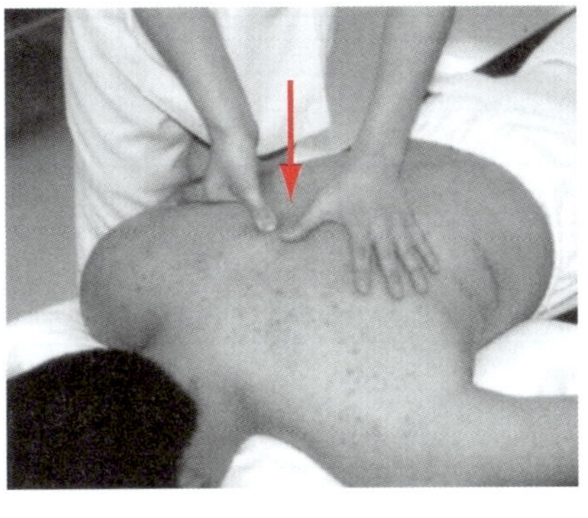

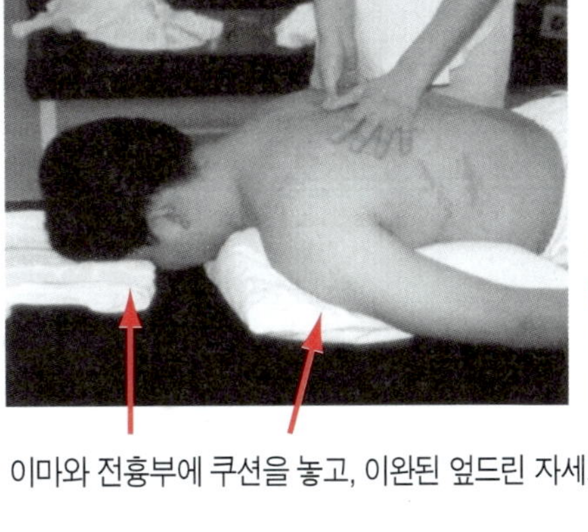

늑추관절 근위부의 늑골을 하방으로 밀어 넣고, 늑추관절의 가동성을 확인한다.

이마와 전흉부에 쿠션을 놓고, 이완된 엎드린 자세가 될 수 있도록 한다.

6) 견관절질환 치료성적 판정기준 [5)]

일본의 정형외과에서 1993년에 작성된 견관절질환 치료성적 판정기준이 정형외과의사 사이에서 견관절질환에 대한 평가의 표준으로서 사용된다.

견관절질환 치료성적 판정기준

번 호 :	환자성명 :	남 · 여	세
기재일 : 년 월 일	질 환 명 :		
좌우별 : 수술명 :	수 술 명 :		
수술일 : 년 월 일	서 명 :		

Ⅰ. 통 증 (30점)

없 음	30
압통 또는 스포츠, 중노동 때에 약간의 통증	25
일상생활에서의 가벼운 통증	20
	15
중정도의 견딜 수 있는 통증(진통제 사용, 때때로 야간통)	10
고도의 통증(활동에 심한 제한이 있다, 야간통이 자주 있다)	5
통증 때문에 전혀 활동할 수 없다	0

Ⅱ. 기 능 (20점)

종 합 기 능 (10점)

외전근력의 세기(5점)
※90° 외전위치에서 측정
같은 자세를 취할 수 없을 때는 가능한 외전위치에서 측정(가능한 외전위치 각도)

정상	5
우	4
양	3
가	2
불가	1
제로	0

내 구 력(5점)
※1㎏의 철 아령을 수평 유지할 수 있는 시간
팔꿈치 신전위치 · 회내위치에서 측정

10초 이상	5
3초 이상	3
2초 이하	1
불 가	0

일 상 생 활 동 작 군 (10점)

머리 묶는 동작	1	반대측의 겨드랑이에 손이 닿다	1
허리띠 매는 동작	1	여닫이문의 개폐를 할 수 있다	1
입에 손이 닿다	1	머리 위의 선반의 물건에 손이 닿다	1
환측을 아래로 하여 눕다	1	용변의 뒤처리를 할 수 있다	1
상의의 옆 주머니의 것을 끄집어내다	1	상의를 입다	1

이 밖에 불가능한 동작이 있으면 각 1점을 감점하다

1. 2. 3.

Ⅲ. 가동범위(능동운동) (30점) 앉은 자세에서 시행

a. 거 상 (15점)		b. 외 전 (9점)		c. 내 회 전 (6점)	
150° 이상	15	60° 이상	9	Th_{15} 이상	6
120° 이상	12	30° 이상	6	L_3 이상	4
90° 이상	9	0° 이상	3	둔부	2
60° 이상	6	−20° 이상	1	그 이하	0
30° 이상	3	−20° 이하	0		
0°	0				

Ⅳ. X선 소견평가 (5점)

정 상	5
중정도의 변화 또는 아탈구	3
고도의 변화 또는 탈구	1

Ⅴ. 관절 안정성 (15점)

정 상	15
경증의 불안정도 또는 탈구불안감	10
중증의 불안정도 또는 아탈구의 기왕증, 상태	5
탈구의 기왕증 또는 상태	0

적 요 : 주관절, 손에 장애가 있는 경우는, 가동범위, 통증에 대해서 기재한다.

종합평가 : 계 ( ) 점
통증 ( ) 기능( ) 가동범위( )
X선 소견( ) 관절안정성( )

치료 후 평가

의 사	+,	0,	−
환 자	+,	0,	−

3 견관절주위염의 물리치료

견관절주위염의 물리치료의 주된 목적은 견관절 가동범위의 개선과 통증제거이다.

그 방법으로서는 관절가동범위훈련과 근력강화훈련을 주체로 하고, 온열요법이나 초음파요법과 함께, 스트레칭이나 도수교정 등의 도수기법, Codman체조를 비롯하여 활차시스템(pulley) · 봉(bar) 등의 기구를 사용하여 환자 자신이 시행하는 치료체조 등이 시행된다. **목표는 충분한 견관절의 가동범위와 근력을 회복하여, 통증이 없이 협동성이 있는 운동이 가능해지는 것이다.**

일반적으로

급성기 : 안정 → 슬링(sling)이나 삼각건이 효과적이다.
특히, 과사용(overuse)에서는 안정이 효과적이다.
다만 견관절의 안정은 결코 장기간에 걸쳐서는 안된다.
냉찜질 (얼음) 2일 정도

치료초기 : 1주일 이내.
능동보조운동부터 시작한다.
외전운동에서 염증이 있는 낭(bursa)이 오훼상완인대와 접촉하는 것 같으면(즉, 통증이 나타난다면) 이 운동을 금지한다.
발병 후 3일째부터 온열요법을 시작한다.

온열요법의 진통효과는 지속시간이 짧으므로, 서포터에 핫팩을 삽입하여 온열요법 시행 중에 운동치료를 병행하는 방법도 효과적이다. 핫팩(hot pack) 대신에 아이스팩(ice pack)을 넣으면, 운동치료 후의 염증의 재연을 예방하는 한랭요법에도 사용할 수 있다.

견관절에 핫팩을 댈 때의 요령

그대로 핫팩을 올려놓으면, 핫팩의 무게로 상완골두가 하방(배측)으로 내려져, 오히려 통증이 발생한다.

상완골두~상완의 아래에 쿠션을 넣으면, 상완골두와 관절와가 중간위치로 유지된다.

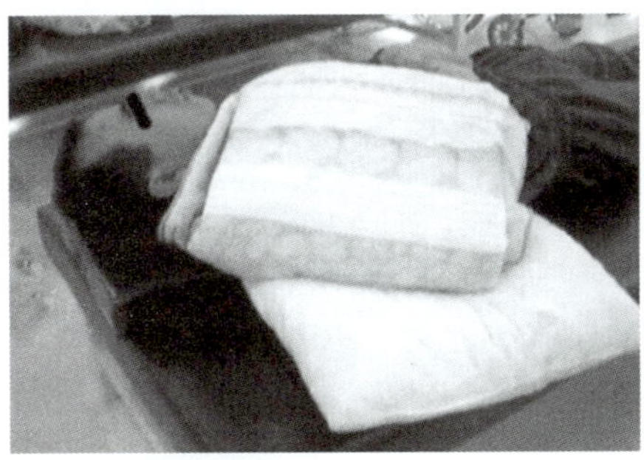

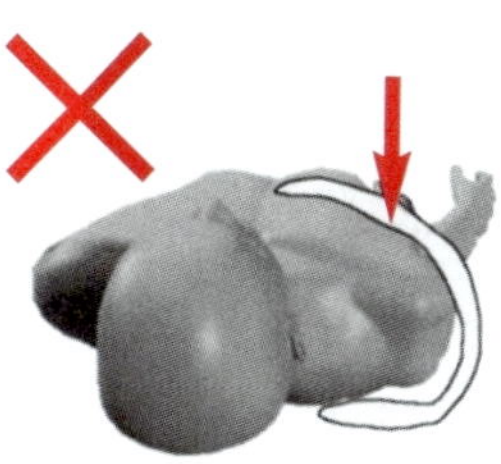

어깨 주위를 그대로 싸는 것 만이라면, 핫팩의 무게로 골두가 배측으로 밀어붙여진다. 이 때문에 통증이 발생하기 쉽다.

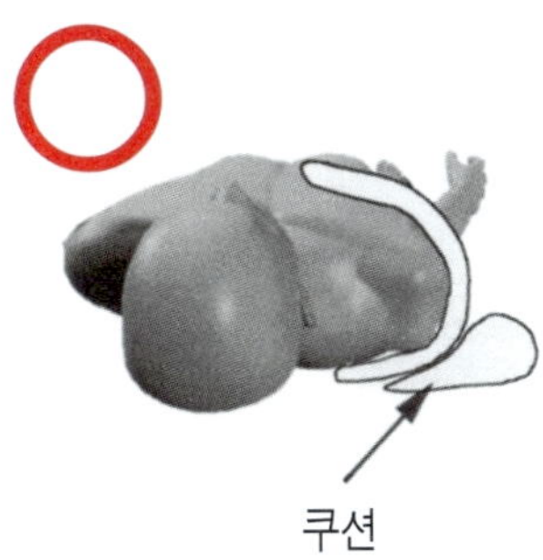

어깨의 배측으로부터 골두를 들어올리도록 쿠션을 놓으면, 골두가 관절와로부터 떨어지는 일이 없어, 통증이 발생하지 않는다.

힌트 : 신경블록이 듣지 않는 환자

일반적으로는, 조기부터의 가동범위훈련이 중요하다고 한다. 또한 의사에 의한 히알루론산의 관절 내 주입이나 블록 주사가 효과적인 경우는 조기부터 가동범위의 개선을 바랄 수 있다.

그러나, 실제로는 이들의 처치가 효과가 없는 경우도 많이 있어, 이러한 오십견에 관여하고 있는 많은 물리치료사들은 "오십견은 다 아프고 난 다음에 승부가 나는 거야. 아픈 동안은 좀처럼 효과가 나타나지 않아"라 말하고 있다. 급성기에서 블록 등의 효과가 적은 증상사례에는 가동범위훈련은 효과를 조바심하지 말고 부드럽게 시행하여, 진통과 소염에 유념해야 할 것이다. 통증이 경감된 다음에, 적극적인 훈련을 채택한다.

1) 가동범위훈련

우선 물리치료사가 시행하는 일반적인 물리치료에 대해서 설명한다.

일반적으로, 오십견은 혈류의 저해나 근육의 염증 후의 단축 · 반흔화 등이라 이해되고 있고, 물리치료 후에 운동치료가 시행된다. 운동치료는 근력강화훈련에 의해서 근육의 혈류량의 증대나 유연성을 획득한 후, 신장운동이 시행되는 경우가 많은 것 같다.

운동은 굴곡신전운동이 내외전운동보다 상완의 회전이 적고 용이하기 때문에, 굴곡운동부터 시작하는 것이 좋다.

또한, 이들의 기법을 시행함에 있어서는 견갑상완리듬 등의 관절운동을 고려하면서 시행한다.

일반적인 운동치료

구체적인 방법으로서는 아래의 것이 흔히 사용된다.

① 저항운동 후에 반대방향으로 신장을 한다. 이른바 최대저항 후의 최대이완을 겨냥한 것 (흑색 화살표)

② 저항운동과 같은 방향으로 신장을 하는, 상반신경 지배를 이용한 것 (적색 화살표)

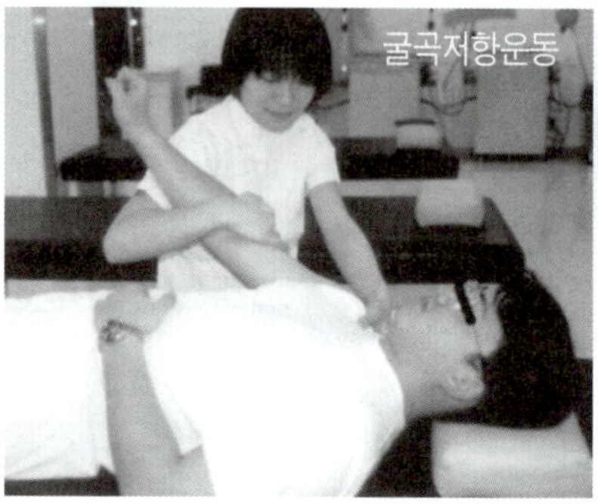

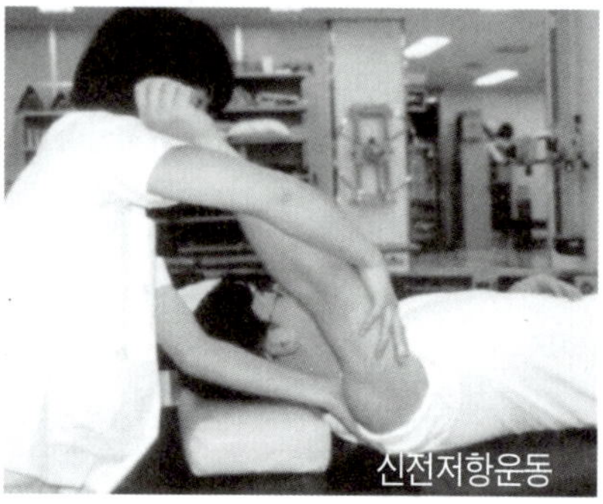

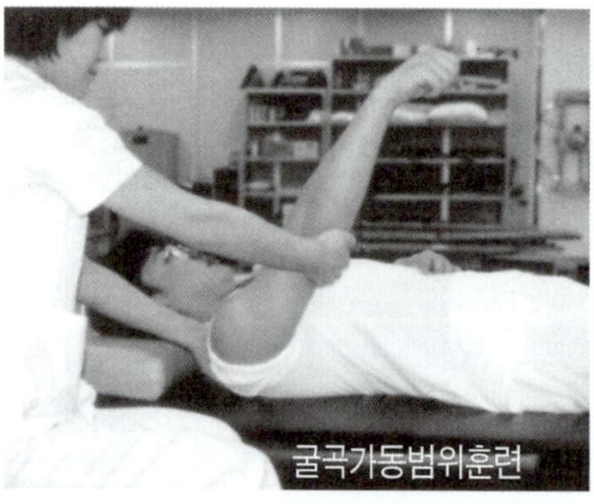

견관절 굴곡

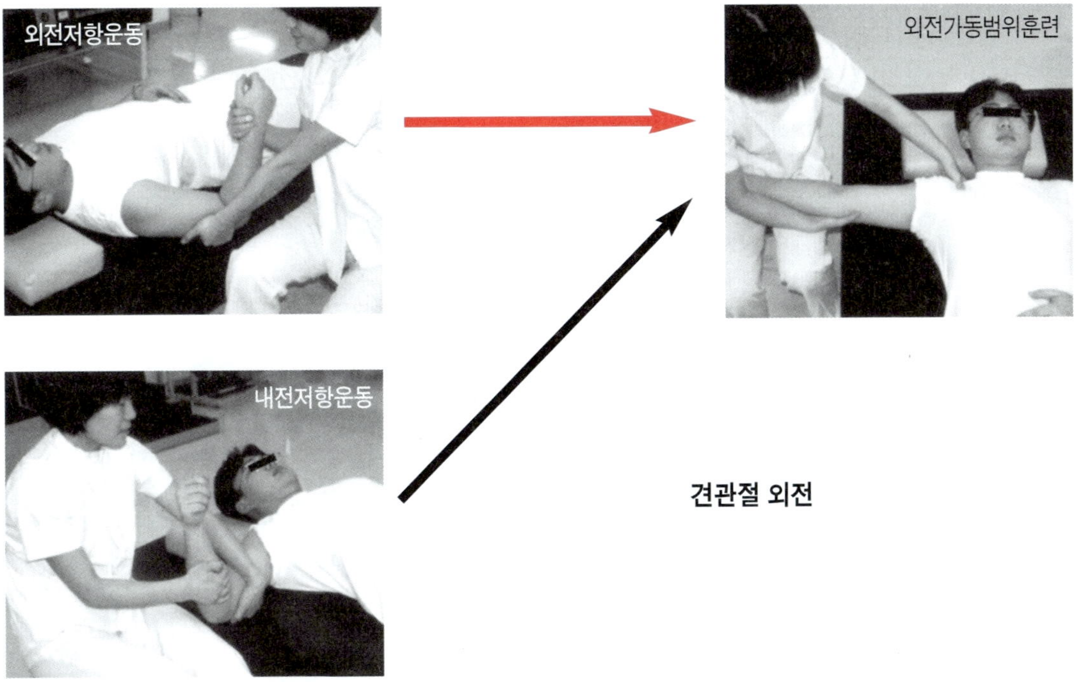

견관절 외전

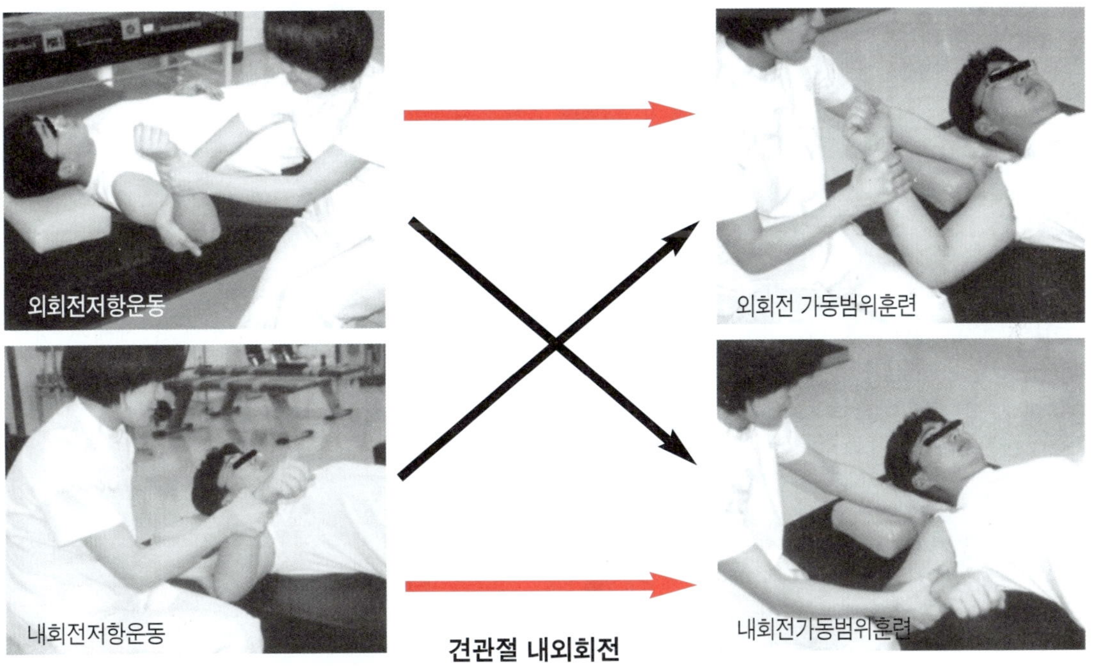

견관절 내외회전

주의점

견관절은 어째서인지 통증에 민감하고, 통증을 느끼면 주위의 근육의 긴장이 높아져, 이것이 통증을 더욱 강화시킨다. 어깨의 훈련에서 중요한 것은 근 긴장을 제거하여 이완한다는 것이다.

힌트 : 견관절 내외회전의 지도

일반 환자에게는 내외회전운동은 이해하기 어려운 것이다. 팔꿈치를 고정해두고, 환자의 손을 어디로 가져가야 되는지 구체적으로 침대나 환자의 신체부위 등을 가리켜서 보여주면 알기 쉽다.

사진은 내회전이지만, 외회전도 마찬가지의 지시로 가능하다.

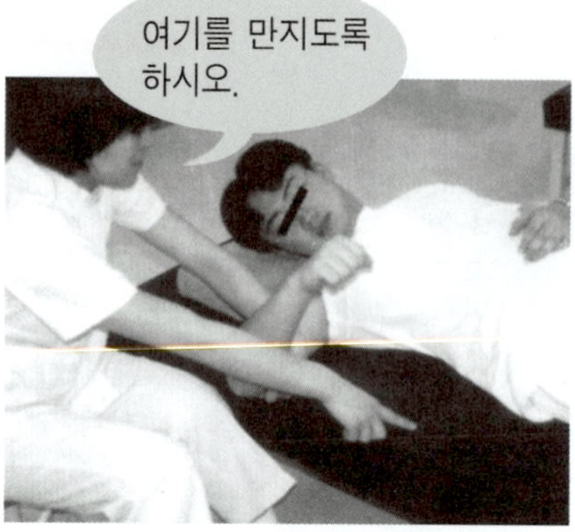

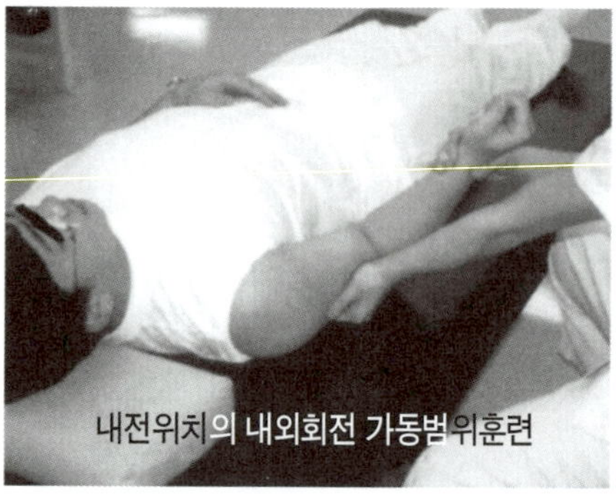
내전위치의 내외회전 가동범위훈련

내전위치의 내외회전 가동범위훈련도 마찬가지로 시행한다.

내전위치와 외전위치의 양방에서 시행하는 편이 좋지만, 외전위치는 외전가동범위의 제한에 맞춰서 서서히 벌리면서 시행한다.

2) 도수교정[4) 6)]

요통에 대한 도수교정과 마찬가지로, 최근에는 별로 시행하지 않게 되었으나, 관절면을 벌려 어깨 주위 연부조직을 신장하는 방법으로 현재도 그 가치가 인정되고 있다. 다만, 관절낭 자체의 장애인 경우는, 증상을 악화시키는 경우도 있으므로 주의한다.

(1) 상완골의 외측으로의 떼어놓기

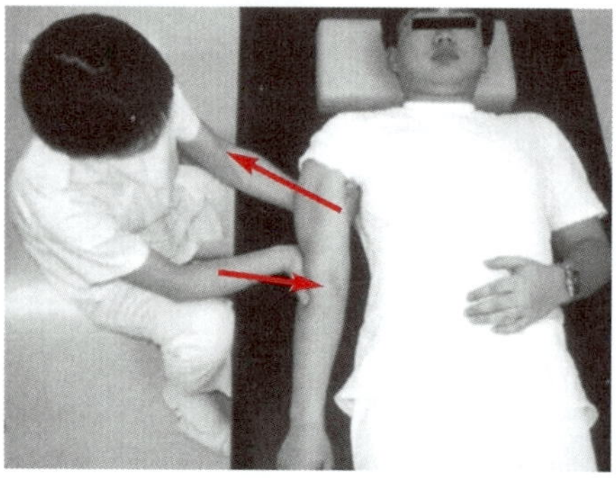

상완골 원위단을 내측으로 미는 것처럼 하여 고정하면서, 근위단을 외방으로 당김으로써, 상완골두를 관절와로부터 떼어놓는다.
(오훼상완인대 · 관절상완인대의 신장)

(2) 상완골의 후방으로의 끌어내기

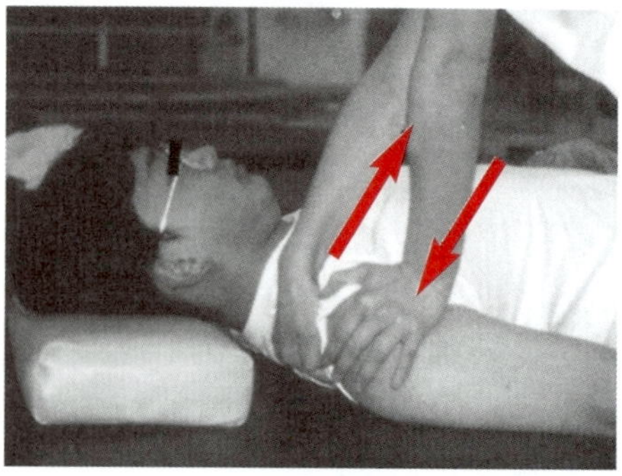

한쪽 손으로 견갑골을 약간 전방으로 끌어내고, 다른 쪽 손으로 상완골두를 후방으로 밀어 넣는다.

(3) 상완골의 외전과 떼어놓기

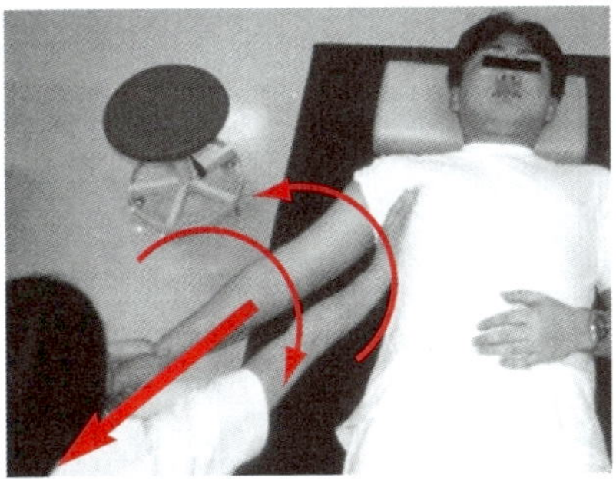

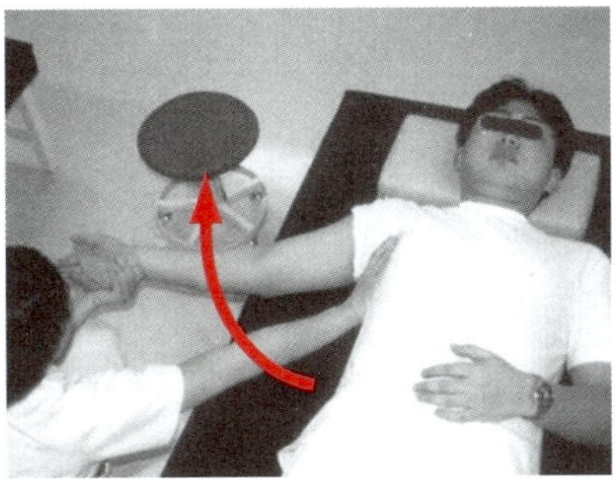

조금씩 상지에 내외회전을 가하면서, 축 방향으로 견인한다.
그리고 외회전을 가했을 때에 조금씩 외전하는 동작을 반복한다.
상지를 잡지 않는 손은 흉곽(견갑골)을 고정한다.

(4) 상완골의 전방으로의 끌어내기 (바로 누운 자세 또는 앉은 자세)

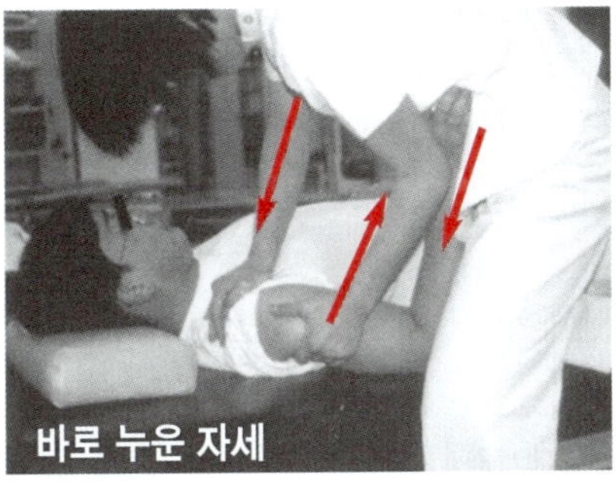
바로 누운 자세

환자의 주관절을 직각으로 굴곡하고, 치료사의 골반에 손을 댐으로써 고정한다.
흉곽 전방의 오훼돌기로부터 견갑극을 잡고 견갑골을 후방으로 밀어 넣는다. 동시에 상완골두를 전방으로 끌어낸다.

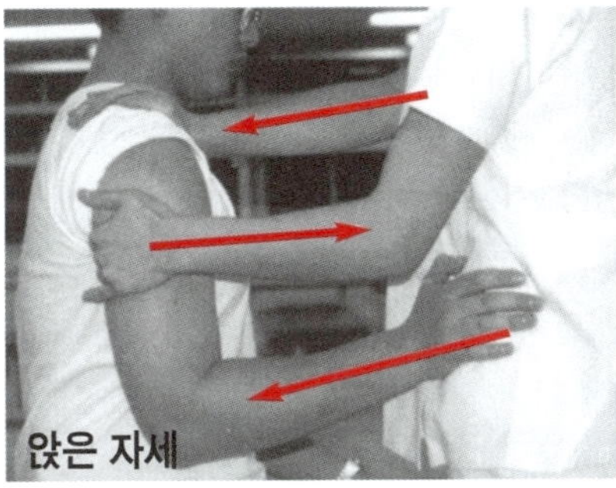
앉은 자세

재활의 상식, 그것 정말?

"도수교정(manipulation)을 한다" 라 말하면, 강력하게 또는 힘으로 시행하는 것 뿐이라고 오해하는 사람이 많이 있다. 최근 도수교정을 학습하는 기회도 적고, 또한 이 말을 들을 때, 의사가 국소마취를 하여 강력하게 움직이고 있는 것을 보고, 그러한 오해가 생긴 것 같다. 병원에 따라서는, 의사로부터 어깨의 도수교정의 지시를 받고, 두 사람이 달라붙어 환자에게 비명을 지르게 하는 곳도 있다고 들었다. 착오가 없도록 "도수교정" 의 의미를, 반드시 의사에게 확인해야 될 것이다.

원래는, 환자 자신이 수의적으로 시행할 수 없는 운동을 (예컨대, 관절면의 벌림), 수동적으로 동시에 도수적으로 시행하는 방법을 말한다. 우선은 부드럽게 시행하기 바란다.

3) 견인

최대 거상위치에서 상지의 연장선상에 견인하는 방법이고, 견인부하는 통증이 없는 범위에서 최대의 중량으로 하는 것이 좋은 것 같다.

이 방법은 필자 주위의 다수의 사람들로부터 효과가 좋다고 보고를 받고 있다.

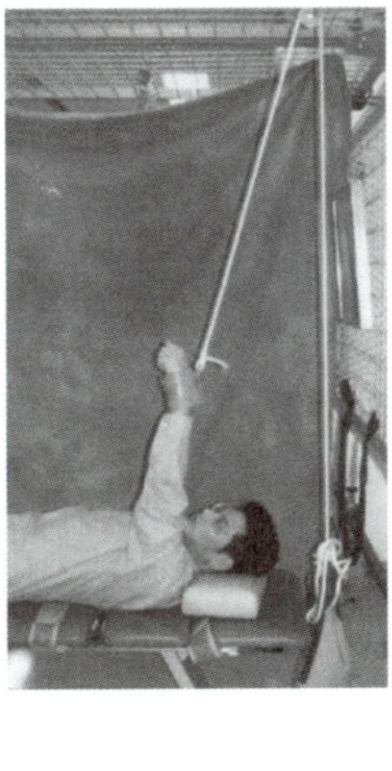

선 자세에서는, 늑목(Swedish bars) 등을 양손 또는 한손으로 잡고, 신체를 약간 후방으로 기울게 함으로써, 체중에 의해서 장축방향으로 견인을 가하는 방법도 있다. 다만 이 방법은 그다지 장시간은 신장을 할 수 없다는 것과 이완(relaxation)이 곤란하다는 단점도 있다.

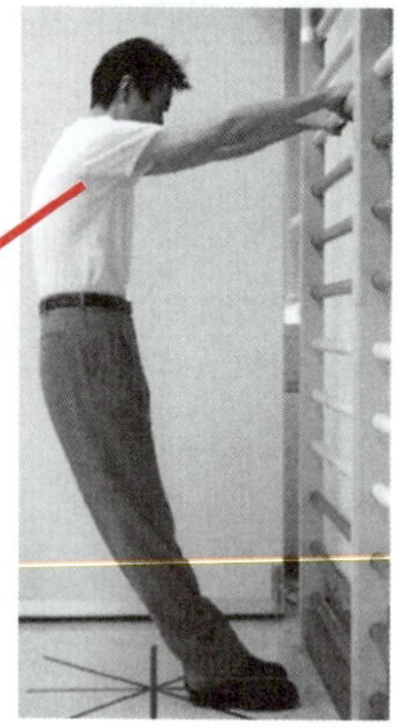

4) 기구를 사용하여 환자 자신이 시행하는 치료체조

아이론(다리미, iron)이나 봉을 사용한 치료체조는 환자 자신이 손쉽게, 동시에 과부하가 되지 않도록 자기조절을 할 수 있는 이점이 있다. 다만, 견관절은 복잡하기 때문에 상세한 주의사항을 환자에게 이해시키지 않으면, 효과가 없고, 반대로 악화시킬 우려도 있다.

(1) 코드만(Codman)체조 (흔들이체조 · 아이론체조)

이 체조의 자세 본래의 의미는 전경(anterior tilt)함으로써 상지가 제멋대로 거상위치가 된다는 단순한 것이다. 그러나 이 상태는 극상근에 부하가 걸리지 않고, 상지나 추(weight)의 무게로 견관절 주위조직이나 관절낭에 신장을 가할 수 있다. 이 때문에 제2견관절에서의 상완골 대결절의 원활한 운동(통과)이 가능하게 된다. 그리고 상지의 흔들이운동을 시행함으로써, 견관절 주위조직의 단축이나 가동범위 제한 등의 장애를 개선한다.

기본자세 : 건측의 손을 책상 위에 놓고, 체간을 앞으로 숙여 환측 상지를 아래로 늘어뜨린다.

① 무릎을 굴곡 신전하여 상체를 흔들리게 함으로써, 상지를 전후로(견관절 굴곡 신전) 흔든다.

② 마찬가지로 좌우로(견관절 수평 내외전운동) 흔든다.

③ 시계 및 반시계방향으로 원을 그리고, 서서히 크게 한다.

견갑상완관절의 원활한 움직임을 얻기 위해, 가급적 어깨의 힘을 빼는 것을 지도한다.

어깨의 힘이 아니라, 어디까지나 몸의 반동으로 시행한다. 통증을 참고 시행하는 것은 아니라는 것에 유의한다.

이 체조는 ①~③에서 각각 3분씩, 1일 2~3회 시행한다.

제1일째는 손에 아무것도 들지 않고 시행한다. 다음날부터 1kg 정도의 모래주머니, 아이론 등을 손에 들고 시행한다.

가정용 아이론(다리미)이 들기 쉽고, 그 무게가 적당해서 아이론체조라 불린다.

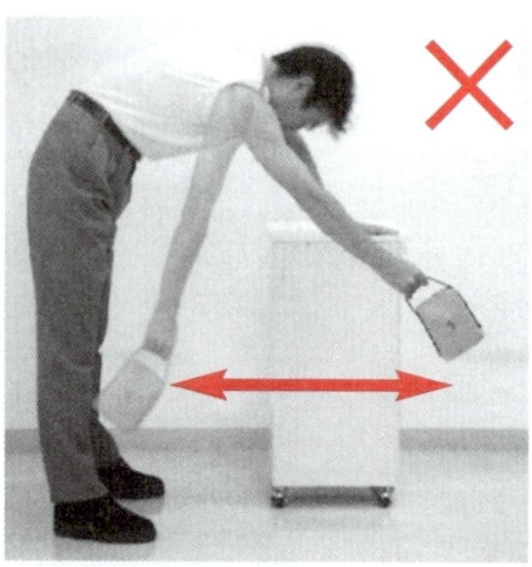

어깨의 힘으로 움직이고 있다.

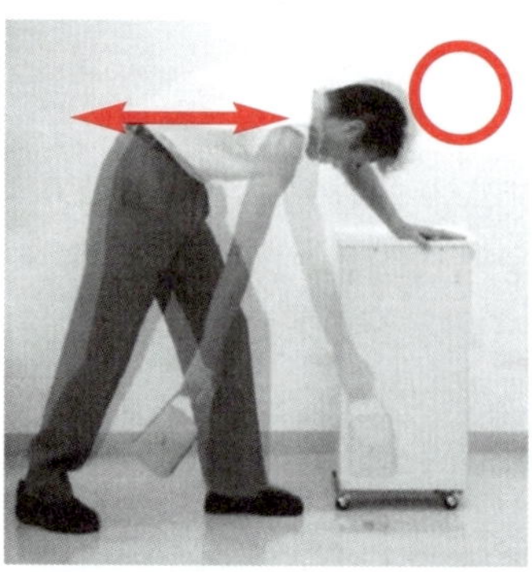

무릎을 굴곡 신전하고, 반동으로 어깨를 움직인다.

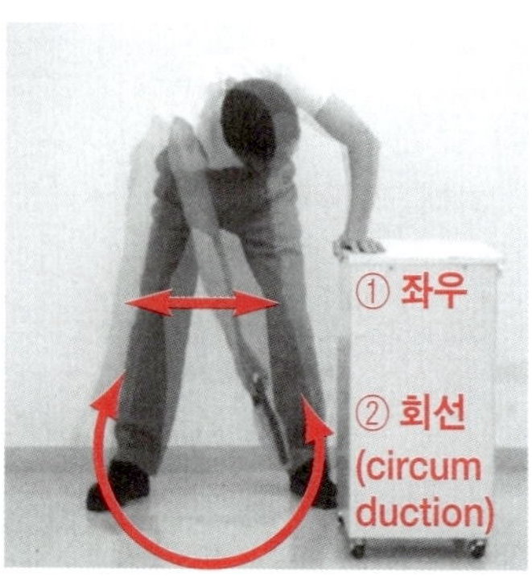

굴곡 신전 똑같이 체간의 움직임의 반동으로 움직인다.

(2) 활차시스템(pulley)체조

건측 상지의 힘으로, 각 방향으로 환측의 팔을 천천히 당겨 올린다.

초기에는 대결절이 비교적 견봉 아래를 빠져 나가기 쉬운 굴곡, 또는 견갑골면(견갑하와)과 일치하는 면위(scapula plane)에서 거상하고, 서서히 외전을 가하는 편이 좋다.

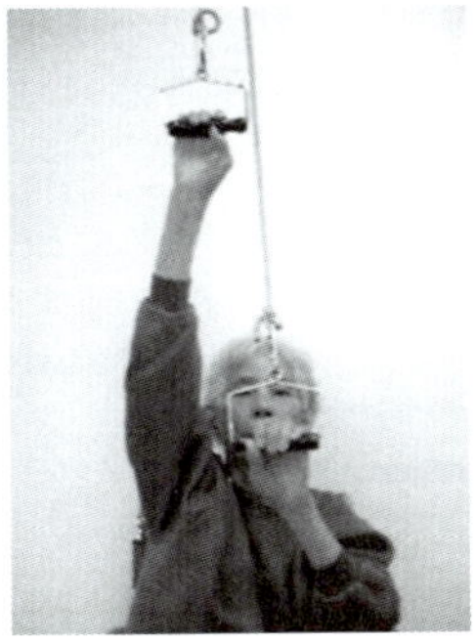

굴곡 : 손을 앞으로 향한다. (어깨 중간위치로부터 약간 내회전 위치)

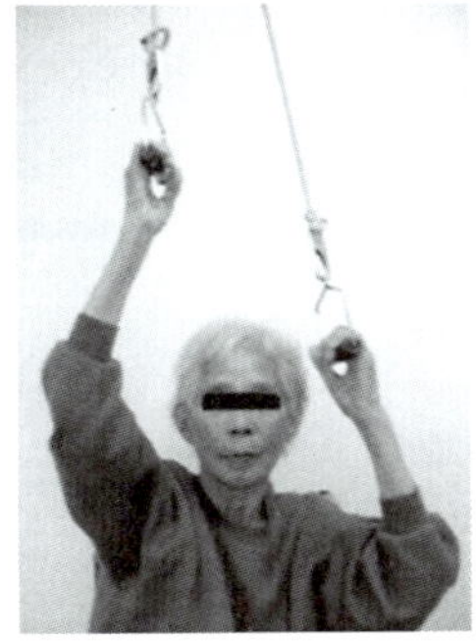

외전 : 손을 내측으로 향하게 한다. (어깨 외회전 위치)

(3) 봉체조

이것은 1m 정도의 길이의 봉(bar)을 사용하여, 자기수동 또는 능동보조로서 가동범위훈련을 시행하는 것이다.

a) 봉의 중간정도를 잡고, 팔꿈치를 뻗힌 채로 봉을 높이 들어올린다(굴곡).

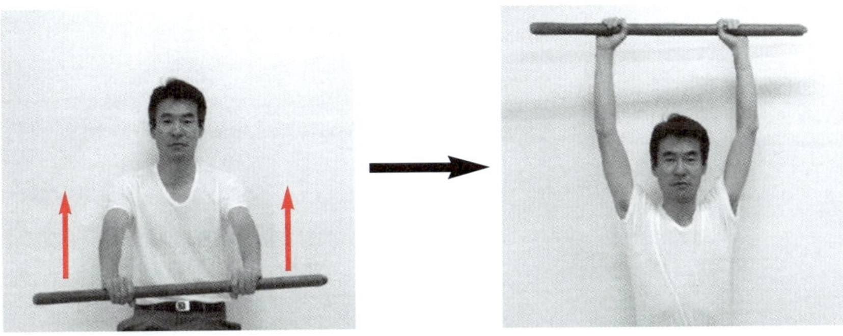

b) 봉의 양끝을 잡고, 건측의 손으로 봉을 옆으로 치미는 것처럼 환측의 손을 외방으로 높이 밀어 올린다(외전).

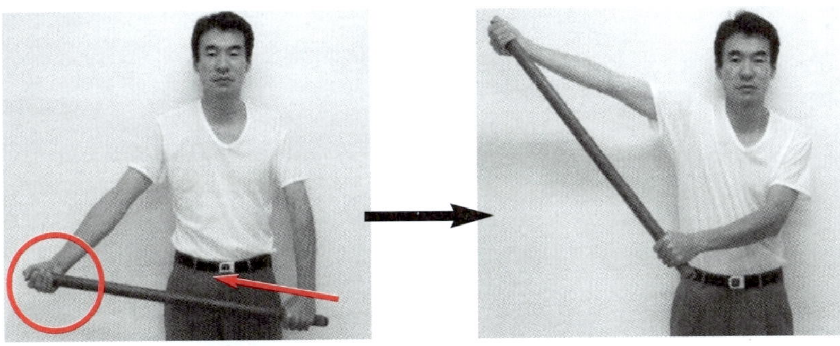

손바닥을 앞으로 향하게 하고, 건측으로 밀어 올린다. 어깨를 외전한다.

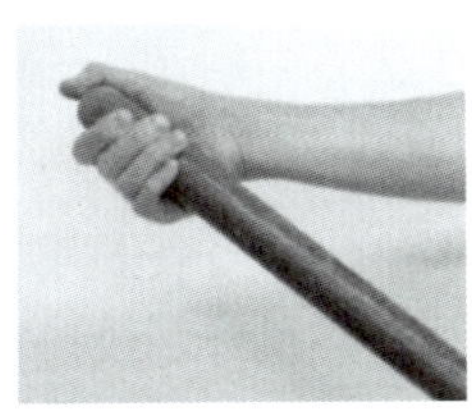

봉의 끝에 엄지손가락을 걸치면, 보다 이완하여 들기 쉽다.

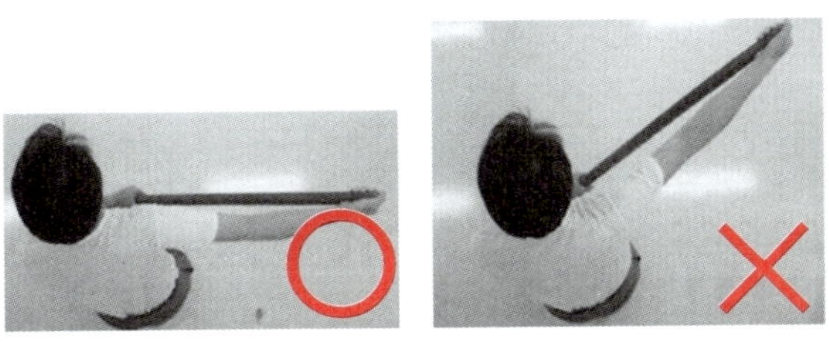

주의하지 않으면, 견관절을 외전이 아니라 굴곡해 버리는 사람이 많다.
가급적 전두면에서 운동하도록 지도할 것.

c) 봉의 중간 정도를 잡고, 머리 위로 올리고, 머리 뒤로 내린다(견갑골 내전 · 어깨 외회전)

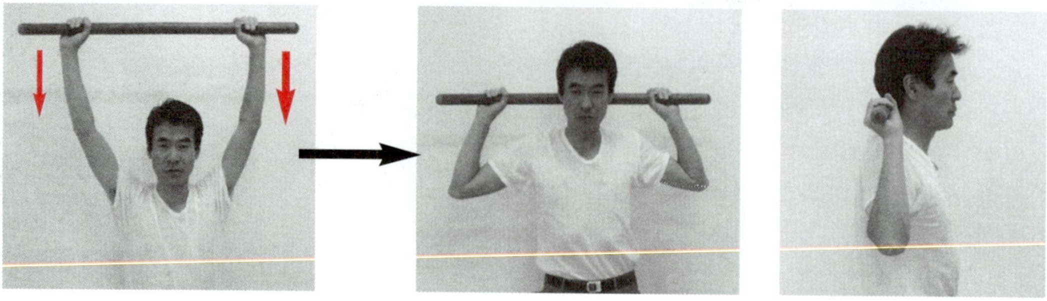

측면에서부터

d) 허리의 뒤에서 손바닥을 뒤로 향하게 하고, 봉의 중간정도를 잡고, 후방으로 올린다(신전). 약간 좁게 잡는 편이 시행하기 쉽다.

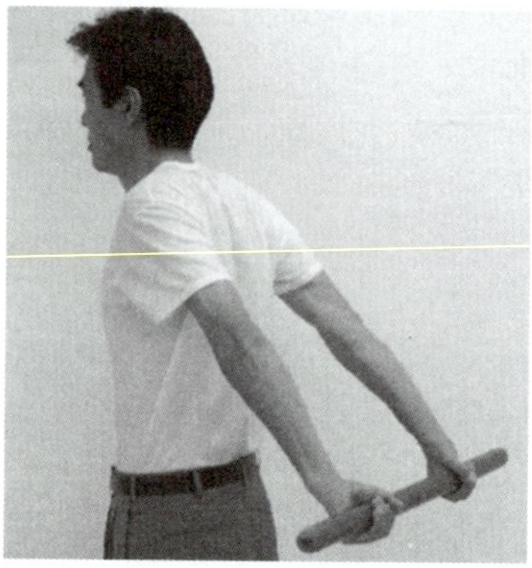

e) 허리의 뒤에서 손바닥을 뒤로 향하게 하고, 봉의 중간정도를 잡고, 봉을 몸에 비비는 것처럼 하여 팔꿈치를 굽히고, 등(back)의 상방으로 올린다(신전 · 내회전).

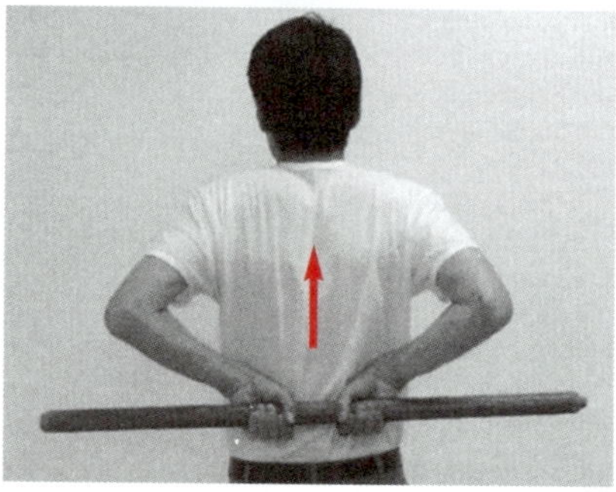

f) 환측을 허리의 뒤로 두고 봉의 한쪽 끝을 잡는다. 봉의 상부를 건측의 손으로 잡고 팔을 거상한다(신전 · 내회전).

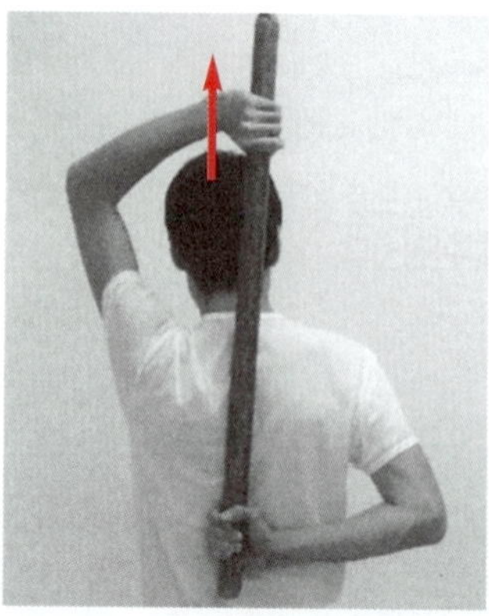

g) 봉의 한쪽을 침대 · 책상 등에 놓고, 봉의 한쪽 끝을 환측의 손으로 잡고, 이 자세로부터 무릎을 굽혀서, 팔을 거상한다(신전 · 내회전).

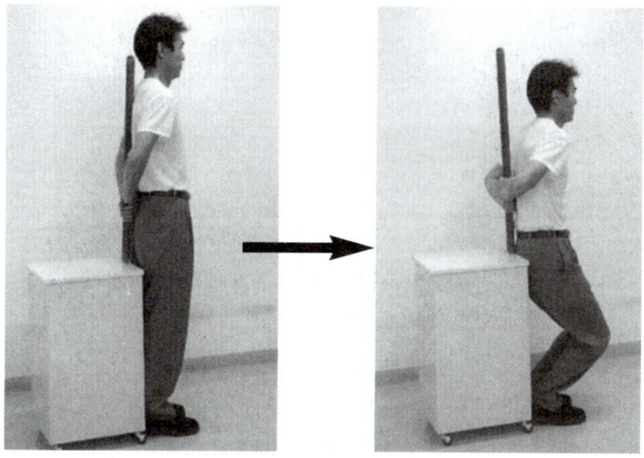

h) 90° 굴곡위치에서 봉을 들고, 천천히 좌우로 흔든다(수평 내외전).

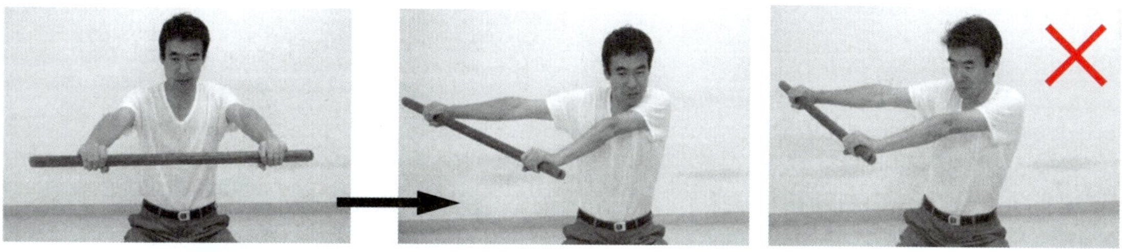

체간도 함께 돌리면 어깨가 충분히 움직이지 않는다.

i) 누운 자세에서, 봉의 무게로 견관절을 외회전한다.

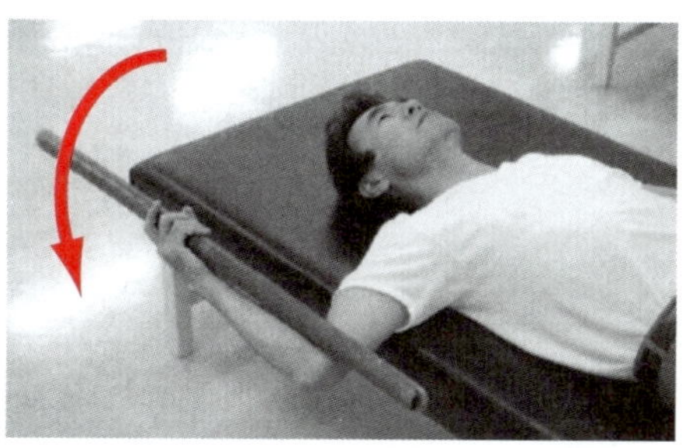

j) 누운 자세에서, 봉의 무게로 견관절을 내회전한다.

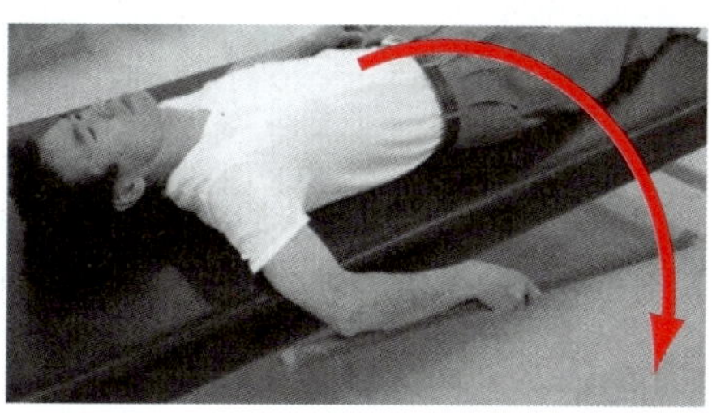

(4) 기타의 기구를 사용한 가동범위훈련

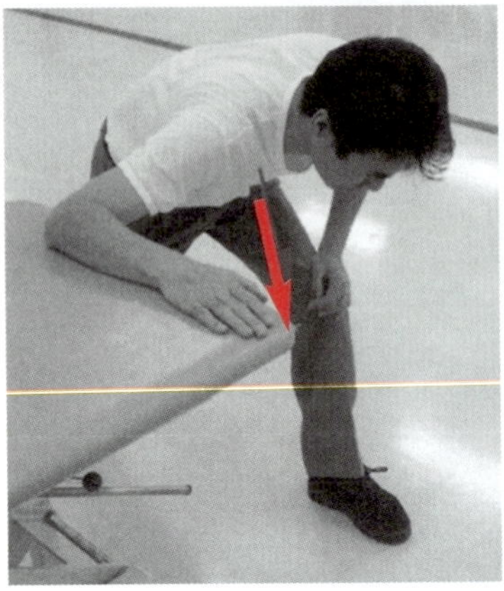

어깨 · 주관절을 각각 외전 · 굴곡 90° 에서 고정하고, 전완을 책상 위에 올려놓는다. 그대로 어깨가 외회전 · 수평신전하도록 앞으로 숙인다(인사를 한다).

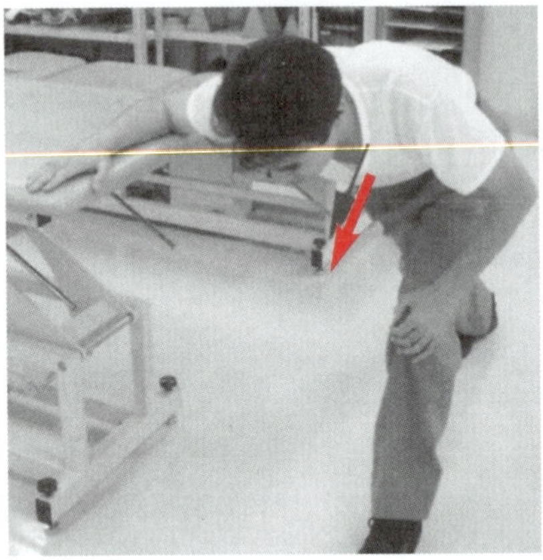

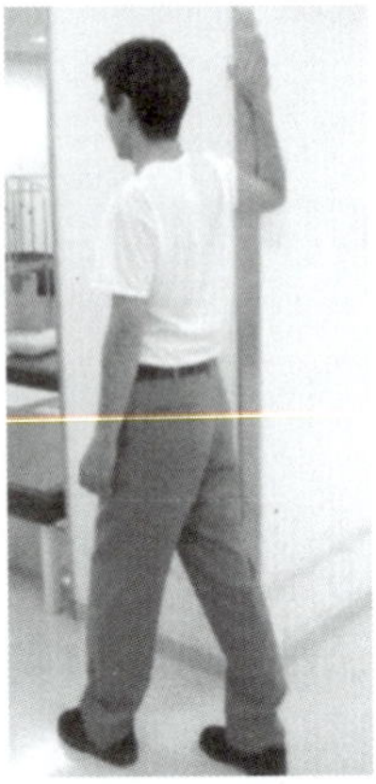

책상 대신에 벽을 사용하는 방법도 있다.

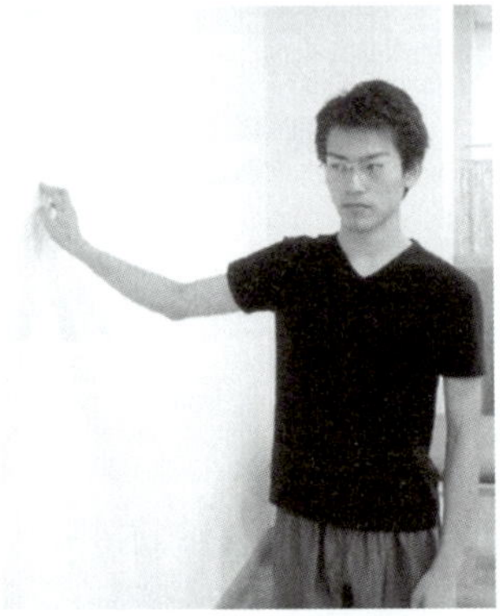

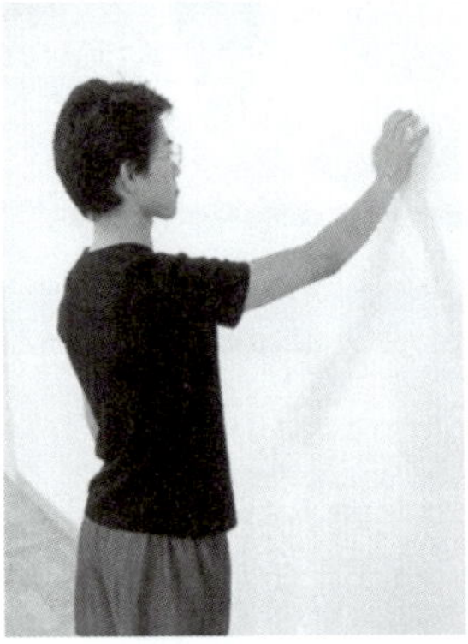

벽을 손가락으로 따라가면서 가동범위를 개선하는 방법도 있다.

재활의 상식, 그것 정말? 견관절 회전기

물리치료를 시행하는 시설에 필요한 것으로서 열거되어 있던 견관절 회전기이지만, 실제로 필요한 것일까?

견관절 회전기는 회전축이 고정되어 있기 때문에, 운동축이 항상 이동하는 견관절의 운동에는 적합하지 않다. 또한 움직이는 데에 상당히 근력을 필요로 하기 때문에 이완도 곤란하고, 또한 오십견과 같은 통증이 있는 질환에서는 반대로 통증이 일어나는 경우도 있다.

사용할 수 없는 재활기기의 대표는 아닌지?

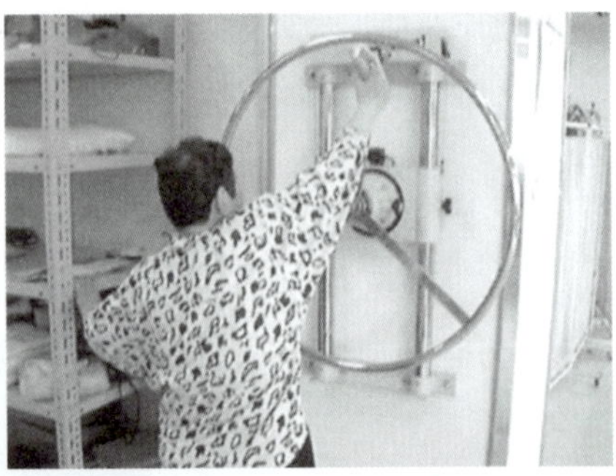

5) 환자 자신이 시행하는 근력강화훈련

처음에는 통증 때문에 충분히 근력을 발휘할 수 없고, 능동운동만으로는 불가능한 경우가 있다. 그 때에는 앞에서 언급한 봉체조와 같은 자기 보조에 의한 능동보조운동부터 시작한다.

근력이 서서히 회복되어 가면, 능동운동 저항운동으로 진행시킨다.

또한, 팔꿈치나 수근관절에 지나치게 부하가 걸리는 경우는, 상완에 저항이 걸리도록 하면 좋다.

(1) 견관절 굴곡 · 신전

시중에서 판매되는 운동용 고무줄을 사용하여, 저항운동을 시행시킨다.

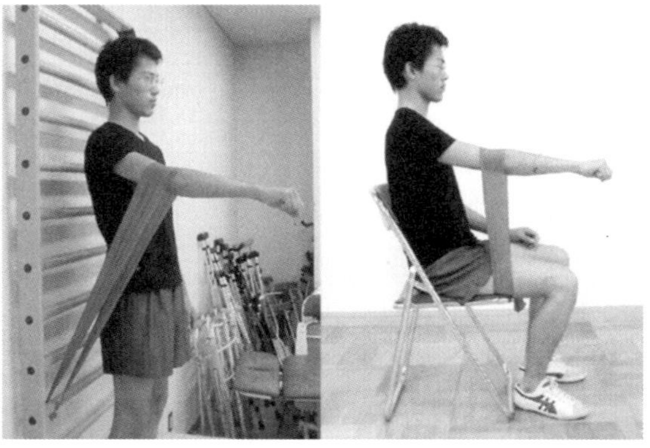

견관절 굴곡근력강화

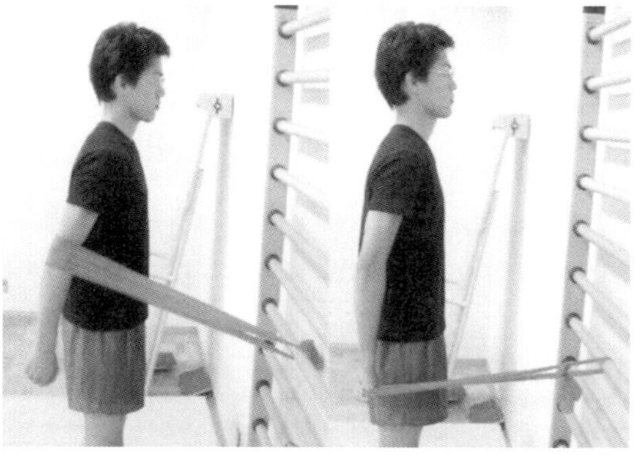

견관절 신전근력강화

(2) 견관절 내외회전

내외회전운동은 통증이 발생하기 쉽다. 이 때문에, 처음에는 등척성 수축운동부터 시작하는 편이 좋다. 그 후, 통증이 경감하면 능동보조운동, 저항운동으로 진행시킨다.

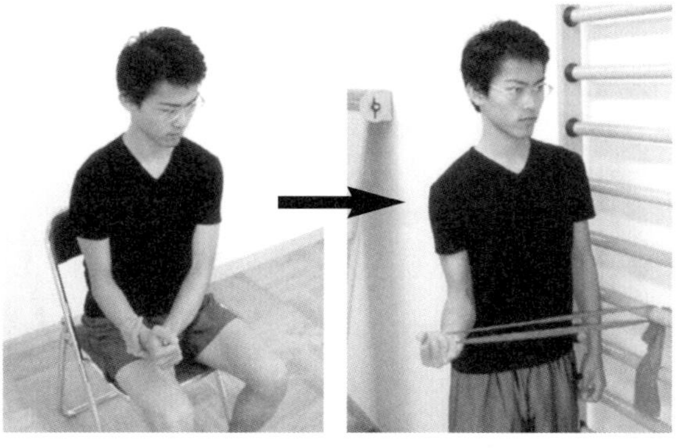

견관절 외회전근력강화

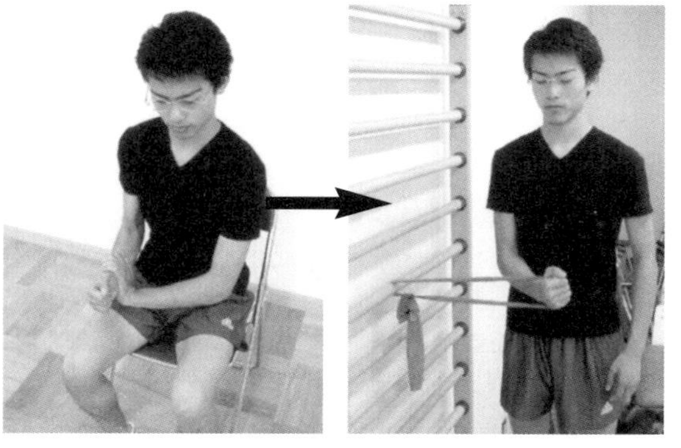

견관절 내회전근력강화

(3) 견관절 내외전

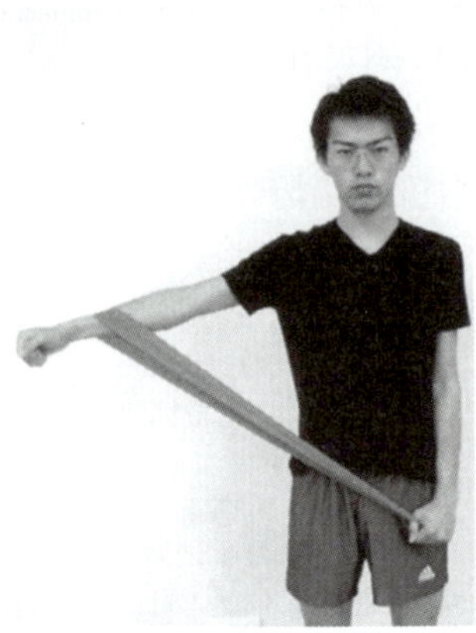

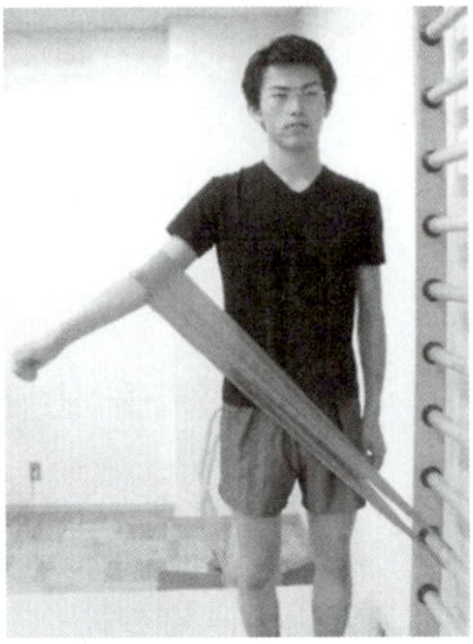

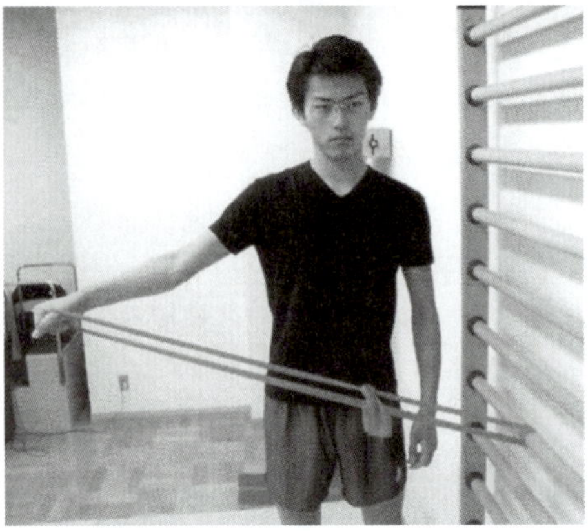

어깨 외전근력강화

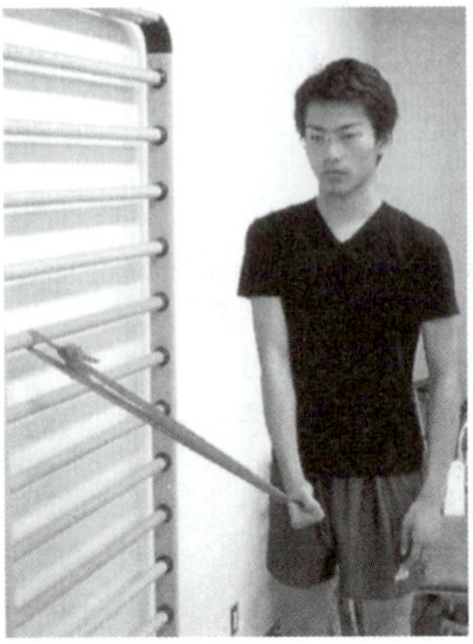

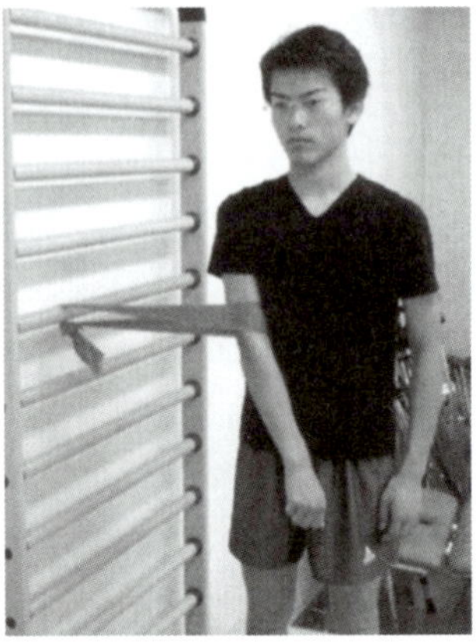

어깨 내전근력강화

【문헌】

1) 細田多穂・柳沢　健 編集：理学療法ハンドブック（改訂第2版）．協同医書出版社，1991.
2) Benjyamin Shaffer Jermes, et al：Frozen shoulder (A long-term forrow-up). JBJS 74-A：738-745, 1992.
3) 藤原　知：運動解剖学，医歯薬出版，1973.
4) Rene Cailliet：肩の痛み（荻島秀男 訳）．医歯薬出版，1992.
5) 室田景久・矢部　裕・佐野精司：整形外科機能評価マニュアル．全日本病院出版会，1995.
6) 武富由雄：五十肩の理学療法．整・災外 30：33-39，1987.

VII 골 절

VII 골 절 (fracture ; Fr)

— 머리말 —

골절이란 뼈가 전체 또는 부분적으로 그 연속성이 단절된 것이다. 이러한 것에 의해서 직접 운동성이나 지지성이 소실된다.

또한 손상기전 자체가 1차성으로, 또는 골절단의 비정상 가동에 의해서 2차성으로, 주변의 연부조직(혈관 · 신경 · 인대 · 관절낭 · 근육 등)의 손상을 합병하는 일이 많고, 그것에 의해서 여러 가지의 문제가 발생하는 경우도 많다.

골절의 치료는 골 유합의 촉진을 도모하는 것만이 아니라, 그것에 의해서 발생한다고 생각되는 기능저하를 국소적 또는 전신적 관점에서부터 최소한으로 억제해 가는 것이 중요하다. 물리치료는 골 유합 이후의 치료로서가 아니라, 손상 초기부터 치료를 시작해야 한다.

이를 위해 물리치료에 있어 중요한 골절과 그것에 관련되는 주변의 기초지식을 아래에 제시한다.

1 골절의 증상

1) 전신상태

1차성 쇼크 : 안면이 창백함, 떨림, 식은땀, 맥박이 약해짐 등.

발열 : 혈종이나 기타의 조직분해산물의 흡수열이며, 수일 이내에 소실한다.

빈혈 : 뼈에 큰 출혈이 있는 경우

2) 국소증상

1차성 쇼크 : 골절부위의 자발통이다. 골절단의 동요에 의해서 강화된다.

직접성 국소압통 : 골절선에 일치하는 뚜렷한 압통이다.

간접성 압통 : 골절부위가 아닌, 떨어진 부분으로부터 압력이나 견인을 가하면, 골절부위에 통증이 발생한다.

비정상 가동성 : 관절이 아닌 부위에서 가동성이 인지되거나, 비정상적인 방향으로의 가동성이 일어난다.

알력음 : 골절부위가 서로 접촉하면 뚝뚝 소리가 난다.

변형 : 골절부위의 전위에 의한다.

종창 · 피하출혈 : 염증이나 내출혈에 의해서 부종이나 출혈반점이 인지된다.

기능장애 : 골절부위의 지지성의 결여, 동요나 통증에 의한다.

2 골절의 합병증

앞에서 언급한 것과 같이 손상기전에 의해서 많은 합병증을 수반하는 일이 있다. 그 예를 아래에 보여준다.

1) 연부조직의 손상

- 골절에 수반하는 피부, 근육, 인대, 혈관, 신경 등의 손상.
- 골절부위 부근에서의 동맥손상으로 광범위한 괴사가 야기되는 경우가 있다.

2) 개방골절

외부와 골절부위가 교통하는 손상이기 때문에 주위조직 손상의 정도는 크다.

- 골절부위의 감염증의 위험성이 높다.
  (골수염을 병발하면 가골 형성도 늦어져 안정기간도 장기간에 걸치는 사례와 절단사례도 적지 않게 관찰된다).
- 근 위축 · 관절구축이나 강직 등 중대한 장애를 남기기 쉽다.

3) 가료 중에 발생하는 2차적 신경손상

비골신경마비는 임상에서 자주 볼 수 있고, 갑자기 족관절이나 발가락의 배굴근력의 저하가 관찰되면 이것을 의심한다.

- 비골두부에서의 압박에 의한 비골신경 손상.
  (브라운 가대에 대퇴부위를 올려놓고 하는 견인 중이나 침대에 누워있는 것만으로 발생하는 경우가 있다.).
- 석고붕대나 부목(splint) 등의 압박에 의해서 발생하는 경우도 있다.

4) 지방색전에 의한 뇌경색, 폐색전

골반골절 · 대퇴골골절 등에서 골수 내의 지방이 혈관 내에 들어감으로써 발생한다.

- 손상 직후~수일에서 발생하는 일이 많다.
- 지방색전에 의해서 폐색전이 발생한 경우는, 혈액가스의 산소농도가 저하한다.

5) 하지 심부정맥혈전증, 폐색전

손상에 의한 응고기능항진과, 고정 때문에 심부정맥에 혈전이 발생한다. 많은 증상사례에서는 임상증상을 수반하지 않는다.

그러나, 일부의 증상사례에서는 관절가동범위훈련이나 보행훈련을 시작할 무렵에, 이 혈전이 떠돌아다녀 폐로 가서 폐색전(폐혈전색전증)이 발생한다. 광범위한 폐색전은 사망으로 연결된다. 기침 · 혈담 · 숨이 참 · 발열을 수반하지 않는 안정시의 맥박 증가는 폐색전을 의심하여 즉시 의사에게 연락한다.

6) 늑골골절 · 골반골절 등에 의한 내장손상

골절단의 전위의 방향이나 외력의 정도에 따라서는 직접 내장을 손상하는 경우도 있다.

7) 고령자

골절을 국소의 문제로서가 아니라, 전신질환으로서 대응해야 한다.

- 폐용성 근 위축
- 의식장애나 노인성치매의 발생과 진행
- 침하성 폐렴이나 기타의 감염증

- 요로장애
- 욕창
- 감각둔감이나 지각 문제 등에 의한 2차적 신경손상.
  (본인이 호소하지 않아도 손상을 생각할 수 있는 신경영역의 지각이나, 근력의 검사는 정기적으로 시행해야 한다).

3 골 유합의 조건

골 유합을 좌우하는 인자로서는 골절부위의 상황(골절의 형태 · 부위 · 감염 · 주위 연부조직) · 전신상태 · 외력의 상황 · 연령 등 많은 인자에 영향을 받아 일정하지 않다. 그러나 골 유합에 절대적으로 필요한 조건으로서 아래의 세 가지가 있다.

1) 혈류의 확보

가골 형성에는 충분한 혈류가 필요하지만, 아래의 골절 때는, 영양혈관이 손상되어 골 유합이 곤란한 경우가 많다.

① 대퇴골 경부 내측골절
② 경골아래 1/3부분에서의 골절
③ 손의 주상골 골절

또한 다른 부위의 골절일지라도, 주변의 연부조직 손상이나 골절부위에의 연부조직의 침입, 큰 제3골편에 의한 혈류저해 등도, 골 유합에 장애를 준다.

2) 골절단의 해부학적 정복

골절부는 가급적 정상적인 위치관계로 하고, 골절단에 적절한 압박이 걸릴 필요가 있다. 분쇄골절과 같이 골편의 전위가 크고 골절단 사이에 연부조직이 개재하는 경우는 골 유합이 장애를 받는다.

3) 골절부위의 고정

골 유합을 위해서는 골절부위가 움직이지 않아야 한다(늑골이나 쇄골에서는 다소 움직여도 된다). 골절부위에 작용하는 전단력(shearing force), 굴곡력, 회전력 등은 골 유합에 장애를 준다.

4 골 유합 일수

아래에 나타내는 일수는 이상적인 상태에서의 골 유합 일수를 기재한 것이다. 또한 소아는 20~30% 빨리 유합한다.

또한, 소아골절에서는 관절내 골절을 제외하고, 물리치료의 대상이 되는 경우는 적다.

중수골	2주	경골 · 상완골 경부	7
늑골	3	하퇴골	8
쇄골	4	대퇴골	8
전완골	5	대퇴골 경부	12
상완골체부	6		

골 유합의 상황은 의사로부터 정보제공을 받지만, 그 판정은 X선 영상에 의한 가골 형성상황(크기는 상당히 변동이 있다), 동요의 유무 · 종창의 유무 · 국한성의 압통 등에 의해서 이루어진다. 반대로 말하면, 골절부위에서 동요가 있거나, 종창이나 압통이 출현하면 즉시 의사에게 보고하여야 한다. 이밖에도 필자가 경험한 예에서는 통증이나 동요는 인지되지 않았지만, 시간이 지남에 따라 서서히 전위가 인지된 사례가 있었다.

주의점 ▶ **골 유합 일수**

골 유합 일수는 정형외과의 책에도 기재되어 있으나, 이 기간에서 "골 유합"이 "완성" 되어 있는 증상사례는 없다고 해도 지나친 말이 아니다.

실제로 "골 유합의 완성"이라 말할 수 있으려면, 증상사례에 따라 다르지만, 더 장기간을 요하므로 주치의에게 문의해야 한다.

3

4

5

5 골절의 평가

1) X선 영상판독 (의사에게 묻다)

수술 전 · 수술 후를 통해서 골절부위의 골 유합, 위관절, 무부성 괴사, 골 위축(골다공증)의 파악이다. 물리치료사라 할지라도, 골소주(trabeculae of bone)의 연속성 정도는 확인하여 둘 것.

근력강화훈련이나 가동범위훈련 때의 지지부위나 운동방향을 고려하는 데에 필요하다. 변형 치유되어 있는데도, 억지로 정상부위와 같은 운동을 강제하거나, 화골형성의 불충분한 골절부위에 과부하를 걸지 않도록 지지 · 저항부위를 고려한다.

2) 수술소견의 확인 (의사 또는 차트로부터)

수술 시의 상태를 X선 영상을 통해서 확인해두는 것이 필수적이다.

3) 문진

골절의 발생기전은 재골절의 예방을 위해, 상황을 파악해 둔다.

중증의 합병증이 없으면 골절 전의 운동기능이 목표가 된다. 이를 위해 일상생활 · 직업 등 현 병력과 아울러서 문진한다. 가옥구조 특히, 바닥면의 상태나 층계차이의 유무는 고령자의 재골절을 예방함에 있어서도 파악해 두기 바란다.

일반적인 것이지만, 하지의 관절증이나 관절염, 내과적 질환(심 · 말초기능장애, 당뇨병, 호흡기질환), 뇌졸중 후의 편마비 등의 과거 증상은 넘어짐이나 재골절의 위험성 또는 골 유합의 저해인자를 파악하는 데에도 필요하다.

4) 연부조직의 상태(촉진 또는 시진에 의한다)

골절에서는 거의 확실하게 연부조직의 손상을 합병한다. 외적 고정을 장기간 하면, 조직의 유착이나 반흔화가 관찰된다. 관절운동 시에 피부가 옥죄이는 것이 관찰되는 일도 있다. 피부를 포함하여 주위조직의 딱딱한 정도 · 가동성이나 피부 색깔을 확인한다.

종창의 상태를 확인하기 위해, 둘레길이도 측정하는 편이 좋다.

5) 관절가동범위 검사

해당관절의 구축이나 변형의 유무.

최소한, 골절부위의 중추와 말초부위의 관절가동범위는 측정해 둔다. 가능하면 골절부위에 인접한 관절이 아니더라도, 관절가동범위검사를 시행하는 편이 좋다. 예컨대, 전완의 골절로 팔을 거상하는 기회가 감소되어, 견관절의 거상제한이 나타나는 경우도 있다.

6) 도수근력 검사

근 위축의 상태를 시진한 후, 건측 상하지(limb)를 포함한 도수근력 검사를 실시한다. 특히 고령자의 하지의 골절에서는, 환측 하지뿐만 아니라 건측 하지나 체간의 근군에 대해서도 근력검사를 시행하는 편이 좋다.

물리치료를 시행하는 기간 중, 정기적으로 근력검사를 시행함으로써 기능예후를 추정한다.

갑작스런 근력저하는 재골절이 일어나 있을 가능성도 있으므로 주의한다.

7) 감각검사

1차적 또는 2차적 신경손상의 유무.

8) 통증

재골절의 지표로도 되므로, 물리치료 전후의 통증의 정도도 확인한다.

통증이 비정상적으로 심하고, 장기간에 이르는 경우는 반사성 교감신경성 이영양증의 가능성도 있다.

9) 일상생활동작 검사

운동기능 회복은 손상 전의 생활상태에 따라서 영향을 받는다. 골절 전의 생활자립도와 일상생활동작의 평가를 시행하고, 비교 검토하여 저해인자를 특정한다.

6 골절의 물리치료

골절부위의 골 유합을 위해 일정기간의 관절고정은 부득이하다(다만 견고한 내고정이 되어 있다면, 별개이다).

- 이 기간 내에 고정부위 주변의 관절은 구축하게 됨과 동시에, 근 위축이 일어난다.
- 하지의 골절의 경우, 발바닥으로부터의 감각입력의 감소에 의해서, 하지관절의 운동감각의 저하도 발생한다.

이들의 2차 장애를 최소한으로 억제하고, 전신기능을 양호하게 유지한다. 골 유합이 완성하였을 때에는, 근력저하 · 관절가동범위 제한 등의 기능장애가 없고, 골절 전의 생활상황으로 되돌아가 있을 것이 물리치료의 목적이다.

원 칙

골절부위 주위가 고정되어 있지 않은 관절은 고정 직후부터 적극적으로 운동한다.

- 움직이는 관절의 구축예방
- 근육펌프작용에 의해서 골절부위를 포함하는 주위관절의 구축예방
- 근 위축의 경감

- 혈류개선에 의한 골 유합의 촉진
- 기계자극과 순환개선에 의한 골 위축의 예방

1) 근력유지 · 강화훈련

근 위축이나 근력저하의 예방을 목적으로 하여 정형외과의 치료와 동시에 시행된다.

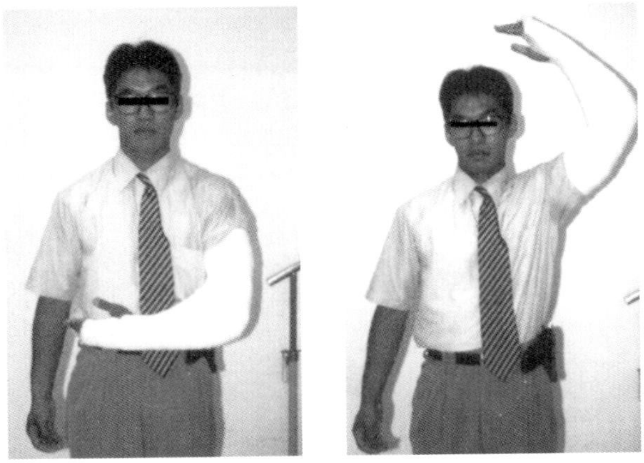

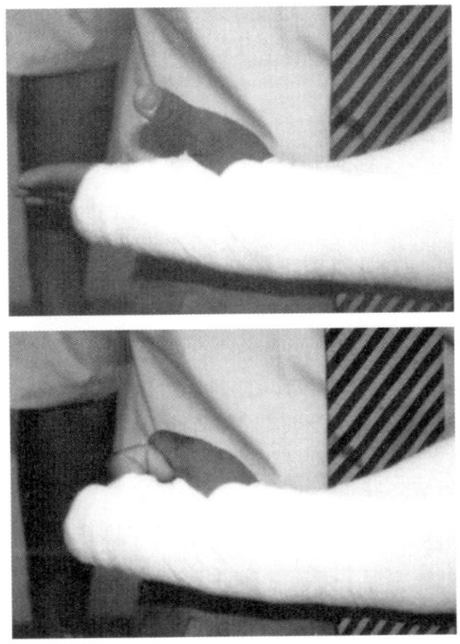

사진과 같이, 팔꿈치 · 수근관절이 고정되어 있어도, 석고붕대 밖의 어깨 · 손가락은 적극적으로 움직이는 편이 좋다.

가령 고정되어 있다 해도 등척성 수축에 의한 훈련은 가능하다.
건측의 훈련을 잊지 말 것.

예 : 대퇴골 골간부 골절에서는 슬관절 고정에 의한 대퇴사두근의 근 위축이 발생하기 쉽다.
→ 기본적으로 항중력근은 근력저하를 일으키기 쉽다.
대퇴사두근 강화만이 아니라 슬굴곡근(hamstrings), 고관절 내외전근 등의 강화도 중요하다. 만일 허용된다면 각종 체중부하제거 장구를 사용한다.

2) 관절가동범위훈련 • 개선훈련

골절의 후유증으로서 가장 많이 발생하는 것은 관절가동범위 제한이다.

- 이것은 관절낭 · 인대 · 근육 등의 단축이나 유착, 감염증의 병발에 의해서 발생한다.
- 또한 관절부근의 골절에서는 가동범위 제한은 잔존하기 쉽다.

보통의 골절에서는 수동운동보다 먼저 능동운동이나 저항운동이 시행된다.

- 종전에, 수술 후 초기에서의 수동운동은 해로운 것으로 되어 왔으나, 최근, 지속적 수동운동(CPM)기기의 적극적인 임상응용이 이루어져 있다.

CPM은 허용 관절가동범위 내를 도수로는 불가능한 초저속(0.3~0.8°/초)으로 훈련할 수 있다.
기종에 따라서는 가동범위를 점증하면서 시행하는 것도 가능하다.

외고정 제거 후는 능동운동을 주로 하여 그 회복을 도모한다.

- 와류욕 등의 수중훈련이나 핫팩 등의 온열요법의 병용이 좋다.

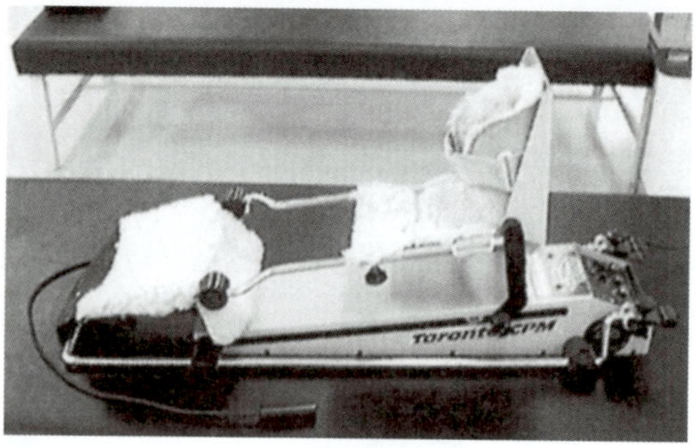
CPM

도수교정은 골절부위에 스트레스가 발생하지 않도록 손상부위를 유지 · 고정하여 주의 깊게 교정해야 한다.

- 무리한 운동을 강제하면, 관절 연부조직 손상 · 연골의 박리 · 이소성 골화의 발생 등을 일으킨다.

신장훈련에서는 골절부위에 영향이 없도록 골절고정부위를 고정하여 중등도의 신장을 시간을 들여서 시행한다.

- 다음날에 부종, 통증이 일어나지 않는 범위 내에서 시행한다.

마사지, 관절가동술(mobilization) 등 여러 가지의 기법이 있다.

- 어느 것도 각각의 관절구조, 근육 · 인대의 상황을 파악하여 무리가 없는 방법으로 시행한다.

소아골절은 주위의 근육이나 인대의 중증의 손상이 없는 한 일반적으로 구축은 발생하기 어렵다.

- 구축이 발생하여도 자연치유가 상당히 인지된다.
- 관절구조는 미성숙한 부분도 있어, 온화하게 천천히 시간을 들여 가동범위를 획득한다.

3) 부종의 예방

부종을 수반하면 가동범위 제한이 발생하기 쉽다.

- 가능한 한의 능동운동으로 부종의 예방이 구축예방에 중요하다.
- 가능하다면 환측 지절을 거상하여 둔다.

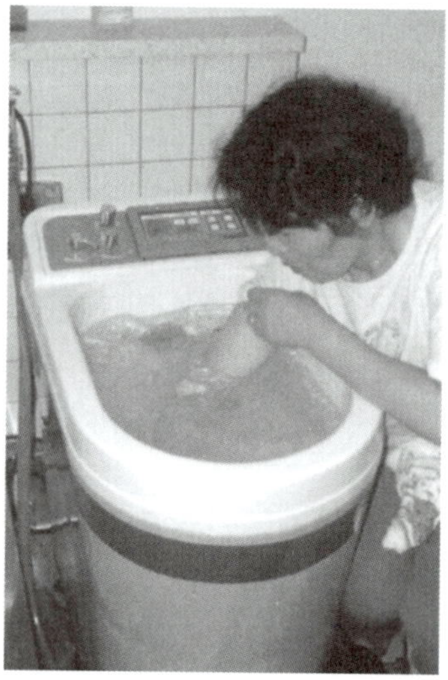

4) 온열요법

운동치료의 전처치로서 사용한다.

수치료법은 온열효과와 함께 수중운동을 할 수 있으므로 응용범위가 넓다.

말초순환장애가 심한 경우는, 와류욕이나 교대욕이 사용된다.

5) 전기자극 또는 전자파자극에 의한 가골 형성 [1)]

자연치유 또는 위관절 형성사례에 적응이 있다.

5~20μA의 직류전류 또는 30μA 전후의 교류전류를 골절부위에 직접 흘리는 것과 골절부위를 중심으로 비침습적으로 맥동 전자파자극을 시행하는 방법이 있다.

7 골절의 물리치료의 1예

그러면 여기서 실제 치료의 1예를 보여준다. 환자는 상완골 골간부 골절에 대해서, 골수내 고정술(intramedullary nailing)이 시행되어 있다. 운동치료 전의 온열은 당연히 전자파에 의한 심부온열은 금기가 되고, 표재온열인 핫팩을 적용한다.

또한, 골절부위를 에워싸는 주관절과 견관절에서는 언급하는 것이 중복되므로 몇 가지를 생략하였다.

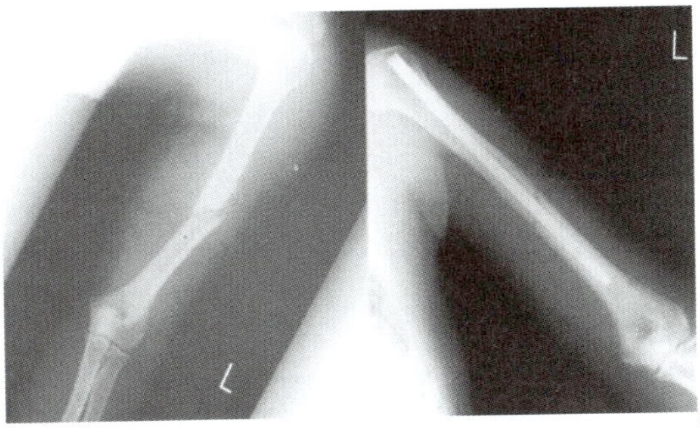

손상부위를 확인하고, 스트레스가 어디에 걸려서는 안 되는지 판단한다. 또한 주위 연부조직의 손상이나 고정의 방법을 체크한다. 이 경우, 회전 스트레스에 대응할 수 없는 고정이라는 것을 알 수 있다.

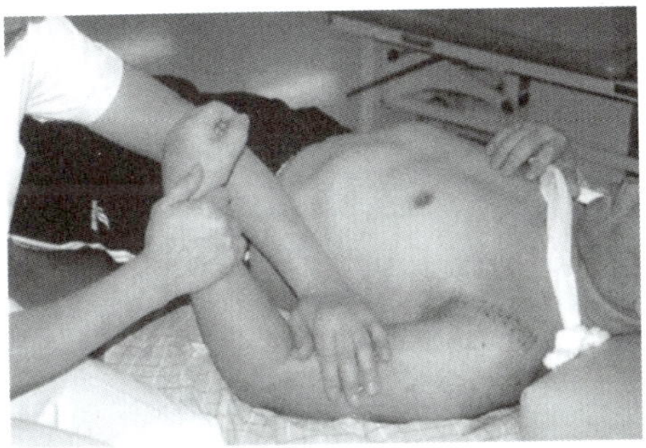

골절부위를 걸치지 않도록 하여, 상완골을 고정하고, 주관절의 근력강화 훈련이나 가동범위 훈련을 시행한다.

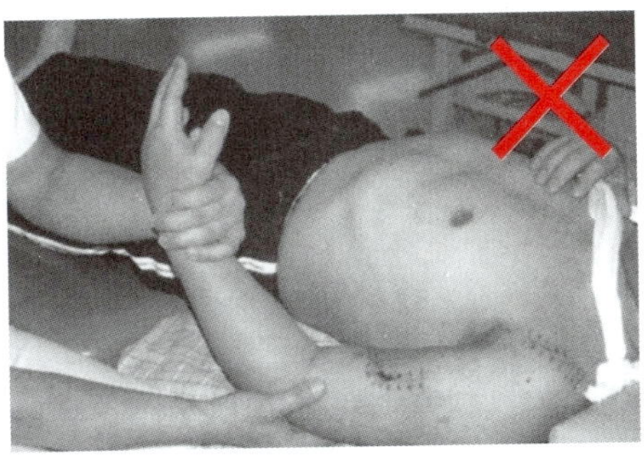

위의 그림은 상완골을 회전시키려 하고 있는 것이지만, 이것은 X선 사진으로부터도 알 수 있는 것처럼 골 유합이 견고하게 된 후가 아니면 위험하다.

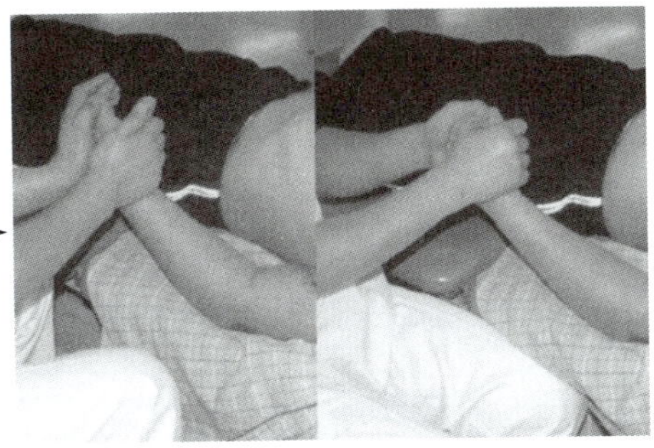

상완골부의 골절에서는 부종은 손가락까지 이르고, 가동범위 제한이 발생하기 쉽다. 골절부위로부터도 멀리 있으므로, 적극적인 저항운동을 시행한다.

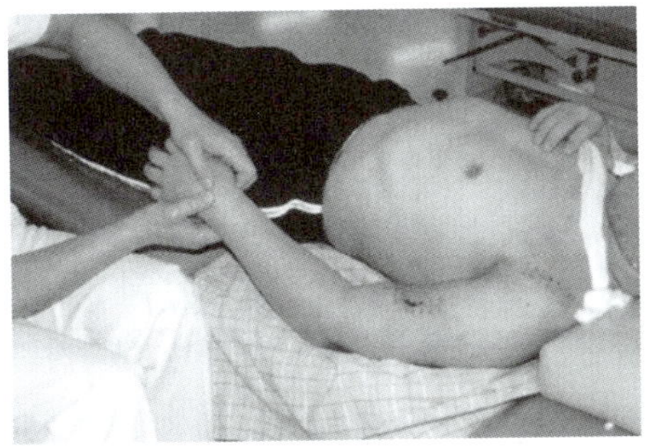

당연히 수근골 사이의 움직임도 나빠져 있으므로, 수근골 하나하나의 움직임을 낸 후에, 수근관절의 근력강화 · 가동범위 훈련을 시행한다.

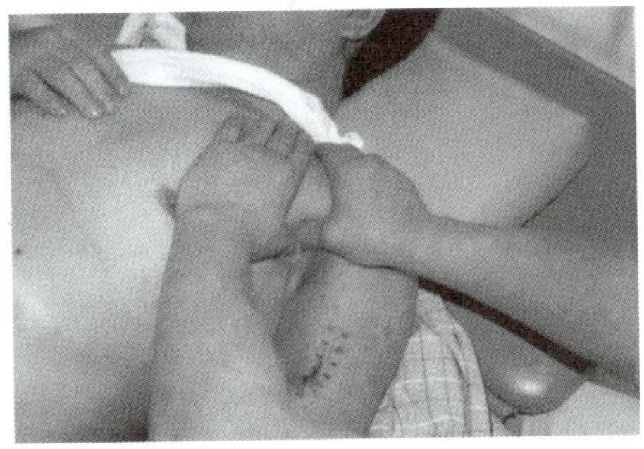

어깨의 가동범위훈련을 시행하기 전에, 어깨 주위의 근육을 직접 스트레칭(압박)하여, 각 근육의 유연성을 향상시킨다. 사진은 대흉근 스트레칭의 예이다.

그 후, 견관절 주위의 가동범위훈련이나 근력강화 훈련에 들어가는 것인데, 주관절과 마찬가지이므로 여기서는 생략한다.

8 골절의 물리치료의 유의할 점

① 골절부위에 힘이 걸리지 않도록 한다. 특히 비틀림(회전력)에 대해서 골절부위는 약하다.
② 상지 · 하지의 근위부에 골절이 있는 경우, 환측 상하지의 원위단에 강력한 힘(지레의 자루가 긴)이 걸리는 것 같은 운동 · 동작은 피한다.

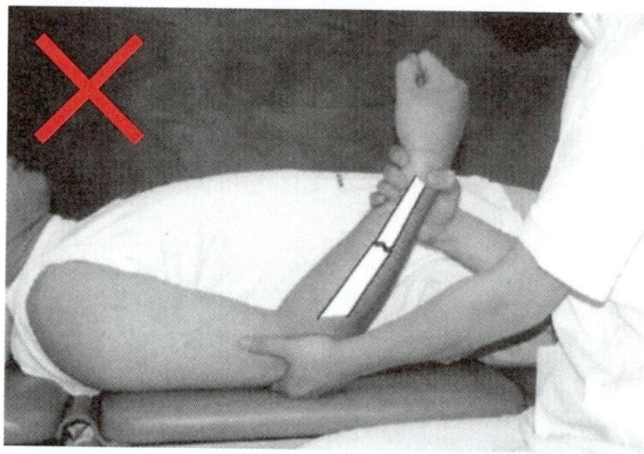

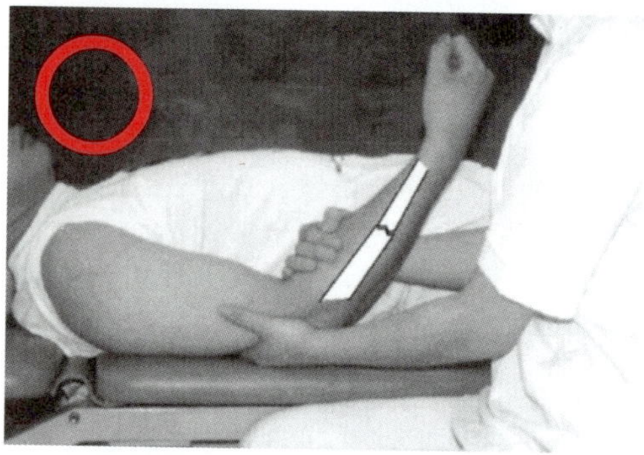

③ 골절부위에 강력한 외력이 걸리는 운동이나 동작에서는 골 유합과 그 안정성을 감안하여 외력을 가감하는 것인데, 이 점에 대해서는 의사와의 충분한 정보교환이 필요하다.
④ 국소위화감 · 통증 · 변형 · 근력저하가 뚜렷해지거나, 골절부위 중추 끝과 말초 끝의 비정상 가동성을 느낀다면, 의사에게 보고하여 재골절이나 내고정의 "느슨해짐(loosening)" 등이 없는지를 확인해야 한다.
⑤ 내고정술 후, 발열이 계속될 때에는 물리치료를 일시 정지하고, 의사와 상의한다. 장기간의 발열은 감염이나 느슨해짐의 가능성을 시사한다.

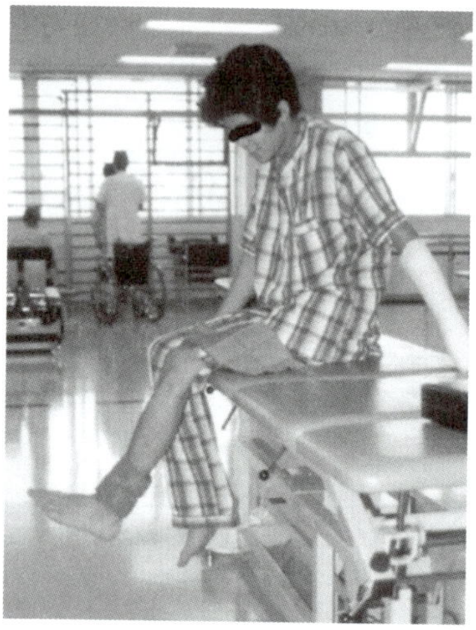

대퇴골 경부골절 환자에게 추 벨트를 사용하여 무릎 신전근력을 강화할 때에는, 대퇴 원위부에 추를 올려놓고, 골절부위에 가해지는 부하를 경감하는 방법도 있다.

【문헌】

1) 山根友二郎：電気刺激による仮骨形成. 臨床ME 新しい診療 8, 627-632, 1984.

VIII 고령자의 골절

고령자의 골절의 부위와 빈도 1

고령자의 골절의 발생기전 2

고령자의 골절의 평가 3

고령자의 골절의 물리치료 4

고령자의 4대 골절부위별 물리치료 5

고령자의 골절예방 6

VIII 고령자의 골절

— 머리말 —

원래 고령자의 넘어짐은 많이 볼 수 있는 것이지만, 그것에 의한 외상 자체는 적은 것 같다[1]. 그러나 이것에 골다공증에 의한 골의 취약화가 수반하면, 약간의 외력에 의해서도 골절이 일어난다.

넘어진 경험만으로도 불안이나 공포심이 발생하는데, 더욱이 골절이 추가되면, 안정기간이 장기화하고, 고 · 슬관절 굴곡구축, 사지체간의 근력저하, 요배통 등이 추가되어 활동의욕도 저하한다. 이 때문에, "자리보전 노인"이 될지도 모른다. 이에 더해서 폐렴이나 요로감염증 · 심폐기능저하 · 심부정맥혈전증 등 다양한 합병증을 일으켜, 사망하는 일도 드물지 않다.

그러나, 최근의 골 접합술(창내 및 창외고정)이나 인공골두치환술이라는 수술치료는 빠른 시간 내에 회복하여 일어나는 것을 가능케 하였다. 물리치료는 골절의 치료(수술 전 · 수술 후)와 거의 병행해서 시행되고, 그 역할은 중요하다.

1 고령자의 골절부위와 빈도

고령자에게 일어나기 쉬운 4대 골절

- 대퇴골 경부골절 (입원치료를 필요로 하는 골절에서는 가장 많다)
- 요골 원위단 골절
- 상완골 근위단 골절
- 척추 추체압박골절(등이 구부정한 사람에게 흔히 관찰되고, 발생빈도로 볼 때, 척추 압박골절이 가장 많을 것이다)

일반적으로, 연령별에서는 60세대, 70세대이며 노화에 수반되어 많아지고, 성별에서는 여성 쪽이 남성보다 많다(고령자가 침상에 눕게 되는 원인— 1위: 뇌졸중 2위: 근력 · 기력, 쇠약. 3위:골절)

> *힌트 : 넘어짐 후 증후군*
>
> → post fall syndrome(넘어짐 후 증후군)이라는 것이 있다[2].
>
> 넘어져 부상을 입은 사람은 그 후 보행을 할 때에 불안을 느끼기 때문에 활동성이 저하하기 쉽다.

2 고령자의 골절의 발생기전

고령자의 골절의 발생기전은 "넘어짐"에 의한 것이 많다(특히, 발이 걸려 넘어질 뻔하다).

고령이 되면, 평형기능이나 기타의 반사반응도 기능저하가 일어난다. 또한, 합병증을 갖는 사람도 많기 때문에, 넘어짐의 위험성은 증대한다. 게다가 등이 구부정한 것과 같은 불량자세가 수반하면, 발이 걸려 넘어질 뻔 하는 갑작스런 중력중심의 전위에 평형반응이 대응할 수 없고, 게다가 고 · 슬관절 신전근 등의 근력저하도 합병하여, 몸을 가눌 수 없어 낙하하여 골절을 일으킨다[1].

한편, 뇌졸중에 의한 편마비환자의 경우, 몸을 가누려는 노력이 오히려 환측 하지의 근 긴장을 높인다. 이것은 뻗정다리 · 발 내반(inversion)이 일어나고, 대부분은 환측으로 넘어져, 대전자부의 강타로부터 대퇴골 경부골절을 일으킨다. 또한 팔꿈치 부분에 충격이 가해져 상완골 경부골절을 일으키는 경우도 많다[3].

악성종양(부갑상선암 · 위암 · 유방암 · 간암 등)이 상완골 · 대퇴골 · 척추에 전이하여 병적 골절을 일으키는 경우도 있다. 환자가 자각하지 못할 정도의 외력으로도 용이하게 병적골절이 발생한다. 악성종양의 기왕력이 있고, 심한 요배부통이나 국부의 통증을 호소하는 경우, 병적골절을 의심하고, 의사에게 보고하여 확인을 하는 것도 필요하다.

1

2

3

넘어짐의 위험인자

넘어짐의 위험인자를 환자측 요인과 환경요인으로 분류해 보았다. 환경인자에서는 특히, 방석이나 전기코드, 신문지(미끄러지기 쉽다) 등, 평소 넘어짐의 원인이라 인식하기 어려운 것으로 사고를 일으키는 경우가 많다.

환자측의 문제	환경인자
근력저하 고유수용기 기능저하 시력장애 평형기능저하 신경근질환의 합병 (뇌혈관장애 후유증 · 파킨슨병 등) 약물 (알코올 · 향정신약 · 수면제 · 강하제) 당뇨병 (말초신경장애가 문제) 자세이상(구부정한 등) 등	어둡고 좁은 실내 바닥 위의 장애물 (방석 · 전기코드) 문지방의 턱 미끄러지기 쉬운 바닥이나 신문지 걷어 올려진 양탄자의 가장자리, 이불 털이 긴 양탄자 난간이 갖춰지지 않음 부적당한 침대의 높이 부적당한 신발 (슬리퍼 등) 보행기구나 휠체어를 잘못 사용

3 고령자의 골절의 평가

일반적인 평가에 더하여 아래의 것도 체크하는 것이 좋다.

- 호흡기능(폐렴의 합병에 의한 사망이 가장 많다)
- 평형기능(Romberg's sign, 한쪽다리 선 자세정도는 조사하여 둔다)
  - 하지의 골절에서는 검사가 곤란한 일이 많다.
- 시력 · 청력 등
- 우울이나 의존성 등
- 치매(경증의 치매수준부터 문제가 된다)[4]

> **힌트 : 시력 · 청력의 노화**
>
> 시력 : 시력저하는 일반적으로 40세를 넘을 무렵부터 자각한다.
> 60세에서 60%, 70세에서 70%가 백내장을 수반한다.
> 청력 : 노화(aging)와 함께 고음영역의 역치(threshold)가 상승하고, 60세 무렵부터 중음 부분도 역치가 올라가 노인성난청이 된다.
> 노인성난청에서는 보청기를 부착하여도, 변별력도 저하하여 있으므로, 천천히 그리고 분명하게 이야기를 해드릴 것.

4 고령자의 골절의 물리치료

목 적

- 고령자에서는 특히, 조기 침상탈출이 가장 중요하다.
- 손상부위만이 아니라, 전신관리를 목적으로 한 물리치료를 생각한다.

고령자의 골절에서는 골절부위 주위의 치료만이 아니라, 전신관리를 목적으로 한 프로그램의 설정이 필요하다.

손상초기부터 심폐기능이나 정신기능의 저하, 근 위축, 관절구축 등이 급속히 일어나는 것을 예측하여, 그 예방을 도모한다.

하지골절에 의한 와상 시는 복근 강화 · 상지근육 강화 · 건측 하지근육 강화를 시행한다.

이들은 능동운동으로 자주 시행함과 동시에, 물리치료사가 도수로 적당한 저항이나 보조를 하여 하나하나의 훈련을 이해시켜갈 필요가 있다. 또한 아래 그림 같이 호흡물리치료도 중요하다.

빠른 시간 내 기상을 목적으로 하여 침대 곁(환자의 머리맡)에서 1일에 4시간 이상은 앉은 자세가 되도록 지도한다. 이 밖에 팔굽혀 펴기(push up) 등으로 보행을 위한 상지근육 강화, 기립이 가능해지면, 균형훈련, 발바닥을 접지하여 하중감각 재확인훈련, 일상생활동작훈련 등을 적극적으로 도입한다. 또한 이들은, 전신적인 기능저하의 예방 · 개선으로 연결된다.

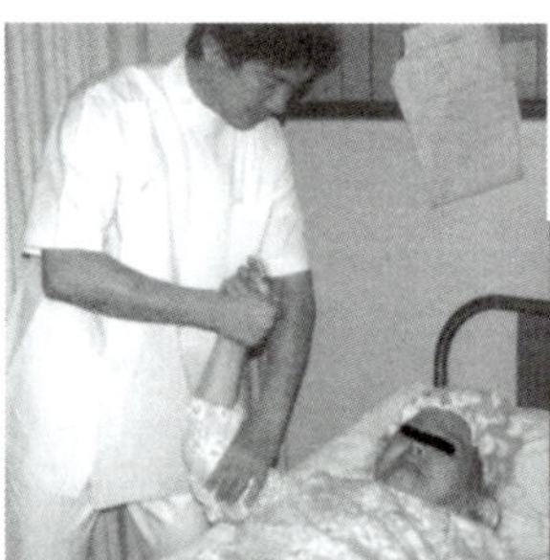

상지근력강화훈련

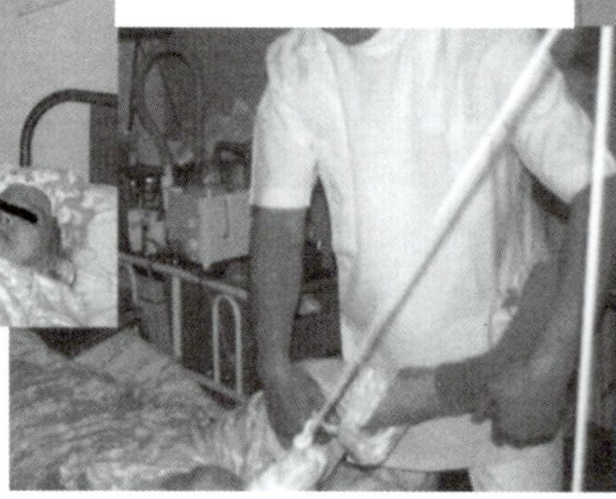

건측 하지근력강화훈련

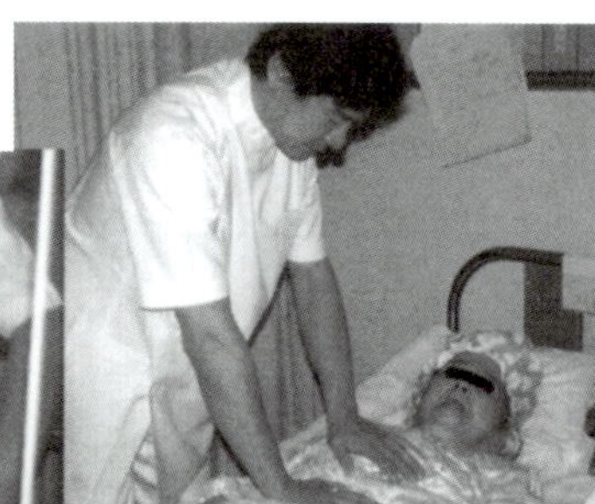

복식호흡훈련(저항훈련)

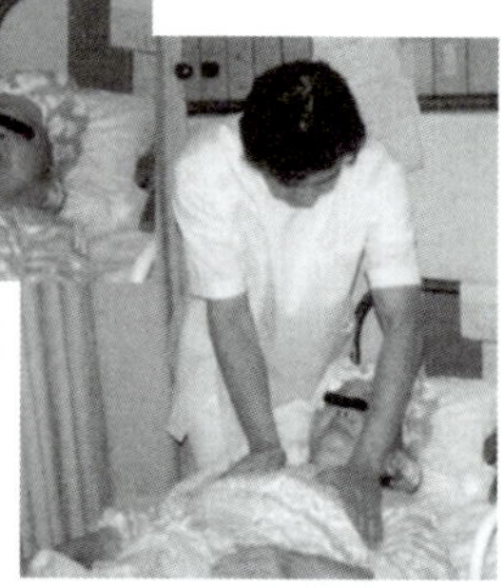

호흡보조훈련
(무기폐의 예방)

대퇴골 경부골절 예
[직접견인 중 : 침대 곁(환자의 머리맡)]

(1) 안정기 (부상직후 · 수술직후)

- 체위변환
- 고정부위 이외의 적극적인 능동 · 저항운동

  상지의 훈련은 흉곽의 확장을 촉진하고, 호흡물리치료로서도 중요하다.

  족관절의 능동운동이 가능하다면, 심부정맥혈전의 예방을 위해서도 적극적으로 시행시킨다.
- 호흡물리치료

  체위변환과 함께 폐합병증 예방에 중요하다.

  심호흡 정도가 흔히 기존 서적에 기재되어 있는데, 더 적극적으로 시행하지 않으면 합병증의 예방은 곤란하다.

(2) 기상(침상탈출) · 기능회복기

- 정신기능저하 등의 2차 장애의 징후가 나타나면, 경사대 기립이나 휠체어 앉은 자세 등을 적극적으로 시행한다.
- 일상생활동작훈련

  가급적 조기에 이동능력을 확보하기 위해, 침대 · 휠체어 옮겨타기 훈련이나 장구보행 등을 시행할 수 있도록 한다.

4

5 고령자의 4대 골절부위별 물리치료

5

1) 대퇴골 경부골절 [5)]

(1) 원인과 증상

대퇴골 골절은 노화와 함께 증가한다. 대퇴골 경부골절이 원인은 넘어져서 직접 대전자를 강타하거나, 무릎을 짚고 대퇴가 비틀렸을 때에 일어나는 일이 많다.

특히, "평지에 선 높이에서부터의 넘어짐"과 같이 흔히 있는 넘어짐으로 일어나는 일이 많다 (전체의 75%↑).

그러나 이것은 넘어지는 방법이 서투른 고령자에서는 피동적인 자세를 취할 수 없어 대퇴골 전자부에 직접 외력이 미쳐, 큰 충격이 된다.

또한 뜻밖에도 옥외보다 옥내에서의 부상이 많다 (60~75%).

남녀의 비에서는 여성이 남성보다 2.5~2.6배나 많다.

경부의 강도는 여성은 남성의 2/3 정도밖에 없다는 것도 하나의 요인이다 [6)].

연령에서는 70세 이후 지수함수적으로 증가하고, 85세 이상에서는 특히 빈도가 높다.

조기 기상(침상탈출)이 물리치료의 최대목표가 된다.

특히, 보행능력의 재획득이 중요하다.

힌트 : 넘어짐의 충격

Frankel 등[6]의 보고에 따르면, 신장이 160㎝ (중력중심위치 86㎝)이고, 체중 50㎏의 여성이 중력중심위치 10㎝까지 넘어질 때의 위치에너지는 3700㎏/㎝라 한다. 미터 환산에서는 37㎏의 물건이 1m의 높이에 있는 위치에너지에 상당한다. 대수롭지 않은 것처럼 느끼지만, 이것에 중력가속도를 수반하며, 뼈의 충격 흡수 능력이 젊은이 보다 25%나 저하하고, 게다가 넘어지는 방법이 서투르게 된 노인에서는 골절을 일으키는 데에 충분한 파괴력을 갖는다.

(2) 골절의 종류

골절은 고관절의 관절낭을 경계로 관절낭내 골절(관절내)과 관절낭외 골절로 구분된다. 대전자를 강타하여 부상한 경우는 관절낭외 골절의 빈도가 높다.

관절낭외 골절은 골 유합을 기대할 수 있지만, 환부의 강한 통증이 발생하기 쉽고, 장기와 상이 금기인 고령자에서는 보존요법은 곤란하다.

관절낭내 골절 중에는 첫 번째의 X선에서 골절이 인지되지 않고, 잠시 지나서 명료해지는 것이 있으므로 통증의 호소나 다리길이 차이에는 주의한다.

장기간에 걸쳐 통증의 개선이 관찰되지 않으면, 의사에게 연락한다.

관절낭내 골절에서는 골 유합은 곤란하기 때문에, 인공골두치환술이 선택되는 경우가 많다.

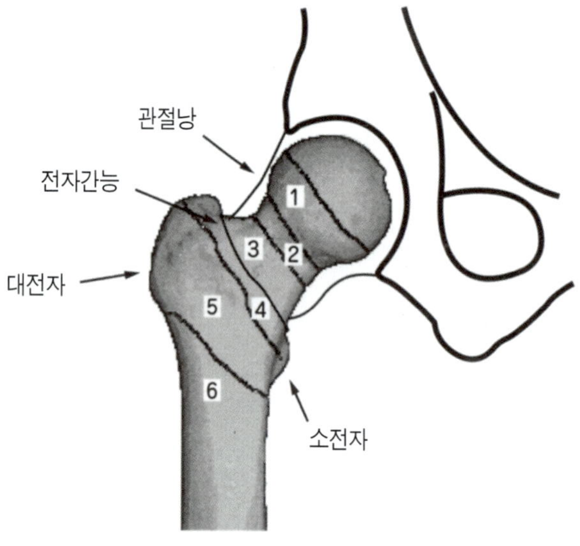

관절낭내 골절 Intracapsular fracture
1. 골두하골절 subcapital fracture
2. 중간부골절 intermediate fracture
3. 기부골절 basal fracture

관절낭외 골절 Extracapsular fracture
4. 전자간골절 intertrochanteric fracture
5. 전자부골절 trochanteric fracture
6. 전자하골절 subtrochanteric fracture

(3) 생명예후

부상 후 1년 이내의 사망률은 약 18%이고, 일반노인의 3배이다[7].

그 중 85%가 6개월 이내에 사망한다.

원인은 폐렴(20~40%)·심부전·신부전·패혈증·폐혈전증 등이다.

간접적으로 치매·고령·뇌졸중·고혈압의 부상 전 합병증이 영향을 준다.

1년이 지나면 일반노인과 병행한다.

생명예후는 치매, 심질환, 연령, 뇌혈관장애, 고혈압의 순서로 불량하다.

(4) 치료법

세 가지 치료법

① 보존적 치료(드물다) → 감입골절과 같은 안정된 골절의 경우.
체중부하제거 · 견인에 의한 안정 · 경과 관찰 등.

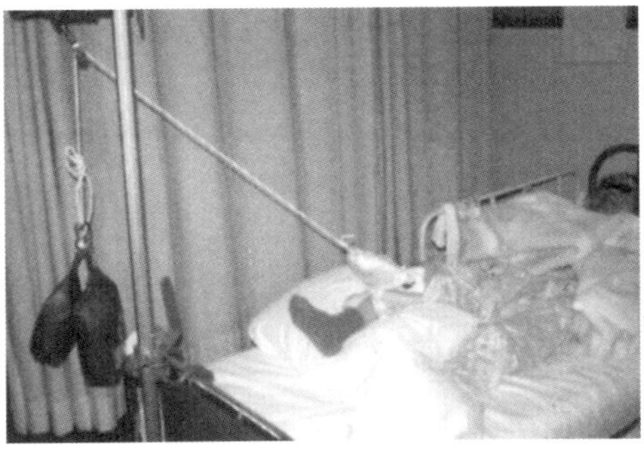

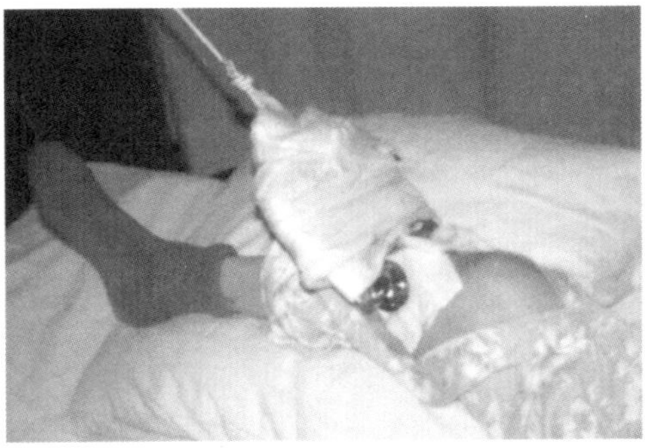

경부골절에 대한 직접견인

② 고정술 → 관절낭외 골절에서는 혈행도 좋고 골 유합도 양호하기 때문에, CHS나 Ender nail 등에 의한 고정술이 시행된다.

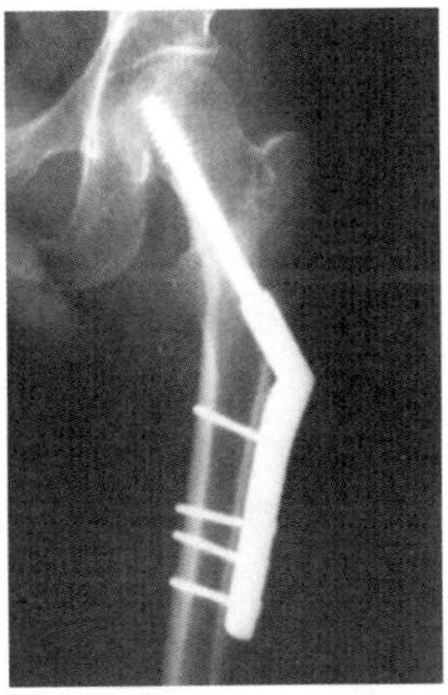

CHS : compression hip screw

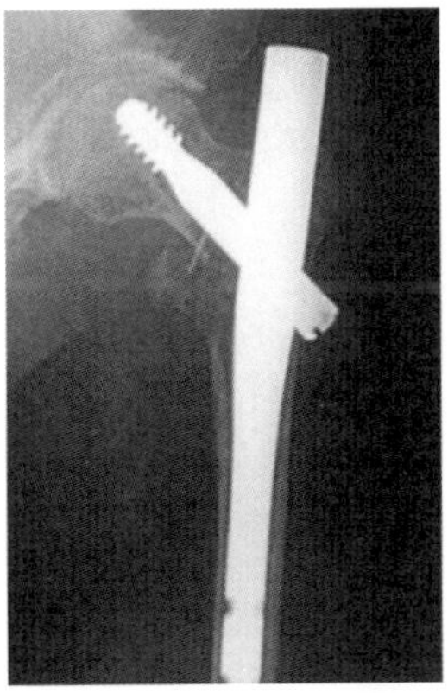

gamma locking nail

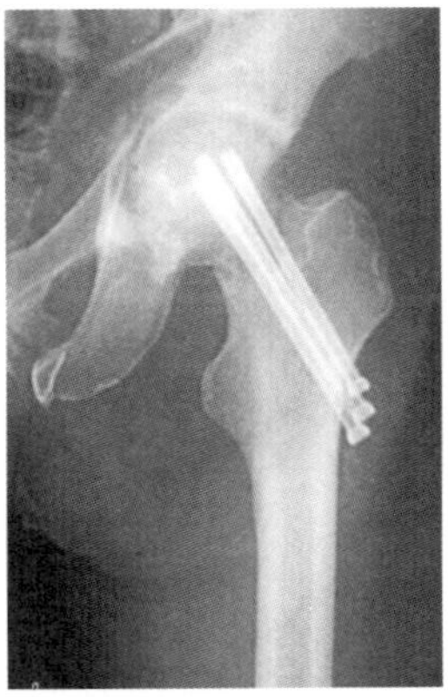

cannulated screw

현재는 CHS(compression hip screw)나 gamma locking nail의 소개로 인해 Ender법은 감소하고 있다.

CHS는 하중 시에 골두에 찔러 넣은 lag screw가 골간부에 고정한 바렐(barrel) 내의 속이 빈 튜브를 따라서 활주(telescoping 효과)하여, 골절부위에 압박이 가해지기 때문에 고정성이 좋다.
물리치료의 진행 정도는 수술 시의 고정성 · 골 유합의 정도에 따르기 때문에, 증상사례마다 다르다. 물론 모두가 이상적으로 시행된 경우, 수술 직후부터 체중부하보행이 가능하다.

불안정형 골절이나 골다공증을 합병하고 있는 경우 등에서는 lag screw가 대퇴골두를 관통하거나(골두 천통), cutting-out하여 대퇴골두가 내반해 버리는 경우도 있다. 재손상의 가능성이 있는 환자에게는 하중 · SLR · 가동범위훈련을 신중하게 시행한다. 골두 천통이나 재골절은 하지길이나 통증의 출현, 덜컥하는 느낌과 함께 움직일 수 없게 된다. 이 때에는 의사에게 바로 보고하여, X선 사진에 의해서 확인을 부탁한다.

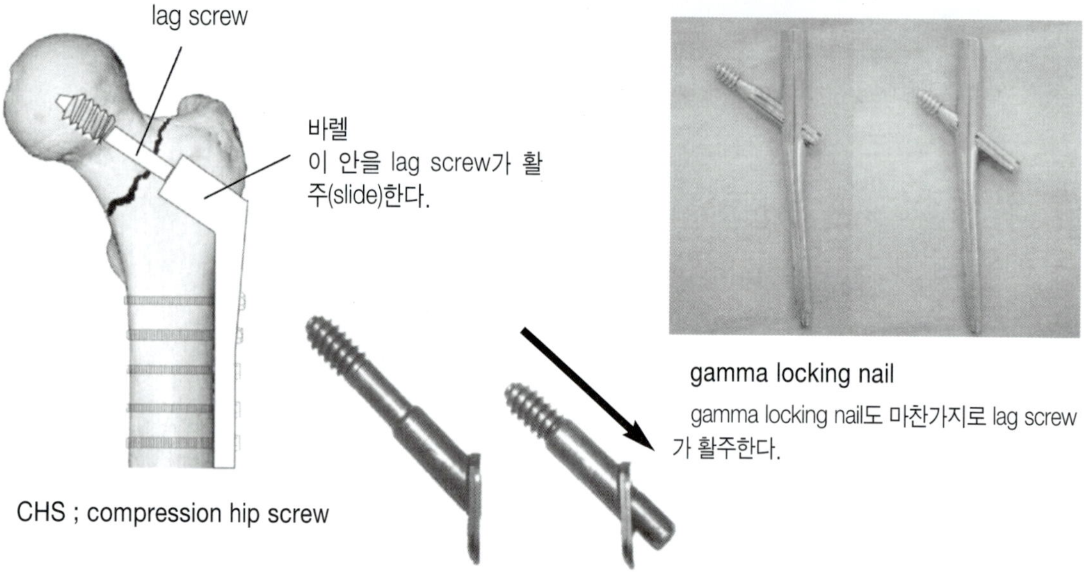

lag screw의 활주

CHS의 cutting-out

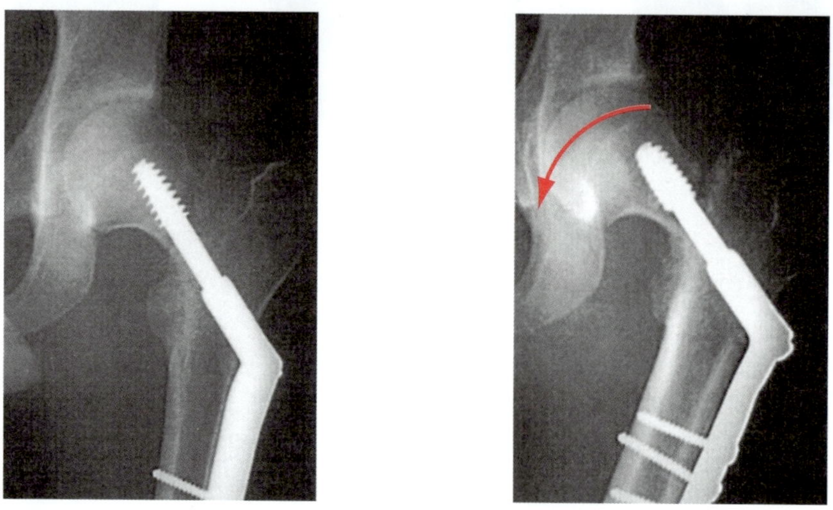

고정 직후

cutting out
(골두의 내반)

최근의 gamma locking nail은 고정성과 지지성이 매우 우수하다.
그 이유로서는,

- CHS에 비해서 하중축이 고관절의 받침점에 보다 가깝고, 부하가 적다.
- 하중이 대퇴골의 중심을 지나기 때문에, 임플란트나 뼈에 가해지는 스트레스가 작다는 것 등을 들 수 있다.

주의점 ▶ 경부골절의 고정술

대퇴골 경부골절(관절강내 · 관절강외)의 고정술에는 compression hip screw, Ender nail, gamma locking nail, multiple pinning 등 많은 방법이 있으며, 각각 장점과 단점이 있다. 어느 방법이 좋은가 하는 것보다 골절형태와 골다공증의 정도, 고정방법 등의 3자가 서로 작용하여 골절부의 고정성이 결정된다.

③ 인공골두치환술 → 관절강내 골절에서는 골두 괴사의 빈도가 높기 때문에 주로 인공골두치환술이 많다.
1축성의 단극형태(monopolar type)보다도, 관골구에의 부담이 적은 2축성의 양극형태(bipolar type)이 주류이다.

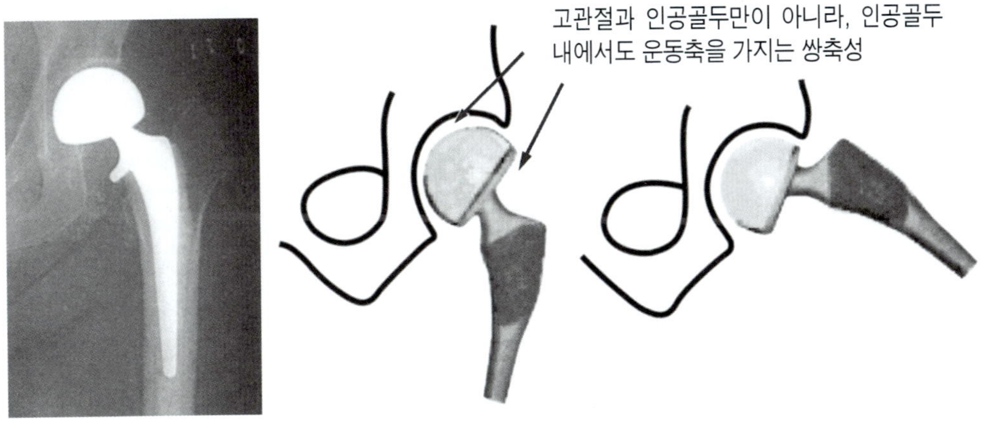

양극형태(bipolar type) 인공골두

(5) 물리치료

① 목적

조기 기상 · 조기보행

환측 고 · 슬관절의 가동범위와 근력유지 · 강화	통증의 경감
건측 하지와 양 상지의 기능유지	호흡기능의 유지
지팡이 등의 보조구를 사용한 안전한 보행	일상동작의 자립

② 평가

a) 치매

하세가와식 간이 치매 스케일이 흔히 사용된다.
기능적 예후에 가장 영향을 준다.

21.5점 이하의 준치매 수준부터 문제가 된다[4].

b) 내과적 합병증

심질환 · 폐질환 · 신기능장애 · 당뇨병 · 빈혈 등이 수술적응이나 합병증에 관계한다.

c) 사회적 인자

동거가족이 많고, 가족의 적절한 관여가 있으면, ADL의 예후는 좋다.

d) 기능 · 능력평가

초기의 환측 지절의 평가는 통증 때문에 곤란하다.

악력이 그 사람의 평균적 근력의 지표가 된다.

하지기능은 부상 전의 보행능력 · ADL · 활동범위에 의해서 추측한다.

골다공증 환자에서는 운동치료나 이동으로 새로운 골절을 야기하지 않도록 주의해야 한다.

휠체어 ⇔ 침대 사이에서의 이동할 때, 착지하는 하지가 비틀려, 골절되는 경우가 많다.

③ 물리치료의 실제 (인공골두치환술 예)

수술 다음날부터 서서히 침대를 올리고 내리며 각도를 조절(Gatch up)한다.

그 후 근력강화를 시행하면서, 기립보행으로 진행한다.

a) 관절가동범위훈련

수동적으로 부하가 적은 것부터 시행한다.

b) 근력강화훈련

환측 족관절의 능동운동은 수술 전부터 시행한다 (순환장애, 심부정맥혈전증의 예방).

→ "하~나" "두~울"하는 식으로 천천히 확실하게 힘을 넣게 한다. 1일에 여러 차례 시행한다.

대퇴사두근의 등척성 운동도 수술 전부터 하는 것이 바람직하다.

통증 · 종창의 경감을 확인하면서 등장성 운동으로 옮겨간다.

c) 체중부하 · 보행훈련

가급적 조기에 시행하기 바란다.

CHS의 일부와 인공골두 예에서는 수술 후, 1~2일부터 가능하다(보통, 통증이나 출혈 때문에 수일이 지나서부터)

불안정형 관절강외 골절 · 고도의 골다공증에서는 늦어진다.

d) 수중운동치료

수술창상의 치유를 기다린 다음에 시행한다.

e) 작업치료

앉은 자세나 선 자세 내구성의 향상은 작업치료 쪽이 적합하다.

대체로, 단순히 장시간 앉히거나 서게 하는 것 자체를 목적으로 하는 것은 곤란하다.

또한, 정신기능저하를 방지할 목적으로도 효과가 초래된다.

④ 주의할 점

a) 인공골두의 탈구

THA와 마찬가지로 고관절의 굴곡 · 내전 · 내회전위치에서 탈구하기 쉽다(다만, THA에 비하면 탈구는 적다).

특히 치매환자에서는 주의할 것.

b) screw의 느슨해짐 · cut out · 재골절

c) 골다공증이 중증이면, 후치료가 늦어진다.

d) 일반적으로 보행수준은 혼자걷기가 지팡이, 지팡이가 보행기로 한 단계 낮아지는 경우가 많다.

e) 고령자에서는 부분하중이 곤란한 경우가 많다.
이 때문에, 전체체중부하가 가능해질 때까지 완전 체중부하제거로 해두는 경우가 있다.
가능하다면, 전체체중부하를 해도 되는 수술방법을 선택한다.

2) 요골 원위단골절 (그 중 많은 것이 Colles 골절)

(1) 원인과 증상

넘어질 때, 손바닥을 바닥면이나 지면에 짚고, 요골 말단에 받는 장축압과 수근관절의 배측 강제에 의해서 수근관절면에서부터 2~3㎝ 떨어진 곳에 정형적인 골절이 일어난다. 원위 골편은 근위 골편보다 배측으로 전위하고, 포크(fork) 등 모양의 변형을 나타낸다.

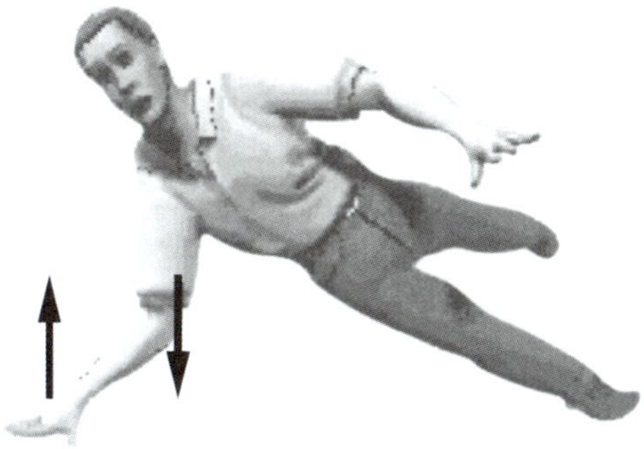

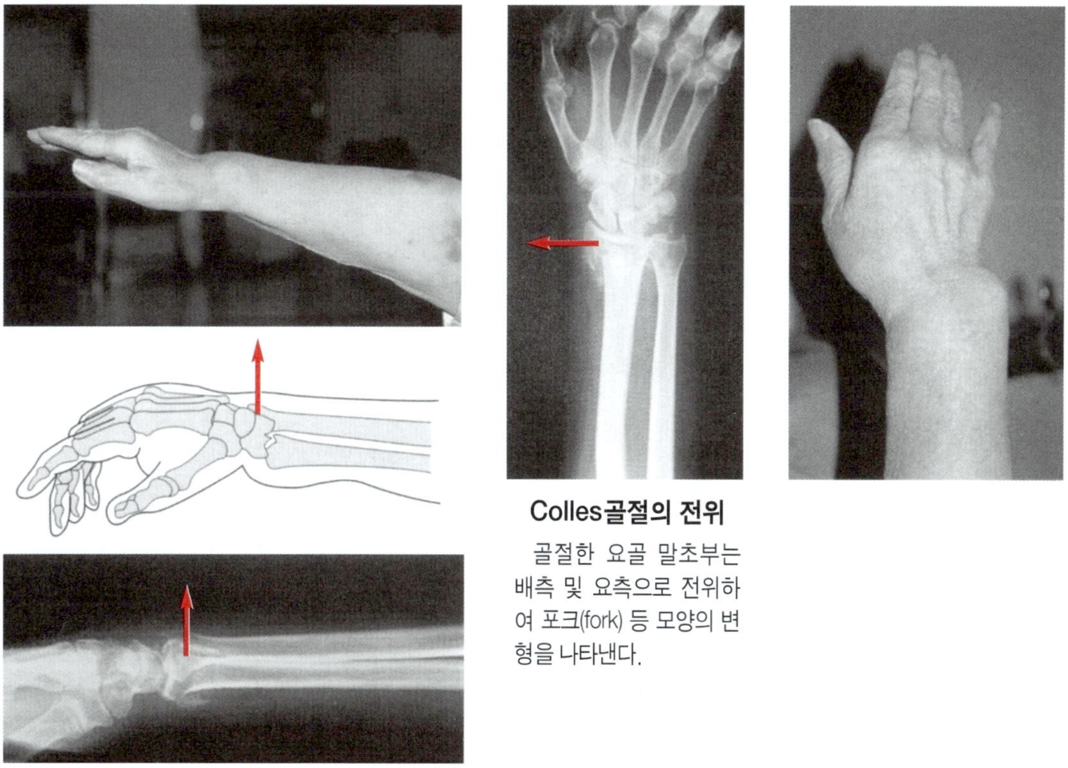

Colles골절의 전위

골절한 요골 말초부는 배측 및 요측으로 전위하여 포크(fork) 등 모양의 변형을 나타낸다.

(2) 치료법

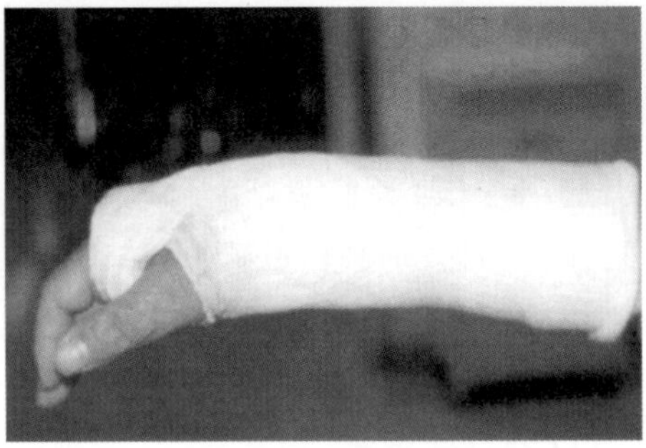

도수정복 후, 석고붕대 또는 부목 등의 외고정이 시행된다. Schede법에 의한 외고정은 수근관절을 장굴 · 척굴위치, 무지대립위치로 되어 있고, 이 자세가 골편의 전위를 방지한다.

골편전위의 정복이 불량한 경우는 수근관절의 배굴과 전완의 회외의 가동범위 제한을 남기는 경우가 있다. 일반적으로 골다공증을 그 기반으로 하고 있는 일이 많기 때문에, 완전한 정복은 곤란한 경우가 많다.

(3) 물리치료

① 외고정기

우선, 수근관절에서부터 손가락에 걸쳐서 일어나는 부종의 예방 · 경감을 위해 자세설정과 능동운동을 시행한다.

- 손가락의 능동운동
  종창의 경감 · 뼈 위축 예방을 위해 적극적으로 시행한다.
- 견관절 내외회전 · 굴곡 · 외전
  전완 수부(hand)의 외고정이나 그로부터 오는 불량자세는 견관절의 구축을 일으키기 쉽다. 견관절의 거상운동은 최저 1일 1회는 실시한다. 동시에 척주의 신전운동도 시행하는 편이 좋다.
- 자세(위치)설정
  골절 후 2주간, 환측 손을 높이 올리고, 즉, 심장의 위치보다 환측 팔을 높은 위치로 두는 것이 바람직하다.
  앉은 자세에서는 의자의 팔걸이(arm rest) 위에 쿠션을 올려놓고, 그 위에 환측 팔을 둔다.
  삼각건으로 팔을 매달고 있는 것을 볼 수 있는데, 이것은 손을 높이 올린 자세로 만들지 못한다.
  오히려 삼각건의 사용으로 견관절의 구축을 수반하는 경우도 있으므로 주의한다.

② 기능훈련기 (외고정 제거 후)

- 관절가동범위훈련(능동운동에서 수동운동으로)
  수근관절 배굴
  요골수근관절에서의 가동범위 확대를 목적으로 하지만, 때로는 수근중수관절에서 대상(보상)운동을 일으키는 일이 있으므로 주의해서 시행한다.
- 전완 회외
  골절부가 정상적인 위치로 정복되어 있으면, 전완의 회외가동범위의 예후는 양호하다.
- 견관절 내외회전 · 굴곡 · 외전
  외고정기와 마찬가지로 계속된다.
- 근력강화훈련
  손가락 굴곡신전 저항운동
  전완 회내외운동
- 마사지
  부종과 통증의 경감을 목적으로 말단로부터 중심으로, 손가락에서 전완방향으로 스토로킹(stroking, 쓰다듬기)을 시행한다.

공기압에 의한 마사지도 효과적이다.

- 온열요법

  주로 와류욕을 가동범위훈련의 전처치 또는 말초순환장애의 개선을 위해, 손가락의 부종이 경감되기 시작하였을 때에 사용한다.

3) 상완골 근위단 골절 [8)]

(1) 원인과 증상

50세 이후 노화와 더불어 점증하고, 특히 60세 이상의 여성에서 빈도가 높다.

상완골 근위단 골절은 소결절의 상연을 기준으로 결절상 골절과 결절하 골절로 대별된다.

- 결절상 골절: 골두골절과 해부경골절이 있다. 이 부분은 건 · 인대 · 관절낭 등으로 견고하게 싸여 있기 때문에 외력에 잘 저항하기 때문에, 골절은 드물다.
- 결절하 골절: 결절관통골절 · 외과경골절 · 결절부 단독골절이 있다. 고령자에게는 넘어져서 지면에 닿은 팔의 장축방향으로 힘이 전달됨으로써, 외과경골절이 많이 관찰된다. 또한 골다공증 때문에 다수의 골절선을 갖는 경우도 많다.

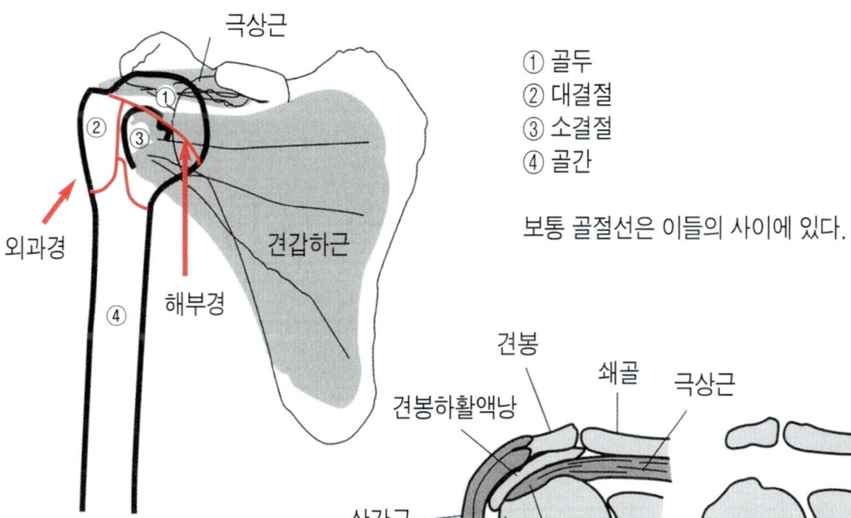

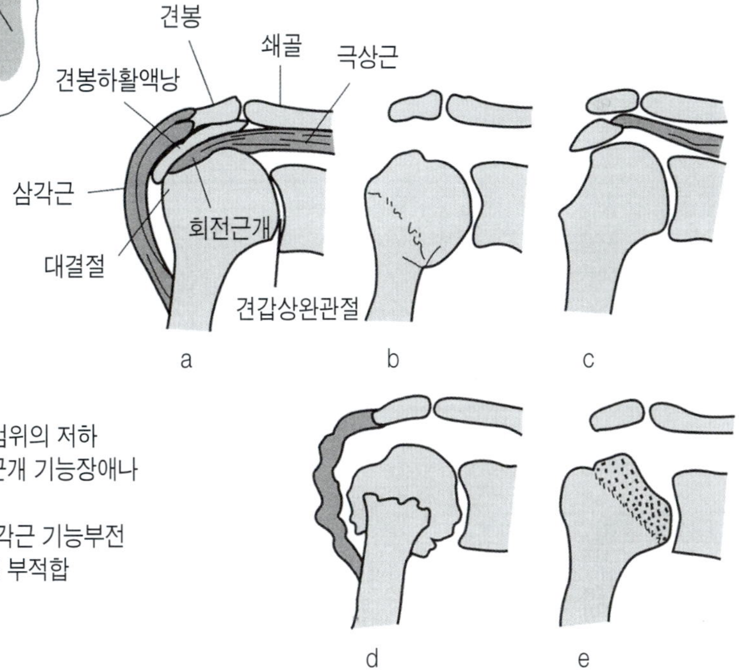

a : 정상구조
b : 내반변형 유합에 의한 가동범위의 저하
c : 대결절의 전위에 의한 회전근개 기능장애나 견봉하 충돌(impingement)
d : 강한 상완골 단축에 의한 삼각근 기능부전
e : 골두괴사 · 변형에 의한 관절 부적합

상완골 근위단 골절이 견관절에 미치는 기능적 영향

(吉田 篤, 小川清久 : 상완골 근위단 골절의 치료와 재활, 임상재활 5, 1996에서 인용)

(2) 골절의 분류

Neer의 분류[9)]

성인의 전위골절에서 가장 흔히 사용되는 분류이다. 이것은 4개의 부분 즉, 회전근개의 기능에 관여하는 대 · 소결절, 혈행의 차단에 관여하는 해부경과 대흉근 부착부 상연에서부터 외과경이 1 cm 이상의 전위나 45° 이상의 굴곡변형을 나타낸 경우의 분류이다. 4개의 골성부분 중 1개가 전위한 경우를 2-part, 2개가 전위한 경우를 3-part, 3개가 전위한 경우를 4-part로 분류한다[8)].

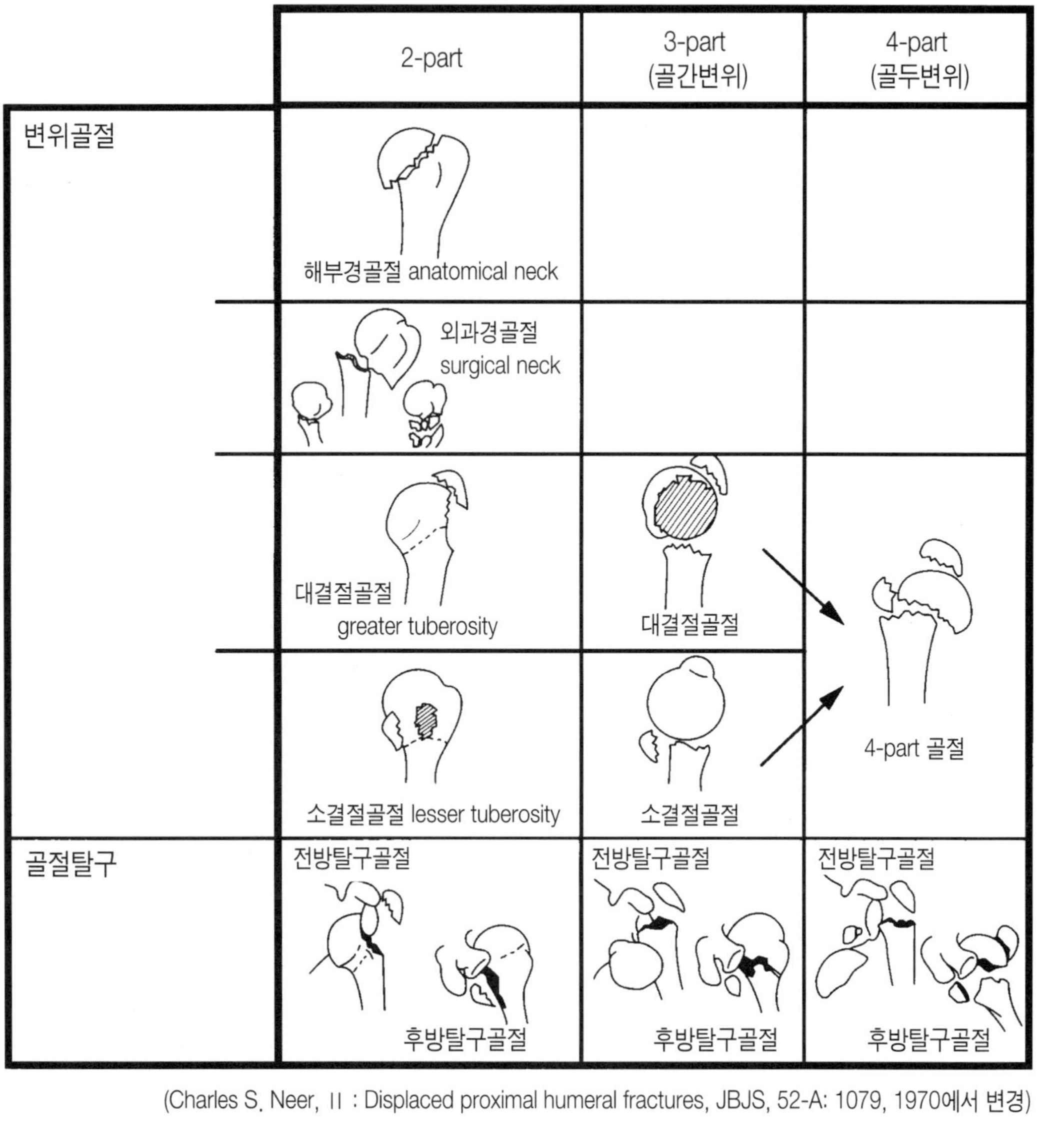

(Charles S. Neer, II : Displaced proximal humeral fractures, JBJS, 52-A: 1079, 1970에서 변경)

(3) 치료법

근위단 골절 중 전위가 적은 골절은 약 80%이고, 대부분 보존요법으로 대처할 수 있다고 한다. 전위가 적으면, 삼각건 고정이나 벨포 고정으로, 바로 운동치료로 옮겨갈 수 있다. 전위가 크고 불안정한 경우는 정복 후에 4~6주간의 지속견인을 시행한다.

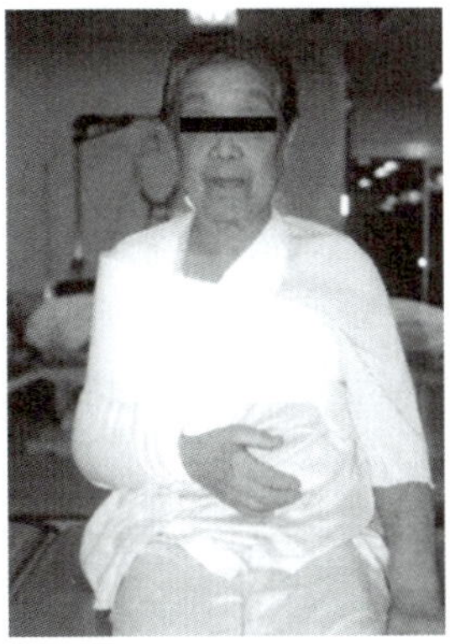

삼각건과 체간고정

내고정이 필요한 경우, 어깨 주위조직의 복잡성 때문에 침습이 적은 견고한 내고정은 곤란하다. 건측 팔다리로 일상생활을 거의 대상(보상)할 수 있다는 것 때문에, 경우에 따라서는 견관절의 기능을 희생하는 일도 있다.

몇몇 교재는, 경우에 따라 hanging cast법(현수 석고붕대고정)을 시행한다고 하였다.

이것은 상완에서부터 전완에 걸쳐서 석고붕대를 감고, 팔의 무게와 석고붕대의 무게에 대항하기 때문에, 골절부위에 장축으로 작용한 근 수축의 힘이 골 유합을 촉진하는 방법이다**(원래, 골간부 골절에 사용되는 방법이고, 근위단 골절에는 부정적 의견이 많다)**. 그러나, 고령자에서는 무거운 석고붕대 고정은 곤란하다. 또한 요시다[8]나, 다바다케[10]는 본 골절에 hanging cast법은 적응이 없고, 높은 비율로 위관절이나 견관절 하방 아탈구를 일으키므로 사용하지 않는 것이 좋다고 했다.

(4) 물리치료 [8]

우선은 견관절의 가동범위 유지를 생각하고, 골 유합의 정도에 따라 근력을 강화해 나간다. 구축의 잔존에 가장 주의한다.

① 보존적 치료의 경우

자세설정

환측 지절을 높이 올린 자세유지.

환측 지절의 손가락의 부종의 경감과 견관절 내전구축의 방지를 목적으로 견관절 외전위치를 유지한다.

운동치료

외고정기간 중 :

손가락 · 팔꿈치의 능동운동

2~3주간 견관절 안정 후(또는 급성기의 통증이 경감하면) :

통증이 없는 범위에서 견관절의 능동운동을 시작한다.

골절조각이 안정하여 있는 상단부 골절에서는 손목에 500g~1㎏의 추 밴드를 감고 (또는 아무 것도 없이), Codman체조의 요령으로 환측 상지의 흔들이모양 운동을 시행한다.

운동시작이 늦어지면 구축이 일어나고, 오히려 골절부에서의 움직임이 강조된다.

1주일 정도 경과를 보아 운동으로 통증이나 비정상 가동성이 없으면, 훈련을 추가한다 :

견관절 거상운동

활차시스템 체조 · 봉체조 · 손가락으로 벽을 따라서 옮겨가는 운동 등 견관절주위염의 가동범위훈련에 준한다.

도수저항운동

골 유합의 상태에 따라서 근력을 유지 · 강화하기 위해, 통증이 일어나지 않을 정도로 승모근 · 전거근 · 삼각근 · 대흉근 등의 저항운동을 시행한다.

관절가동술(mobilization), 도수교정(manipulation)

골 유합 완성 후에 잔존한 견고한 가동범위 제한에 사용한다.

② 수술적 치료 후의 경우

수술에 의해서 얻어진 고정성을 염두에 두고, 보존적 치료에 준해서 시행한다.

해부경 · 관절내 골절이 존재하는 경우는 상완골두에 걸리는 부하를 피한다.

수술기법상, 관절 내나 제2견관절에 강선이나 나사가 튀어나와 있으면, 일반적으로 초기의 제한이 없는 가동범위훈련은 불가능하다.

4) 추체 압박골절

(1) 원인과 증상

골다공증에 의해서 취약해진 고령자의 척추는 허리를 낮추어 엉덩방아를 찧는 것 같은 넘어짐으로 추체압박골절이 일어난다. 골다공증이 심한 경우, 물건을 들어올리는 동작만으로도 발생한다. 증상으로서는 요배부통이나 거북등 · 구부정한 등 같은 변형이 일어나고, 드물게 하지마비가 일어난다.

그러나, 실제로는 거의 자각증상이 나타나지 않는 경우도 많다. 특히 서서히 골절이 진행되어 가는 경우, 물건을 들거나 걸었을 때에 요배부통이 있는, 등이 구부정해지는, 키가 작아지는 등의 증상이 나타난 경우에는 본 증상을 의심한다.

부위로서는 구조적으로 흉요추 이행부에 가장 압박력이 걸리기 쉽기 때문에, 제12흉추 · 제1요추에 많다.

드물게 악성종양의 추골전이로 병적골절이 일어날 때도 있다. 이 경우, 요배부통은 격렬하고, 하지마비나 체간의 지지성 · 운동성을 상실하는 경우도 있다. 요배부통이 심하고, 위암 · 유방암 · 자궁암 등의 혈액전이성 종양의 과거력이 있는 경우, 의사에게 신속하게 보고하는 것이 좋다.

(2) 물리치료

주된 목적은 척주의 운동성 · 체간근력과 하지근력의 유지 강화 및 자세변환 능력의 조기회복이다. 또한 흉곽의 운동성도 포함하여 폐 기능유지를 위해 호흡훈련도 중요하다.

ⅰ) 부상직후 (부상 후 4주일)

보통 통증은 1~2주일의 안정 와상으로 경감된다.

→ 2~3주일의 안정 와상으로 경감되지 않는 경우는 감염이나 위관절, 악성종양의 전이 등을 의심한다.

양호한 자세의 지도

통증이 격렬한 급성기가 지나면, 압박 변형한 추체의 축압을 경감하기 위해 척추를 약간 신전위치에 둔다.

호흡물리치료

체간근의 이완(relaxation)과 호흡기능을 유지하기 위해 심호흡을 중심으로 하는 호흡물리치료를 시행한다.

앉은 자세훈련

1~2주일 후부터 통증의 경감에 맞춰서 서서히 앉은 자세를 취하게 한다.

환자의 높이를 조절할 수 있는 개취 침대(Gatch bed)나 의자에 앉은 자세에서도 체간이 굴곡하는 것 같은 자세는 피한다.

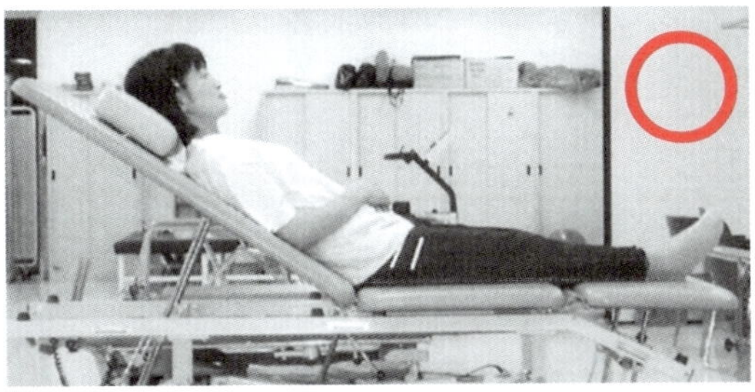

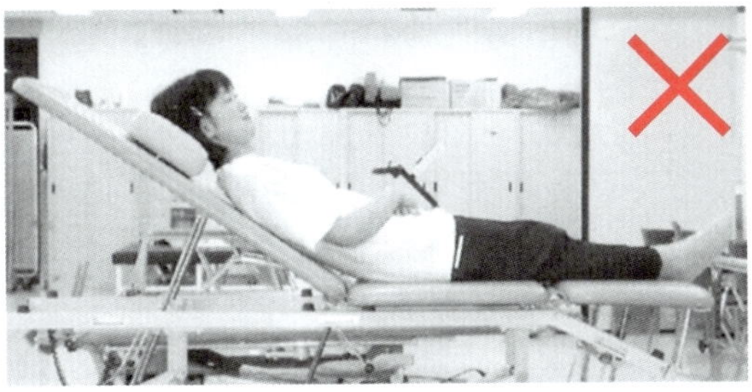

기립훈련

급격한 하중에 의한 통증을 고려하여, 기립을 시작하는 당초는 경사대(tilt table)를 사용하면 좋다. 경우에 따라서는, 코르셋(연성 · 반경성)을 병용하여 기립보행훈련으로 진행한다.

ii) 만성기 (부상 후 4주 이후)

온열요법

요배부의 통증의 경감과 근 경축(spasm)을 완화하기 위해, 온열치료를 먼저 시행한 후에 각종 운동을 시행한다. 이때, 체위변환이나 바로 누운 자세에서 통증을 호소하는 환자도 많으므로, 휠체어에서 앉은 채로 핫팩을 사용해도 된다.

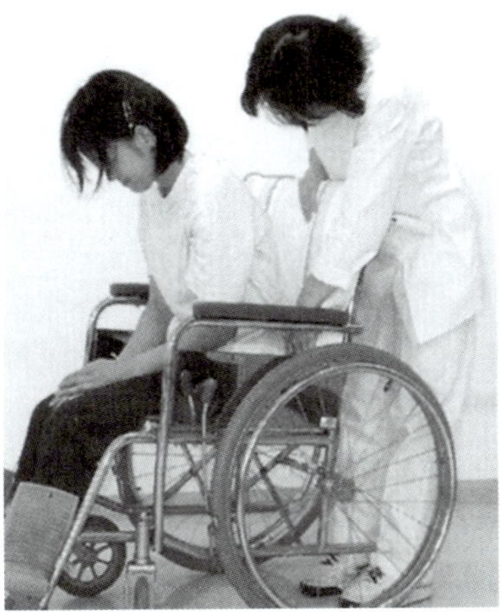

운동치료

체간근력강화 · 배근군의 과긴장의 경감 · 척주 운동성의 개선을 목적으로 한다.

체간의 신전운동 : 추체에 대한 압박을 경감하기 위함이다.

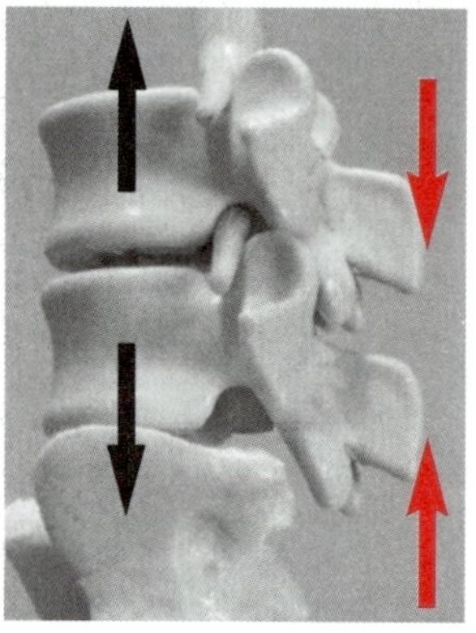

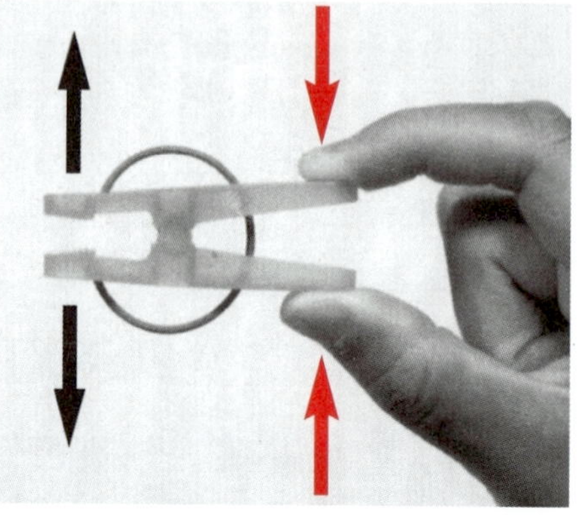

척주를 신전시켜 척추에 가해지는 부하를 감소시킬 필요가 있는데 있다. 이것은 감각적으로는 이해하기 어려운 것 같다. 이것은 추간관절을 받침점으로 하는 빨래집게와 대조하면 이해하기 쉽다.

바로 누운 자세 : 양 족부에 쿠션을 놓고, 슬관절 신전위치인 채로 양 발로 하방으로 미는 것처럼 하여 고관절과 체간의 신전을 촉진한다.

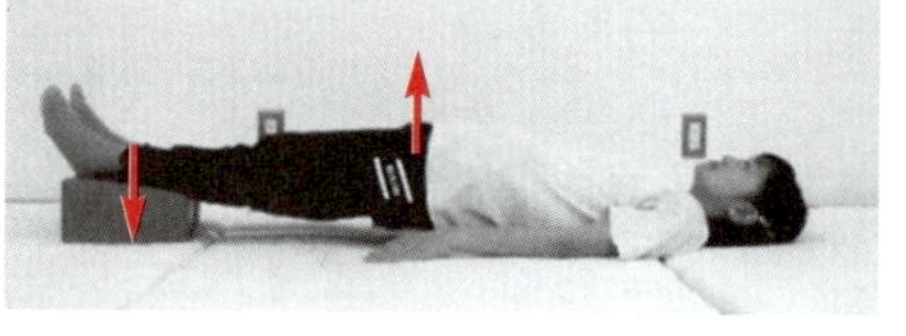

엎드린 자세 : 복부 아래에 쿠션을 놓고 체간을 굴곡한다. 거기서부터 체간을 신전하고, 중간위치로부터 약간 신전위치로 체간을 유지한다.

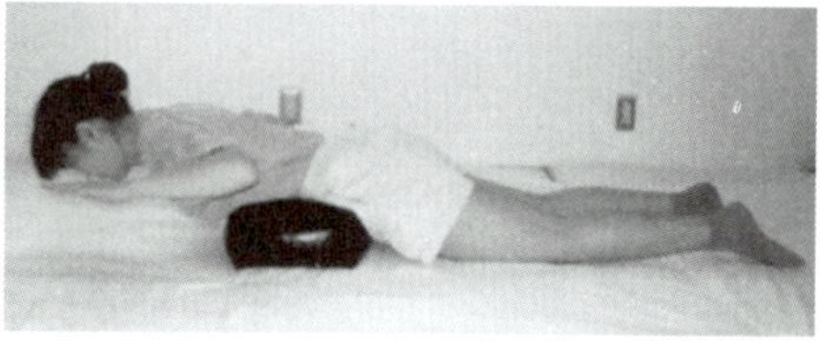

네발기기 : 네발기기에서, 한쪽 상지 또는 하지를 무릎 신전위치인 채로 거상한다.

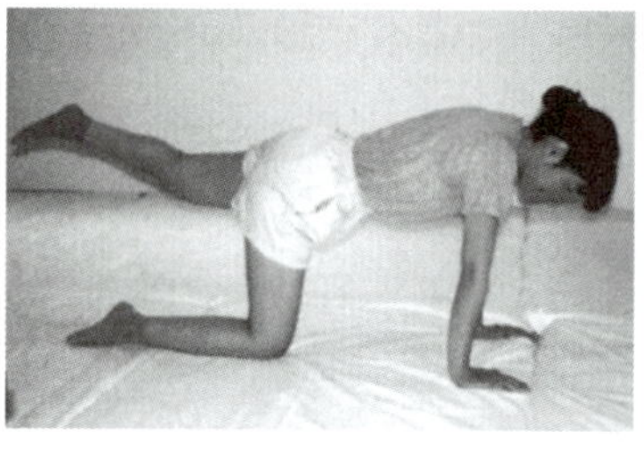

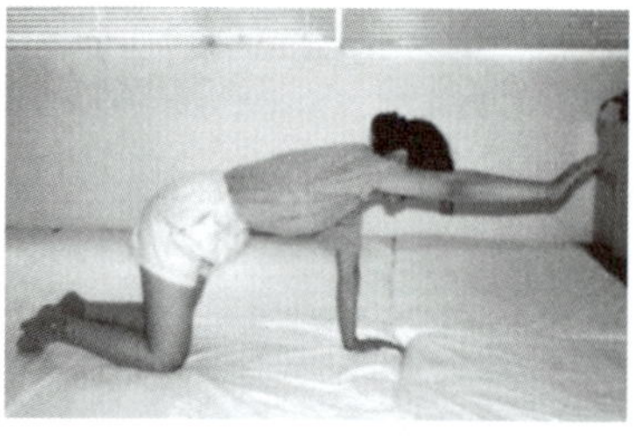

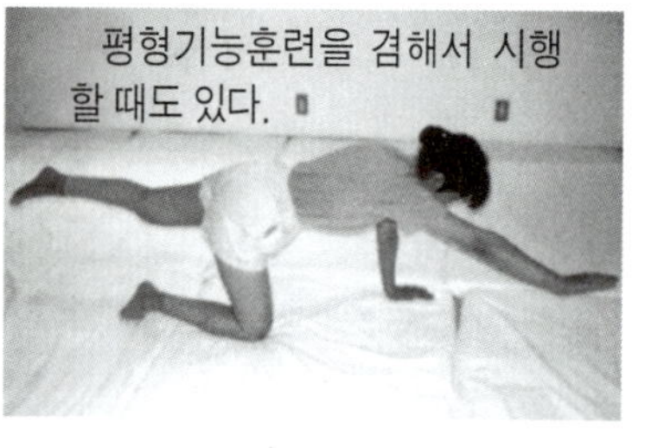

평형기능훈련을 겸해서 시행할 때도 있다.

앉은 자세 : 네발기기나 엎드린 자세를 취하는 것이 곤란한 환자에게는 앉은 자세에서 시행하는 것도 가능하다. 다만 앉은 자세에서 시행하는 훈련은 잘 지도하지 않으면, 고관절이나 경부의 신전, 어깨 주위의 근육밖에 작동시키지 않는 경우도 있으므로, 바르게 배근을 작동시키고 있는지를 수시로 확인한다.

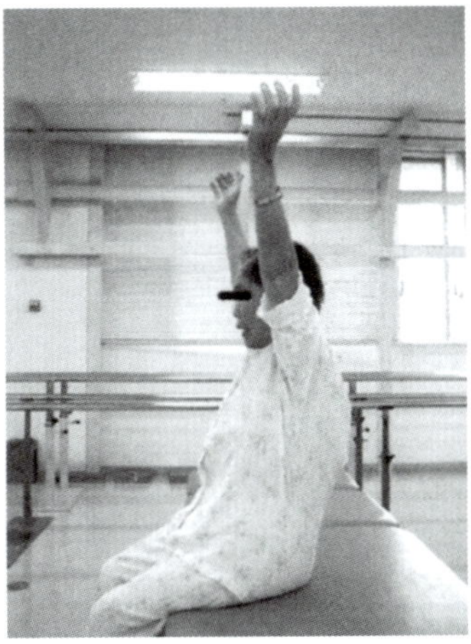

만세를 힘차게 부르게 하는 것만으로도 배근의 강화가 이루어진다.

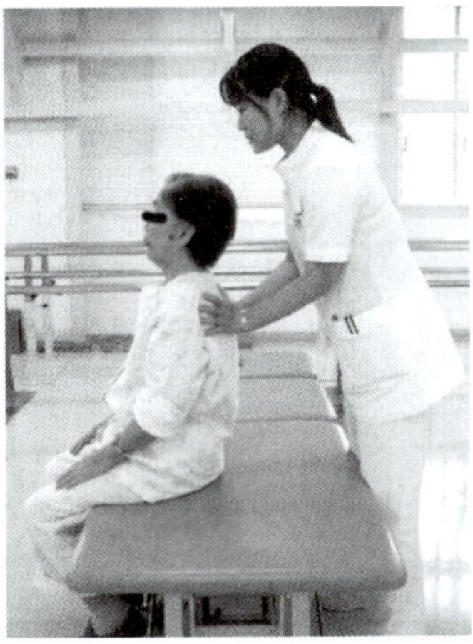

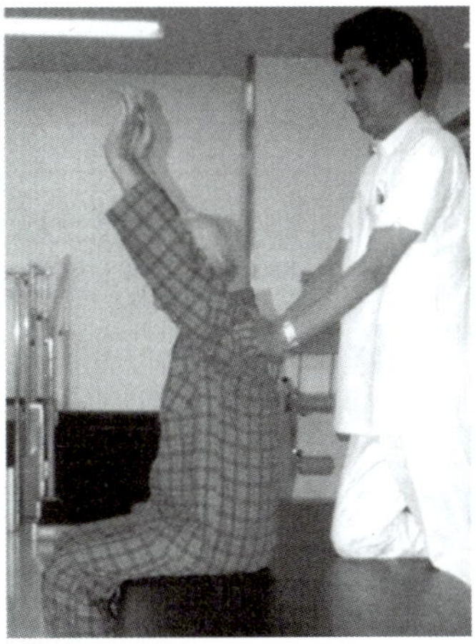

도수로 저항을 거는 방법도 있으나, 배근을 사용하지 않고, 고관절의 신전으로 밀어오지 않도록 주의한다.

배근의 사용이 곤란하다면, 우측 그림과 같이 상지를 거상시키면서 저항을 걸면 된다.

iii) **체간장구 장착**

척주의 통증은 일어날 때(특히, 아침 기상할 때), 그리고 체위 변환할 때에 흔히 관찰된다. 요배부에 통증을 호소하는 경우, 체간용 코르셋을 장착하여, 될 수 있는 대로 상·하지, 체간의 근육활동을 촉진한다.

iv) **자세 변환훈련**

일어섰다 앉기

체간은 될 수 있는 대로 신전위치에서 시행시킨다.

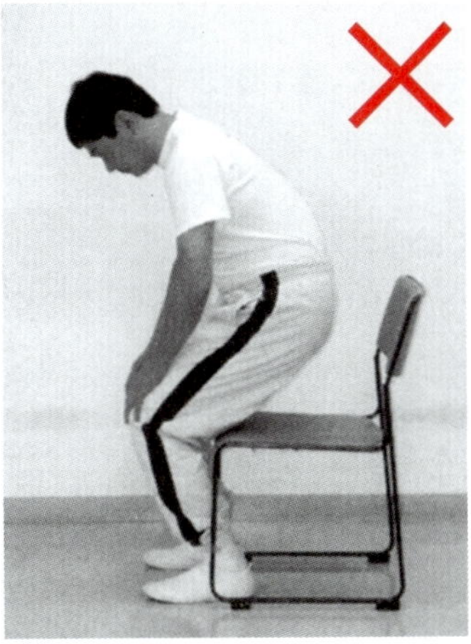

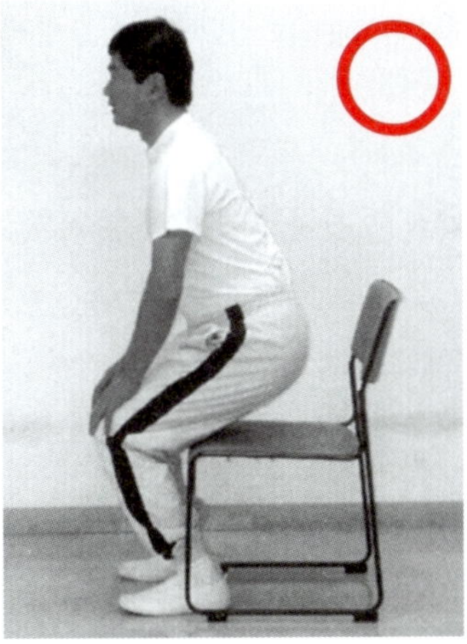

몸 구르기 · 일어나기

몸 구르기를 할 때에는 견갑대와 골반대를 동시에 회전시켜, 체간에 비틀림이 발생하지 않도록 한다.

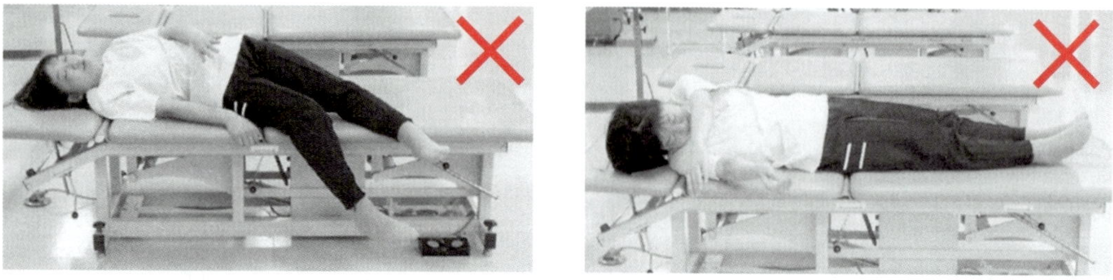

옆으로 누운 자세가 되기 전에, 침대에서 다리를 먼저 내리거나, 체간을 비틀어 상반신으로 일어나면, 척주에 큰 스트레스가 걸린다.

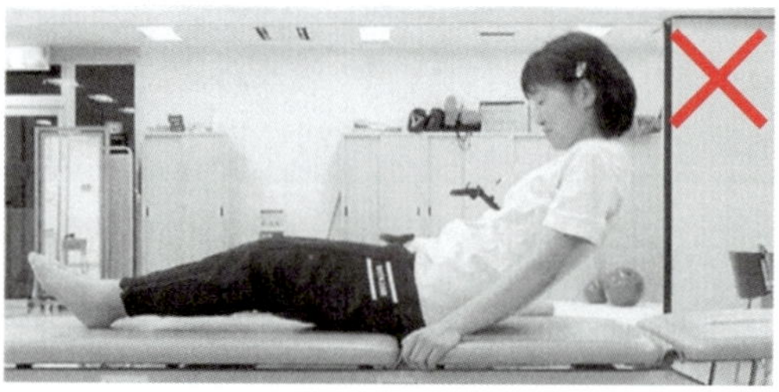

똑바로 일어나는 것도 척주를 굴곡시키기 때문에 피하는 편이 좋다.

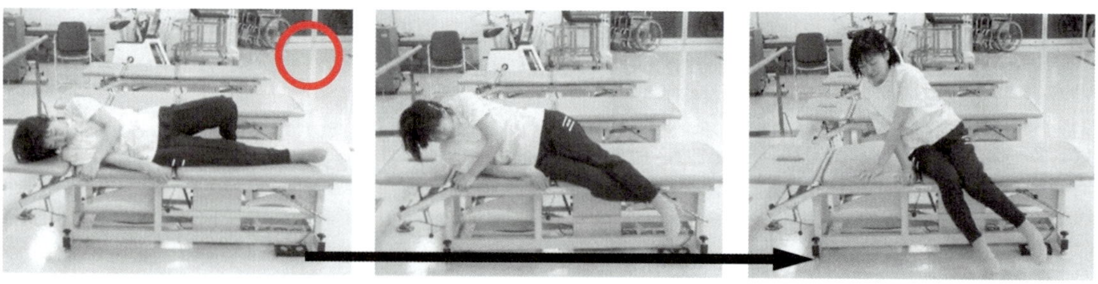

침대로부터의 일어나기는, 견갑대와 골반을 함께 회전시켜 옆으로 누운 자세가 되고, 침대의 끝부위에서 하퇴를 내린다. 그 다음에 한쪽 팔꿈치와 한쪽 손으로 침대 위를 짚고 일어난다.

v) **생활지도**

동일한 자세를 장기간 동안 취하지 않는다.

특히, 앉은 자세는 척주의 굴곡을 수반하기 쉬우므로 30분~1시간에 1회는 기립하여, 배근을 늘인다.

무거운 물건을 들고 운반하는 활동을 피한다.

vi) **수중훈련**

물의 부력에 의해 중력이 감소되므로 효과적이다.

6 고령자의 골절예방

이제까지는 골절 후의 물리치료에 대해서 언급해 왔다. 그러나 가장 중요한 것은 골절의 최다 원인인 넘어짐을 예방하는 것과 넘어져도 골절되지 않도록 골다공증을 예방하는 것이다. 아래에 훈련의 요점이나 일상의 주의사항을 제시한다.

1) 넘어짐을 예방하는 운동

① 평형기능훈련

한쪽 발 서기훈련 (한쪽 손의 지지 또는 지지 없음)을 3~5초 동안 한다.

추체 압박골절에서 시행하는 네발기기자세에서의 평형기능훈련은 훈련 자체가 넘어지는 위험성이 있다.

② 자세 변환훈련

일어섰다 앉기나 일어나기 등, 안전하고 효율이 좋은 방법을 반복해서 가르친다.

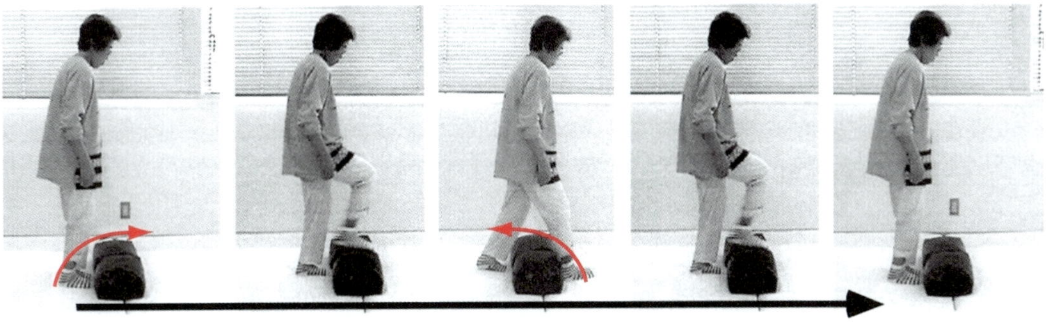

비교적 용이하게 다리를 벌리고 넘는 훈련. 장애물을 앞에 놓고, 한쪽 하지를 벌려서 넘게 하고, 다음으로 내민 발을 끌어당겨 제자리로 되돌린다.

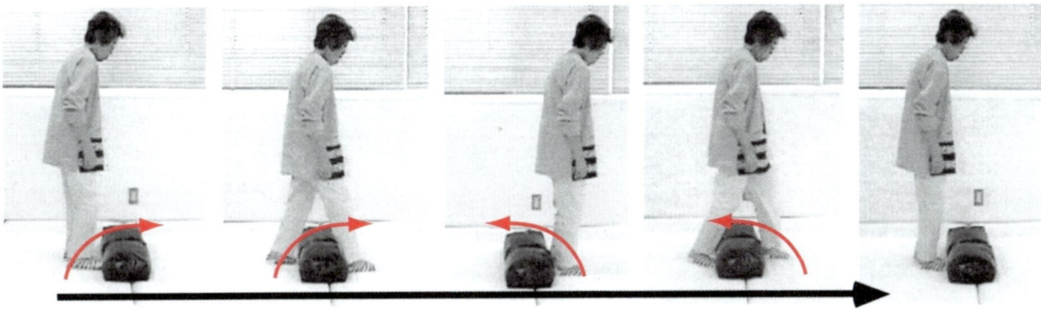

이것은 약간 어려운 다리를 벌리고 넘는 훈련이다. 앞에 놓은 장애물을 양 발로 모두 넘는다. 그 다음, 양 발을 모두 뒤로 되돌린다.

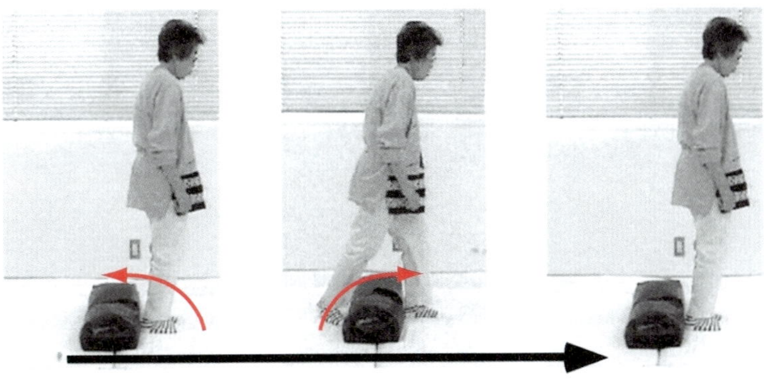

다리를 벌리고 넘는 훈련은 장애물을 뒤에 놓고, 한쪽 하지를 뒤로 내밀고, 다음으로 그 하지를 앞으로 되돌리는 운동이다. 의외라고 생각되지만, 이것이 가장 어렵다는 환자가 많다.

6

③ 보행은 앞만이 아니라, 옆 · 뒤나 방향전환도 한다.
질질 끄는 것의 방지 : 베개나 약간 굵은 막대 등을 다리로 넘는 훈련.
발끝 접지의 개선 : 발이 걸려 넘어지기 쉬우므로, 가급적 수직자세인 양호한 자세로 하고, 발꿈치 접지를 강조한다.
방향전환 : 작게 발을 질질 끄는 것처럼 되기 쉬우므로, 크게 제자리걸음을 하는 것처럼 돌게 한다.
④ 척주를 포함하여 전신의 가동범위를 유지한다.
발을 질질 끄는 것을 방지하기 위해서도 족관절 배굴 스트레칭은 중요하다.
슬관절의 신전도 후방으로의 하지의 보호신전을 하기 쉽게 하기 위해 필요하다.
⑤ 동작 완료의 직전에 넘어지기 쉬우므로 주의한다.
의자의 곁이나 난간을 잡기 직전에 넘어지기 쉽다.

2) 골다공증의 예방

① 항중력자세를 유지한다(최저 매일 합계 2시간 이상)
② 식사지도
칼슘 : 노인에서는 1일 800㎎을 목표로 한다 (우유 800*ml* 정도).
유제품이 칼슘의 흡수율이 좋다.
한국의 식단에서는 유제품 없이는 1일의 필요 칼슘의 양을 확보하는 것은 불가능하다.
소변 · 대변으로 매일 배출되고 있기 때문에, 매일 보충이 필요하다.
칼슘의 흡수에는 지방산이 필요하다.
단백질과 지방이 필요하다.
작은 물고기는 칼슘의 흡수율이 뒤떨어지고 염분이 많으므로 주의한다.
③ 일광욕(비타민 D의 섭취가 충분하면 필요가 없다)
한국의 일반적인 햇살로 10㎠의 피부에 대해서 20분이 기준이다.
또는 그늘에서 20분이 기준이다.

3) 거주환경의 개선

침대나 의자는 걸터앉아서 무릎보다도 약간 높게 하면 일어서기 쉽다.
슬리퍼를 피한다.
실내의 정리 : 전원코드나 방석에 발이 걸려 넘어지기 쉽다. 신문지나 비닐봉지도 올라타면 미끄러지므로 주의시킨다.
깔개에는 미끄럼 방지(non-slip)를 붙인다.
지팡이 보행이 곤란한 때에는 손수레를 사용한다 : 바구니에 짐을 넣고, 수레가 쉽게 넘어지지 않도록 한다.

바퀴 4개가 모두 고정바퀴로 되어있으면, 방향전환이 곤란하다고 호소하는 사람도 있으나, 안전의 목적에서는 고정바퀴가 좋다.

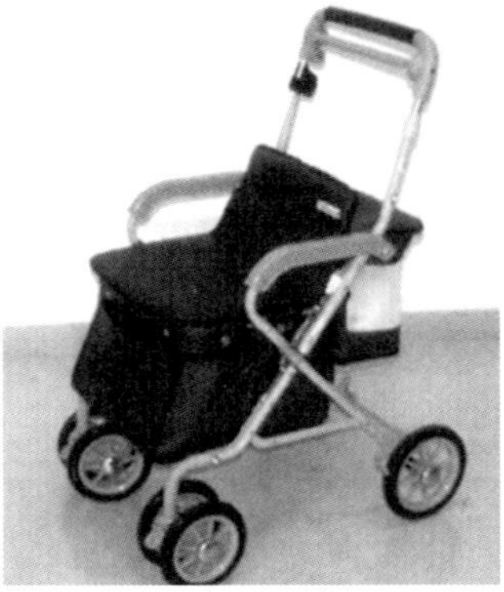

【문헌】

1) 岩倉博光：老人の運動生理学的基礎－特に老年者の転倒と疲労について．理・作・療法，13：749-753，1979.
2) 安村誠司・柴田　博：転倒と老人骨折，臨床リハ 2：707-710，1993.
3) 岩倉博光：老化と身体機能．看護技術 25：109-120，1979.
4) 須崎良子，他：老人の骨折における諸問題．理・作・療法 10：545-548，1976.
5) 古里正彦：大腿骨頚部骨折の運動療法．理・作・療法 12：75-81，1978.
6) Victor H Frankel, James W Pugh : Biomechanics of the hip. Surgery of the hip joint, TronzoRG(ed), Lea&Febiger/Toppan Co.：115-118，1973
7) 松林孝王：大腿骨頚部骨折患者の生命予後に影響を及ぼす因子．整形外科MOOK 62：59-65，1991.
8) 吉田　篤・小川清久：上腕骨近位端骨折の治療とリハビリテーション．臨床リハ 5：1009-1014，1996.
9) Charles S Neer Ⅱ : Displaced proximal humeral fractures. JBJS, 52-A : 1077-1089, 1970.
10) 田畑四郎：骨折の変形治癒と関節障害．肩関節障害　上腕骨近位端骨折．関節外科 8：495-507，1989.

IX 퇴행성관절염

IX 퇴행성관절염 (osteoarthritis ; OA)

— 머리말 —

노화(aging)에 수반하여 매우 많이 관찰되는 질환이며, 관절의 노화 이외에 관절의 외상 · 관골구형성부전과 같은 형태이상 · 염증 등의 관절질환이 선행될 때 자주 발생한다.

병리학적으로 보면, 관절연골면이 변성(degeneration)과 증식(proliferation)의 과정을 취하여, 변형이 일어나는 골관절 질환이다.

변성의 과정으로서는, 관절면의 연골에 여러 가지의 균열이 발생하여(fibrillation), 연골표면이 고르지 않게 된다. 그리고 하중부위는 서서히 마모하여, 연골하골이 노출된다. 연골하골은 상아화(eburnation)하거나, 낭포(cyst)가 발생하게 된다.

증식의 과정으로서는, 비하중부분인 관절연골 주변이나 인대 · 건의 부착부에 골 신생이 관찰되고 골극(osteophyte)이 형성되거나, 연골 자체가 골화도 일어난다. 마모, 탈락한 관절연골로부터 관절 유리체(관절쥐)가 발생하는 경우도 있다.

어느 관절에도 발생하지만, 특히 하중관절에 자주 발생한다. 고관절퇴행성관절염 · 슬관절퇴행성관절염이 많이 관찰되지만, 족관절에서는 거의 발생하지 않는다.

1 퇴행성관절염의 개요

1) 원인

특정 질환이 없는 또는 노화현상으로서 일어나는 것을 1차성 퇴행성관절염(primary osteoarthritis)이라 부른다. 이에 반해서 관절의 외상 · 선천성이상 · 변형 · 관절염 등의 선행성 질환에 속발하는 것을 2차성 퇴행성관절염(secondary osteoarthritis)이라 부르고, 젊은이에게도 관찰된다.

2) 증상

느리게 통증이 발생한다. 통증은 운동할 때나 하중을 받을 때 발생한다.

슬관절퇴행성관절염에서는 활막염을 일으키고, 관절액이 고이게 되면 자발통도 일어난다. 운동제한도 서서히 일어난다. 말기가 되면 변형구축이 일어난다.

관절운동을 할 때, 염발음이 발생하는 경우가 있다.

3) X선 소견

관절열극의 협소화, 관절면의 골 경화, 관절 변연의 골극형성, 골의 경화와 위축영상, 낭포형성 등이다.

4) 치료

목적은 통증의 경감과 관절운동 제한의 개선이며, 본 질환에 대한 근본치료법은 없다.

치료의 목적

통증의 경감

기능장애, 변형의 방지와 진행의 억제

관절 안정성의 획득

① 안정 · 체중부하제거 : 지팡이의 사용, 체중부하제거 장구의 장착

과거에는 안정을 권장하는 일이 많았으나, 안정은 근력저하를 일으켜, 오히려 증상을 악화시키는 경우도 있다.

최근에는 근력강화훈련이 권장되고 있다.

② 체중감소

본 질환은 비만자에게 많이 관찰된다.

③ 물리치료 : 운동치료로서 근력강화 · 관절가동범위훈련, 진통을 위한 온열요법이 시행된다.

근력강화훈련

관절에 역학적 안정을 준다.

→ 하지 전체의 강화를 고려한다.

→ 쭈그려 앉기(squat)의 교육도 흔히 시행된다(나중에 설명함).

관절가동범위훈련

퇴행성관절염에 대한 가동범위훈련은 효과가 없다는 사람도 많이 있지만, 우리들의 증상사례에서는 1/3 정도의 환자에 개선이 관찰되었다.

온열요법

핫팩 · 극초단파 · 수치료법 등이 시행된다.

④ 약물요법 : 소염진통제의 투여, 히알루론산 · 부신피질호르몬제의 관절 내 주입 등

⑤ 수술적 요법 : 이환부위를 인공물로 대체하는 관절치환술, 정렬(alignment)을 수정하는 절골술(osteotomy) 등이 있다.

2 퇴행성관절염의 평가 [1)]

1) 연령

이것은 노화에 의한 퇴행성 변화이기 때문에, 연령이 중요한 요소이다.

2) 현 병력

통증이나 가동범위제한이 장기간 계속된 것은 인공관절로 바꿨다 해도, 근력의 회복이나 가동범위의 개선이 장기화되기 쉽다.

느리게 발생한 가동범위 제한은 자각하지 못하는 경우가 많기 때문에, 양반다리로 앉을 수 없게 된 시기나, 재래식 변기에 쭈그리고 앉을 수 없게 된 시기 등을 묻는다.

통증의 발생시기는 비교적 잘 기억하고 있는 경우가 많다.

3) 과거력

선행하는 외상의 유무(슬관절퇴행성관절염이 일측성인 경우, 외상의 과거력이 있는 사람이 많다[2)]).

고관절퇴행성관절염의 경우, 선천성고관절 탈구나 관골구 형성부전의 과거력이 있다.

4) 직업

장기간에 걸친 특정의 동작이나 무거운 물건의 운반 등의 과부하가 영향을 준다.

농업이나 건축업 · 보육 등, 무릎 굴곡동작을 하는 빈도가 높은 사람에게 슬관절퇴행성관절염의 발생이 많다는 보고가 있다 [3].

5) 운동

운동을 그만 둔 무렵부터 증상이 악화한다는 의견이 있는데, 이것 때문에 근력강화가 증상의 발현을 억제한다고 생각된다.

운동과는 관계가 없었다는 보고도 많다 [4) 5) 6) 7)].

6) 신장과 체중

특히, 비만은 슬관절퇴행성관절염과 연관성이 깊다.

보행 중 무릎에는 체중의 7배의 부하가 걸린다[8](즉, 5kg의 체중증가는 5kg의 관절부하 증대가 아니다).

7) 아픈 동작과 스트레스의 방향

고관절퇴행성관절염은 보행 시 악화하고, 슬개-대퇴관절의 퇴행성관절염은 일어설 때 악화한다. 관절에 굴곡신전이나 내외반의 스트레스를 걸어, 통증이 발생하는 힘의 방향을 이해하여, 장구나 걷는 방법의 교육에 참고로 한다.

8) 압통점

스트레스가 걸려있는 부분에서 발생한다.

고관절 전면 · 슬개골 상부 · 거위발(pes anserinus) 부착부 · 대퇴근막장근 부착부 · 하퇴삼두근 · 주상골부 등이다. 하지뿐만 아니라, 허리 부위에서도 압통점이 발생한다.

9) 얼라인먼트(정렬) · 자세

선 자세와 누운 자세의 양쪽에서 확인한다.

X형 다리 · O형 다리 · 골반경사 등.

하지뿐만 아니라, 체간 · 경부까지 주의한다.

10) 하지길이

고관절부 · 골두에서의 문제와 구별하기 위해, 극과길이와 전자과길이의 양쪽을 비교한다.

겉보기의 다리길이 차이도 측정한다. 보통 제과길이(배꼽과 복사뼈 길이)가 사용된다.

수술에 의해서 다리길이 차이가 해소된 경우, 갑작스런 하지 연장에 의한 위화감을 호소하는 사람도 많으므로, 미리 설명한다.

힌트 : 퇴행성관절염 환자의 누운 자세

고관절이나 슬관절의 굴곡구축이 있는 경우. 보통 누워 있게 하면 중력으로 신전이 강제되어, 통증이 발생하는 경우가 많다. 이 경우, 무릎 아래에 쿠션을 넣고 지지하면, 편안해진다.

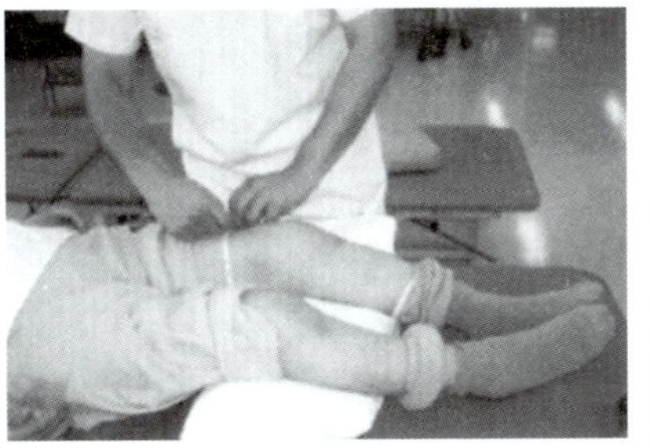

특히 필요가 없는 한, 무릎 아래에 쿠션을 놓아 슬관절의 신전강제에 의한 통증을 방지한다.

11) 둘레길이

근 위축의 유무(일반적으로 둘레길이에 의해서 나타나는 경우가 많다).

대퇴 · 하퇴

12) 종창 · 열감

염증의 상태를 파악한다.

증상이 심하면, 운동치료는 경감 또는 중지한다.

13) 관절안정성

특히 슬관절에는, 내반(inversion) 또는 외반(eversion)의 힘을 가하여, 관절의 안정성과 통증의 출현에 대해서 체크한다.

특히 보행 시의 재현성은 확인해 둘 것(외측 도수교정(lateral thrust)).

고관절의 안정성은 선 자세나 보행 시의 골반경사로서 확인한다.

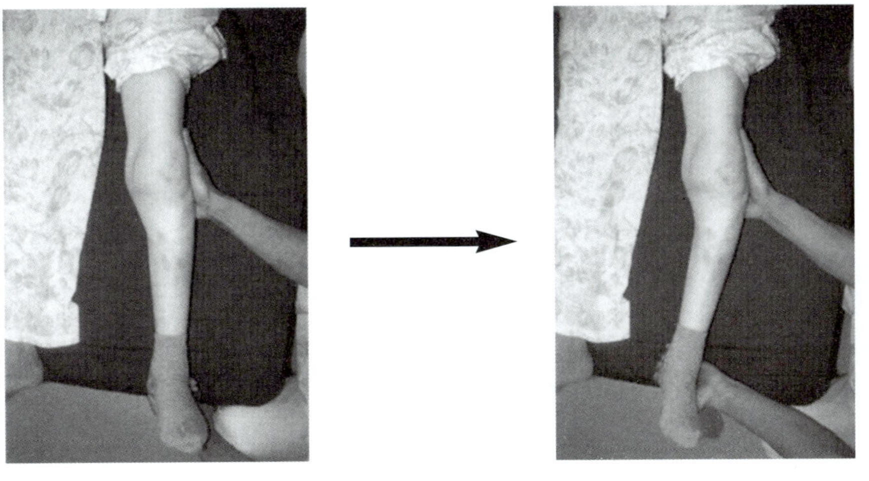

불안정성의 검사

슬관절에서는 주로 내외반의 불안정성이 일어난다.

14) 근력

가동범위와 함께 최소한 이환관절의 아래 위에 있는 이웃 관절을 관찰한다.

퇴행성관절염의 경우, 도수근력검사 때, 항중력위치에서의 운동에서 통증 때문에 하지가 아래로 떨어지는 경우가 있다.

떨어지면 더욱 통증이 증가하기 때문에, 아래 그림과 같은 보조를 하는 방법을 생각해 둔다.

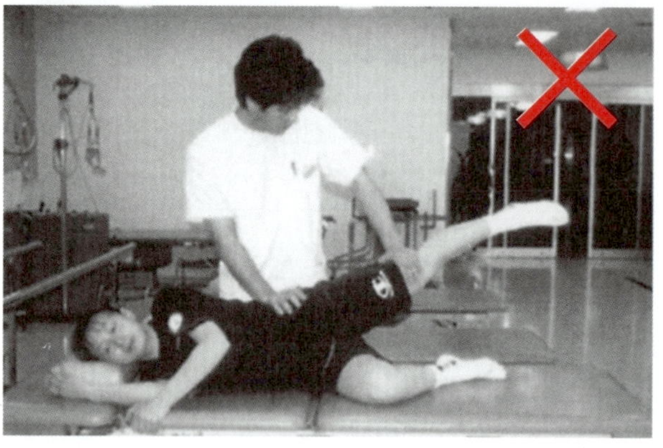

일반적으로는 올바르지만, 변형성 고관절증의 경우, 통증으로 갑자기 하지가 떨어지는 경우가 있다.
떨어지면, 통증이 더욱 더해진다.

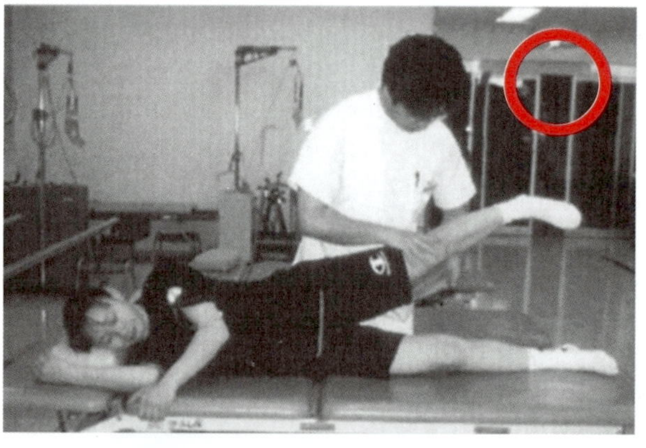

골반의 고정이 불충분해지는데, 떨어짐을 방지하면서 시행하는 편이 좋다.

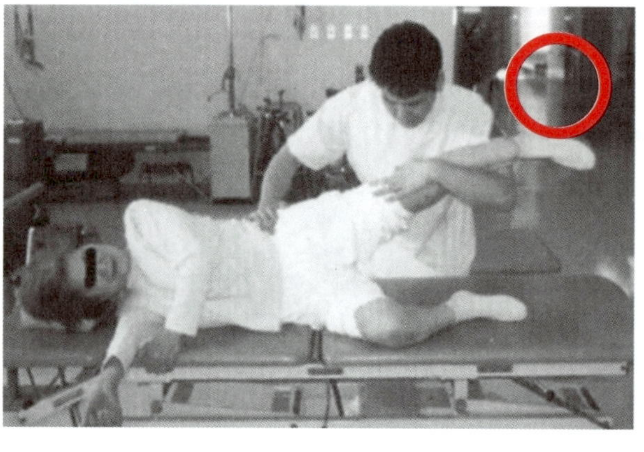

이와 같이, 아래로부터 껴안는 것처럼 하여, 측정해도 된다.

15) 관절가동범위

양말의 착탈 · 발톱 깎기 · 재래식 화장실 사용 등의 활동제한은 가동범위 제한의 진행정도의 파악에 도움이 된다. 검사를 할 때, 조심성 없이 관절의 과도한 운동을 강제하면, 통증이 발생하는 경우도 있으므로 주의한다.

예 : 고관절 굴곡각도 측정

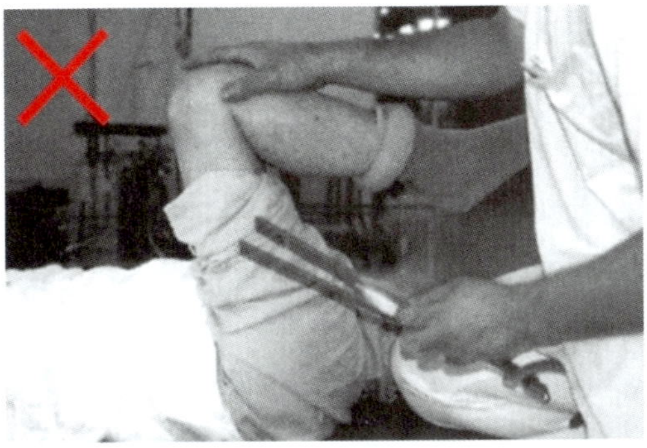

슬관절 굴곡을 강제하여, 통증이 일어난다.

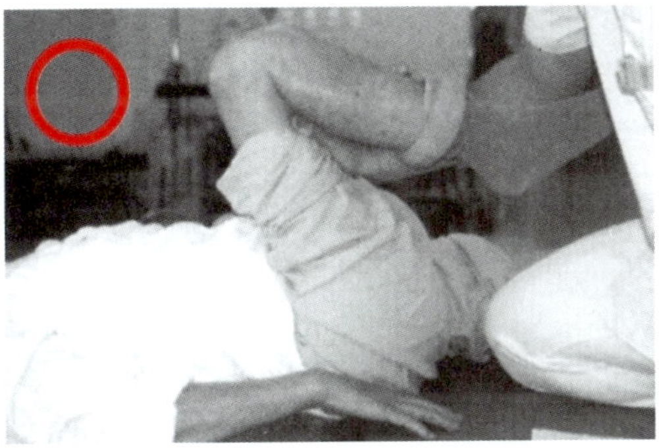

대퇴 후면을 지지하면, 슬관절의 굴곡강제를 방지할 수 있다.

고관절의 신전제한은 분간하기 어려우므로 Thomas test를 시행한다.

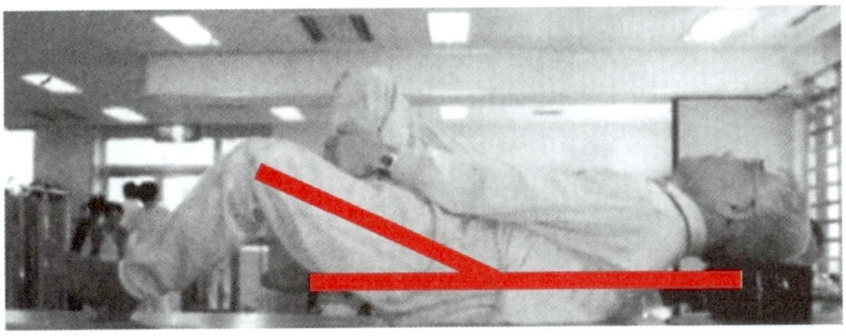

이 자세에서의 고관절의 각도를 측정해둔다. 반대측 하지를 어디까지 굴곡하면 되는지, 별로 알려져 있지 않은 것 같다. 보통 요추가 평탄해지거나 천골이 침대에 딱 붙은 채로 굴곡한다.

16) 보행 (특히 각 관절과의 연관성)

일반적으로 고관절통을 수반하는 경우, 일반적인 통증성 파행보행과 달리 환측에 올라타는 것 같은 보행이 일어난다.

→ 뒤시엔느 보행 · 대상(보상)성 트렌델렌부르크보행

외전근의 긴장에 의한 골반의 수평위치 유지의 경우는 체중의 3배 이상의 압력이 걸리지만, 고관절 위에 체중을 실으면 체중에서부터 한쪽 하지의 무게를 뺀 힘밖에 고관절에 걸리지 않기 때문이다.

고관절의 신전제한을 수반하는 경우, 요통과 하퇴삼두근이 당기는 느낌이나 피로를 호소하는 경우가 많다.

→ 골반의 전경(anterior tilt)의 증대.

입각 후기에 골반을 전경하여 고관절 신전을 대상(보상)하려고 하기 때문에, 과도하게 요추가 전만을 한다.

→ 보폭길이(step length)를 확보하기 위해 입각 후기에 슬관절 굴곡으로 대상(보상)하려고 한다.

슬관절 굴곡한 만큼, 보다 족관절을 저굴하기 때문에 하퇴삼두근을 과도하게 사용한다.

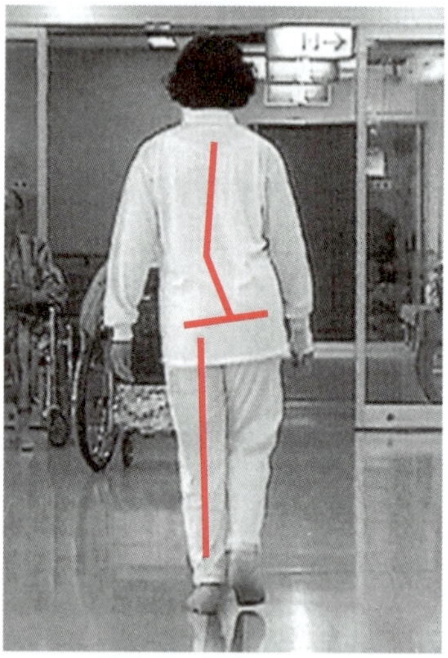

이 환자와 같이 환측 하지 쪽으로 이동하는 보행이 되는 경우가 많다.

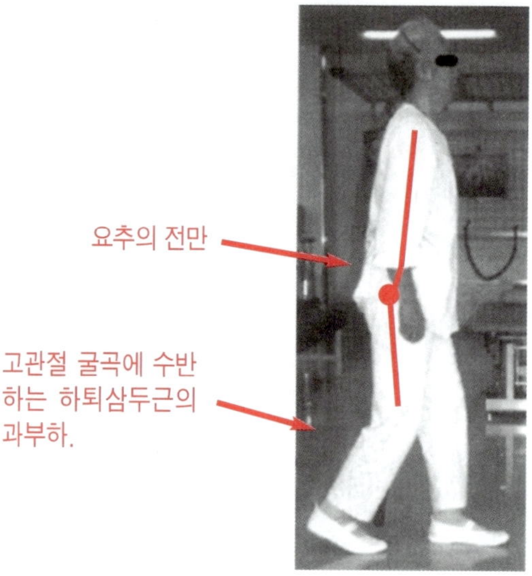

관절 신전제한에 따른 장애.

17) 한쪽 다리로 서기

Trendelenburg 징후 : 환측 다리로 한쪽 다리로 설 때, 환측 외전근력의 부전 때문에 건측의 골반이 내려간다.

18) 슬관절 굴곡신전 (쭈그려 앉기)에서의 발과 슬관절의 방향 · 슬개골의 움직임

올바른 방향은 발끝(둘째 발가락)과 무릎의 굴곡신전방향이 일치한다.

19) 족궁(arch of foot)이나 외반무지 등의 족부이상

선 자세와 누운 자세에서 관찰한다.

하퇴-발꿈치(leg heel) 정렬 이상이 족궁의 평탄화나 통증을 일으키는 경우도 많다.

20) X선 (X선 영상을 보는 방법 참조)

X선 상의 변화와 통증과는 일치하지 않는 경우도 많다.

물리적인 충돌의 이해에 효과적이고, 가동범위 개선 가능성의 기준으로도 된다.

FTA · 정렬(alignment)도 이것으로 확인해두는 편이 확실하다.

골두의 피복률 등, Sharp각이나 CE각을 보는 정도로 충분하다 [9) 10)].

아래 그림이면 충분하지 않을까?

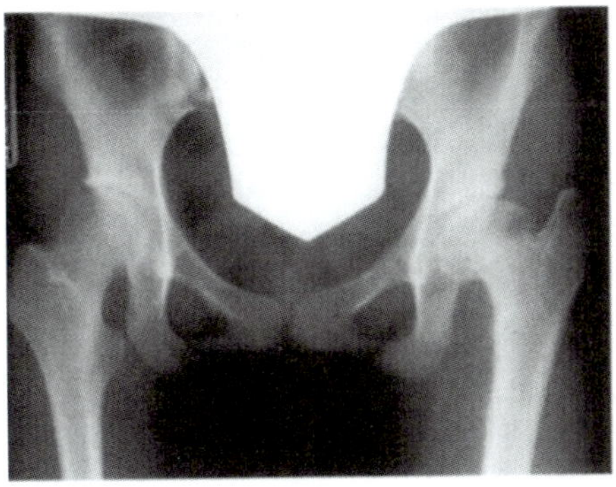

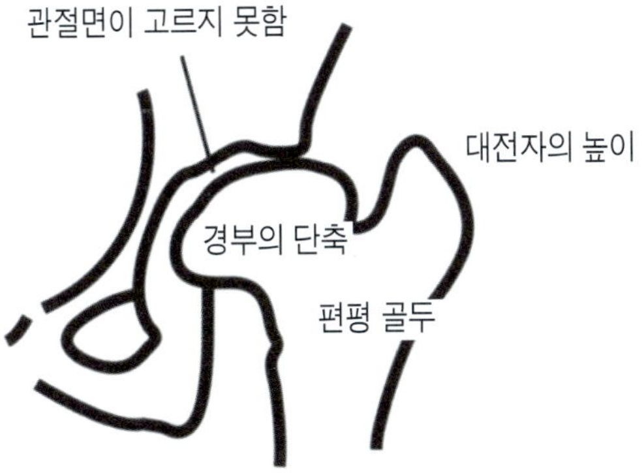

	우	좌
Sharp각	48°	46°
CE각	20°	9°
소전자의 높이		< 10 ㎜
대전자의 높이		< 25.5 ㎜

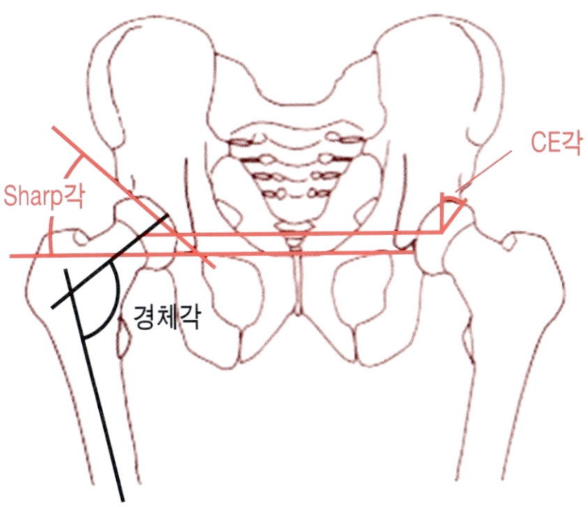

Sharp각 : 양 하단을 연결한 선과 하단과 관골구 부리가 이루는 각도
관골구 형성의 기준
정상은 남자 35~42°, 여자 38~45°, 남자 45° 여자 48° 이상은 관골구 형성부전

CE각 : center-edge angle : 양 골두를 연결하는 선으로 내린 수선과 관골구 외측연이 이루는 각도
관골구와 골두의 상대적 위치관계(아탈구의 정도)를 나타낸다.
정상은 25° 이상.

21) 고관절퇴행성관절염 판정기준 [11)]

정형외과의사 사이에서는 표준적인 기능평가 테스트이다.

다만, 보행능력이나 일상생활동작 등은 문진에 의한 판정이 많기 때문에, 검토하지도 않고, 그대로 받아들이지 않는 편이 좋다.

환자 자신도, 시행하고 있지 않으면서 할 수 있는 것처럼 생각하고 있다, 또는 할 수 있는데도 할 수 없다고 굳게 믿고 있는 경우가 많다.

이 밖에, 아래와 같은 문제도 지적되어 있다.

통증 : 점수의 해석이 불명확하다. 40점과 30점의 격차가 크다.

가동범위 : 굴곡가동범위의 폭이 30°로 지나치게 크다.

보행능력 : 표현이 애매하다. 속도와 같은 객관성이 있는 데이터가 아니다.

일상동작 : 동작이 중복하고 있다. 무릎 꿇고 앉거나 앉아서 하는 절은 서양에서는 거의 하지 않는 동작이다. 등...

변형성고관절증 판정기준

통 증	점수	가동성: 굴 곡	점 수	외 전	점 수	보행능력	점수
없음 (장거리보행 후에 국소에 피로감 또는 답답한 느낌을 수반하지만, 통증은 일어나지 않는다)	40	90° 이상 (도)	12	30° 이상 (도)	8	정상 또는, 거의 정상(장거리 보행에는 극히 가벼운 파행을 나타내도 된다)	20
경증 (부정기적으로 이따금 통증이 일어난다) 주) (가) 부정기적으로 일어나는 동통의 정도는 심하지만, 1년에 1~2회 일어나는 것이라면 경증으로서 다룬다. (나) 걸으면 국소에 답답한 느낌을 수반한다.	30	60° 이상 (도)	9	20° 이상 (도)	6	가벼운 파행 보행 (약 30분 또는 약 2㎞ 보행이 가능) 주) (가) 지팡이는 불필요 (나) 일상의 옥외활동에는 거의 지장이 없다.	15
중등도 (보행 시에 통증을 수반하고, 단시간의 휴식에 의해서 소실한다)	20	30° 이상 (도)	6	10° 이상 (도)	4	뚜렷한 파행 보행 (10~15분 정도, 또는 약 500m 보행이 가능) 주) 지팡이 1개를 사용하면 보행은 용이해진다. 지팡이가 없어도 휴식을 하면서 보행할 수 있다.	10
강한 통증 (보행 시에 강한 통증이 있고, 휴식에 의해서 소실한다. 자발통이 때때로 있다)	10	29° 이하 (도)	3	9° 이상 (도)	2	옥내활동은 가능하지만, 옥외활동은 곤란하다. 주) 옥외에서는 지팡이가 2개 필요하다.	5
격렬한 통증 (지속적으로 자발통이 있다)	0	불량자세를 취하는 사람, 또는 양호한 자세라도 강직이나 또는 가동성이 거의 없는 사람(10° 이하) (고정자세의 각도) (굴곡 : 도, 외전 : 도)			0	거의 보행불능	0
주) 요통, 슬관절통이 있는 경우, 그 부위에 자각적 소견이 없고, 고관절에 기인하는 통증이 있을 때에는, 고관절의 연관통(referred pain) 상술한 구분에 의한다.		주) · 굴곡의 최후의 각도를 갖고 나타낸다 (도)는 측정각도를 기입한다.				주) 어느 것도 보조기를 사용하지 않는 상태에서 측정한다.	

주1. 등급부여에 대해서 : 통증은 40점을 4, 30점을 3, 20점을 2, 10점을 1, 0점을 0으로 하고, 가동성, 일상동작은 20점 이하를 4, 15점에서부터 19점까지를 3, 10점에서부터 14점까지를 2, 5점에서 9점까지를 1, 4점 이하를 0, 보행능력에 대해서는 20점을 4, 15점을 3, 10점을 2, 5점을 1, 0점을 0이라 등급부여를 한다.

주2. 양측성의 경우 : 양측 모두 수술을 시행하고 있을 때는 낮은 편의 점수로 평가한다.

일상동작	용이	곤란	불능
걸터앉기	2	1	0
양반다리로 앉기 주) 지속시간 약 5분	2	1	0
앉아서 절하기 주) 둔부가 올라가거나 머리가 지나치게 높은 경우는 곤란에 넣는다.	2	1	0
웅크리고 앉기	2	1	0
양말 착탈 주) 자세를 불문한다.	2	1	0
발톱 깎기 주) 자세를 불문한다.	2	1	0
일어서기 주) 바닥 면에서부터 일어선다.	2	1	0
환측 다리로 서기 주) 지속시간 약 5초	2	1	0
계단 오르기 주) 난간을 필요로 하는 경우는 곤란으로 한다.	2	1	0
계단 내려오기 주) 난간을 필요로 하는 경우는 곤란으로 한다.	2	1	0

3 퇴행성관절염에 대한 물리치료에 대해서

근력강화훈련은 운동능력의 개선만이 아니라, 관절보호와 통증의 완화에 중요하다. 옛날에는, 안정이 중요시되어 있었으나, 이것은 근력저하를 조장하고, 결국은 운동기능을 저하시키는 상황을 보다 악화시키는 결과가 된다. 또한, 운동 자체가 관절낭의 신장성이나 연골대사에 좋은 영향을 준다는 보고도 있다[12].

훈련 자체는 일반적으로는, 근 고정운동(muscle setting)과 같은 등척성의 훈련을 권장하는 사람이 많지만, 통증을 허용한다면 등장성 훈련을 잇달아 도입해야 한다. 근력강화훈련의 효과는 분명히 후자 쪽이 좋을 것이다.

또한 쭈그려 앉기(squat) 등의 하중자세에서의 훈련을 싫어하는 치료사도 많은데, 최종적으로는 하중자세에서의 운동(즉, 보행)을 목적으로 하고 있는 경우도 있고, 또한 운동 기교의 획득도 필요하기 때문에 적극적으로 도입하기 바란다. 실제로, 이 종류의 훈련이 성공하는 것을 보여주는 보고도 많이 볼 수 있다[13]. 필자도 적극적으로 시행하고 있으나, 악화를 초래한 예는 거의 없었다.

그리고 본 질환에서의 관절가동범위훈련은 관절의 변형에 기인한 가동장애이기 때문에 무의미하다는 소리도 듣는다. 그러나 실제로는, 관절가동범위훈련을 시행함으로써 20° 정도 개선이 관찰되는 환자도 1/3정도 관찰되고, 2차적으로 가동범위 제한이 겹치는 것도 많다는 것을 생각할 수 있다.

실제로 시행할 때는, 관절면이 고르지 못한 것이 통증이나 제한을 일으키고 있으므로, 관절면이 분리되도록 견인을 하면서 시행하는 방법이 좋다. 많은 증상사례에서, 통증이 경감하고, 가동범위가 개선되는 것을 체감할 수 있을 것이다.

물리치료의 실제적인 방법에 대해서는 고관절퇴행성관절염 · 슬관절퇴행성관절염의 각 항에서 언급하겠다.

힌트 : 고관절 질환에서의 짐 들기

고관절 질환이나 인공고관절치환술 후 환자에게 짐을 드는 방법을 교육할 때, 환측 또는 건측의 어느 쪽으로 들게 하는 것을 권장하는가?

보행 중과 같이 환측 발로 서기가 되었을 때, 건측으로 짐을 들고 있으면 고관절을 받침점으로 하는 지레대가 길어지므로, 오히려 고관절에 대한 부담이 증가한다. 짐은 환측으로 들도록 권유하자.

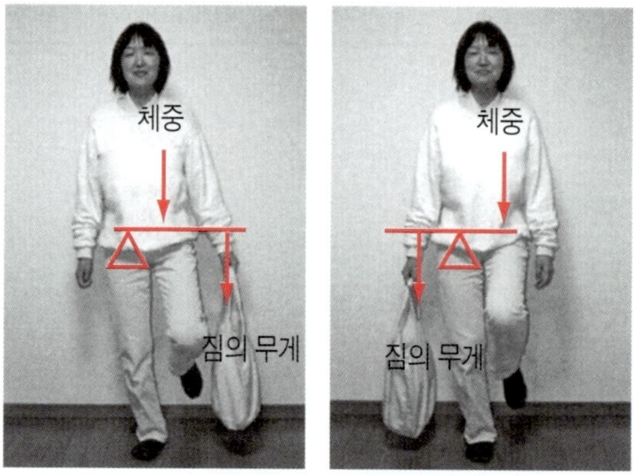

우측이 환측인 경우

힌트 : 쭈그려 앉기

흔히 교육하고 있으나, 올바른 교육가 이루어지지 않기 때문에 오히려 장애가 발생하는 경우도 많다.
쭈그려 앉기는 무릎에 나쁘다고 일컬어지고 있는 경우도 있으나, 대부분은 교육방법의 잘못이다.

무릎은 발끝보다 앞으로 내밀지 않는다. → 슬개대퇴관절의 과도한 압박을 방지한다.
슬개연골연화증(chondromalacia patella)의 원인이 된다.

무릎의 굴곡방향은 발가락의 제2지의 방향으로. → 슬관절의 비틀림이나, 족부의 아치의 찌부러짐을 방지한다.

배근이 충분히 긴장하여 있을 것. → 골반을 안정시켜, 무릎 굴근의 긴장을 유지하여 무릎을 지킨다.

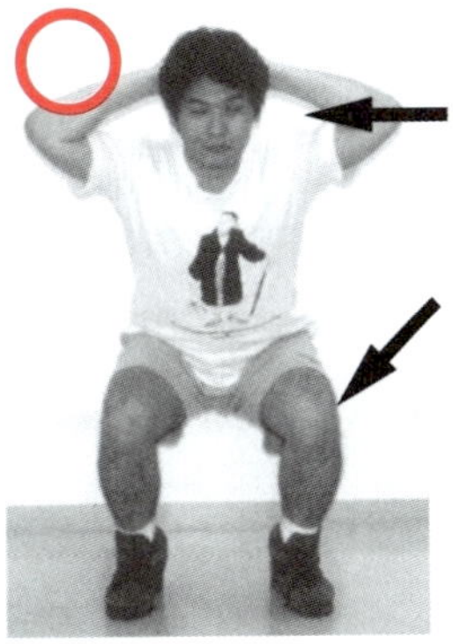

얼굴은 정면을 향한다.

무릎과 발끝의 방향이 일치하고 있다.

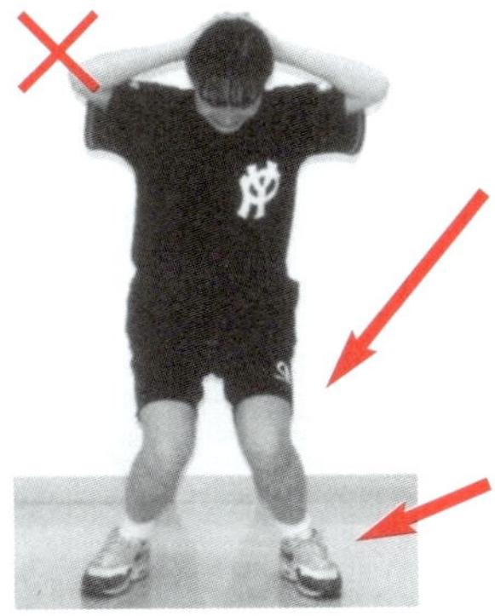

무릎과 발끝의 방향이 일치하여 있지 않고, 완전히 비틀리는 힘이 무릎에 걸린다.

발의 아치도 찌그러져, 족부의 통증을 일으키는 경우도 있다.

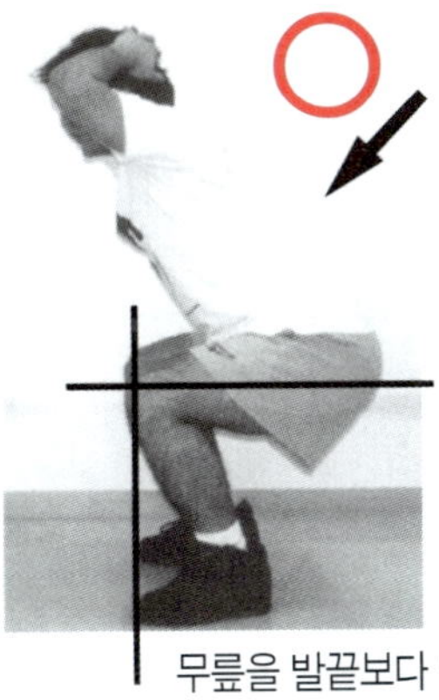

배근을 충분히 작동시켜, 척주 · 골반을 고정한다.

대퇴는 수평을 목표로 한다.

무릎을 발끝보다 앞으로 내맬지 않도록 한다.

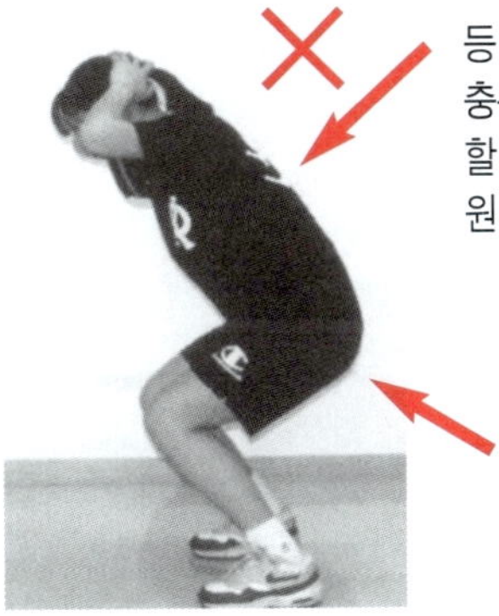

등이 둥글게 되어, 충분히 골반을 고정할 수 없고, 요통의 원인이 된다.

골반이 후경하여 있기 때문에, 슬굴곡근(hamstrings)이 충분히 긴장할 수 없고, 경골의 전방 끌어내기의 힘에 대항할 수 없다.

무릎이 전방으로 튀어나와 있고, 슬개연골에 과대한 압박력이 작용한다.

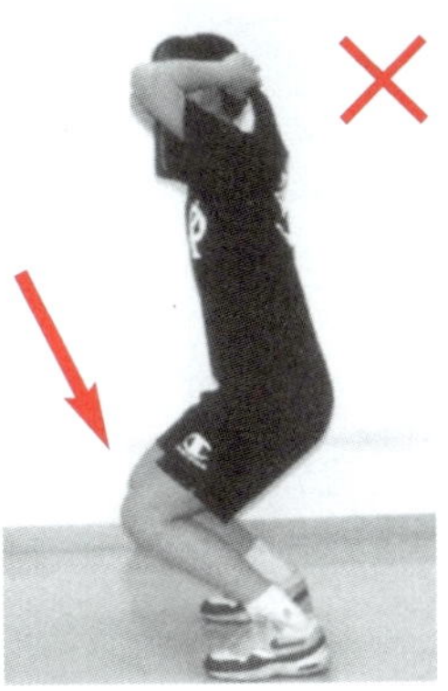

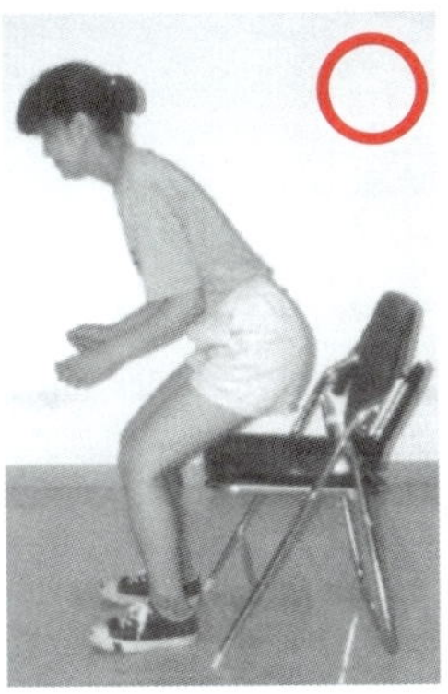

교육하기 어려운 경우에는, 의자에 앉는 훈련한다.

4 고관절퇴행성관절염

1) 원인

종전에는 2차성의 것이 많고, 그 선행 질환으로 선천성 고관절탈구 · 외상 · 페르테스병 · 대퇴골두 전위증 등이 있다. 또한 1차성의 것은 일본에서는 적었으나, 최근은 많이 볼 수 있게 되었다.

→ 일본인은 관골구형성부전으로부터 파생되는 것이 많고, 관골구나 대퇴골의 변형이 수반되기 쉽다.

2) 증상

서혜부, 대퇴 전면의 둔통으로 시작된다. 통증은 느리게 진행한다. 통증은 운동할 때나 하중이 걸릴 때 일어나고, 안정을 취할 때는 경감 또는 소실한다. 통증은 때로는 무릎부위까지 방산한다.

파행(limping)이나 고관절 운동제한이 관찰된다. 운동제한은 내전 · 외전 · 회전제한이고 굴곡은 비교적 유지된다. 병세의 진행과 더불어 내전, 내회전, 굴곡구축의 이상자세를 취하게 된다.

구축자세 : 초기는 고관절 인대가 가장 이완된 자세를 취하려고 한다. → 굴곡 · 외전 · 외회전자세
고관절 내압이 높아지면 통증이 발생하기 때문이다.
최종적으로는 골극이 전외측면으로 나오기 때문이다. → 굴곡 · 내전 · 내회전자세
(또는 외회전자세)

3) X선 소견

관절열극의 협소화 · 관골구나 골두 하중부위의 경화영상 · 낭포영상 · 주변의 골극 형성 등이다.

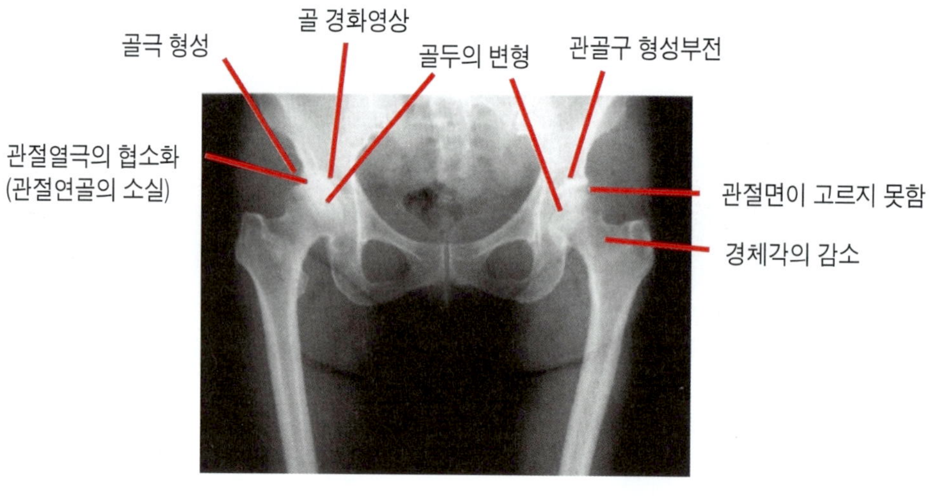

4) 수술적 치료

관절의 기능상 중요한 지지성 · 가동성 · 무통성의 3조건을 충족시키는 수술이 이상적이지만, 실제로는 곤란하다. 또한 과거에는 폐쇄신경절제술이나 근육해리술도 시행되었으나, 효과의 지속시간에 의문이 많아 현재는 거의 시행되지 않는다.

(1) 절골술(osteotomy)

대퇴골두와 관골구의 적합상태, 골 파괴의 상태로부터 전자하 내반 절골술 또는 전자하 외반 절골술을 시행한다.

(2) 관골구성형술 · 키아리골반 절골술

전 및 초기 고관절증에 적합하다.

관골구가 고관절에 덮이는 것이 증가하는 것으로, 물리치료로서는 수술 직후는 체중부하제거 상태에서 일상생활동작훈련 이외에는 별로 시행되지 않는다.

(3) 관절성형술

① 인공고관절전치환술 (THA ; total hip arthroplasty)

많은 종류의 인공고관절이 사용되고 있으나, 골 시멘트를 사용하지 않는 무시멘트(cementless)와 시멘트를 사용하는 것이 있다. 감염의 문제, 인공고관절의 내구성(마모)의 문제, 탈구의 문제를 제외하면 성과는 매우 양호하다.

② 거들스톤 수술

대퇴골두 절제술이고, 감염성의 고관절 장애의 최종수술이다.

대퇴골두를 절제했음에도 불구하고, 보행이 가능하게 되는 것도 많다.

5) 물리치료

주로 근력강화훈련과 관절가동범위훈련에 대해서 설명한다.

(1) 근력강화훈련

고관절의 안정성을 확실히 하기 위해, 중둔근을 중심으로 고관절 주위근 및, 슬관절 주위근력 강화훈련을 시행한다.

일반적으로는 등척성 훈련을 제시하는 일이 많은데, 그것은 통증이 심하고, 그 밖에 선택여지가 없는 경우에 시행하는 것이라는 인식을 갖기 바란다. 가급적 많은 근섬유에 자극을 주기 위해서도, 등장성 근력강화훈련을 제1선택으로 해야 한다.

또한, 쭈그려 앉기(squat)와 같은 하중 아래에서의 운동은 효과적이지만, 통증이 심한 경우, 누운 자세에서 시행하거나 견인을 가하는 등을 하여 관절에 걸리는 부하를 가감하면서 시행할 수 있다.

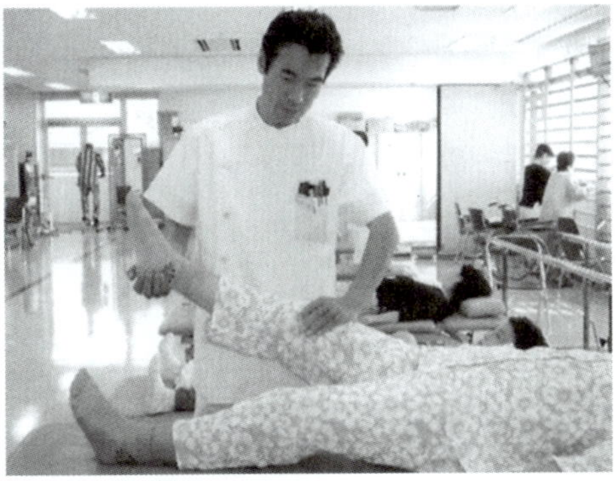

고관절 굴곡저항훈련

SLR의 요령으로 고관절 굴곡의 저항운동을 시행한다. 무릎 굴곡위치에서 시행하는 편이 가동범위도 커져 좋지만, 저항이 보다 강력함을 필요로 하기 때문에 치료사의 부담이 증가한다.

어째서인지 무릎 신전방향으로 강제력을 걸면, 통증이 발생하기 쉬우므로, 무릎 신전의 강제력은 걸지 말 것.

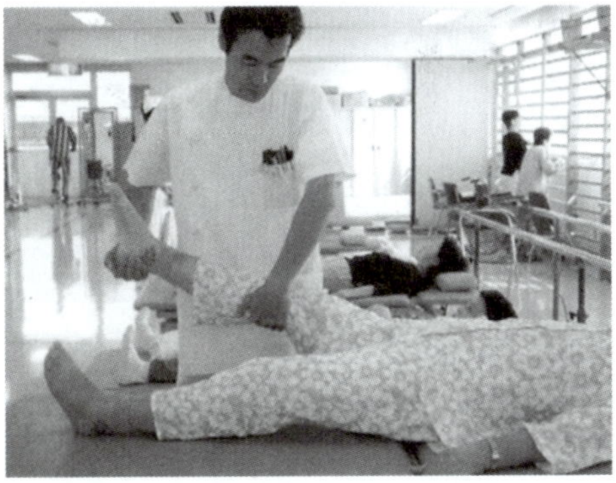

고관절 신전저항훈련

굴곡저항훈련의 반대이고, SLR위치로부터의 고관절 신전의 저항운동을 시행한다.

MMT의 자세(즉, 엎드린 자세)에서 시행하는 편이 좋다는 사람도 있으나, ① 신전 가동범위는 제한되어 있는 일이 많다, ② 제한이 없어도 가동범위가 좁다, ③ 고관절 신전근력을 필요로 하는 동작은 굴곡영역에서 많다, ④ 바로 누운 자세일 때, 환자의 부담이 적다, 등의 이유로 이 방법을 권장하고 있다.

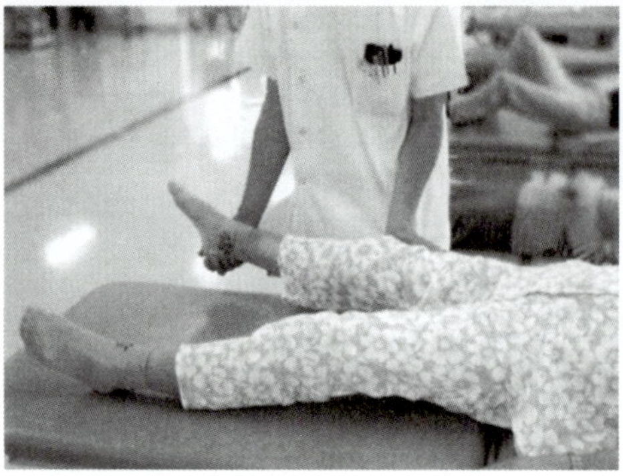

고관절 외전근력강화훈련

고관절퇴행성관절염 환자는 무릎에도 관절염이 수반되고 있는 경우도 많으므로, 가급적 족부에서의 저항은 피하고, 대퇴골 원위부에 저항을 걸도록 한다.

발뒷꿈치(heel)는 아래로부터 지지할 뿐이다. 물론 무릎에 장애가 없으면 반드시 그러한 것은 아니다.

하지를 들어올려서 외전하려고 하는 환자도 많지만, 이것은 오히려 외전의 출력을 저하시키는 일이 많으므로 주의할 것.

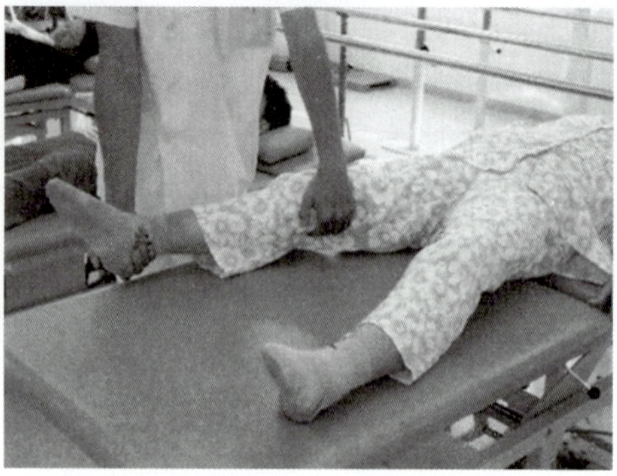

고관절 내전근력강화

외전과 마찬가지로 대퇴골 원위부에 저항을 건다.

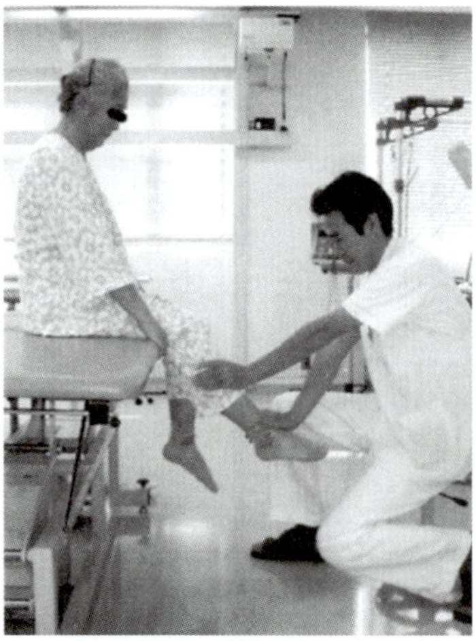

슬관절 신전근력강화훈련

특수한 방법은 아니지만, 고관절의 질환에서는 슬관절 근력의 저하도 수반하기 쉬우므로 반드시 추가하여 둘 것.

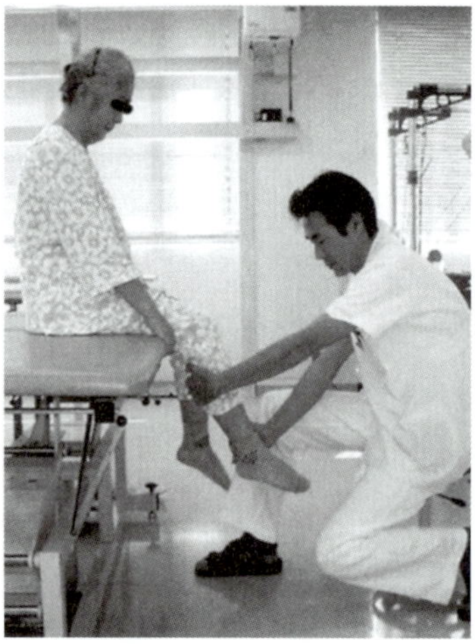

슬관절 굴곡근력강화훈련

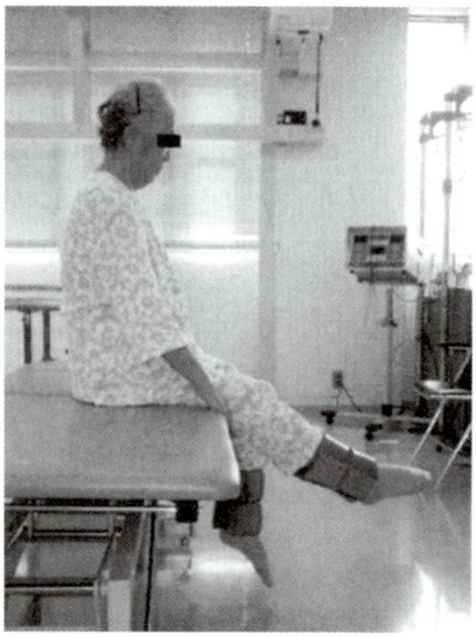

추(weight)에 의한 슬관절 근력강화훈련

근력강화로서 충분한 부하가 걸리는 것은 아니지만, 힘을 내는 방법을 모르는 사람이나, 도수저항이라고 꺼려하여 힘을 내지 않는 환자에게는 효과적이다.

또한, 도수저항 전후에서의 순환의 유지에도 효과적이다.

힌트 : 하지를 껴안듯이 드는 방법

SLR자세에서 근력강화로 하지를 껴안듯이 드는 방법은 드문 방법이지만, 흔히 양 손을 하지의 아래로부터 넣고 지지하는 것을 목격한다.

이 방법은 상당히 근력을 필요로 하고, 치료사 측의 요통도 일어나기 쉽다.

근위측 손을 위로부터 껴안는 것처럼 해보기 바란다. 매우 편안하게 지지할 수 있게 된다. 시험해볼 것!

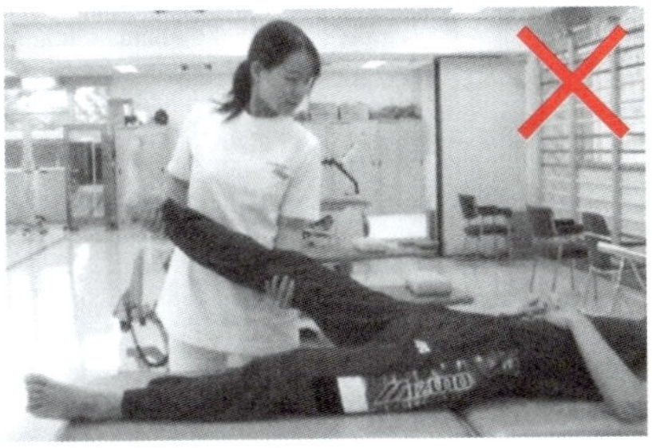

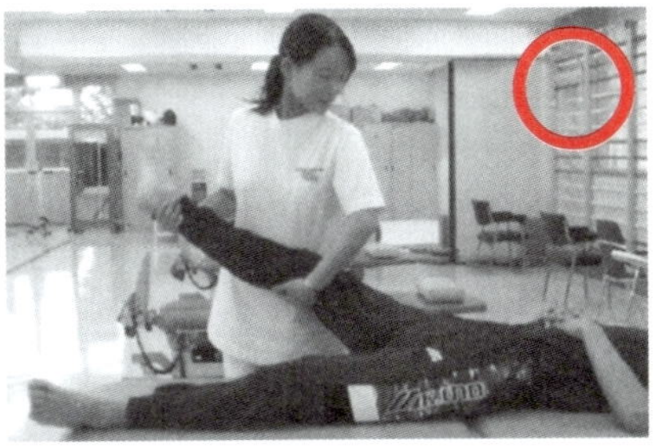

(2) 관절가동범위훈련

앞에서 언급한 것처럼, 견인을 가하여 관절면이 벌어지도록(disarticulation) 시행함으로써 비교적 통증도 적고 가동범위를 개선할 수 있는 경우가 많다.

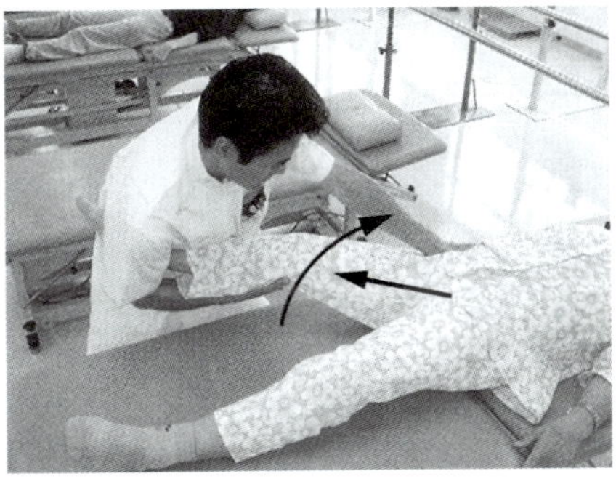

고관절 외전가동범위훈련

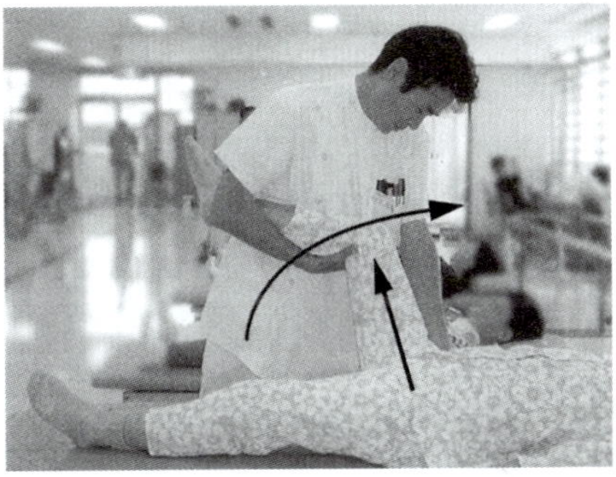

고관절 굴곡가동범위훈련

(3) 자세교정훈련

한쪽 다리 쭈그려 앉기나 평형대(balance board)를 사용한 골반을 수평으로 유지하는 근육활동을 재학습한다.

원래의 다리길이 차이와 고관절의 내 · 외전 제한에 의한 "겉보기의 다리길이 차이"를 대상(보상)하기 위해 골반이 측방경사가 생기는 경우도 많다. 이 때문에, 수술 전보다 골반을 수평화하기 위한 단축 측의 신장훈련, 신장되어 있는 측의 근력강화를 시행한다.

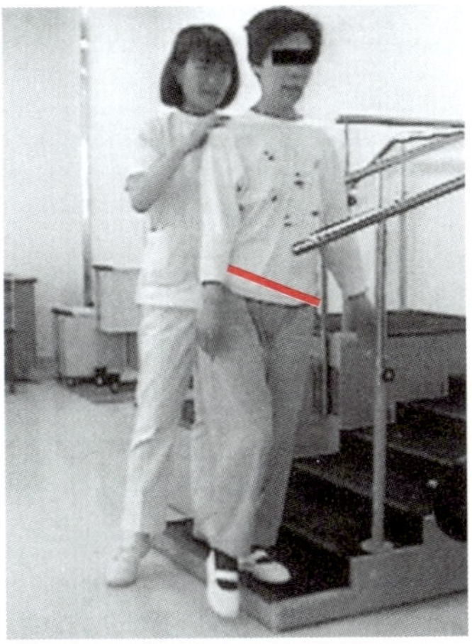

한쪽 다리 선 자세에서 골반거상훈련

약화된 고관절 외전근력강화 또는 그 상태에서 한쪽 다리 쭈그려 앉기를 시행하여, 하지 전체의 강화를 한다.

(4) 가정훈련

고관절퇴행성관절염이나 슬관절퇴행성관절염 환자는 외래에서 치료를 받는 사람도 많다. 앞에서 언급한, 쭈그려 앉기나 의자로부터의 일어서기 이외에도, 여러 가지의 운동이 권장되고 있다. 증상이나 환자의 가정환경 등에 맞게 가정훈련을 교육한다.

① SLR훈련

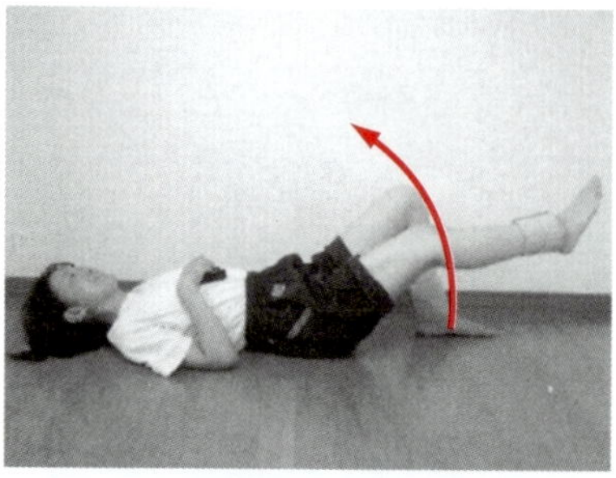

그림과 같이 발목에 추를 부착하여 시행해도 된다.
반대측의 하지를 굴곡해 두는 편이 요추에 걸리는 부담은 적다.

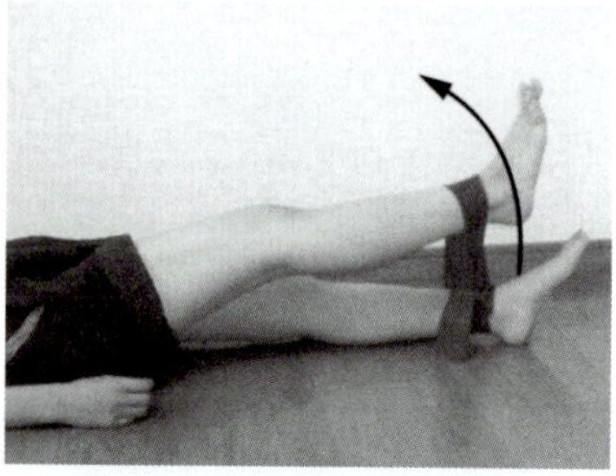

고무벨트를 사용하는 방법도 있으나, 요부에 부담이 걸린다면, 좌측에 기술한 방법으로 한다.

② 고관절 외전

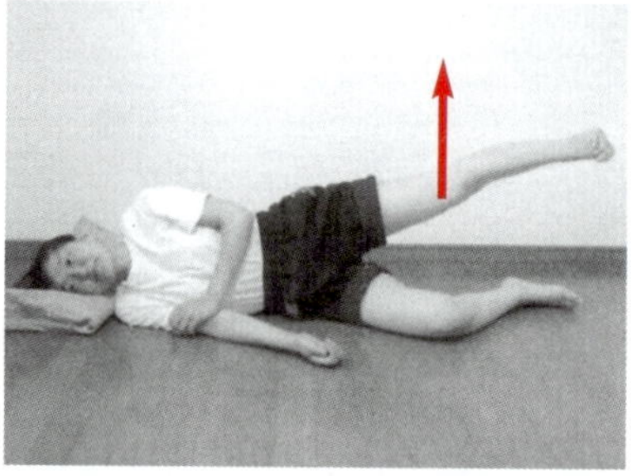

옆으로 누운 자세에서, 고관절을 외전한다. 고관절 OA에서 골반의 측방경사로 대상(보상)하고 있는 경우도, 고관절의 각도가 유지되어 있다면(고관절 자체가 내전하지 않는다면), 등척성의 훈련으로서 효과는 있다.
겉보기보다도, 환자는 부담을 느끼는 훈련이므로 주의한다.

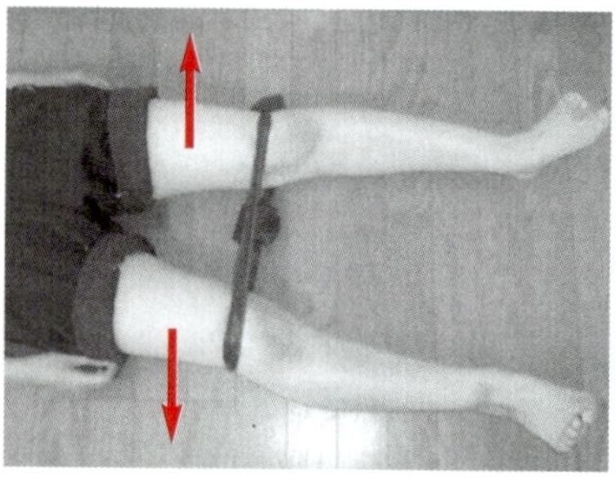

바로 누운 자세에서 고무벨트로 저항을 거는 방법도 있다.
무릎 OA가 있는 경우에는, 슬관절 바로 위에 고무벨트를 감는 편이 좋다.과신전하지 않도록 주의한다.

③ 고관절 신전

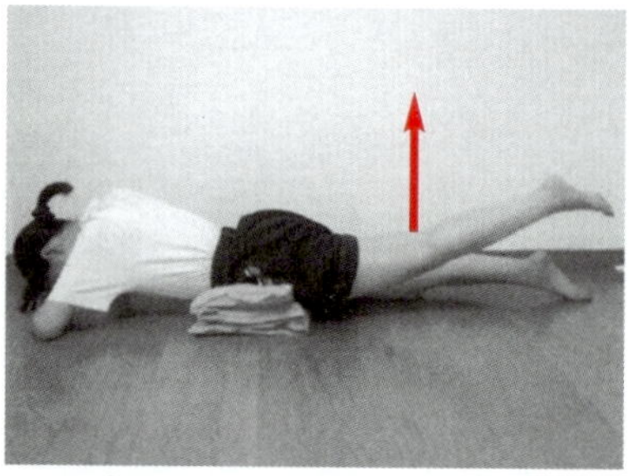

골반의 아래에 베개 등을 넣는 편이 가동범위가 확대되어 시행하기 쉽다.
골반을 거상하여 요추가 과신전하지 않도록 주의한다.

④ 대퇴사두근의 근 고정운동(muscle setting)

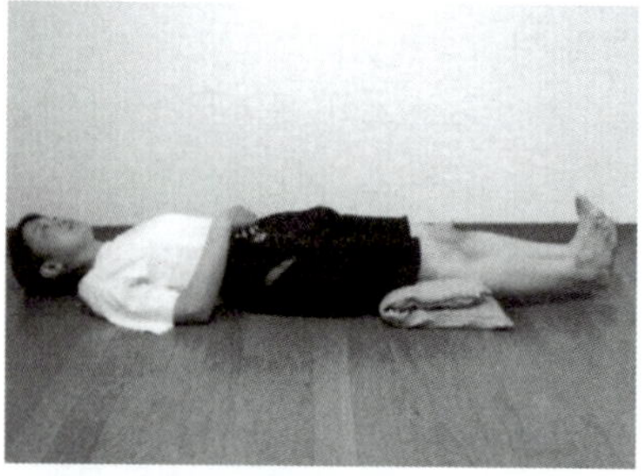

관절통이 심한 사람에게도 사용할 수 있다. 족관절을 강하게 배굴하는 편이 효과가 높다.
각각의 근육활동은 별로 높지 않지만, 대둔근이나 중둔근, 슬굴곡근(hamstrings)에도 효과가 있다.

⑤ 골반 측방경사운동

골반을 좌우로 경사시켜 요추-골반의 운동성을 개선한다.

특히 고관절퇴행성관절염의 경우, 이상 자세로 인해 요통도 일어나기 쉬우므로, 그 개선에도 도움이 된다.

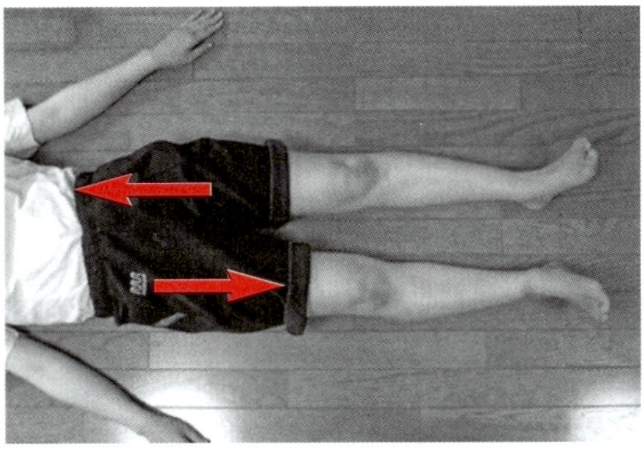

의자나 책상을 이용해서 선 자세 또는 앉은 자세에서 시행하는 방법도 있다.

⑥ 고관절 외전

가급적 손에 의한 지지를 적게 하는 편이 입각측과 외전측의 양쪽의 고관절에 저항을 걸 수 있다.

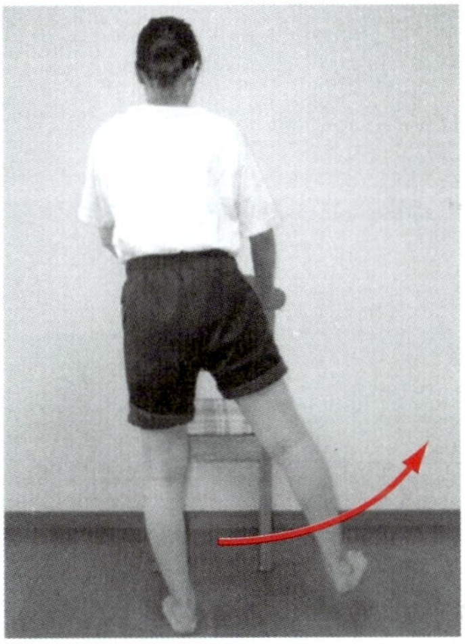

⑦ 고관절 신전

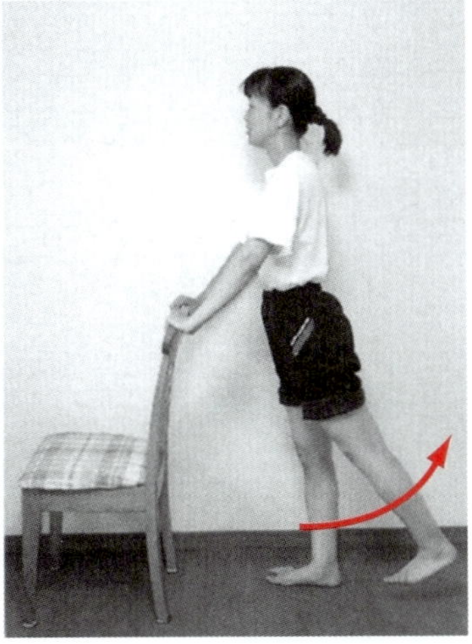

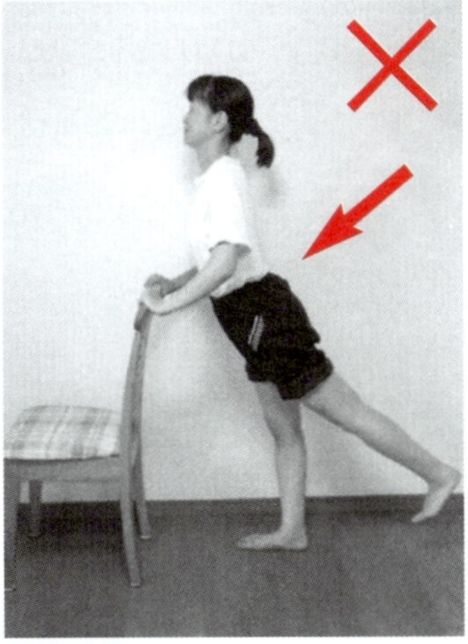

고관절 신전은 환자에게는 이해하기 어려운 운동이기 때문에, 요추를 과신전하여 골반의 대상(보상)으로 하지를 뒤로 가져가는 경우가 많다.

요통의 원인으로도 되므로 주의한다.

⑧ 슬관절

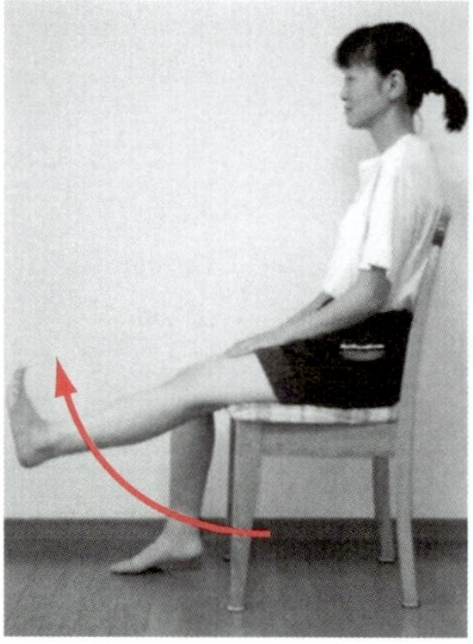
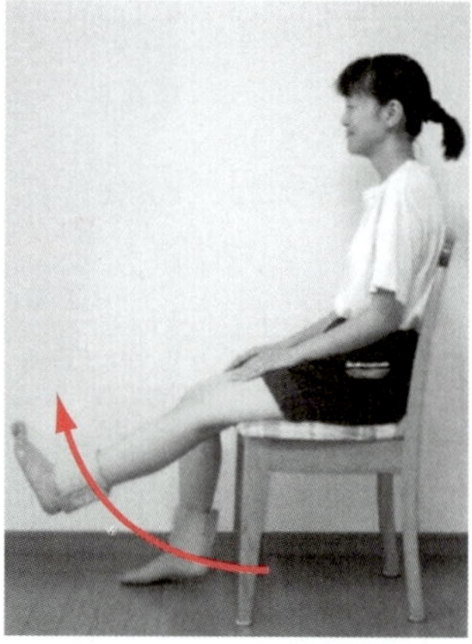

의자에 앉아서 하는 무릎 신전은 비교적 간단하게 시행할 수 있는 훈련이다. 발목에 추를 부착하여 저항을 증가시키는 방법도 있다.

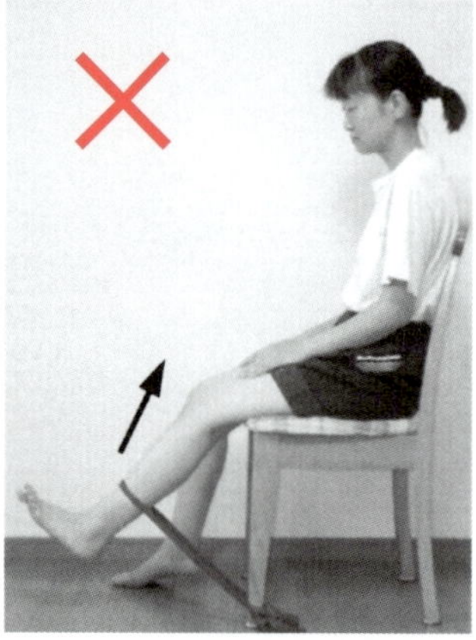
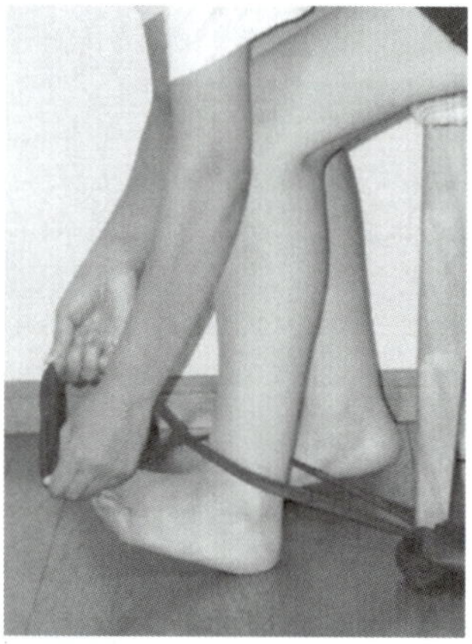
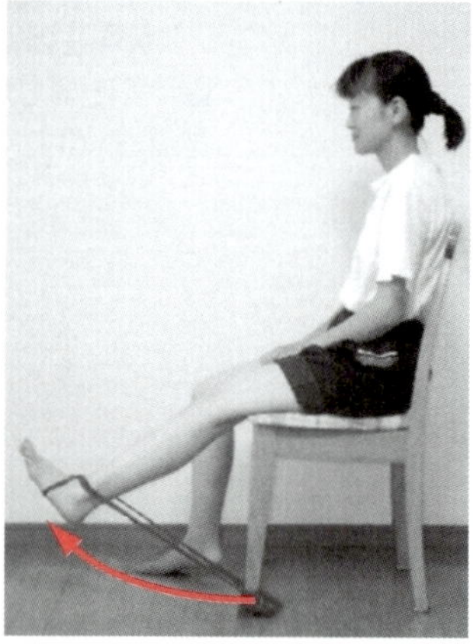

고무벨트를 의자의 다리에 걸어서 저항을 거는 방법도 있으나, 무릎이 신전함에 따라서 고무벨트가 상방으로 올라가는 경우가 있다. 족부에 고무벨트의 고리를 비틀어서 걸면, 고무벨트가 빠지지 않는다.

⑨ 수중훈련

와류욕 등의 특수한 장치를 사용하지 않아도, 욕조의 가장자리에 앉아, 무릎의 굴곡신전운동을 시행하면, 가정에서도 온열요법과 동시에 슬관절의 저항운동을 할 수 있다.

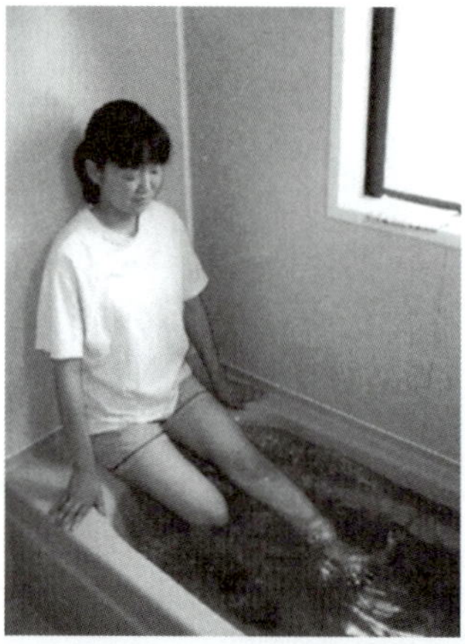

⑩ 온열요법

값이 비싼 핫팩을 사용하지 않아도, 목욕타월이나 폴리백으로 핫팩을 만들 수 있다. 의외로 장시간 온열을 유지할 수 있다.

다만, 타월의 원단이나 취급방법을 표시하는 태그(tag)나 라메(lame)가 들어가 있으면, 발화할 위험성도 있으므로, 사용하는 타월은 물리치료사가 확인해두는 편이 좋다.

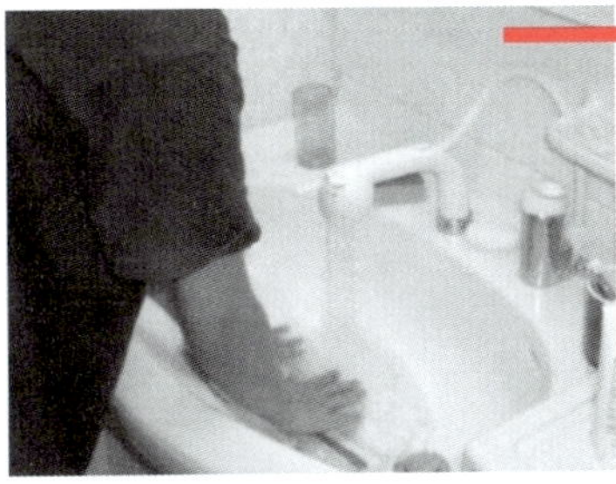

우선은 충분한 물로 목욕타월을 적신다.

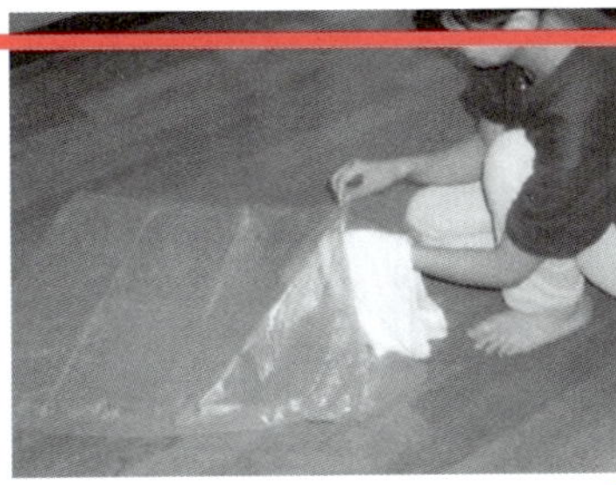

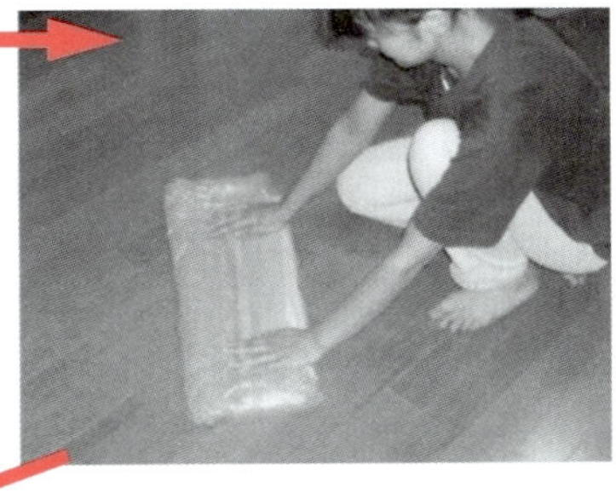

폴리백 안에 깨끗이 개켜서 넣는다.

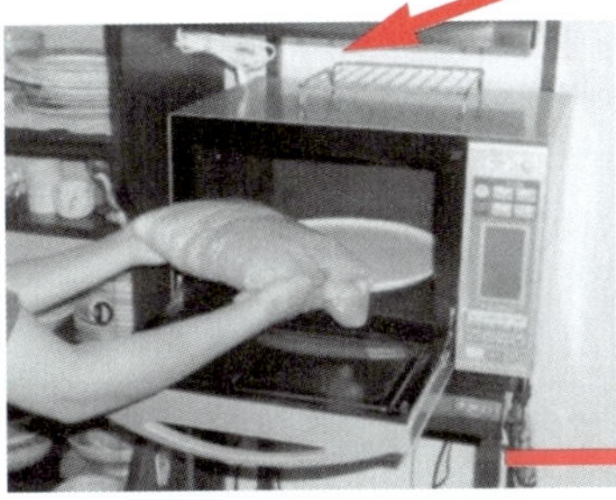

전자레인지에서 2~3분 가열한다. 다만, 레인지의 기종이나 타월의 종류 등으로 차이가 있으므로, 1분 정도부터 시험하도록 하고, 폴리백의 융해나 화상에 주의한다.

특히, 타월이나 태그에 라메와 같은 금속이 봉제되어 들어가 있지 않은지를 확인한다.

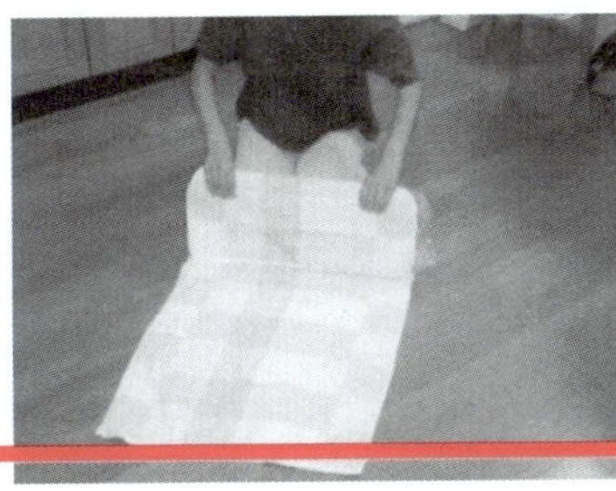

적당히 데워졌으면, 건조한 목욕타월로 감싸서, 환부에 올려놓는다.

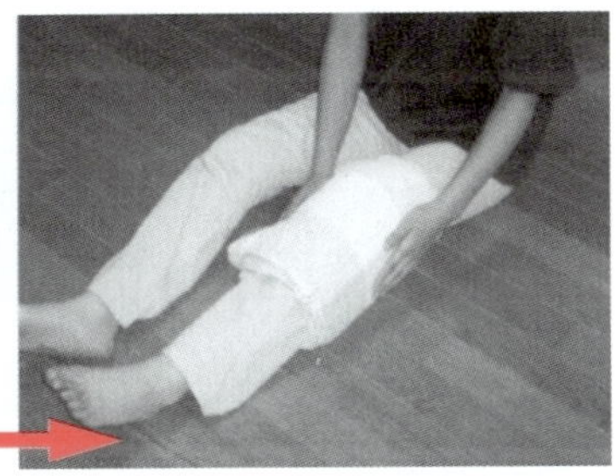

환자에게는 기분이 좋을 정도가 효과적이며, 지나치게 뜨거운 것은 효과가 없고 화상의 염려가 있다는 것을 교육한다.

5 인공 고관절전치환술 (total hip arthroplasty ; THA, total hip replacement ; THR)

1) 적응

이전에는 인공관절의 수명(10~15년)과 생명예후의 균형으로부터, 연령을 60~65세 이상으로 제한하는 경우가 많았으나, 최근에는 재치환의 기술도 향상하여, 적응연령도 낮은 연령으로 되어가고 있다.

- 통증이 심한 진행기 또는 말기 고관절증.
- 이 밖에 적당한 치료가 없는 양측성 고관절증이고, 통증이 심한 사람.
- 관절파괴가 고도인 관절류마티스나 강직성척추염.
- 60세 이상의 대퇴골 경부골절이나 위관절로 골 접합술이 부적응이라 생각되는 것(인공 골두치환술로도 대응가능).
- 기타 악성골종양에 대한 환지 수술에 수반하는 것).

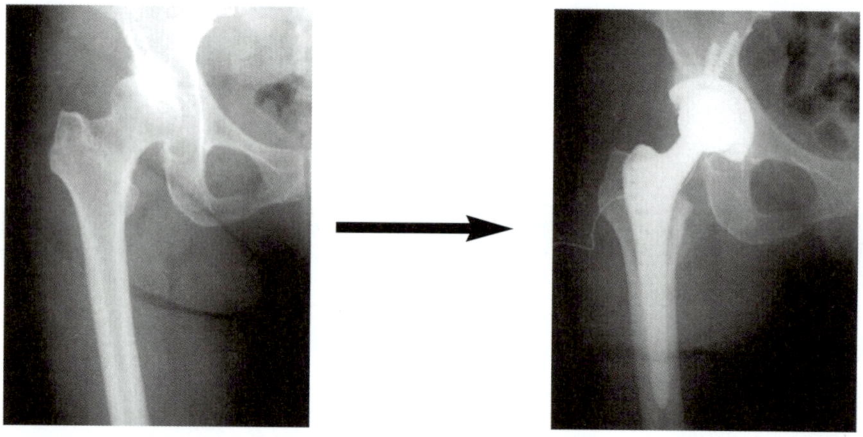

THA수술 전후의 비교

이와 같이 수술 전에 경체각의 증가 · 골두의 거상이 있었던 경우에는 수술 후는 주위 연부조직이 신장되기 때문에, 가동범위의 개선이 늦어진다.

어느 정도 신장되었는 가는 소전자(lesser trochanter)와 좌골의 위치관계나, 수술소견으로부터 확인할 수 있다.

2) 인공고관절치환술의 금기

전신성의 감염증

국소의 감염증(화농성관절염, 골수염)

인공관절은 이물질이기 때문에, 균의 잠입 장소가 되어버린다.

신경병성 관절증(Charcot관절)

고도의 비만

기타의 방법으로 치료할 수 있는 고관절증(금기라고는 할 수 없으나…)

고령이 되면 체중부하제거 보행 등이 곤란해지기 때문에, 초기보행을 바랄 수 있는 인공관절이 더 좋다.

조절할 수 없는 당뇨병

고도의 치매

탈구의 위험성이 높다.

3) 골 시멘트 고정과 시멘트를 사용하지 않는 방법

이전부터 흔히 화제가 된 일이지만, THA의 고정방법이나 체중부하제거기간 · 인공관절 자체의 수명 등은 오랜 임상경험으로 보아왔다.

인공관절에서 인공삽입물(prosthesis)과 골과의 초기고정이 수술 후의 체중부하시기에 크게 좌우한다.

인공관절을 고착시키는 방법으로서

1) 인공고관절과 골을 밀착한다.
2) 스크루(screw)나 스파이크(spike)에 의해서 기계적으로 직접 고정한다.
3) 인공관절과 골 사이에 골 시멘트를 충전한다.
4) 인공관절의 금속표면을 다공질로 하여 그 곳에 골이 들어감으로서 고정력을 얻는다.

치료사가 실제 수술 후 훈련을 시행할 때, 골 시멘트 사용의 유무 즉, 골 시멘트를 사용하였는가, 시멘트를 사용하지 않았는지가 체중부하 프로그램을 크게 좌우하고 있었다. 최근에는 시멘트를 사용하지 않아도 체중부하제한이 별로 의미를 갖지 않는 다는 것을 알게 되어, 프로그램의 차이가 없어졌다.

(1) 골 시멘트 고정

사용하기 시작한지 40년 정도이다.

시멘트 사용으로 느슨해짐이 문제가 되지만, 수술 후 10년은 매우 양호하고, 90%는 문제가 없다. 그러나 이후는 나빠지는 것이 증가한다.

시멘트 자체도 플라스틱이기 때문에 열화될 수 있다.

15년에서 40~50%가 느슨해진다.

금속-플라스틱의 마모가 문제이다.

마모가루가 골 융해를 일으켜 느슨해짐의 원인이 된다.

최근에는 마모가루가 나오지 않는 재질을 사용하기 시작하였다.

일본에서도 최근 소켓과 헤드 모두를 세라믹스의 것을 사용하기 시작하였다.

또한, 제작기술의 향상과 함께, 금속 - 금속(헤드, 컵 모두 금속으로 만들어져 있다)의 것도 만들고 있다.

(2) 시멘트를 사용하지 않음

시멘트를 사용하지 않는 인공고관절은 일반적으로 인공삽입물(prosthesis)의 다공질 코팅(porous coating)이나 절삭(cutting)에 의한 다공질의 부분에 신생골이 침입하는 또는 거친 표면과 골이 밀착함으로써 고정력을 얻는 방법이고, 최근 임상에서 빈번하게 사용되고 있다.

컵(cup) : 전체 둘레에 다공성의 부분을 가진다.

스템(stem) : 재치환 때의 골 결손이 적어도 되기 때문에, 목(neck)에 가까운 부분에만 다공성 부분을 가지는 것이 증가하였다(우측 그림).

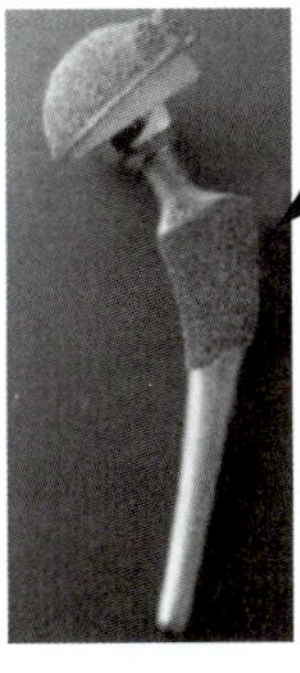

이 곳만이 다공질 코팅(porous coating)에 의한 다공부분으로 되어있다.

PCA인공고관절

최근 10년 이상 폴로 업을 할 수 있었다.
7년 정도의 성적은 매우 양호하다(다만 이것은 시멘트 사용에서도 같다).
나쁘게 될 때는 조기에 되는 경우가 많다.
체중부하는 수술 직후부터 체중부하를 해도 문제가 없는 경우가 많다.
기본적으로는, 골에 꼭 들어가 있을(press fit) 필요가 있다.

(3) 골 시멘트, 시멘트를 사용하지 않는 것의 장점과 단점

골 시멘트를 사용하는 것, 시멘트를 사용하지 않는 것 모두 장점, 단점이 있고 임상응용에 찬반론 논의되고 있다. 특히 인공고관절의 느슨해짐(loosening)은 인공관절의 마모 · 파손 등과 함께 큰 문제점으로 되어 있고, 골 시멘트의 유무가 주는 영향에 대해서는 회답을 얻지 못하고 있다.

아래의 장 · 단점도 확정된 것은 아니므로 참고 정도로 하기 바란다.

i) 골 시멘트의 장점

① 컴포넌트의 설치가 용이하고, 신속하게 초기 고정을 얻을 수 있다.
② 물리치료가 단기간(체중부하시기가 빠르다 : 차츰 장점이 아닌 것으로 되고 있다)이다.

ii) 골 시멘트의 단점

① 높은 중합열의 발생에 의한 골의 괴사를 초래하는 경우도 있다.
② 독성이 있는 단량체(monomer)가 잔존한다.
③ 재치환(revision)이 곤란하다.
④ 감염률이 높다.
⑤ 부드러운 채로의 시멘트를 시멘트건(cement gun)으로 대퇴골에 삽입함으로써 지방색전을 일으킬 가능성이 있다.

iii) 시멘트를 사용하지 않는 것의 장점

① 골과 잘 결합하면, 시멘트 고정보다 장기간 양호한 성적이 될 가능성이 있다.
② 시멘트(메틸 메타크릴레이트)에 알레르기가 있는 사람에서도 사용가능하다.

iv) 시멘트를 사용하지 않는 것의 단점

① 이전에는 물리치료가 장기간(체중부하시기가 늦었기 때문에)이었다.
② 초기 고정이 불충분(press fit가 용이하지 않다)하다는 것 등.

힌트 : 시멘트를 사용하지 않는 것에서의 수술 후 체중부하시기

일반적으로는, 골이 속으로 들어가는 수술 후 4주나, 골 증식에 의한 고정력이 80%를 초과한 수술 후 8주부터 체중부하를 시작하는 경우가 많다(골 증식의 종료는 12주). 그러나 수직체중부하에서는 체중의 3배(2,000Nm)의 체중부하가 걸려도 느슨해짐(loosening) (micro-motion이 100㎛ 이상)을 일으키는 움직임은 없으므로[14], 실제로는 수술 직후부터 하중을 시작해도 느슨해짐이 일어나는 일은 없다. 그러나, 일부의 인공관절에서는 회전 스트레스(20Nm)에 약하므로, 회전 스트레스를 피하기 위해 한쪽 목발의 사용이나 체중부하제거를 시행하는 경우도 많다(특히, 층계의 오르내리기와 같은 동작). 또한 조기하중에 의해서 느슨해짐이 발생하였다는 보고는 없다.

> **주의점** ▶ **인공고관절의 디자인과 시멘트**
>
> 시멘트를 사용하지 않는 스템(stem)은 골수강(medullary cavity) 가득히 스템이 되는 것 같은 디자인의 골수점거형(주류는 미국)과 골수를 온존하게 시행하는 형태(유럽제이고 몇 가지의 형태가 있다)가 있다. 어느 것도 일정한 평가가 있으며, 가장 좋은 것이 무엇인지는 알 수 없다. 또한 시멘트를 사용하는 것과 사용하지 않는 것의 장점이 딱히 결말이 나있지 않다.

4) THA에 수반하는 골 이식에 대해서

골 이식 (-)의 경우 (시멘트를 사용하지 않음)

수술 다음날~1주 : 완전체중부하

골 이식 (+)의 경우

하지의 골절과 마찬가지로 생각한다(골 이식의 부분, 면적에 따라 다르다).

6주 : 부분체중부하

12주 : 완전체중부하

골두 거상이 크다 → 골 이식(bone tip을 때려 박고 있다) : 경우에 따라서는 이식이 없는 것과 같거나 2주 늦다.

→ 큰 골 이식 : 1개월은 늦추고, 3개월에서 전체하중.

관골구 돌출(중심성 탈구)에 대해서

인공관골이 골반 안에 들어간다(류마티스에 많다).

이 경우의 골 이식은 6~8주에서 완전체중부하가 가능하다(체중부하선에서부터 벗어나 있기 때문에).

5) 물리치료

THA 전후에 시행하는 물리치료의 목적은 수술 전의 경과나 수술 침습에 의해서 초래된 근력저하와 가동범위의 개선, 수술 후의 체중부하보행훈련, 탈구를 방지하기 위한 일상생활지도이다.

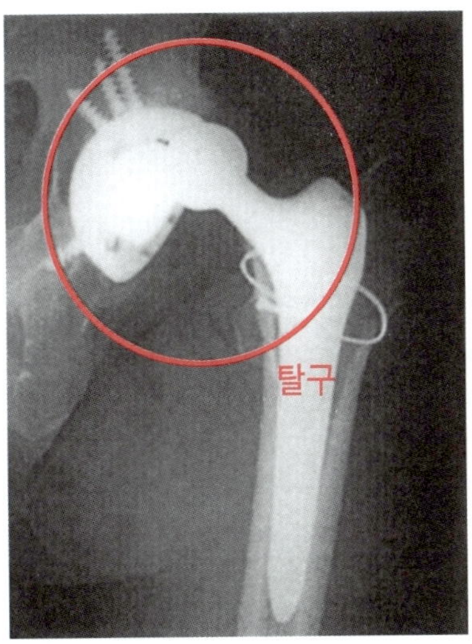

(1) 탈구방지를 위하여

우선은 수술 중 가동범위의 확인을!

고관절의 과굴곡(90° 이상), 굴곡 · 내전 · 내회전의 복합운동 및 신전 · 외회전의 복합운동은 금기이다. 다만 과외회전도 대전자가 관골구에 접촉하여 위험하다.

기준으로서

고관절 굴곡자세에서는 외회전은 40~50° 정도 내회전은 15~20° 정도

고관절 신전자세에서는 외회전은 20~30° 정도 내회전은 정상가동범위에서는 문제가 없다.

(2) 수술 후 요법

수술 후 요법의 원칙으로 물리치료사 자신이 탈구를 악화시키는 인자를 충분히 파악해 두어야 한다.

악화시키는 인자로

① 인공관골구 각도

② 대퇴골 측의 스템(stem)의 전념각 각도

③ 근력저하

④ 탈구자세

를 생각할 수 있다.

① 관골구

탈구에 가장 관여하는 것으로서 인공관골구의 경사각을 들 수 있다. 이 각도가 지나치게 작으면 탈구율은 높아지지만, 반대로 커지면 ROM제한이 일어난다. Lewinnek는 30~50°가 탈구에 대해서 안전권이라 언급하였다[15].

또한 인공관골구는 10° 정도 앞이 열리게 설치하지만(Lewinnek는 5~25°), 이것이 뒤로 열리는 것이 되면 용이하게 후방탈구가 일어난다.

② 전염각

스템(stem)의 전염각이 크면 전방탈구, 작으면 후방탈구가 일어난다. 현재 15° 전후가 적당하고 일컬어진다.

③ 근력저하

근력저하를 초래하는 원인으로서 아래의 것을 생각할 수 있다.

· 근력을 충분히 발휘할 수 없다.

· 수술 침습

· 통증

탈구의 예방으로서 치료사는 연부조직이 회복되어 있지 않은 수술직후부터, 능동보조운동으로 근육의 작동을 높여야 한다.

특히, 고관절 외전근력의 강화는 탈구예방에 중요하다[16].

④ 탈구자세

- 굴곡 · 내전 · 내회전의 조합동작.
- 90° 이상의 과굴곡(외전위치에서는 90° 이상의 굴곡도 가능).
  최근은 100~120° 굴곡이 가능한 수술이 이루어져 있는 경우도 많다.
- 신전 · 외회전의 복합동작.
- 굴곡 신전 중간위치에서의 내회전이나, 단독의 내전운동에서의 탈구는 적다.

탈구는 하지만의 작용보다도 이동(transfer) 등의 체간의 움직임도 추가됨으로써 탈구가 일어나기 쉬워진다는 것을 알아두어야 한다.

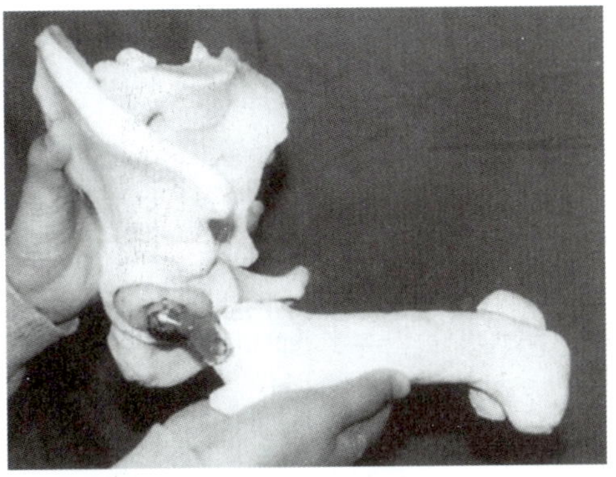

굴곡 · 내전 · 내회전의 조합에서는 스템(stem)의 경부가 컵과 접촉하여 탈구한다.

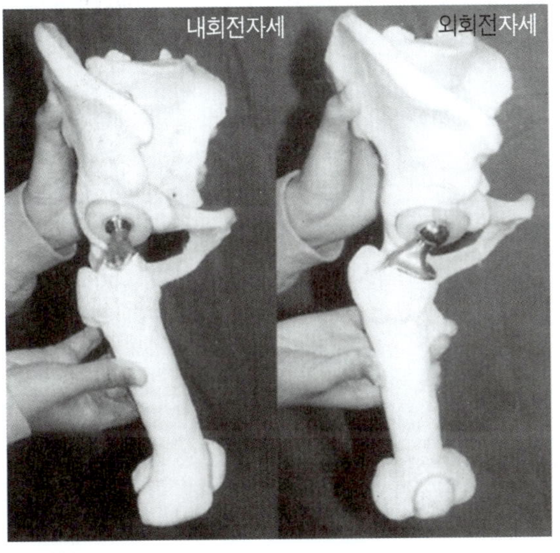

굴곡 신전 중간위치에서의 내회전에서는 골두가 컵에 들어가 버리는 것 같은 형태가 되어있는 것에 반해서, 외회전자세 쪽이 오히려 탈구자세가 된다.

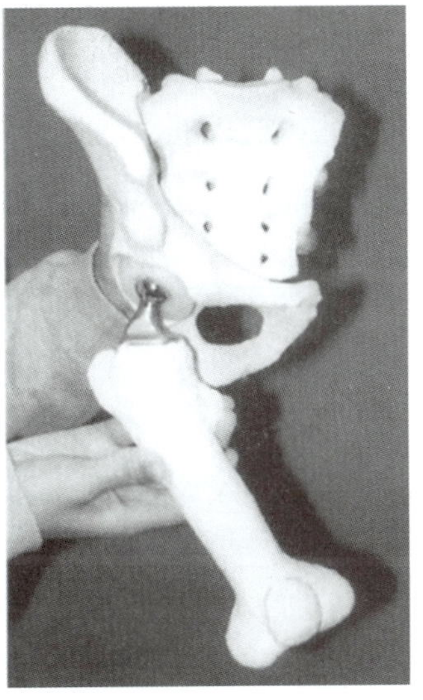

순수한 내전만으로는 탈구하기 어렵다.

실제의 ADL 교 육 에 있어서는, 위의 4가지를 파악하여, 수술 중의 탈구각도를 확인한 다음에 시행한다.

주의점 ▶ **탈구자세**

환자도 굴곡 · 내회전 · 내전으로 탈구한다는 것을 알고 있다. 그러나, 앉은 자세에서 상체를 비틀어 아래의 물건을 집는 등의 동작이 이에 해당한다는 것은 이해하기란 쉬운 일이 아니다.

탈구예방은 치료사가 가급적 실제의 동작을 보여주어, 위험한 동작을 기억시키도록 하기 바란다.

6) THA 수술소견을 볼 때의 요점

학생이나 수술소견을 늘 보아오지 않은 사람을 보고 있노라면, 수술소견의 모두를 베껴 써서, 오히려 내용을 파악하기 어렵게 되어있는 경우를 많이 볼 수 있다.

그래서, THA 수술소견을 볼 때의 요점을 정리하면 구체적으로 아래와 같이 된다.

① 수술 중 가동범위
수술 후 탈구방지를 위해 필요하다.

② 하중부위의 골 이식의 유무
수술 후 특정의 기간, 하중제한이 설정된다.

③ 대전자를 절단분리하고 있지 않은가?
일단 절단분리하고, 다시 정복 고정한 경우, 고관절 외전근력강화나 하중을 일정기간 할 수 없게 된다.

④ 컵 설치부위(스템의 골두부)나 대퇴골 자체가, 당겨 내려져 있지 않은가?
상대적으로, 주위 연부조직이 단축한 상태로 되기 때문에, 가동범위 개선에 장기간을 필요로 하는 경우가 나타난다.

여기서는 실제로 흔히 볼 수 있는 수술소견으로부터, 체크해야 할 요점을 보기로 한다. 수술소견은 실제의 것으로부터 필자가 약간 변경하였다.

수술기록

차트번호 : 0123456

환자성명 : ○○○○ 여성 55 세

담당의사 : △△△△ 수술자 : ▲△▲△

수술명 : 우측 THA (non cement)

수술방법 · 소견

> 수술내용을 듣기 위해 파악해둘 것.
> 또한, 수술자의 버릇(능숙하다 · 서투르다)을 파악해두는 것도 중요하다.

> 당연히, 어떠한 수술을 하는지를 모르면 이야기가 되지 않는다.

> 수술 후 합병증(마취에 의한 호흡곤란, 수술 중 자세로부터의 신경마비)이 없으면 염려할 필요는 없다.
> 비골두의 압박에 의한 비골신경 마비는 비교적 흔히 관찰된다.

1. 전신마취 및 경막외 마취 하에, 우측을 위로 가도록 옆으로 누운 자세를 취하고, 수술을 시작하였다.
2. 피부절단은 후외측 접근(postero-lateral approach) 약 20㎝로 하였다. 근막을 피부절단을 따라서 절개하고, 대둔근을 둔하게 분리하였다.(근막 절개 후, 대전자 활액낭은 비후해져 있었다. 이것도 절개하였다.)

> 진입로에 의해서, 탈구하기 쉬운 방향 · 조직의 약한 방향을 이해할 수 있다.
> 후방 · 후외방 접근에서는 후방탈구이다.

> 대퇴근막장근을 섬유방향으로 세로로 절단하여 있다. 대둔근도 옆으로 물러나게 했을 뿐이다. 따라서 근육에의 영향은 적고, 수술 후 바로 외전이나 신전 근력강화를 할 수 있다.

3. 고관절 회전근(short rotators)을 노출시키고, 이상근에서부터 대퇴방형근의 근위 1/3까지를, 대퇴골 부착부에서 전기메스로 절단 분리하여, 관절낭(joint capsule)을 노출시켰다.

> 여기서는, 회전근군이 절단되어 있으나, 장기적으로는 외회전근력에 그다지 영향은 없다.
> 또한, 무엇으로 절단하였는가 무엇으로 구멍을 뚫었는지 등, 도구에 대해서는 신경을 쓸 필요는 없다.

(계속)

4. 관절낭을 T자 절개하고, 관절낭 내에 접근하였다. 관절낭은 뚜렷하게 비후하여 있었으나, 관골구연을 따라서 전체 둘레를 전기메스로 절단 분리하였다.

5. 골두를 그 경부에서 절골한 후, 이것을 적출하였다. 골두 표면의 연골은 완전히 소실되어 있고, 연골하골이 노출하여 있었다. 또한 골두는, 타원모양으로 변형하여 있었다.

관절주위 · 관절 자체의 상황은 수술 전의 관절기능의 정도를 파악하는 데에 중요하다. 파괴의 정도가 심하면, 수술 전의 관절기능은 나쁘고, 수술 후의 기능회복에 시간이 필요.

구멍이나 팬 곳을 확대하는 것.

6. 관골구는 연골이 소실하고, 연골하골이 노출하여 있었다. 관골구를 직경 44㎜부터 리머 가공(reaming)을 시작하여, 46㎜에서 종료하였다. 컵(cup)은 시험(trial)으로서 46㎜로 결정하였다. 여기에 직경 46㎜의 진짜 컵을 15° 의 앞으로 열리는 것을 목표로 설치하였다.

진짜 컵이라는 표현을 사용하고 있으나, 처음에는 크기를 맞춘 도구(trial)가 사용되기 때문에 그것에 대응한 명칭이다.

직경 3.5㎜ 30㎜, 직경 3.5㎜ 25㎜ 스크루(screw) 각각 2개씩을 찔러 넣어, 컵은 견고한 고정이 되었다.

컵에 어떠한 치수(size)의 무엇을 사용하였는가는 별로 염려하지 않아도 된다. 컵이 확고하게 고정되어 있다는 것이 중요하다.

7. 다음으로 대퇴골 측은, 소전자 기부로부터 약 손가락 하나의 폭 근위에서 재차 절골을 한 후, 체강 내를 우선 #3까지 줄질(rasping)을 하고, #3의 스템을 설치한다. 시도로 헤드 M을 선택하였다.

이 부근은 신경을 쓰지 말 것.

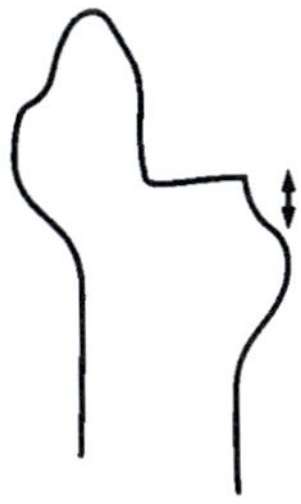

컵과의 관계에서, 탈구의 용이성과 관계된다.

8. 창상(wound) 내를 항생제가 들어간 생리식염수로 세정 후, 14×9×130㎜의 진짜 스템을 전염(anterior torsion) 약 15°로 두드려 박았다. 슬리브(sleeve)는 14R large를 선택하고, 이것을 설치하였다. neck은 36㎜를 선택하고, 정복하면 쉽게 탈구되는 것이 인지되지 않고 양호한 ROM을 얻었다. 시도에서 탈구자세는 굴곡 90° 내전 30° 내회전 30° 였다.

가장 중요하다. 가능하면 신전위치를 포함하여 내외회전각도를 조사하면, 나중에 ADL훈련에 유용하다.

9. 절단 분리한 이상근(piriformis)을 대퇴골(femur)측으로 봉합(suture)한 후에, SB 관 5㎜를 유치하고, 근막을 테프덱으로 봉합(suture)한다, 다시 피하를 파이크릴, 피부를 나일론사로 봉합(suture)한다. 수술 종료로 한다.

이 부근은 신경을 쓰지 말 것.

7) 인공 고관절전치환술 전후의 물리치료의 실제

여기서는 하중부위에의 골 이식을 하지 않고, 이상적으로 시행된 인공 고관절전치환술(시멘트를 사용하지 않는 것도 포함)의 경우로 설명한다.

(1) 수술 전 물리치료 (고관절퇴행성관절염의 훈련과 거의 같다)

근력강화훈련 : 수술 후 특히, 중요한 중둔근(탈구방지 · 고관절 안정화 · 보행 안정화), 대둔근, 대퇴사두근을 중심으로 개방성 운동사슬 운동만이 아니라, 앞에서 언급한 쭈그려 앉기(squat)과 같은 폐쇄성 운동사슬 운동도 중요하다.

관절가동범위훈련 : 앞에서 언급한 것처럼, 1/3정도의 환자에 10~30° 정도의 개선을 기대할 수 있다. 수술 후의 가동범위 개선을 효율적으로 하기 위해서도 중요하다.

관절면에 부담이 가지 않도록, 견인을 가하면서 시행하면 통증이 적다.

(2) 수술 후 물리치료

① 수술 다음날부터 침상(bedside) 훈련

관절가동범위훈련 · 근력강화훈련 : 통증의 정도에 맞춰서 시행한다.

장딴지근육의 펌핑작용(calf pumping) · 대퇴사두근 근 고정운동(muscle setting)은 최저한 교육한다.

필자는 통증이 없다면, 30분마다 20회씩 시행하도록 교육하고 있다.

수술 후 2~3일에서도 통증이 가볍다면, 아래와 같이 적극적인 훈련을 시행할 수 있다.

침상(bedside) 훈련

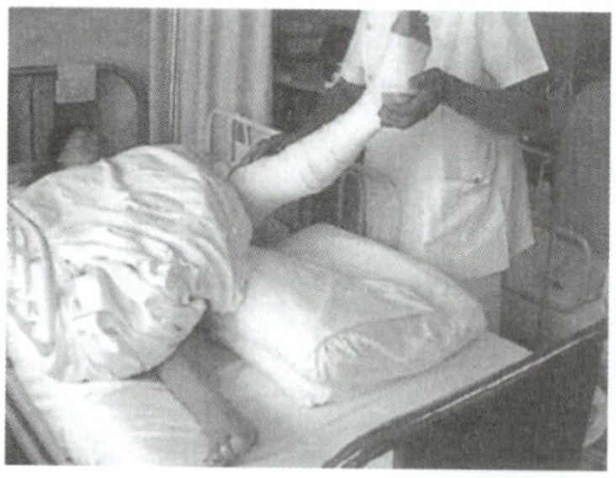

ROM : SLR훈련

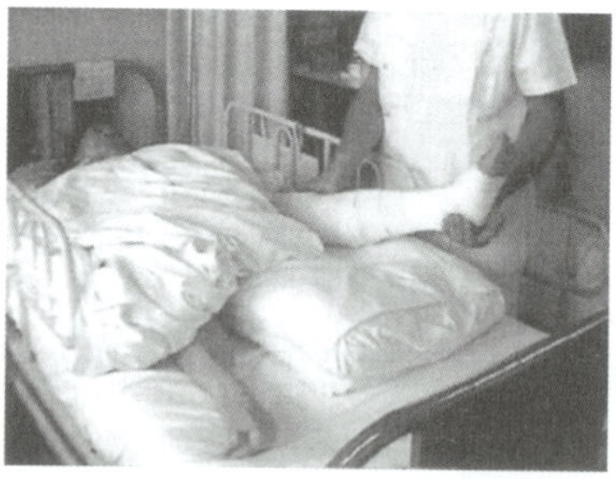

외전가동범위훈련 및 근력강화훈련

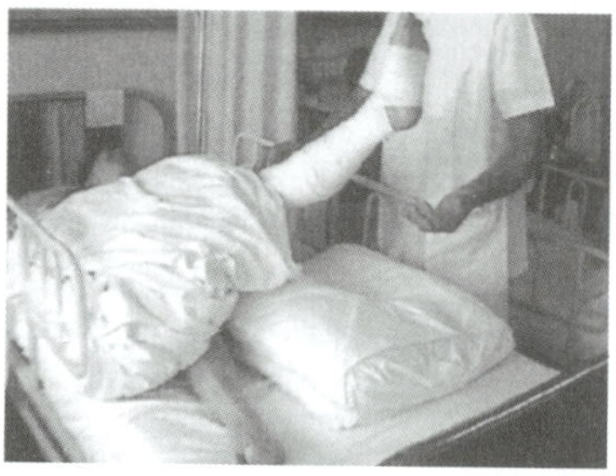

SLR 능동운동

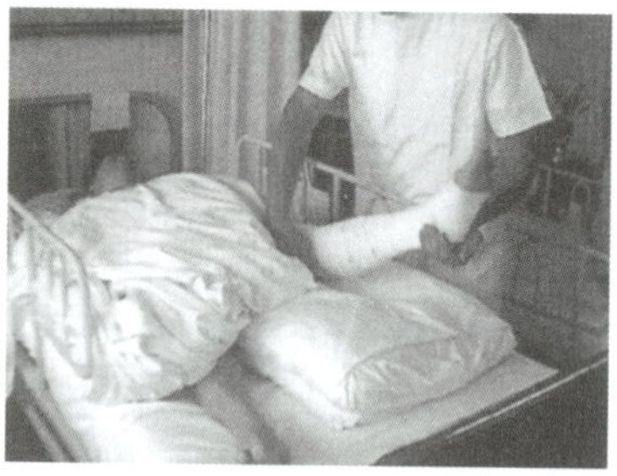

하지 거상위치로부터의 저항운동
(고관절 신전근력강화)

위의 사진과 같이 수술직후에서도 자력으로 하지를 거상할 수 있는 사람도 있다. 또한 이러한 증상 사례에서는 개선도 빠르다.

② 수술 후 3일~1주 이후

휠체어 또는 침대에서 훈련실로 이동한다.

기립보행훈련 : 체중부하는 통증에 맞춰서 시행한다.

근력강화훈련 : 초기는 능동보조~도수에 의한 저항운동이 중심이다.
최초는 탈구자세를 피하기 위해서도 도수에 의한 운동이 안전하다.

관절가동범위훈련 : 고관절퇴행성관절염에서는, 초기부터 신전제한이 일어나 있는 경우가 많기 때문에, 고관절 굴근의 신장도 중요하다.
최저한 신전 0°, 가능하면, 10° 정도 목표로 한다.
전방침습이나 관절낭을 절제하여 있는 경우는 과신전으로 전방탈구의 우려가 있으므로 주의한다(구체적으로는, 아프면 중지한다).

추를 사용한 고관절 신전신장운동

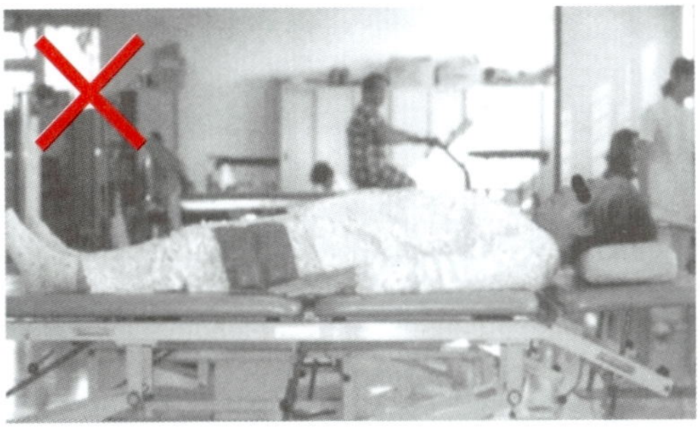

고관절 굴곡제한이 있는 경우, 골반을 고정할 수 없어 골반이 전경된다. 요추전만을 강화하여 요통이 일어나는 경우가 있다.

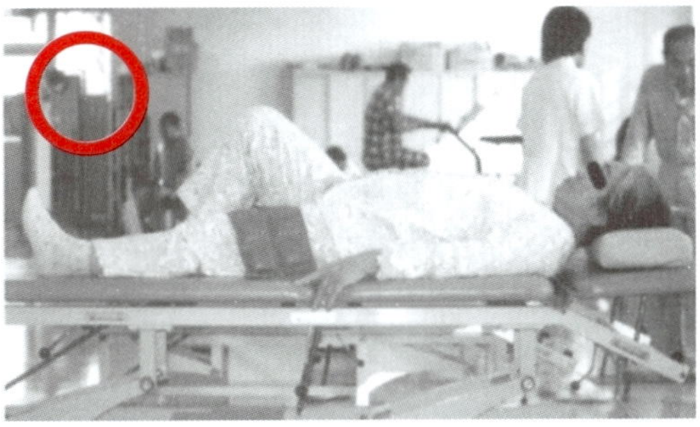

반대측 하지의 무릎을 세우는 것만으로 요추전만을 상당히 개선할 수 있다.

재활의 상식, 그것 정말? : THA 후의 SLR훈련

수술 후 훈련에서, SLR 훈련은 고관절에 체중의 3배의 부하가 걸리기 때문에 초기에는 해서 안된다고 하지만, 앞에서 언급한 것처럼 체중의 3배의 부하가 걸렸다 해도, 느슨해지는 미세 움직임은 일어나지 않는다. 수술직후부터, 가급적 적극적으로 하자.

또한 옛날에는 실뽑기가 끝날 때까지 수동적 관절가동범위훈련을 시행하지 않는다고 말하고 있었으나, 그것도 관계가 없는 것 같다. 관절가동범위훈련도 근력강화훈련도 모두 적극적으로 실시하자.

주의점 ▶ 일반론이지만

관절가동범위훈련 · 체중부하훈련 등 의사의 지시와 물리치료사의 생각이 다를 때에는 충분한 논의를 하여 합의하기 바란다.

(3) THA 후의 일상생활동작

수술 후 전신상태가 안정되면, 체중부하보행훈련과 함께 근력강화훈련이나 관절가동범위훈련을 속행하면서 일상생활동작훈련의 비율이 증가하게 된다. 아래에 구체적인 예를 언급했는데 특히, 수술 후 8주 이내에서는 연부조직의 수술침습이 회복되어 있지 않기 때문에, 충분히 주의할 필요가 있다.

작업치료사가 있는 직장에서는 자조구 등의 이용도 포함하여 협력해서 시행하는 편이 좋다.

침대 위에서의 몸 구르기

외전베개 · 롤 등을 사용해서, 굴곡-내전-내회전 자세를 취하지 않도록 방지한다.

침대-휠체어 사이의 이동(transfer)

건측 하지를 축으로 하여 시행한다.

회전방향은 건측 회전과 수술 측 회전의 양쪽을 교육해 둘 것. 실제장면에서는 침대로 이동할 때 건측 회전하더라도, 휠체어로 되돌아올 때는 수술 측으로 회전하게 된다.

착탈의 동작

끝에 걸터앉은 자세에서는 굴곡 · 외전 · 외회전의 책상다리 자세, 선 자세에서는 고관절 중간위치 · 무릎 굴곡위치에서 시행한다.

손이 발끝까지 닿지 않는 경우 양말 · 스타킹은 양말 보조구를 사용해서 시행한다.

팬티나 바지 등은 리쳐(reacher)로 당겨 올린다.

변기

양변기를 이용하여 좌석 면에서부터 일어설 때는, 과굴곡 · 내전 · 내회전을 취하지 않도록 주의한다.

목욕

욕조에 몸을 담글 때에 수술 중 탈구각도 이상의 각도를 필요로 할 때에는, 욕조 내에 걸터앉는 등의 목욕 보조구를 설치한다.

신발의 착탈

끝에 걸터앉은 자세에서는 굴곡 · 외전 · 외회전의 책상다리 자세, 선 자세에서는 고관절 중간위치 · 무릎 굴곡위치에서 시행한다. 가능하면 구두주걱을 사용한다.

다리를 모아 옆으로 구부려 편하게 앉은 자세 · 앉아서 하는 절 등은 기본적으로 하지 않아야 한다. 다만, 정좌나 책상다리는 가능하다.

성행위

여성의 경우, 다리를 벌린 자세는 문제가 없고, 등 뒤로 하는 자세도 과굴곡하지 않도록 주의하면 문제가 없다.

이상의 것을 치료사가 충분히 파악한 다음에, 수술 전부터 환자 자신에 대한 충분한 오리엔테이션이 필요하며, 환자가 고령이거나 치매가 관찰되는 경우 등은 가족 또는 간병하는 사람에게 오리엔테이션을 해야 한다.

실제의 방법에 대해서는 다음 페이지부터 상세히 기재하여 간다.

힌트 : 탈구예방의 교육에 대해서

탈구예방에 대해서는, 잔소리가 심하게 환자에게 교육하는 일이 많다고 생각한다. 확실히 인공고관절의 탈구는 합병증 중에서도 가장 주의해야 하는 것이다. 그러나, 지나친 주의 환기는 쓸데없는 공포심을 낳고, 모처럼 운동능력을 향상시키기 위해 수술을 하였는데도, 오히려 환자의 활동범위를 좁게 만든다.

"이러한 동작은 문제없이 할 수 있다", "여기를 주의하면 무섭지 않다"라고 전향적으로 교육하는 것도 필요하다.

(4) THA 후의 일상생활동작훈련의 실제

THA 후의 물리치료는 근력강화나 가동범위훈련 이상으로 탈구예방을 전제로 한 일상생활동작훈련이 중요하게 된다. 그러나, 이제까지의 물리치료 교재에는 거의 기재되어 있지 않은 사항이기도 한다. 여기서는, 일상생활동작 교육에서도 고심하고 있을 것인 사항에 대해서 문제 삼아 해설한다.

또한 수술직후~수술 후 8주 정도의 시기는 수술부위 연부조직이나 근력이 약하고, 탈구를 일으키기 쉬우므로 세심한 주의가 필요하다.

주의 : 고관절퇴행성관절염에서는 반드시 비수술 측은 건측이라 말하기 어렵지만, 이 항에서는 혼란을 피하기 위해, 비수술 측을 건측이라 기재하였다. 또한, 수술 측은 모두 우측으로 하여 설명하고 있다.

i) 침상에서의 이동

① 끝에 걸터앉은 자세에서 다리를 길게 뻗고 앉은 자세로(상지 지지 : 건측 회전)

수술 후 초기, 자력으로 하지를 거상할 수 없을 때에는 상지로 지지하고, 수술 측 하지를 침대 위에 올린다.

다리를 길게 뻗고 앉은 자세에서부터 끝에 걸터앉은 자세로 되돌아갈 때는, 반대의 동작이 된다.

여러 가지 방법이 있으나, 원칙적으로, 건측 방향으로부터 이동할 때는 건측 하지 → 체간 → 수술 측 하지의 순서이며, 수술 측 방향으로는 수술 측 하지 체간 건측 하지의 순서로 하고, 고관절이 굴곡 내전하지 않도록 주의한다. 특히, 근력이 약한 동안은 수술 측 회전 때에 체간을 먼저 회전하고, 다리를 당겨 올리려고 하므로 주의가 필요하다.

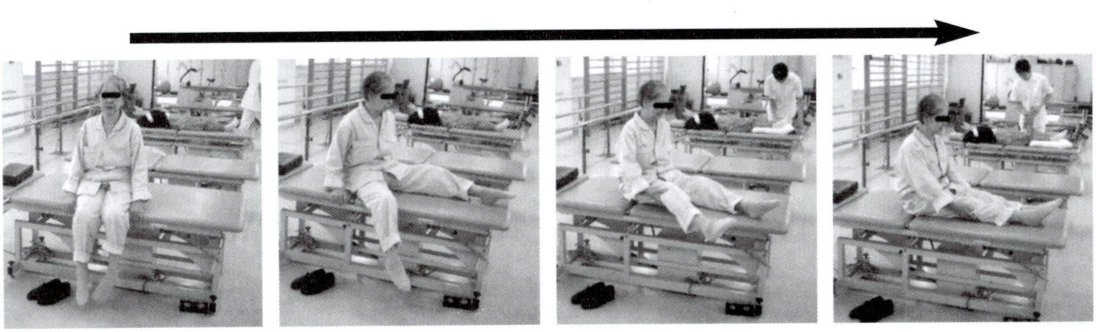

건측 하지를 침대 위에 올린다.

수술 측 하지를 상지로 지지하고, 고관절이 내전하지 않도록 주의해서 침대 위에 올려 놓는다.

② 끝에 걸터앉은 자세에서 다리를 길게 뻗고 앉은 자세로 (건측 하지에 의한 지지 : 예는 건측 회전)

수술 측 고관절의 근력이 충분히 회복되어 있지 않고, 한편 손으로 대퇴나 바지를 잡아서 당겨 올릴 수 없는 경우의 방법이다. 다만 아래의 방법은 이해력이 충분히 없으면 위험한 경우도 많다. 이해력이 부족하여 있는 경우는 수술 측 고관절 근력으로 자유로이 하지를 이동할 수 있게 될 때까지 보조하는 편이 안전하다.

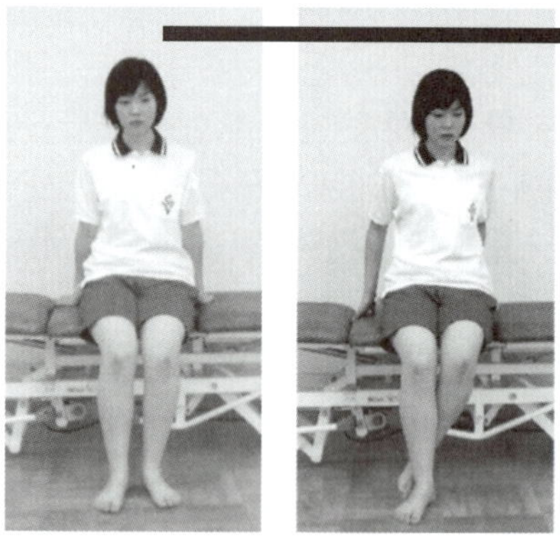

건측 하지를 수술 측 하지의 아래에 넣는다.

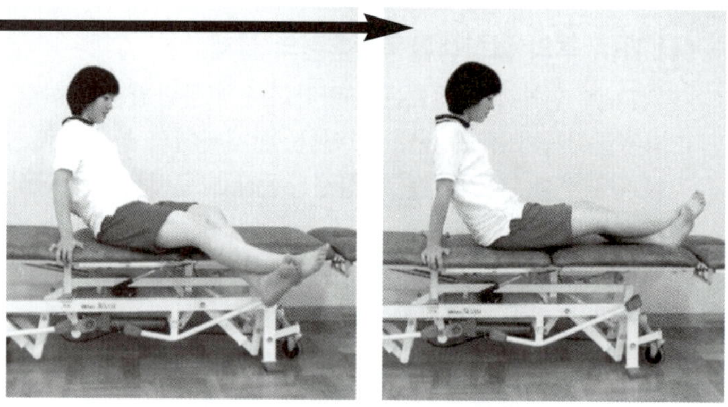

수술 측을 건측으로 들어올리고, 상반신부터 먼저, 이어서 하지를 돌려서 침대 위에 하지를 올린다.
(수술 측으로 돌릴 때는, 하지부터 먼저)

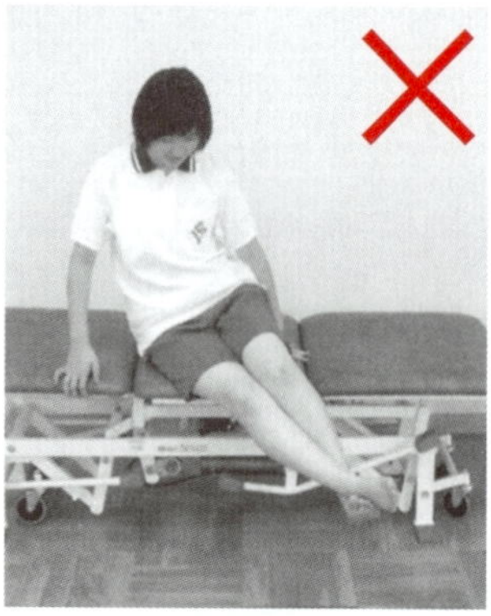

이와 같이 먼저 하지부터 돌리면, 내전위치가 되므로 주의할 것.

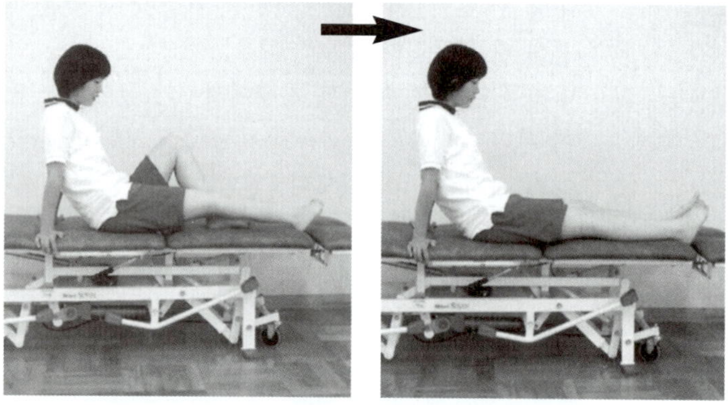

건측의 무릎을 세우도록 하여 발을 뺀다(그대로 옆으로 빼면, 수술 측이 내전하기 때문에).

③ 침대 위에서 다리를 길게 뻗고 앉은 자세에서 끝에 걸터앉은 자세로 (건측 하지에 의한 지지 : 수술 측 회전)

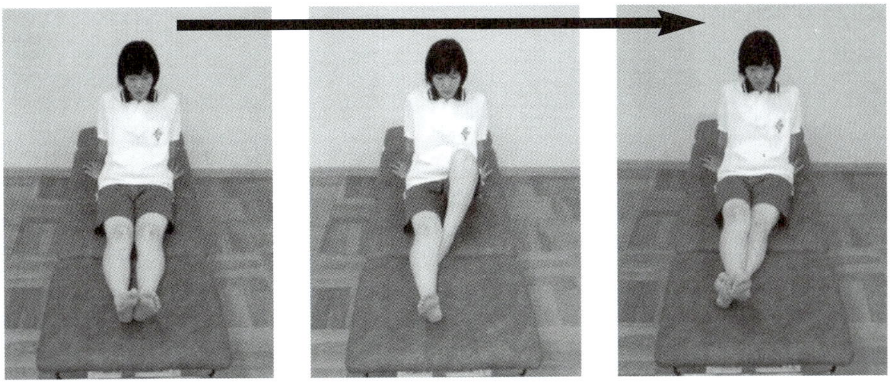

건측 하지를 수술 측 하지의 아래에 넣는다. 만일 아래에 넣기 힘들 때는 건측의 무릎을 세우고, 수술 측의 무릎 뒷면부터 끼워 넣는 것처럼 넣는다.

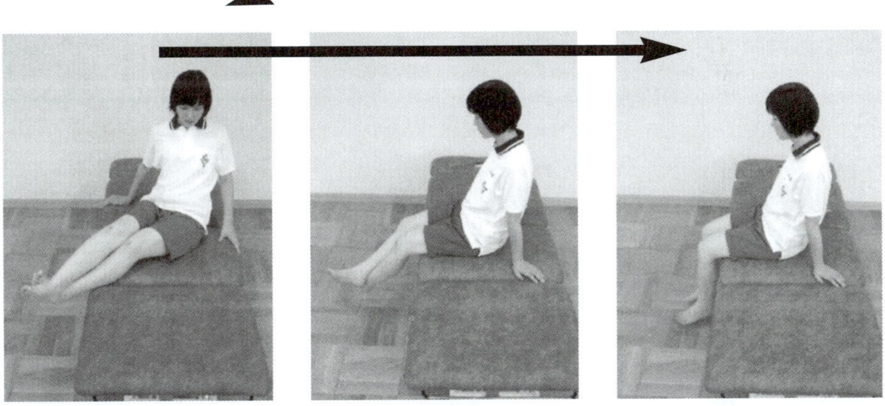

건측 하지로 수술 측을 옮기고, 연이어 상반신을 돌린다.
(건측으로 돌릴 때는, 상반신부터 먼저 회전한다)

이와 같은 침대 이동에서의 원칙은 "건측 회전 때는 상반신이 먼저 가고", "수술 측 회전 때는 하지가 먼저 가며", 수술 측 하지의 아래에 건측 하지를 넣을 때 등은 "건측 하지를 넣고 빼는 것은 무릎을 세운다"는 것을 기억하여 둔다.

힌트 : 침대⇔휠체어 이동

침대 휠체어 사이의 이동에 대해서는 여기서는 해설하고 있지 않지만, 흔히 교육하는 일이기도 하며, 고심할 일은 아니라 생각한다. 그러나, 모두가 건측 회전에 의한 이동만을 교육하고 있는데 어떠할까? 실제로는 휠체어에서 침대로 건측 회전으로 옮겨타면, 다음에 휠체어로 옮겨탈 때는 반드시 수술 측 회전이 된다. 건측 회전만으로는 일일이 누군가가 휠체어를 이동시켜야 하게 된다.

침대⇔휠체어 이동을 자립하기 위해서는 건측 · 수술측 회전 양쪽 다 교육해두어야 한다.

④ **끝에 걸터앉은 자세에서 다리를 길게 뻗고 앉은 자세로 (고관절 주위근력 양호: 예는 수술 측 회전)**

고관절 주위근력이 충분히 회복하고, 수술 측 하지를 거상 · 외전할 수 있다면, 용이하게 침대 이동이 가능해진다.

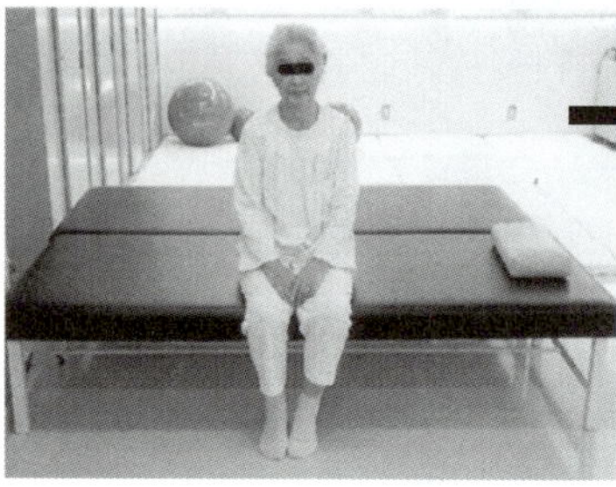

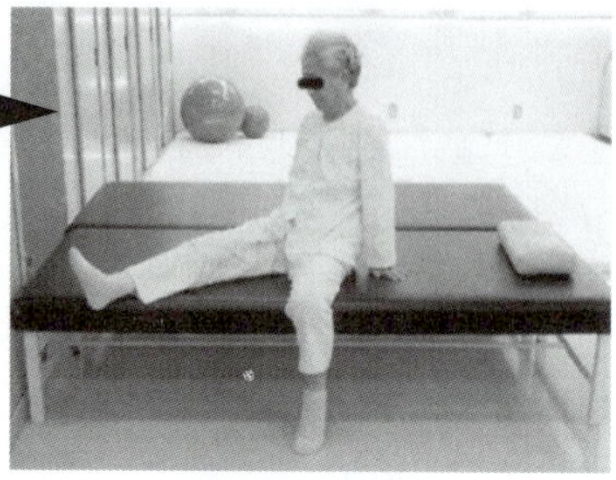

침대 위를 위치를 약간 옮기는 것처럼 하여 수술 측 하지를 올린다.

다음으로 체간, 건측 하지의 순서로 회전하고, 다리를 길게 뻗고 앉은 자세가 된다(건측 방향으로부터 이동할 때는 건측 하지→체간→수술 측 하지가 된다).

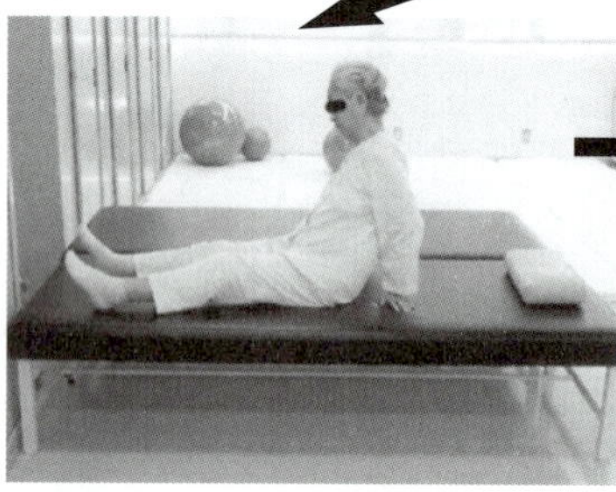

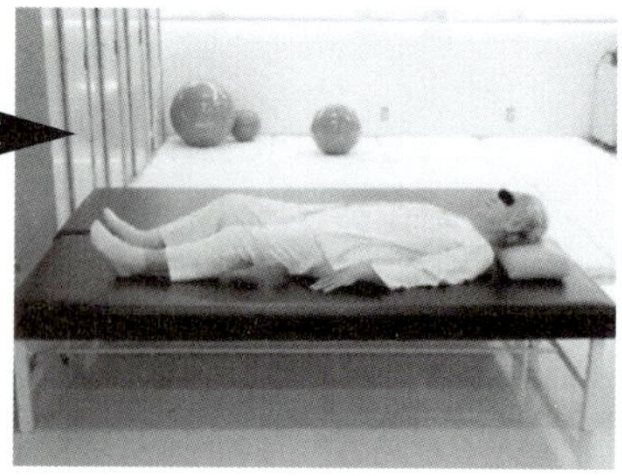

그대로, 손으로 지지하면서 후방으로 넘어져 바로 누운 자세가 된다.

⑤ **침대 위에서 다리를 길게 뻗고 앉은 자세에서 끝에 걸터앉은 자세로 (고관절 주위 근력 양호 : 건측 회전)**

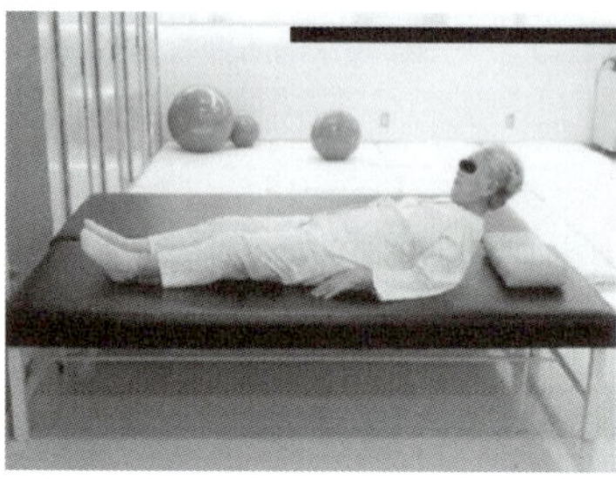

양손으로 몸을 일으켜, 다리를 길게 뻗고 앉은 자세가 된다.

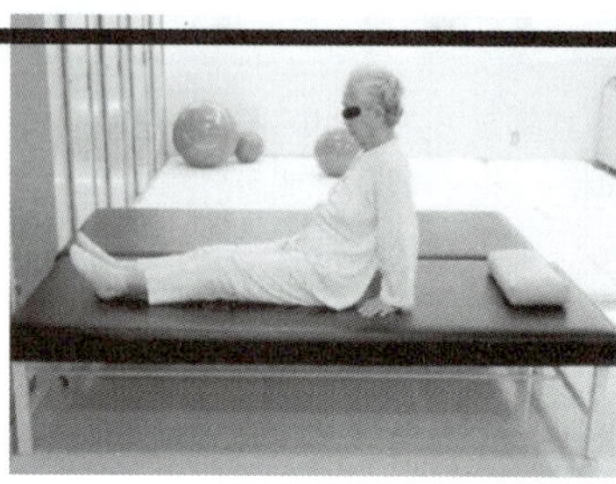

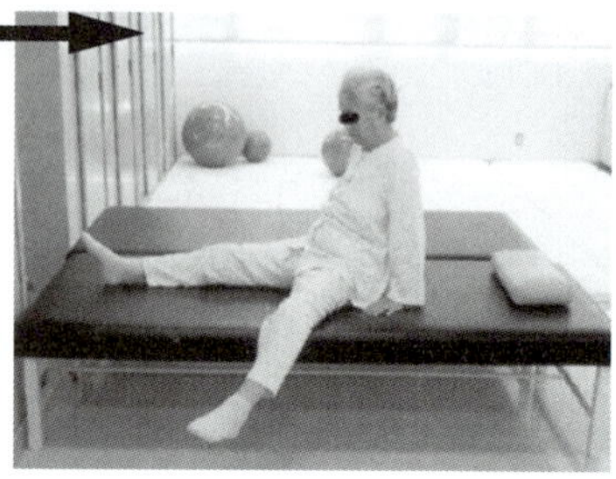

건측 하지에서 체간, 수술 측 하지로 회전하면서 다리를 길게 뻗고 앉은 자세가 된다(수술 측 하지 측으로 내려갈 경우는 수술 측 하지→체간→건측 하지의 순서).

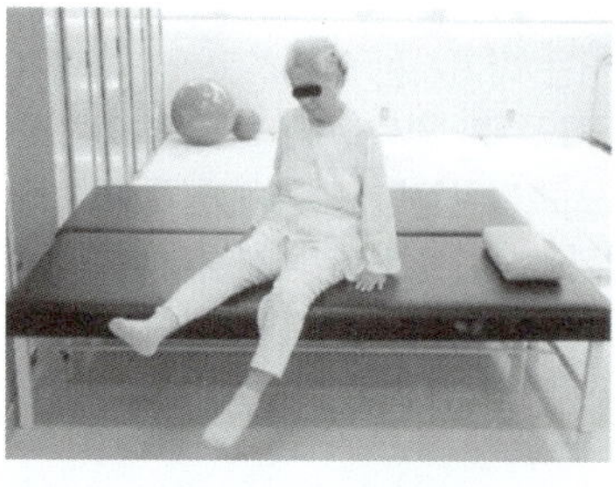

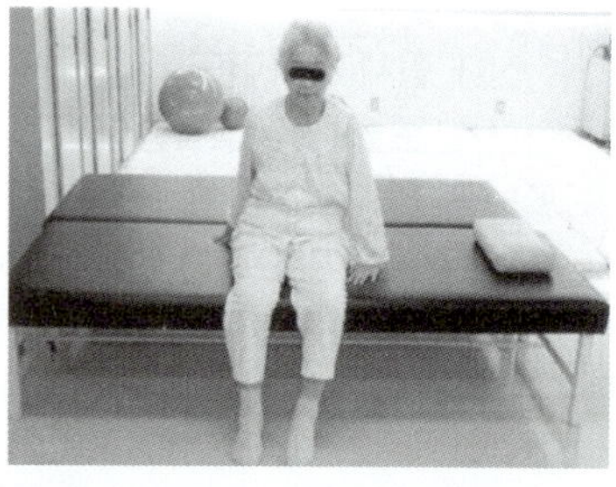

ii) 몸 구르기

초기에는 외전베개를 양 하지 사이에 끼우고 몸 구르기를 하지만, 생활자립도가 올라가면 외전베개가 번거로워진다. 또한 퇴원 후도 보통 외전베개는 사용하지 않는다. 그러나 몸 구르기에 수반하는 탈구도 많으므로, 잊지 말고 교육한다(탈구의 대부분은 굴곡 내전 내회전위치의 복합자세에서 일어난다. 순수한 내전만으로는 일어나지 않는다).

① 바로 누운 자세에서 엎드린 자세(수술 측 외전근력이 약한 경우)

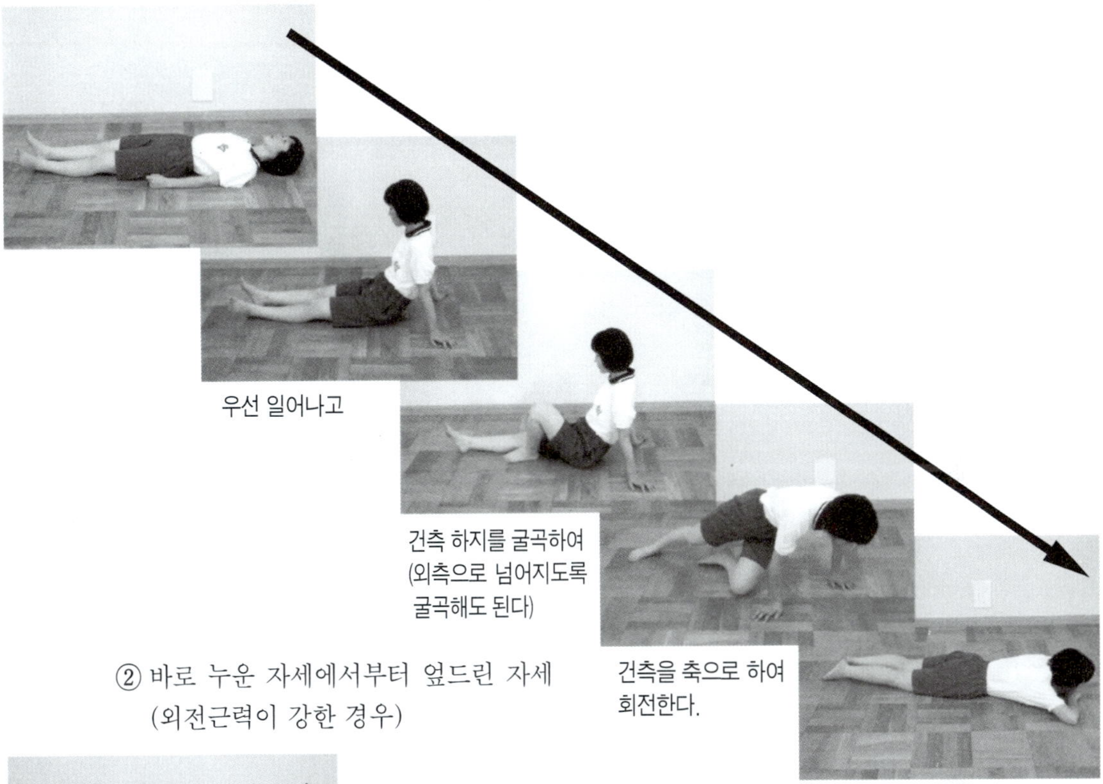

② 바로 누운 자세에서부터 엎드린 자세
(외전근력이 강한 경우)

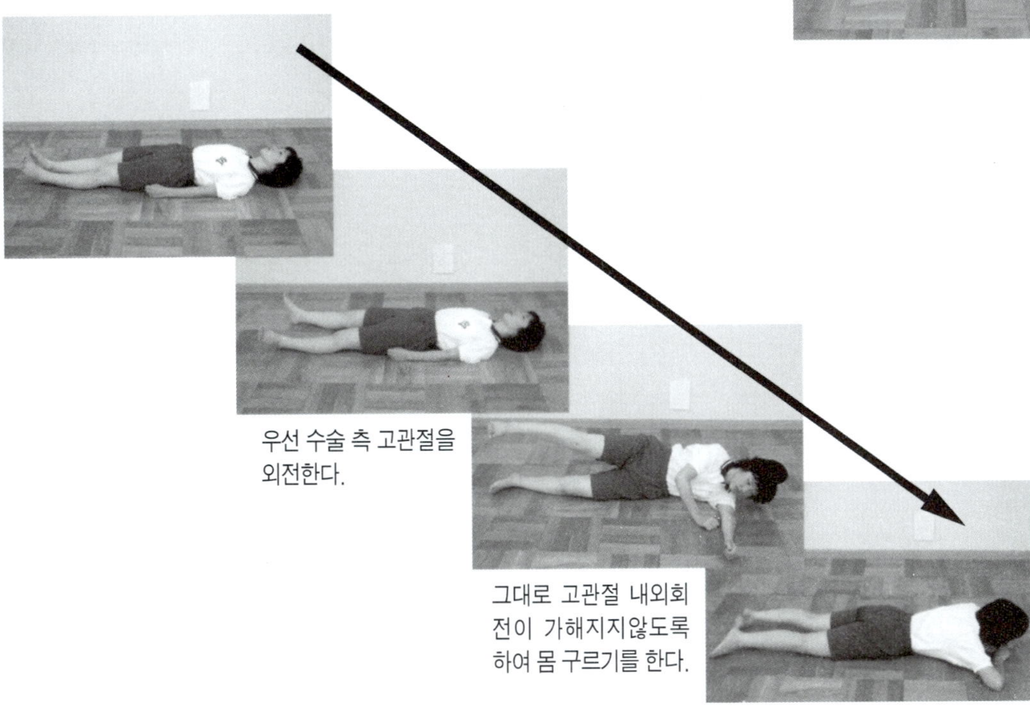

③ 바로 누운 자세 ⇄ 엎드린 자세 (신전내전 자세)

양 하지를 완전히 밀착시켜, 그대로 통나무가 굴러가는 것처럼 몸 구르기를 하는 방법도 있다. 다만 이 방법은 굴곡내전 자세가 되기 쉬워, 사용을 회피하는 시설도 많다.

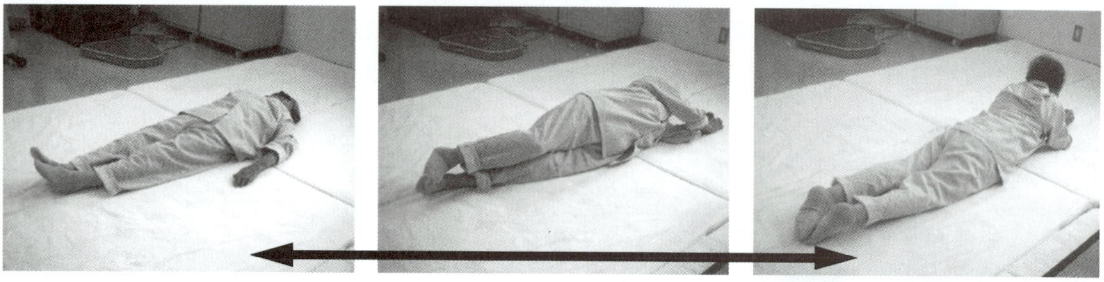

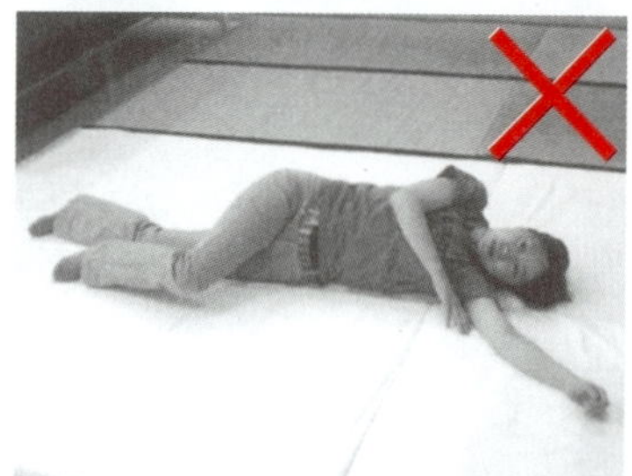

굴곡내전 자세를 취하기 쉬우므로, 교육에 유의할 것.

iii) 양변기의 일어서고 앉기

변기에서의 일어서고 앉기는 병원 내에서의 탈구에서 매우 자주 듣는다. 특히, 수술 후 ADL이 거의 자립하여, 퇴원이 임박한 시기에 방심하기 쉬워서인지, 탈구됨을 흔히 경험한다. 반복해서 교육하여, 부주의에 의한 탈구를 방지하도록 한다.

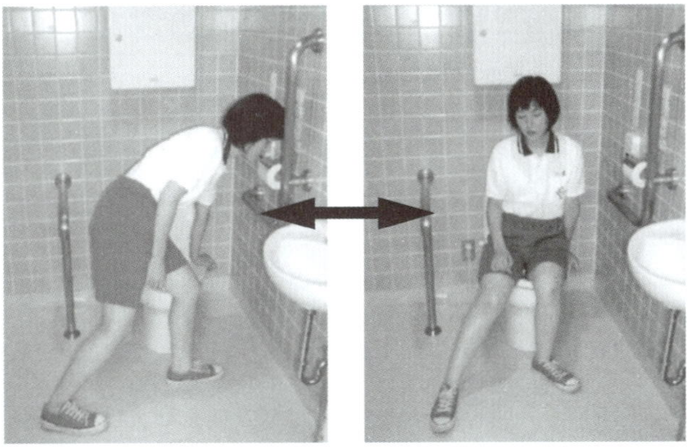

양변기에 앉을 때는 가급적 수술 측 하지를 후방으로 당기고, 변기에서부터 발을 떼도록 하여, 변기좌석에 손을 짚고 건측 하지를 축으로 회전하여 앉는다.

일어서기는 그 반대이다.

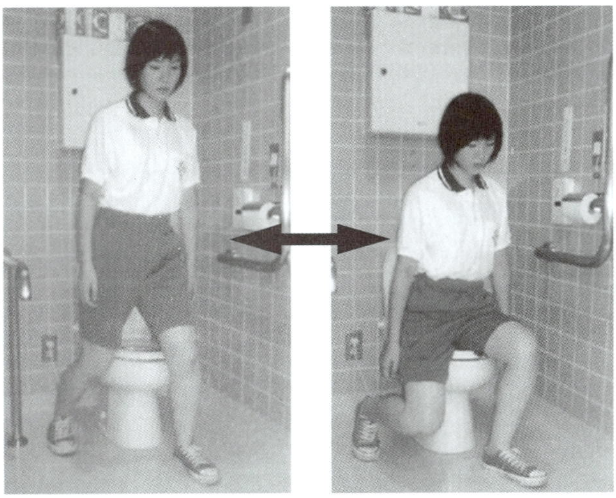

수술 측 하지를 후방으로 당기고, 수직으로 내려가도록 하여 앉는 방법도 있다.

다만, 좌측에 기술한 방법보다도 근력과 이해력을 필요로 한다.

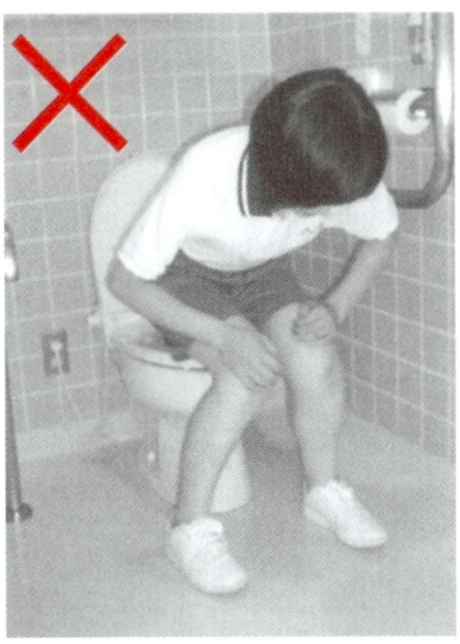

양식 변기에서의 탈구 사례는 대부분 이러한 일어서기 때의 체간 전경(anterior tilt)에 의한 고관절 과굴곡이 원인이다.

iv) 선 자세 ⇔ 바닥 위 앉은 자세

일어서는 동작은 정확히 그 반대가 된다.

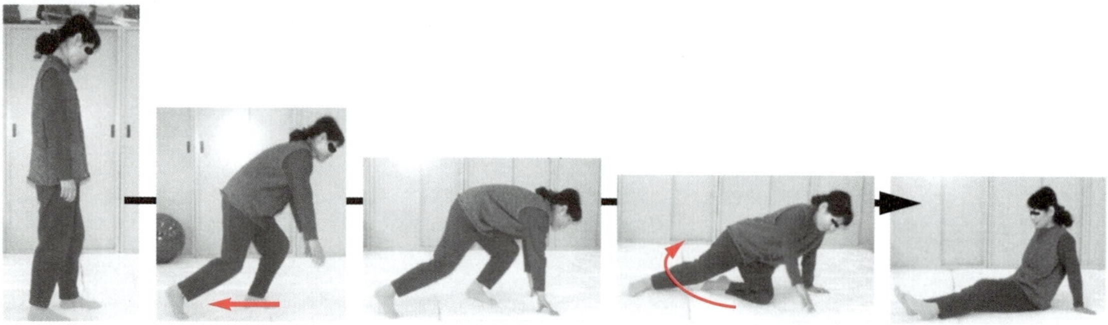

시작자세

수술 측을 후방으로 당긴다.

양손으로 바닥을 지지한다.

고관절이 내전하지 않도록 신체를 회전시킨다.

다리를 길게 뻗고 앉은 자세가 된다.

일어서기 때의 보조방법

수술 후 조기의 경우에는 고관절을 일정한 각도로 유지하는 힘도 약하고, 일어나기 때에 고관절 굴곡 내전 내회전 자세로 하지를 넘어지기 쉽다. 또한 지지성도 낮기 때문에 수술 측 방향으로의 넘어짐에도 주의한다.

환자가 일어서기에 익숙함에 따라 보조를 줄이고, 낙하 · 넘어지기 시작하였을 때만 지지하도록 한다.

바닥에 내려올 때는 그 반대의 순서로도 되지만, 치료사가 수술 측에 있는 편이 보조하기 쉽다.

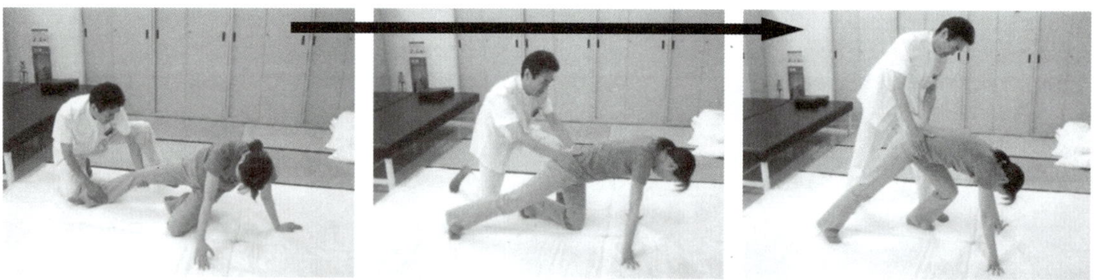

다리를 길게 뻗고 앉은 자세로부터 일어날 때에 수술 측 고관절이 내전하지 않도록 보조한다.

다음으로 신속하게 환자의 후방에 위치하고, 골반을 지지하여 수술 측 전방으로 넘어지지 않도록 유지한다.

환자의 일어서기에 맞춰서, 골반을 후방 건측 쪽으로 당겨 올린다.

바닥에 내려올 때, 한쪽 무릎서기에서부터 무릎 꿇고 앉은 자세가 되어도 좋다.

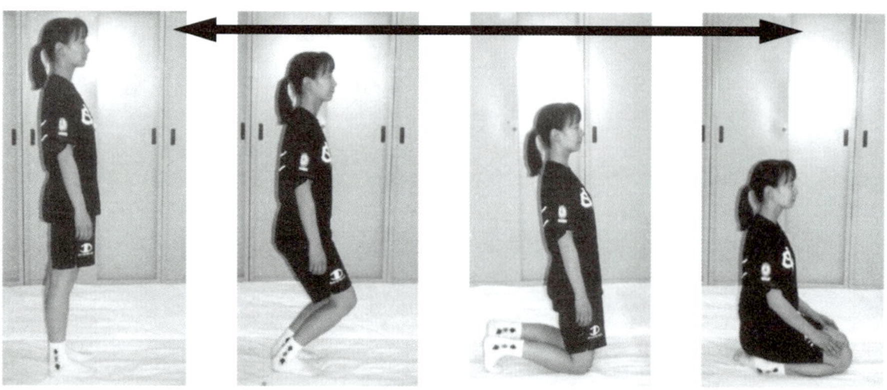

하지근력이 강하면, 무릎부터 바닥으로 내려가는 방법도 있다.

또한 일어서기도 이 반대의 방법으로 일어설 수 있다.

양측의 THA 사례에서는 낮은 밥상 등의 지지물이 없을 때, 이 방법으로 시행한다.

v) 바닥 위 앉은 자세

정좌를 금기로 하고 있는 사람도 있는 것 같지만, 실제 문제의 정좌에서 탈구가 일어나는 일은 없다. → 다만 앉아서 절을 하는 것은 금지하고 있다.

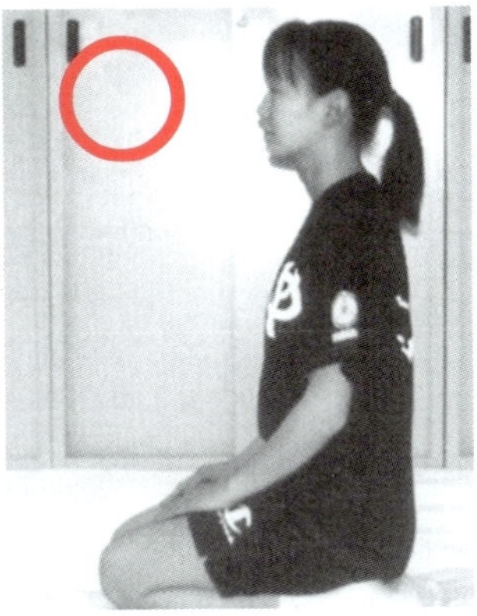
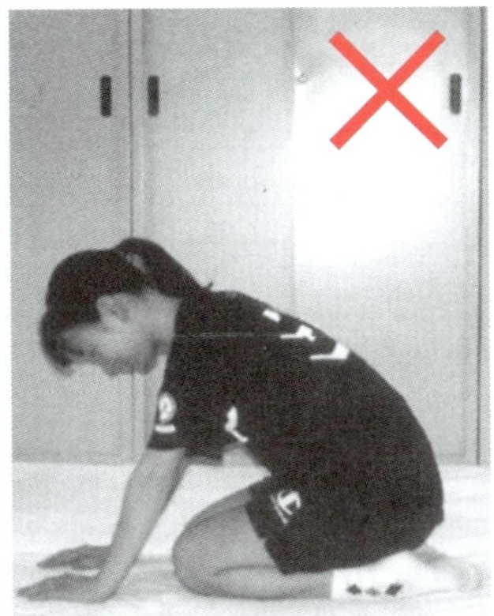
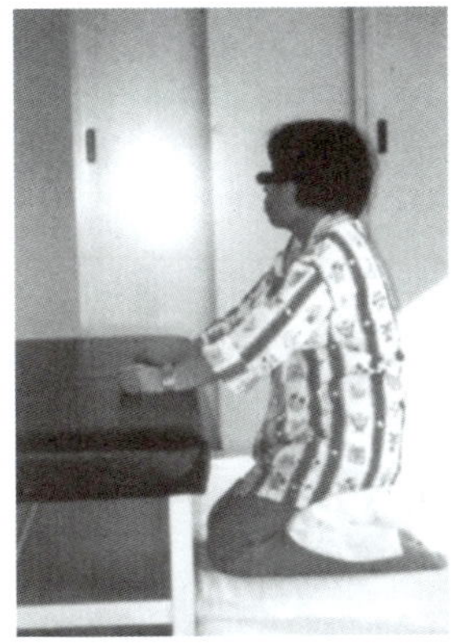

대퇴사두근의 경축(spasm)이나 단축으로 앉을 수 없을 때는, 둔부의 아래에 쿠션을 놓고 서서히 굴곡시킨다.

다리를 길게 뻗고 앉은 자세에서도 마찬가지로 가능하다. 다리를 모아 옆으로 구부려 편안하게 앉는 것은 내외회전을 강제하므로 좋지 않다.

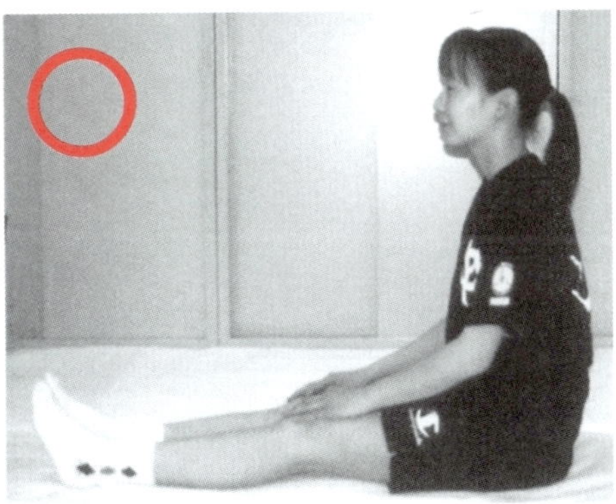
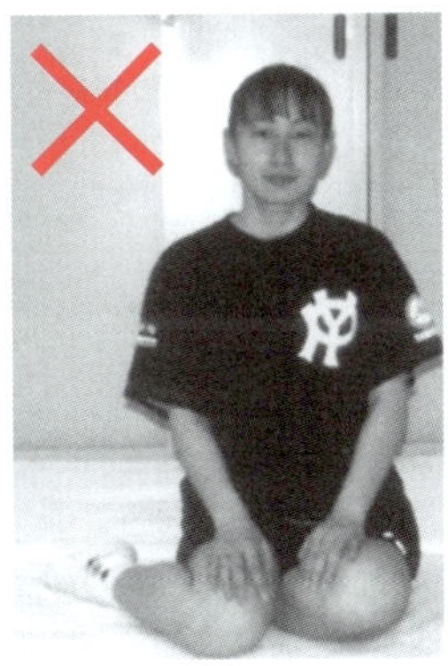

과내회전 또는 과외회전이 강제되므로 금기이다.

의외라고 생각할지 모르지만, 책상다리 앉은 자세는 스템(stem)의 경부가 컵에 부딪히는 일도 없고 탈구를 일으키지 않는다.

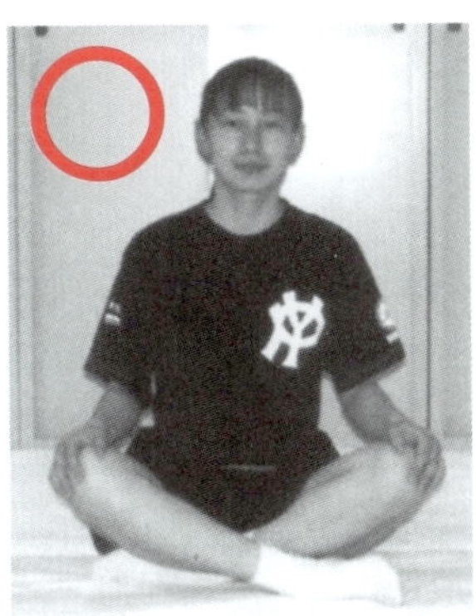
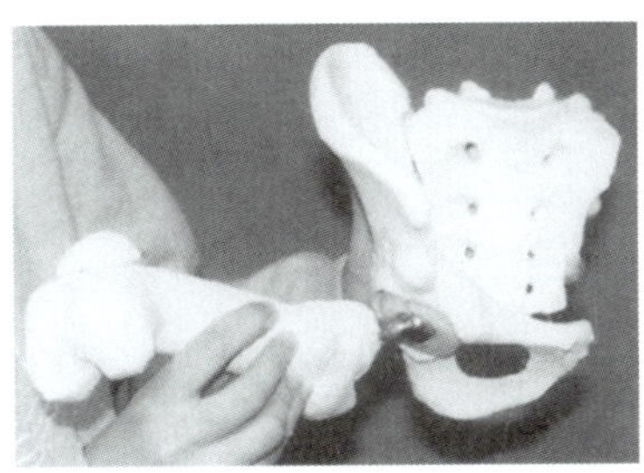

모형에서 보여주는 것처럼, 책상다리 앉은 자세에서는 스템이 컵과 깊이 적합하여 있다.

vi) 의복 착탈

양말과 바지

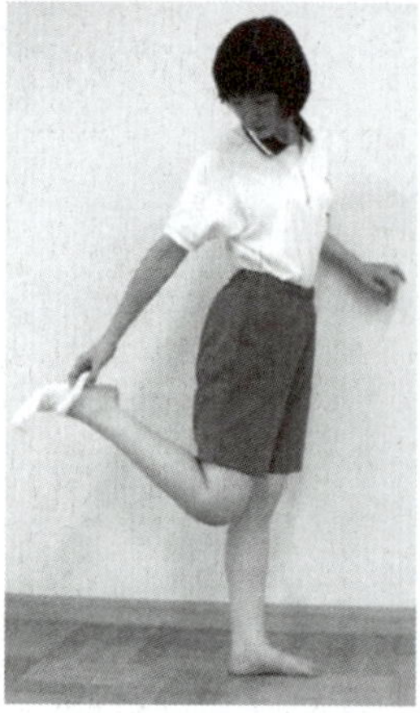

고관절의 과굴곡이나 굴곡 내회전을 방지하기 위해, 후방에서 양말을 신는 방법이 있다.

고관절 굴곡신전 중간위치에서는 다소 내회전하여도 탈구하기 어렵다.

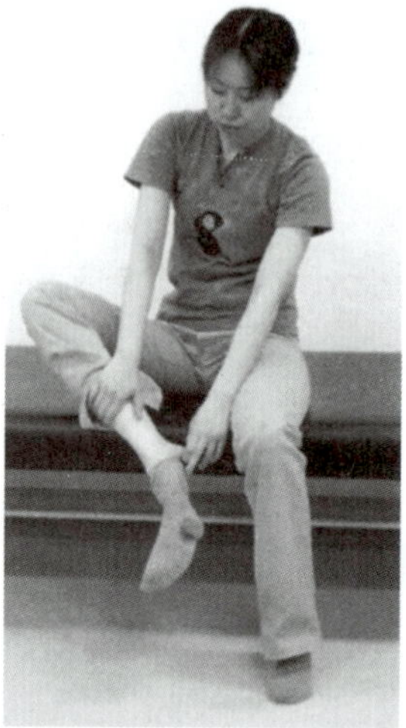

끝에 걸터앉은 자세에서 고관절을 외회전하여 신는 방법도 있다.

대략 굴곡 85°, 외전 35°, 외회전 35°, 동작이 달성 가능하다.

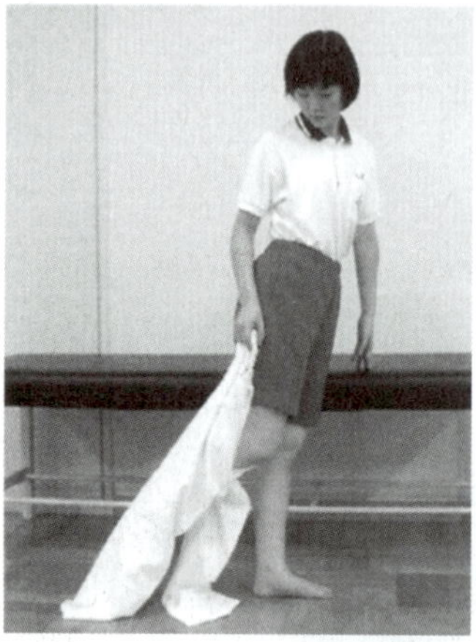

수출 측에서부터 양말과 마찬가지로 입는다.

근력이 없으면 의자에 앉아서 입는다.

하지관절 가동범위나 근력이 충분하지 않은 경우에는 양말신기보조기나, 집게를 병용하는 것도 좋다.

양말신기보조기는 오래 사용하여 낡은 뢴트겐 필름이나 플라스틱판을 사용하여 작성할 수 있다.

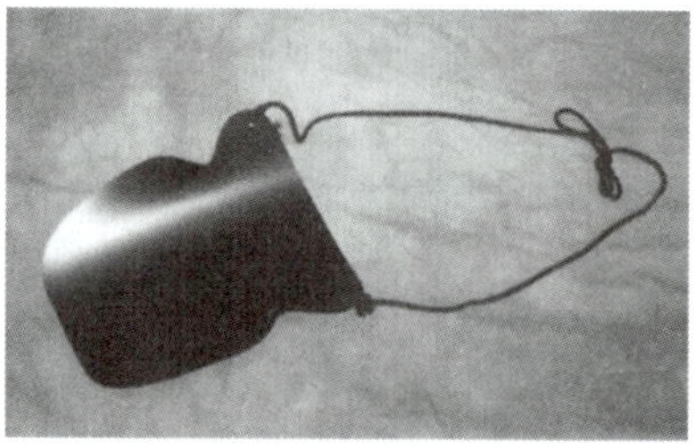

양말신기보조기(stocking aid)

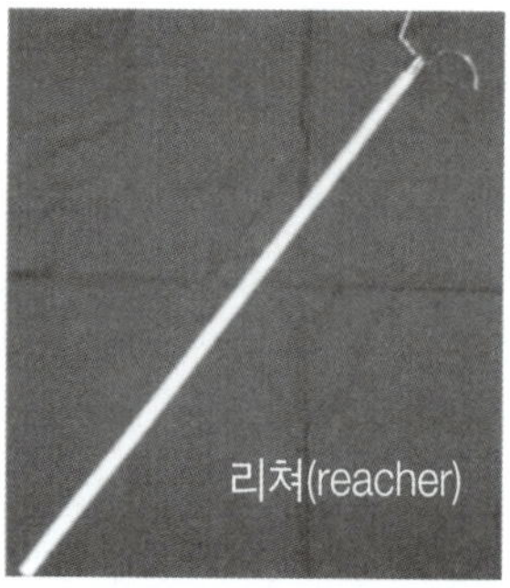

리쳐(reacher)

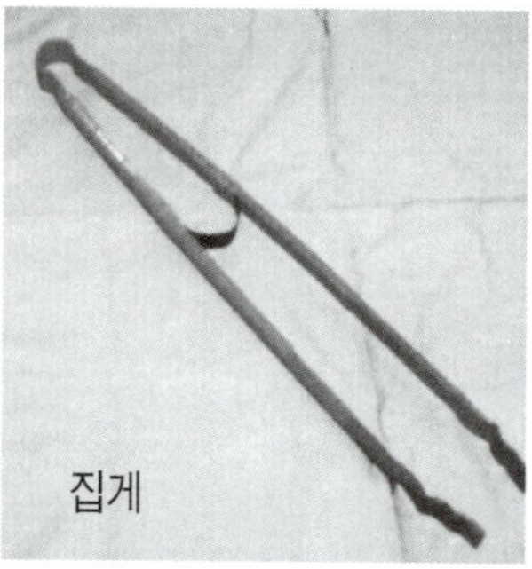

집게

집게의 끝에 비닐 테이프를 감아두면 잡기 쉽고, 양말도 잘 찢어지지 않는다.

양말신기보조기(stocking aid)의 사용방법

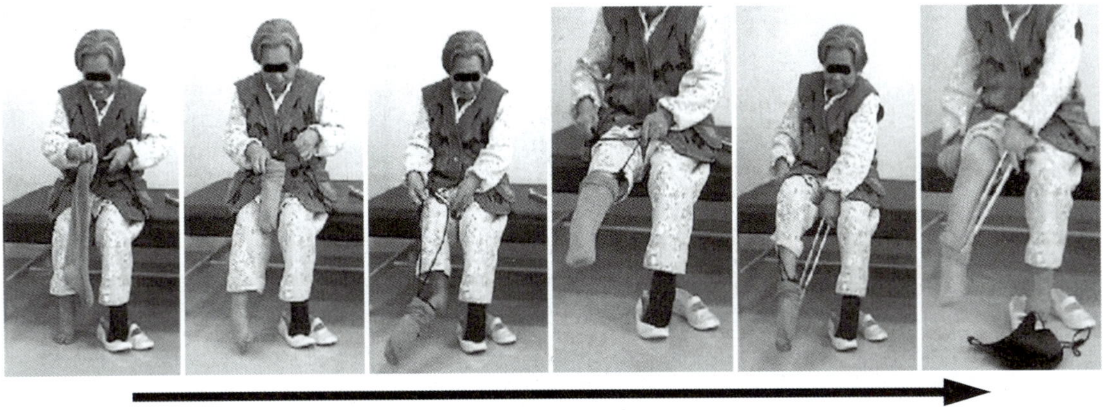

양말에, 둥글게 하여 통 모양으로 한 양말신기보조기를 넣는다.

양말을 넣은 반대측의 통의 구멍에 발끝을 넣는다.

양말신기보조기의 끈을 당겨 올려, 양말을 신는다.

발끝에 잘 들어가는 것이 곤란한 경우, 집게를 병용한다.

벗을 때는 집게나, 반대측의 발을 사용해서 벗는다.

vii) 바닥 위의 물건을 줍다

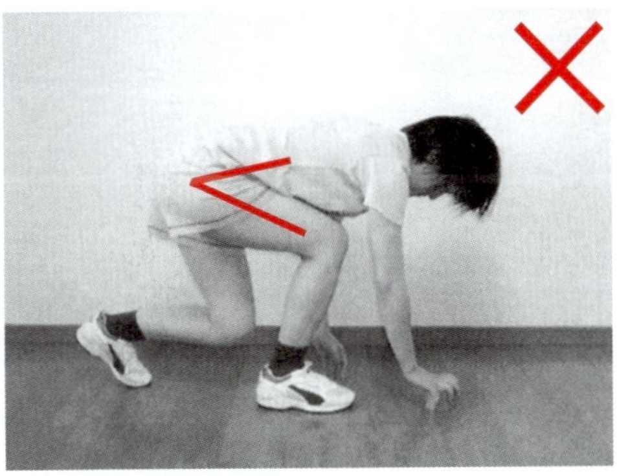

수술 측을 앞으로 내밀면, 고관절 과굴곡이 되기 쉽다.

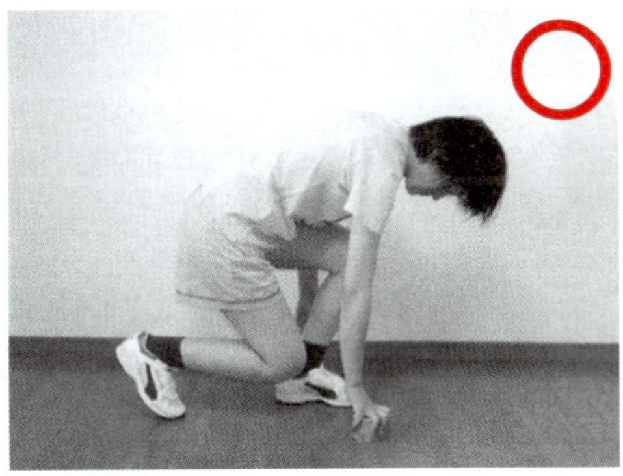

건측을 앞으로 내밀고, 가급적 앞쪽으로 체중을 지지하여 줍는다.

viii) **욕조의 출입**

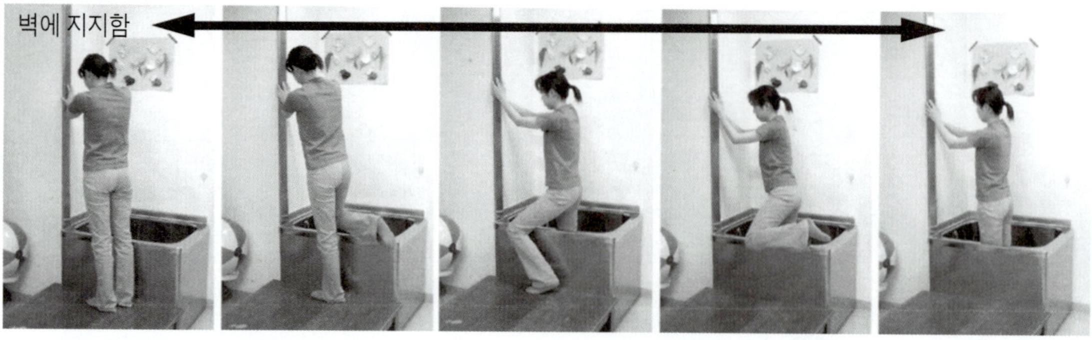

수술 측을 욕조 쪽으로 돌리고, 벽이 나 욕조 테두리를 지지하여, 수술 측 하지를 후방으로부터 욕조 안에 넣는다.

다음으로, 건측 하지를 욕조에 넣는다. 욕조가 깊은 경우는 테두리에 앉아서 앞으로부터 건측 하지를 넣어도 좋다.
욕조로부터 나오는 경우는 정확히 그 반대가 된다.

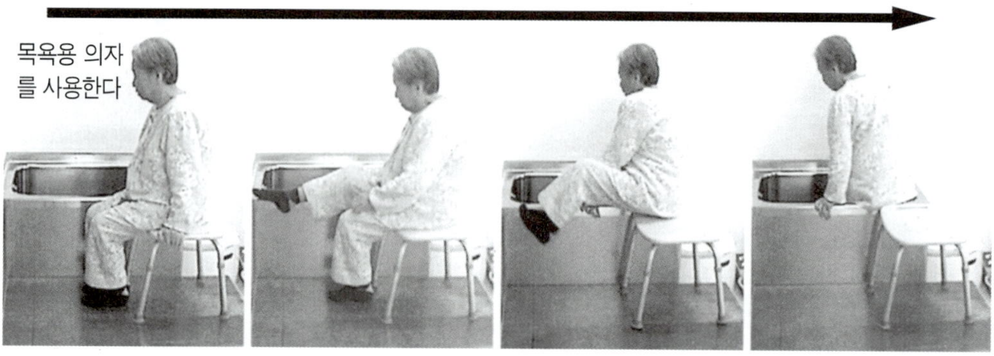

목욕용 의자에 앉다.

고관절이 굴곡 90° 미만이 되도록 하지를 거상한다.

반대측 하지를 넣는다.

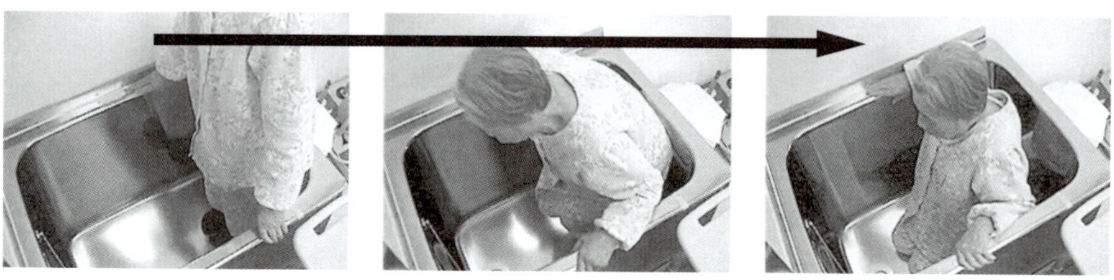

양 무릎을 굴곡하고, 무릎을 바닥에 닿게 하여 무릎 꿇고 앉은 자세가 된다.

ix) 자전거

자전거는 흔히 금기로 되어있으나 정말일까?

우리들은 원거리 이동 등은 적극적으로 자전거를 권장하고 있다.

일반적으로 볼 수 있는 자전거의 안장(saddle)의 높이조정은 지나치게 낮다.

안장에 앉아서 양 발바닥이 지면에 닿는 높이로 한다 이러한 것을 하지 않아도 좌우 동시에 넘어지는 일은 없다.

올바른 안장의 높이(이것은 일반적으로 올바른 안장의 높이를 맞추는 방법)

→ 안장에 앉아서, 양 발끝이 어떻게든 지면에 닿을 정도.

또는 안장에 앉아서 무릎을 가볍게 뻗고, 페달을 가장 아래로 내렸을 때, 발꿈치가 올라갈 정도.

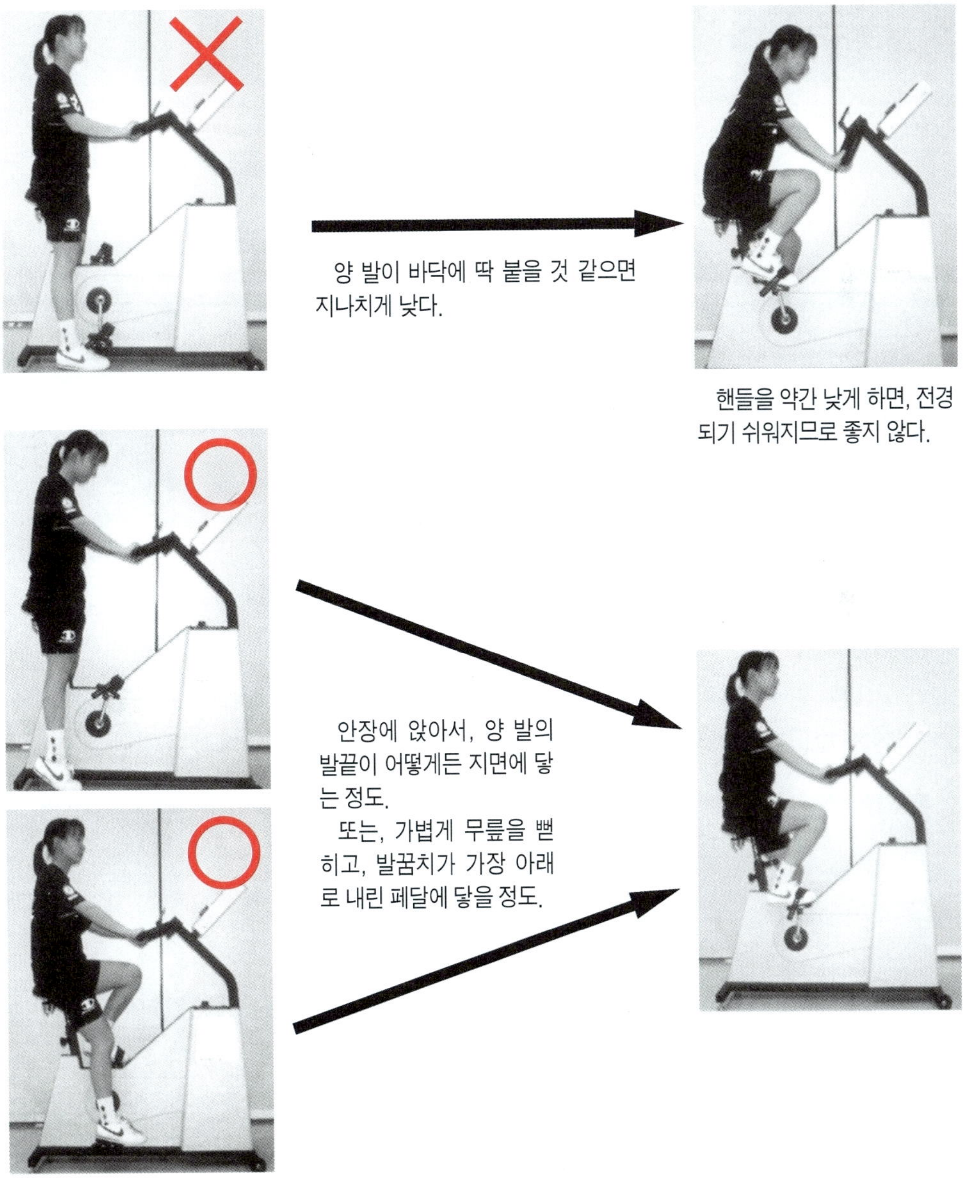
양 발이 바닥에 딱 붙을 것 같으면 지나치게 낮다.
핸들을 약간 낮게 하면, 전경되기 쉬워지므로 좋지 않다.
안장에 앉아서, 양 발의 발끝이 어떻게든 지면에 닿는 정도.
또는, 가볍게 무릎을 뻗히고, 발꿈치가 가장 아래로 내린 페달에 닿을 정도.

x) 자동차에의 출입

그런데, 퇴원하는 THA환자의 최초의 관문이 되는 것이 택시 또는 자가용차에 승차하는 것이다. 특히 수술 측이 우측인 경우는 승차가 곤란해진다.

그래서, 비교적 용이한 방법으로 아래의 방법을 권장한다.

(사진에서는 모델이 슬리퍼를 신고 있으나, 환자에게는 신발을 신게 하도록 권장할 것.)

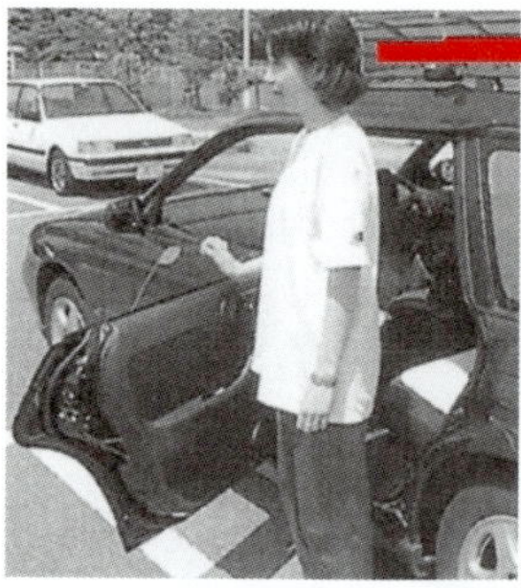

우선 시트(좌석)에 대해서 등을 돌리고 선다.

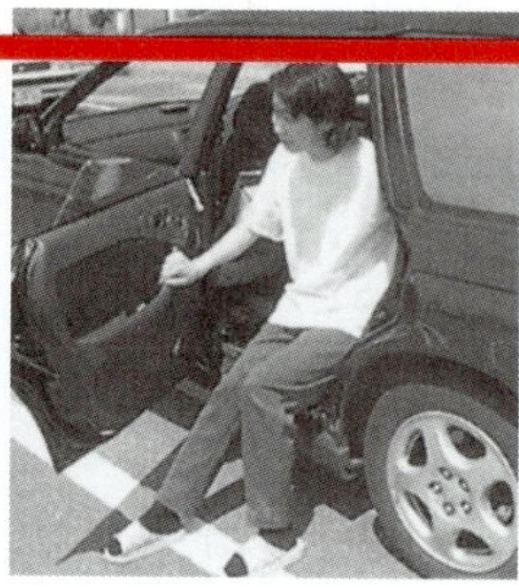

양 손으로 도어와 시트를 잡고, 둔부를 시트에 올려놓는다.

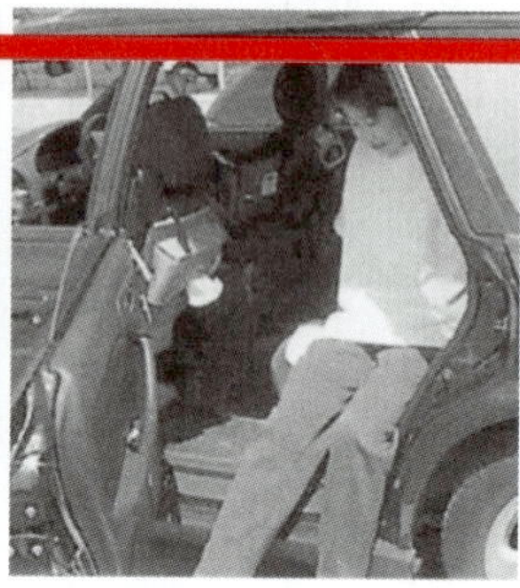

조금 뒷걸음질치고

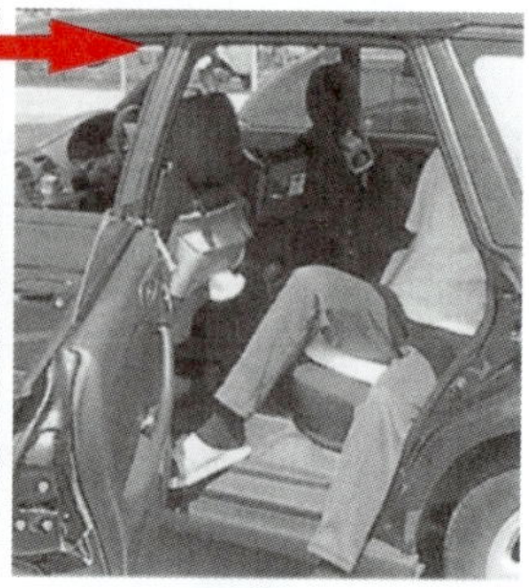

양측 하지를 차안에 넣는다.
근력이 없을 때는 아래 그림과 같이 손으로 들어올린다
(과굴곡하지 않도록 !)

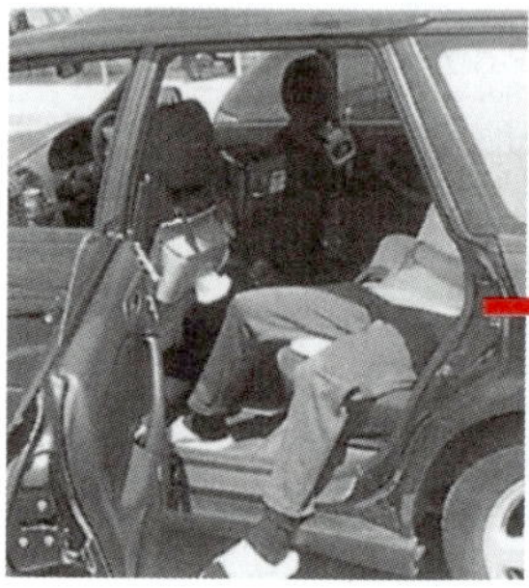

수술 측 하지를 외전하여 차안에 깊숙이 넣는다.

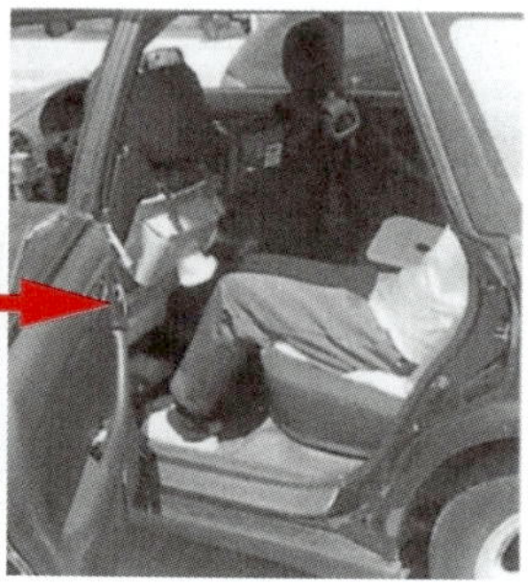

건측 하지를 차안에 넣고 약간 얕게 앉는다.

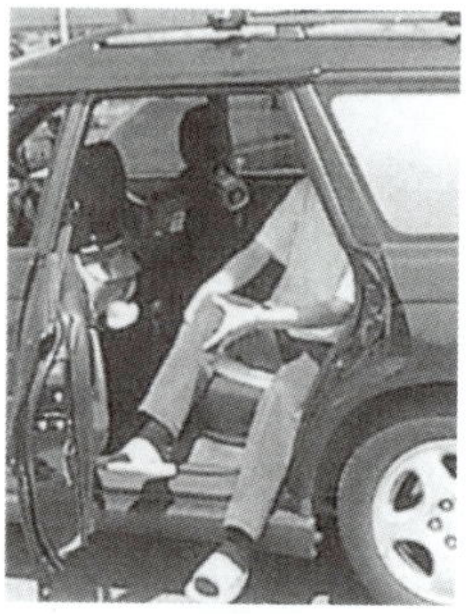

xi) 기타의 탈구방지의 고안

자주 탈구가 인지되는 증상사례에서는 과굴곡이나 내전을 방지하는 장구 등도 고려한다.

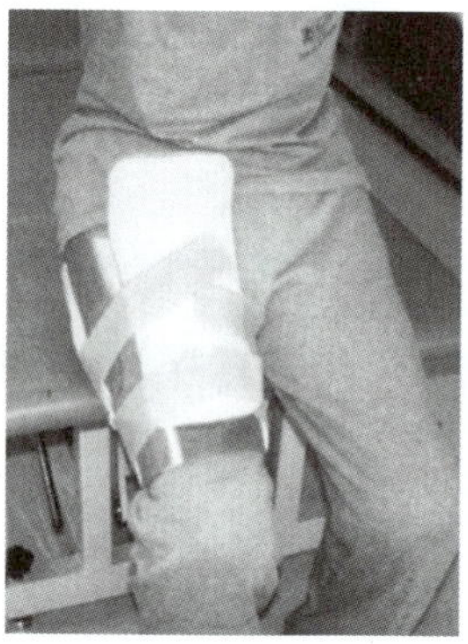

쉽사리 탈구하는 사람에 대한 과굴곡 방지장구

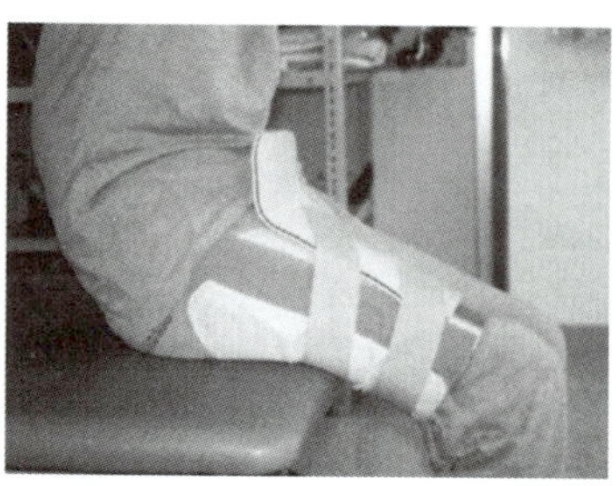

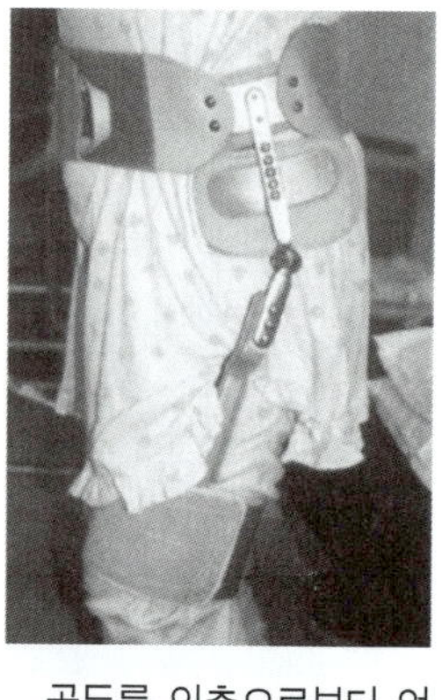

골두를 외측으로부터 억제함과 동시에 내전과 과굴곡을 방지하는 장구.

(5) 체중부하제거 시의 일상생활동작훈련

몇 번이나 말한 것처럼, 시멘트를 사용하지 않는 경우라도, 단순한 체중부하으로 느슨해짐이 일어나는 경우는 거의 없다. 그러나, 수술 후의 통증이 지속하고 있거나, 근력이 약하기 때문에 목발(크러치)을 필요로 하는 경우도 있다. 또한, 하중부위에 골 이식을 시행한 경우에는 당연하지만, 골 이식의 하중에 대한 비율에 따라서 체중부하제거를 해야 한다. 또한 시설에 따라서는 하중시기에 대해서 신중한 곳이 아직 많다.

그래서, 아래에 수술 측을 우측으로 하여 체중부하제거 시의 일상생활동작훈련의 대표사례를 나타냈다.

i) 목발에 의한 바닥 위 동작

① 목발로 바닥에 내려온다.

THA 수술 후는 침대생활을 권장하고 있지만, 역시 이부자리에서 생활하고 있던 사람이나 자택 이외에서 바닥 위로 내려가지 않으면 안되는 상황을 많이 볼 수 있다. 체중부하제거기간 중에 외박이나 퇴원하는 경우에는 바닥 위 동작에 대해서 교육하는 것이 좋다.

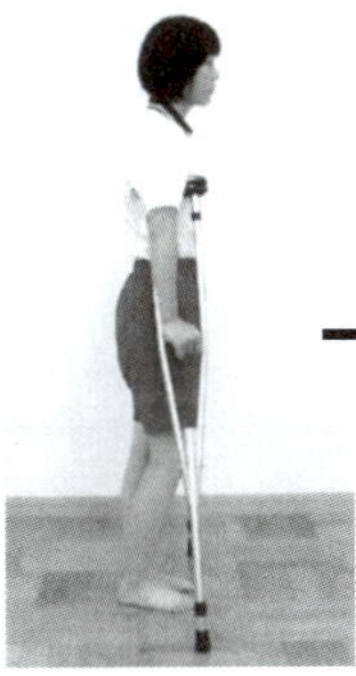

시작자세
우측을 수술 측으로 한다.

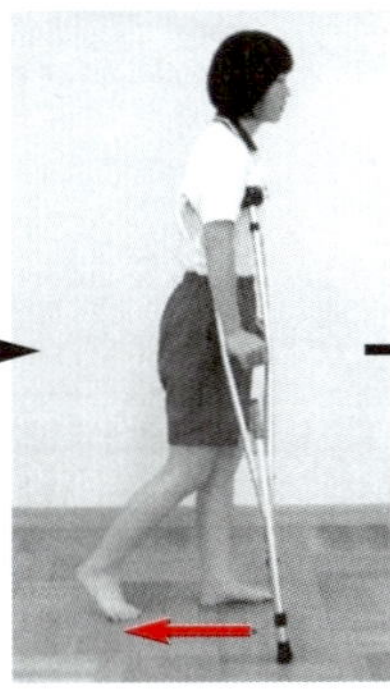

수술 측을 뒤로 당긴다.
수술 측을 앞으로 하면, 웅크리고 앉을 때 과굴곡이 되므로 주의한다.
발끝을 접지할 정도라면, 체중부하가 거의 걸리지 않으므로, 골 이식 후도 마찬가지로 가능하다.

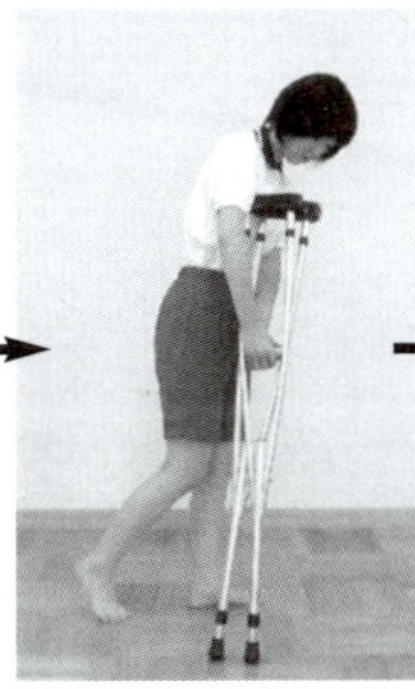

지팡이를 한쪽으로 합친다. 이 때 내측으로부터 손잡이를 든다.
또한 지팡이를 조금 교차시키는 것이 안정된다.

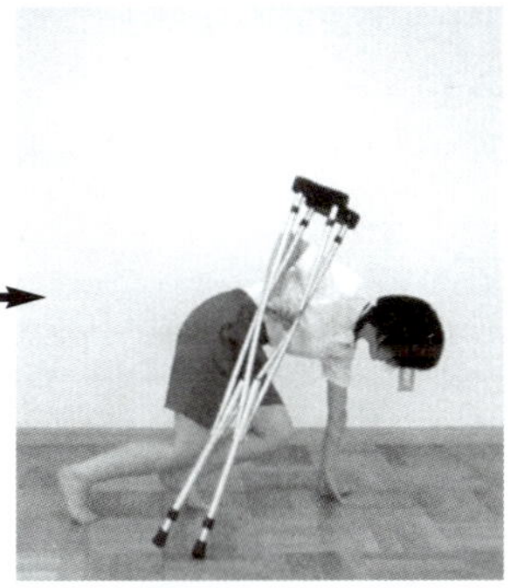

지팡이를 들고 있지 않은 쪽의 손으로 바닥을 짚는다.

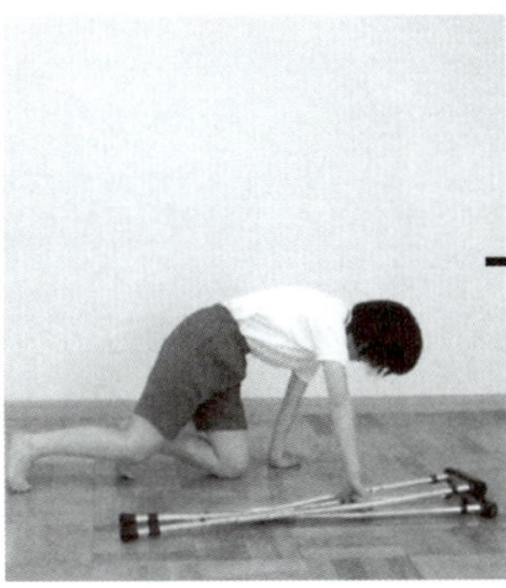

지팡이를 내리고, 양 손으로 바닥을 지지하여 건측의 무릎을 바닥에 댄다.
이 때, 건측의 족부를 이동시키면 수술 측으로 체중부하가 걸리므로 주의한다.

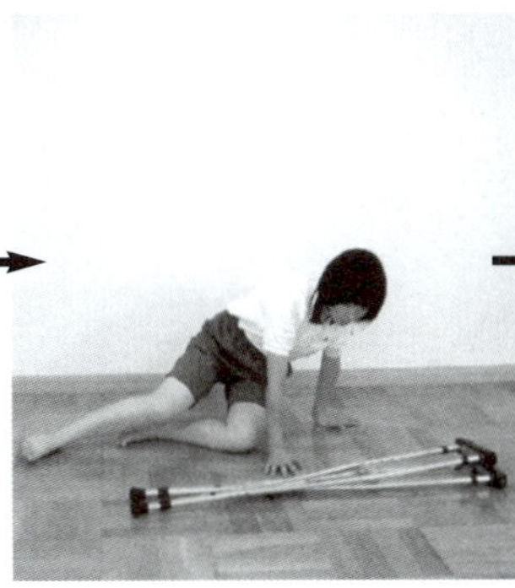

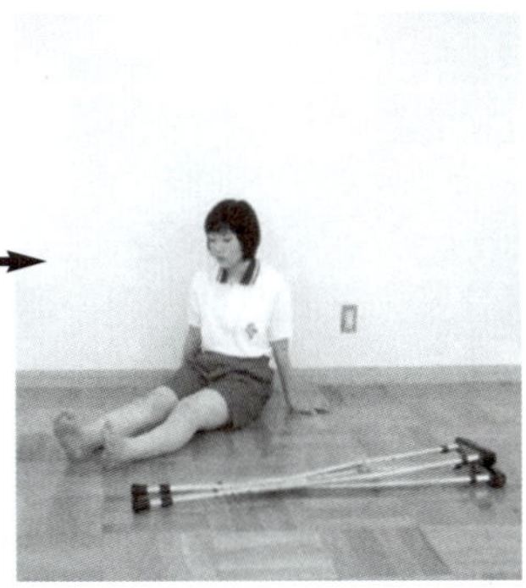

양측 하지를 신전한 채로, 고관절이 내전하지 않도록 신체를 돌린다.

② 바닥으로부터의 일어서기

원칙적으로, 바닥으로 내려갈 때의 반대면 된다. 수술 측 하지는 지지하는 것이 아니라, 하지의 무게만큼 만으로 바닥에 놓는다는 것을 잊지 말도록 할 것.

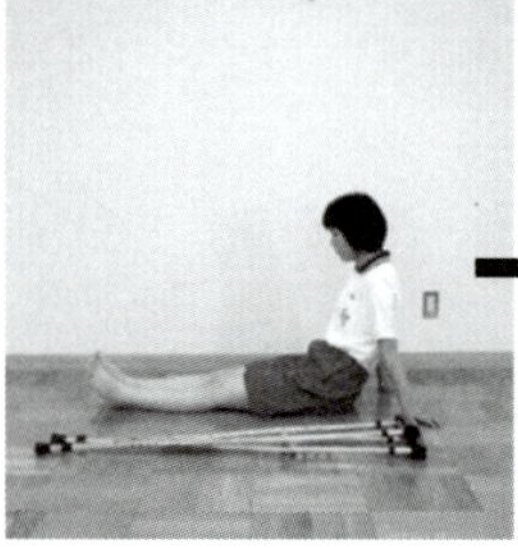

기본자세
목발을 건측에 둔다. 목발 쪽으로 몸 구르기를 하므로 신체 하나 몫의 여유가 있도록 한다.

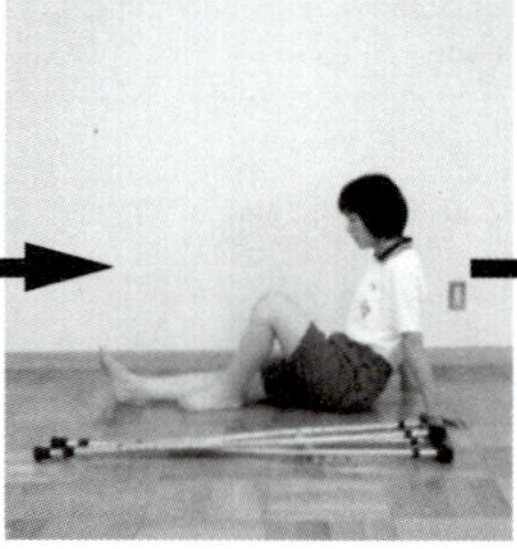

건측 무릎을 굴곡한다.

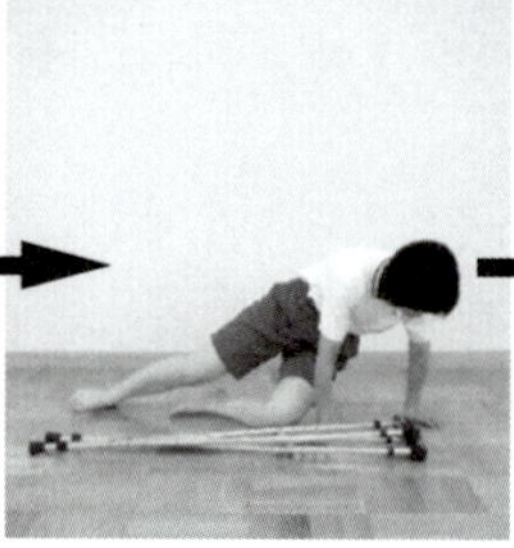

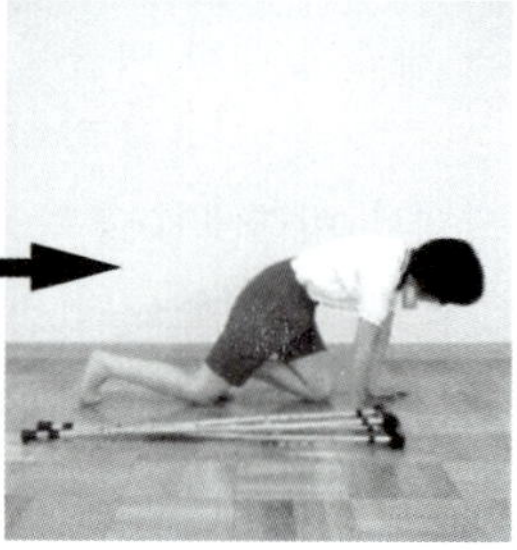

수술 측 하지를 신전한 채로 건측으로 돈다.
이 때 수술 측 고관절은 가급적 중간 위치로 유지한다.

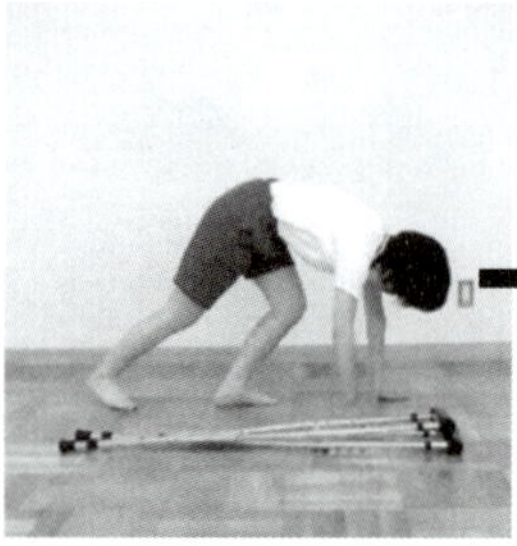

약간 상지 측으로 체중을 걸도록 하고, 건측 하지로 일어선다.

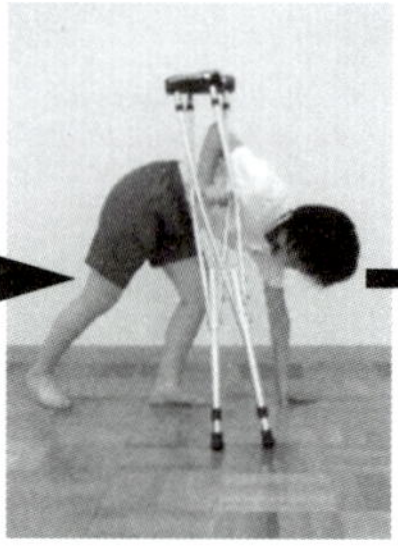

목발의 손잡이를 2본을 함께 잡고, 지팡이를 세워서 상체를 일으키게 한다.

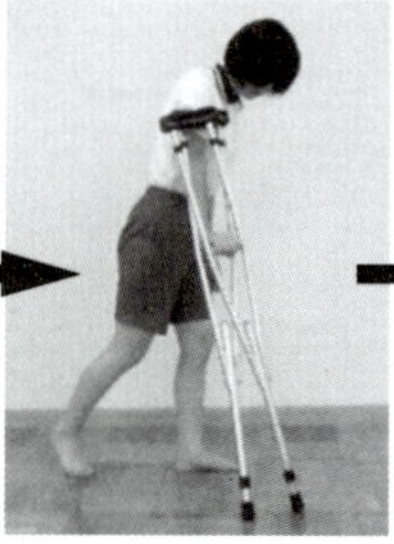

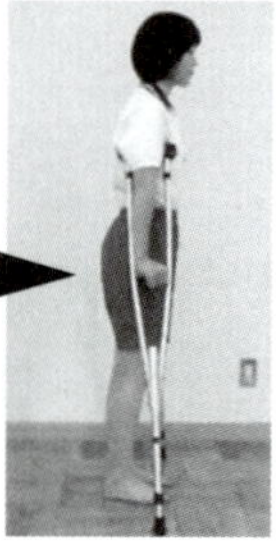

목발을 세워서 올릴 때에 목발의 손잡이가 어깨보다도 높으면, 오히려 일어설 수 없으므로 주의할 것.

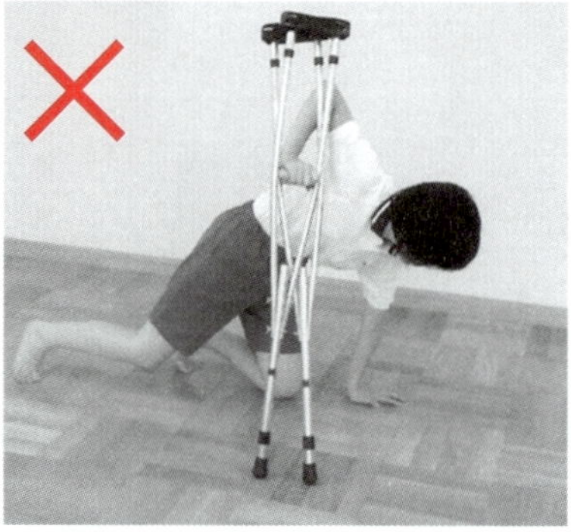

지팡이를 먼저 올리면, 손이 어깨보다도 위로 올라가 상지를 충분히 지지할 수 없다.
또한, 건측 무릎을 올릴 때, 같은 측의 발을 이동하여 수술 측으로 하중을 걸어버릴 때가 있으므로 주의한다.

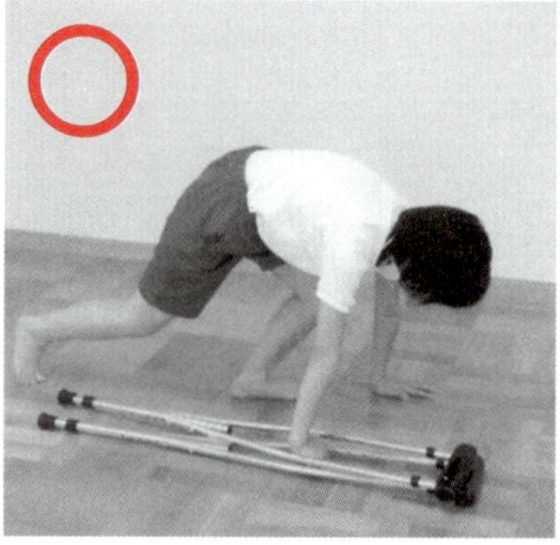

건측의 무릎이 바닥으로부터 떨어져서 충분히 지지할 수 있게 된 다음에 지팡이를 세워서 일어날 것.

③ 한쪽으로 한데 모아서 반대로 잡게 된 목발을 되돌리는 방법

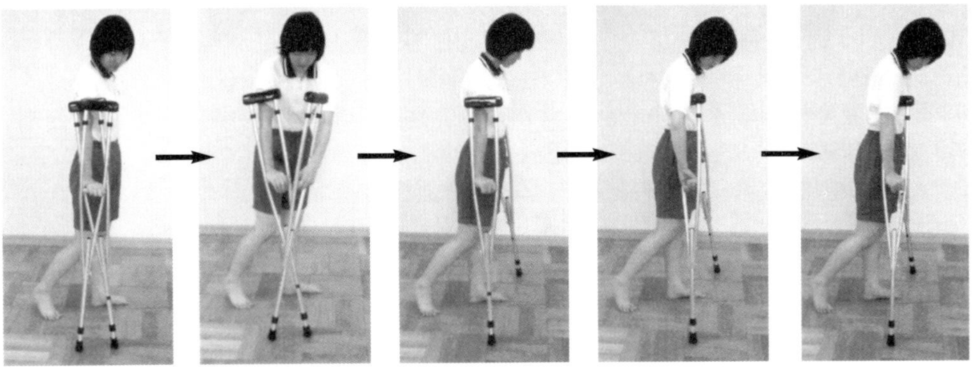

먼저 반대의 손으로, 외측의 지팡이를 잡는다.
(사진은 알기 쉽도록 상체의 비틀림을 크게 하였다.)

반대로 잡고 있는 손잡이를 그대로 손목을 되돌려서 겨드랑이 아래에 넣는다.

손잡이를 놓고, 손을 바꿔 든다.

완성.

④ 화장실 동작

양변기에 앉다

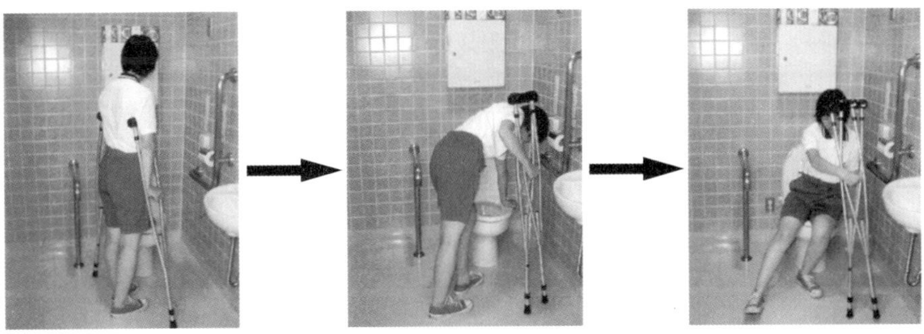

건측을 변기에 접근시켜 선다.

목발을 수술 측으로 한데 모아서 들고, 수술 측 하지를 약간 후방으로 당겨, 변기좌석에 손을 짚는다.

건측 하지를 축으로 하여 변기 측으로 회전하여 앉는다.
환자에게는 "수술한 쪽의 발을 변기에서 멀리 떼도록"이라 설명하면 이해하기 쉽다.

양변기에서 일어서기

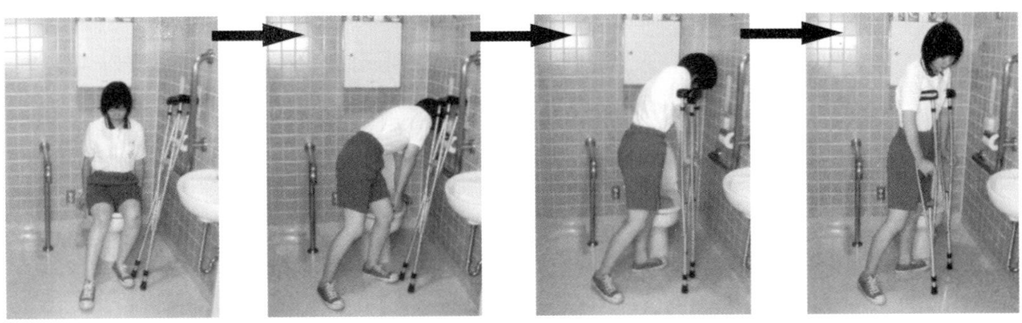

우선, 수술 측 하지를 앞으로 내밀고, 일어설 때의 고관절의 과굴곡을 방지한다.

다음으로 변기좌석을 지지하여 건측 하지로 일어선다.

목발을 잡고 기립자세가 된다.
목발에 손을 내밀 때, 불안정하게 되는 환자에서는 변기좌석과 목발로 지지하여 일어서도록 시키면 된다.

힌트 : T자형 지팡이의 지지 측

T자형 지팡이나 한쪽 목발의 지지는 건측에 든다. 당연한 것처럼 학습하고 있으나, 어째서 환측이어서는 안된다는 것을 알고 있는 것일까? 하나는 잘 아는 바와 같이, 수술(환측) 측 지지이면, 팔과 다리의 휘두름이 반대로 되어 보행패턴이 흐트러진다는 것이다.

또 하나는, 수술(환측) 측으로 지지를 하면, 오히려 수술(환측) 측에 올라타게 되어, 안정성도 체중부하제거능력도 저하하기 때문이다. 우측 그림은 우측 하지의 1/2하중을 시행시키고 있는 장면이다. 사진으로 일목요연하게 나타냄!

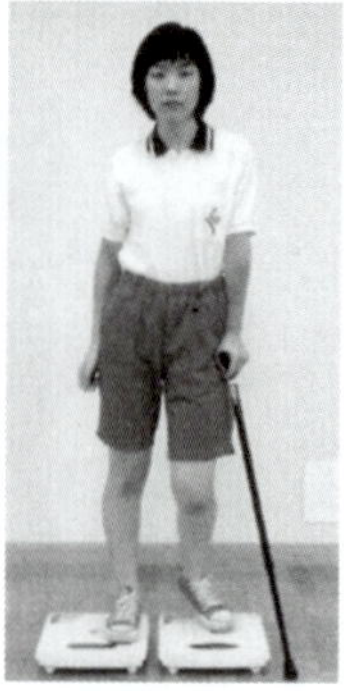

반대측 지지

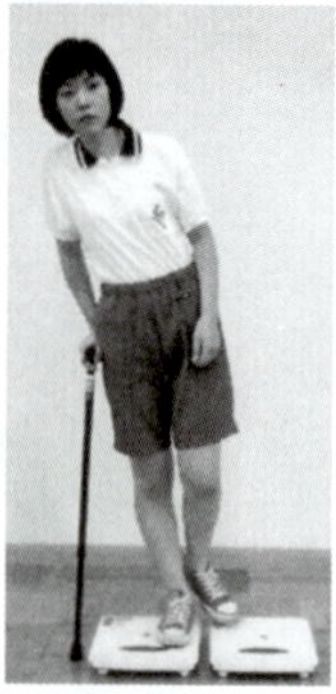

같은측 지지

(6) 탈구에 대해서

THA의 탈구에 대한 보고는 일본에서는 적다[17], 상세한 것은 서양쪽 보고에 의존하였다. 그러나, 일본과 서양의 차이는 별로 없는 것 같이 생각된다.

탈구의 빈도는 발표자에 따라서 상당한 폭이 있기는 하지만, 대략 0.3%~3.9%의 빈도로 발생하고 있다.

또한, THA 이전에 골두치환술 등의 수술 과거증상이 있는 경우에는 발생의 빈도는 높아져 있다.

i) 탈구시기 [18] [19] [20] [21] [22] [23]

탈구는 수술 직후부터 4~8주까지의 수술 후 조기에 빈도가 높고, 수술 후 시간이 경과함과 함께 감소하고 있다. 그러나 1년 이상 경과한 증사사례에서의 보고도 있다.

보통, 수술 후 3~6개월을 초과하면 주위조직이 반흔화하여, 탈구는 일어나기 어렵다고 한다. 그러나 실제 우리 병원에서도, 1년 이상의 경과를 거쳐 탈구하는 것을 경험하였고, ADL 상의 탈구방지는 평생에 걸쳐 주의시키는 것이라는 것을 시사한다.

ii) 탈구의 원인

보조자의 원인 [24] [25]

수술 후 가장 짧은 것에서는, 수술 직후의 수술대로부터 이동할 때라는 보고가 있다.

이 밖에, 일어서기를 보조받고 있을 때, 과굴곡 · 내전하여 탈구한 사례도 있다.

환자 측의 원인 [21] [22]

침대 위에서도 탈구하는 일은 있으며, 몸 구르기나, 침대 옆에 놓아있는 물건을 집으려고 하여 일어나, 신체를 비틀었을 때 일어난다. 휠체어에서도, 신체를 비틀었을 때 발생하고 있으며, 고관절 굴곡 시 신체(상반신)의 회전동작이 가해졌을 때 탈구가 다발하고 있다는 것을 보여주고 있다.

또한 특수한 예에서는, 보행 시의 방향전환을 할 때의 신전복합운동 때나, 뇌졸중에 의한 하지의 경축(spasm)에서도 보고된다.

iii) 수술 과거력 등의 원질환과 근 긴장 [18] [22] [23] [26]

원질환에서의 탈구의 차이는 없다. 그러나, 선천성고관절탈구 · 관절와 형성이상을 수반하는 경우에는, 탈구의 위험성은 증가하고 있다.

수술의 과거력이나, 대전자의 골 절단을 시행한 경우에서는 약 2.5~6배의 탈구의 위험성이 증가를 보이고 있다.

의식상태가 나쁘거나, 조절되지 않는 "간질", 신경질환에 의한 고관절의 약화가 있는 경우는 위험성이 높아져 있다. 또한, 남성보다 여성쪽이 탈구하기 쉬운 것 같다.

iv) 탈구방향 [23) 27) 28)]

후방진입에서는 후방으로, 전방진입에서는 전방으로 많이 관찰되며, 수술에 의한 연부조직의 지지성의 저하에 의한 것이라 생각된다(다만, 후방진입이니까 전방으로는 탈구하지 않는다는 의미는 아니다). 후방진입에서는 외회전근군 및 후방의 관절낭의 절개가 이루어져 있고, 굴곡 · 내전 · 내회전에서 탈구가 일어나기 쉽다. 반대로, 전외측 진입에서는 중둔근과 대퇴근막장근 사이, 관절낭의 전방이 절개되기 때문에 전방으로의 탈구가 일어나기 쉽다.

v) 탈구 후의 정형외과적인 치료 [19) 22) 25) 26)]

수술 직후 탈구가 일어난 경우에는 마취에서 깨어나기 전에 온화한 견인으로 정복된다.

그 후는 대략 절반은 도수정복이 가능하고, 나머지는 재수술을 필요로 한다. 또한, 정복이 불가능한 사례도 몇 가지 보고가 되어있다.

vi) 우리가 근무하는 병원에서의 탈구사례

여기서는, 우리가 근무하는 병원에서의 탈구사례를 보여준다. 환자는 물건을 줍는다든가, 발을 씻는다는 목적으로 주의가 한쪽으로 쏠려 탈구자세를 취해버리는 것이다. 이러한 예를 보여주는 것도 중요하다.

양변기에서 일어설 때의고관절 과굴곡

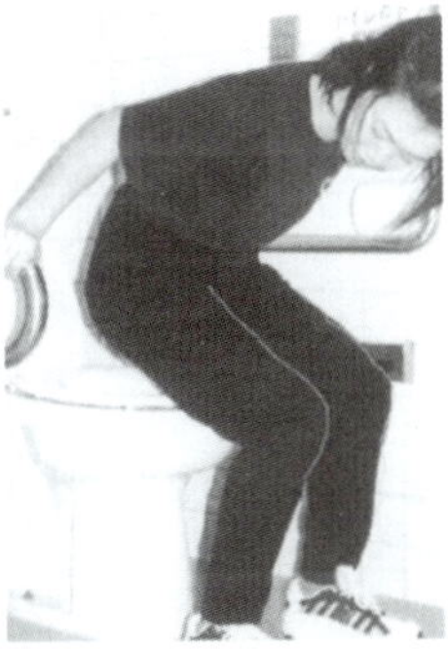

특히 작은 팬티에서는 내렸을 때 내전하기 쉽다.

서서 물건을 주울 때의 과골곡

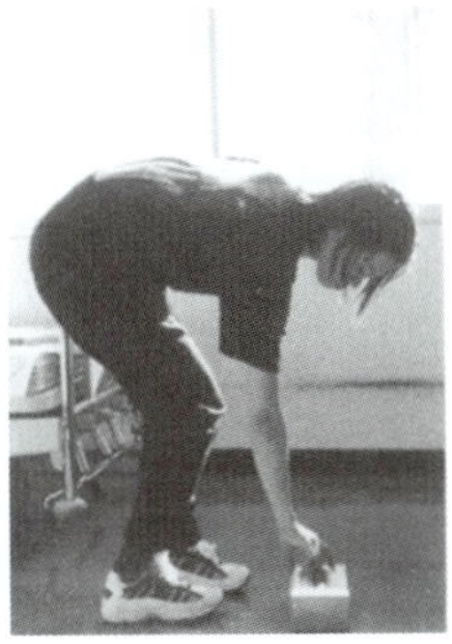

특히 한복일 때 위험 !

낮은 의자에 앉을 때의 과굴곡

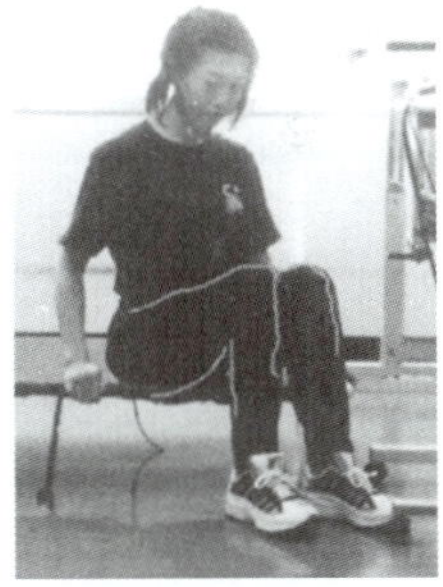

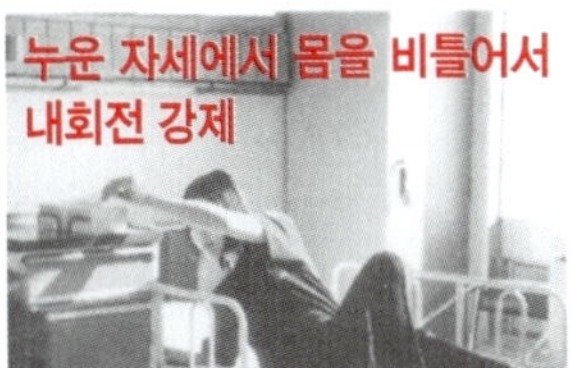

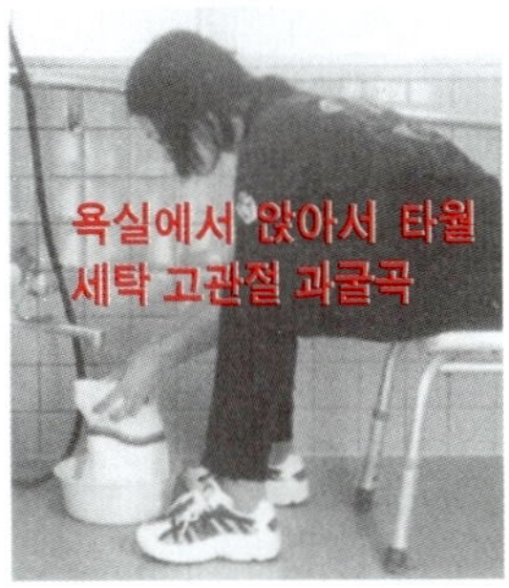

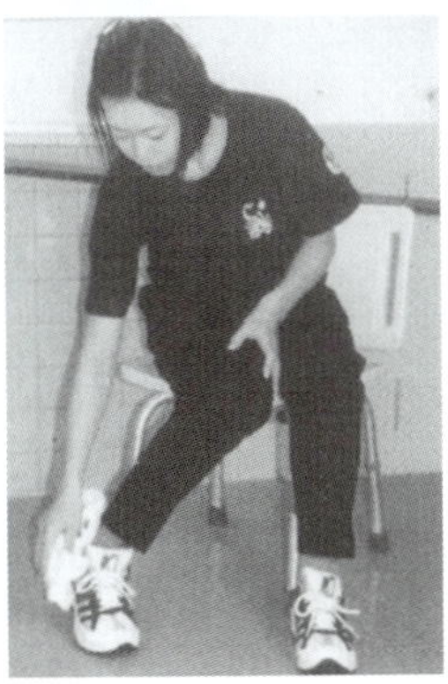

발을 씻을 때의 굴곡 내회전 강제

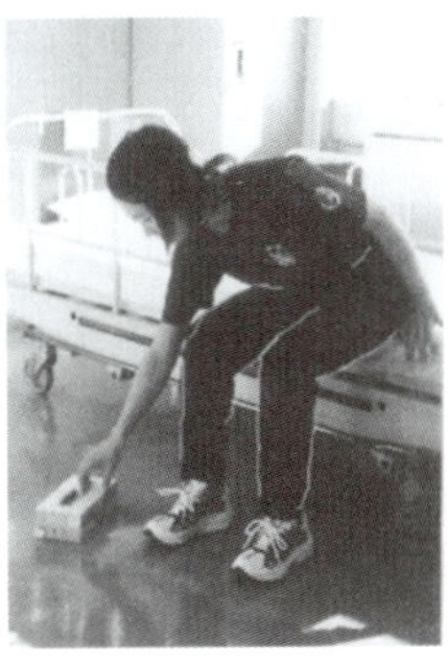

앉아서 바닥의 물건을 주울 때의 과굴곡

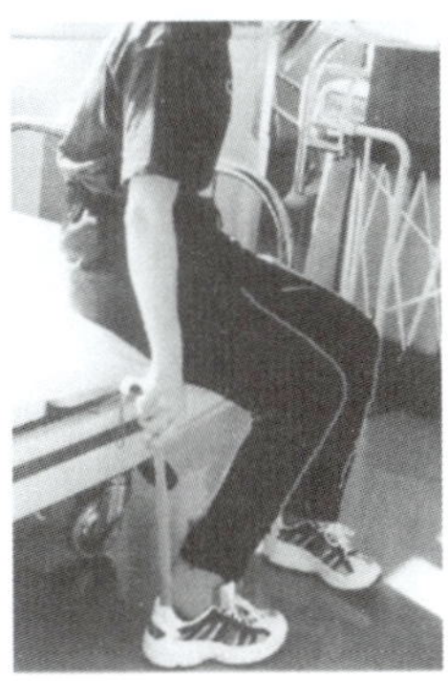

신발을 신을 때의 내회전 강제

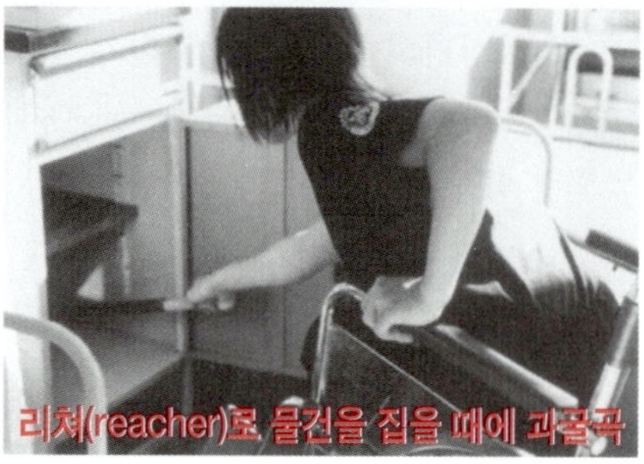

리쳐(reacher)로 물건을 집을 때에 과굴곡

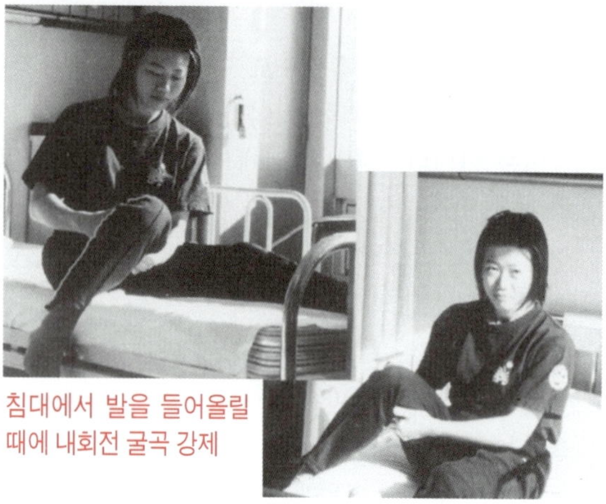

침대에서 발을 들어올릴 때에 내회전 굴곡 강제

6 슬관절퇴행성관절염

1) 원인

1차성의 것으로서 중년 이후의 비만여성에 많다[29) 30)]. 2차성의 것은 외상 · 화농성관절염 기타의 염증에 속발한다. 따라서 1차성의 것은 양측성으로, 2차성의 것(특히, 외상)은 편측성으로 일어나는 경우가 많다[31)].

2) 증상

통증은 서서히 발생하고, 악화한다. 운동할 때나 체중부하할 때 통증이 일어나지만, 활막염을 일으켜, 관절액이 괴어 종창이 발생하면, 휴식 시에도 통증이 발생한다. 운동제한 · 대퇴사두근의 위축, 무릎 내반변형(O형 다리)을 수반한다. 내반변형의 주된 원인은 경골 근위부의 변형에 의한 것으로, 이 때문에 경골 고위 절골술이 적응이 된다.

또한 슬관절 불안정성에 의한 외측방 동요나, 대퇴사두근의 근력저하에 의해서 한쪽다리 기립 시에는 무릎이 꺾이는 전방동요가 일어난다.

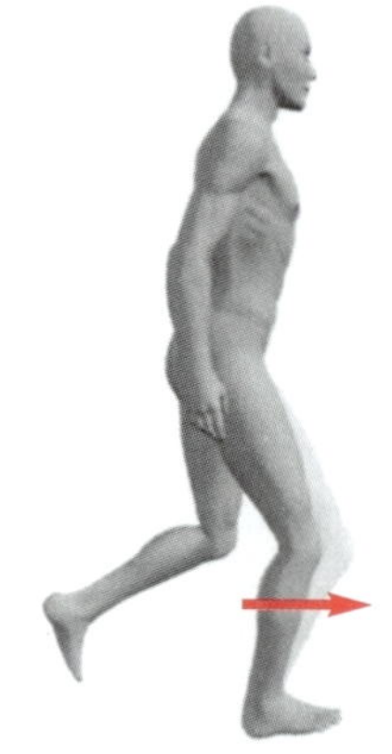

전방동요(anterior thrust)

환측으로 체중이 걸리면, 무릎의 굴곡 각도가 증가하여, 전방으로 동요한다.

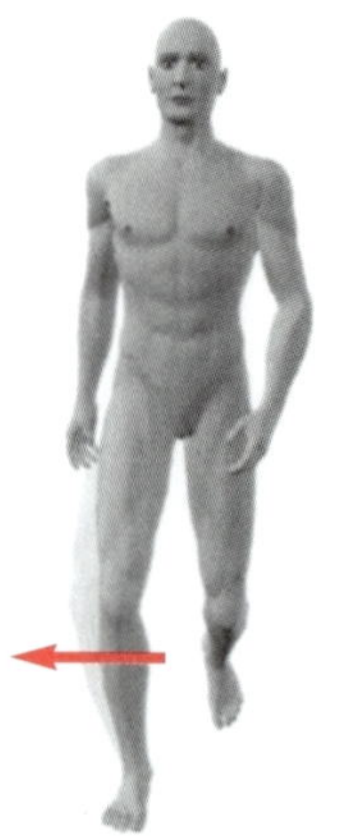

외측방 동요(lateral thrust)

환측으로 체중이 걸리면, 무릎이 외측으로 동요한다.

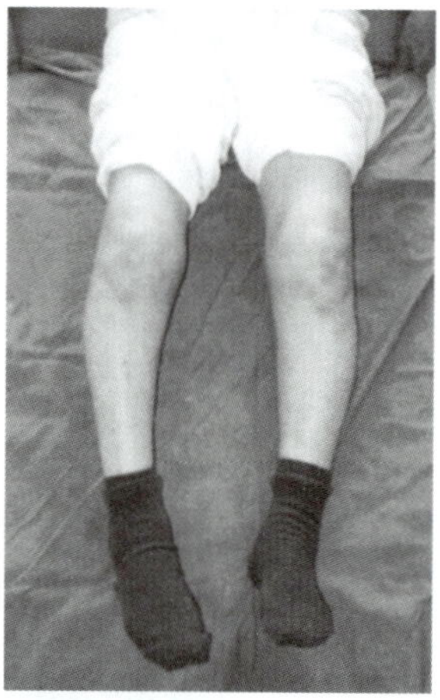

O형 다리 변형

하지의 운동축은 무릎 내측을 통과하고 있으며, 이러한 것이 더욱 슬관절퇴행성관절염의 진행을 조장한다.

3) X선 소견

관절 열극의 협소화 · 변연의 골극 형성 · 관절면의 경화와 파괴 · 관절쥐가 관찰된다.

정상적인 슬관절 열극은 5~10㎜이고, 3㎜ 이하에서는 관절 열극의 협소화이다.

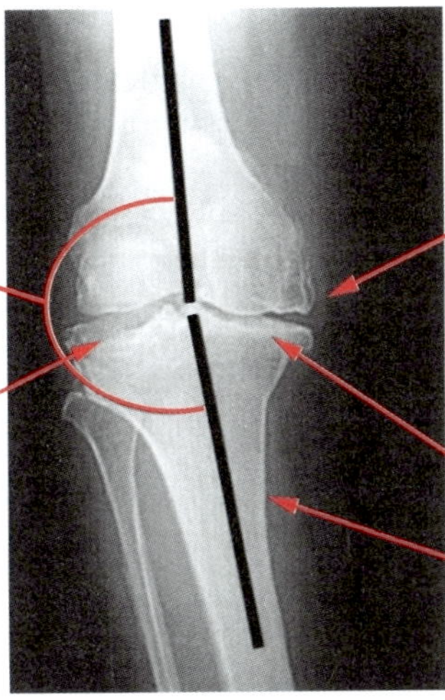

4) 치료

(1) 보존적 치료

- 안정
- 체중부하제거
- 온열요법 또는 한랭요법
- 근력강화훈련

  대퇴사두근 · 슬굴곡근(hamstrings) · 슬관절주위근

  대퇴사두근은 슬관절의 안정성과 함께, 외측으로의 하중분산도 담당하고 있다[32].

  보통 훈련개시 후, 3개월 정도에서 의미 있게 근력의 증가가 관찰된다.
- 균형훈련
- 소염진통제의 투여
- 부신피질호르몬제나 연골보호제의 관절 내 주입
- 체중감소
- 보장구

운동치료의 효과는 1개월 이내에 출현하고, 양호한 결과를 얻는 경우가 많지만, 과도한 운동으로 관절염이 악화하는 일도 있으므로 주의한다.

(2) 수술적 치료

1년 이상 적극적인 운동치료를 시행하여도 변화가 없으면, 수술적 치료를 고려한다.

경골 고위 절골술(high tibial osteotomy)은 내반 · 외반변형을 수반할 때에 변형을 교정하고, 하중면을 균등화한다. 결과는 양호하지만, 체중부하제거기간이 장기간에 이르기 때문에 고령자에게는 적합하지 않다.

인공슬관절은 인공고관절 다음으로 흔히 시행되고, 탈구가 일어나지 않은 만큼 인공고관절보다도 위험성은 적다.

슬관절 고정술은 ADL의 장애가 커서, 적응은 드물다.

6

5) 슬관절퇴행성관절염에 대한 물리치료

슬관절퇴행성관절염에 대해서도, 고관절퇴행성관절염과 마찬가지로 근력강화훈련이나 관절가동범위훈련이 시행된다. 물리치료의 주의사항도 고관절퇴행성관절염과 동일하다.

또한, 지팡이 등의 체중부하제거 보장구 이외에, 신발이나 무릎 서포터(supporter) 등의 보장구처방이 필요한 경우도 많다.

(1) 근력강화훈련

슬관절 주위에서는 슬관절 신전근력이 저하하기 쉽고, 그 근력저하가 관절에 걸리는 부하를 증가시켜 통증을 일으키기 때문에, 더욱 근력저하가 악화된다. 그 악순환을 단절하기 위해서도 근력강화훈련은 중요하다[33) 34)]. Fisher 등은 3개월의 물리치료에서 슬관절 주위의 근력의 개선이 남녀에서 각각 대퇴사두근이 8%와 24%, 슬굴곡근(hamstrings)에서 9%와 19% 증대하였고, 동시에 계단 오르내리기 · 의자에서부터의 일어서기 · 보행속도의 개선이 관찰되었으며, 보행 시의 통증의 개선이 일어나고 있어, 근력강화훈련의 중요성을 보여주고 있다[35)].

무릎의 변형과의 균형에서도, 내측광근의 근력저하부터 시작되고, 근력의 균형이 무너진 후에 내반변형이 일어난다는 보고도 있어, 대퇴사두근의 근력강화는 중요하다[36)].

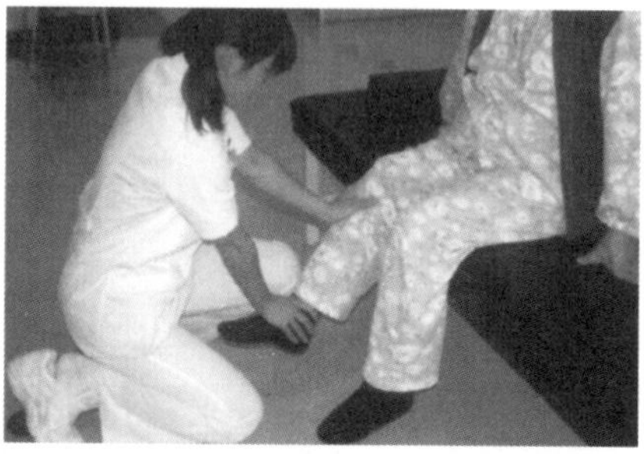

슬관절 신전근력 강화

하퇴 원위에 저항을 걸기 위해, 경골 근위단이 전방으로 과도하게 나와, 슬관절통을 일으키는 경우도 있다. 슬관절의 움직임과 통증이 일어나는 시기를 확인하면서 시행할 것.

경골이 전방으로 지나치게 나올 때

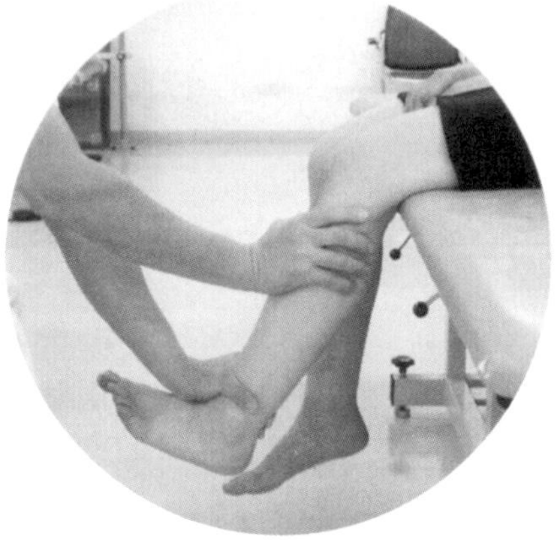

경골이 전방으로 지나치게 움직임으로써 통증이 발생하는 경우에는, 경골 근위단에서부터 저항을 건다.

경골이 앞으로 나오지 않을 때

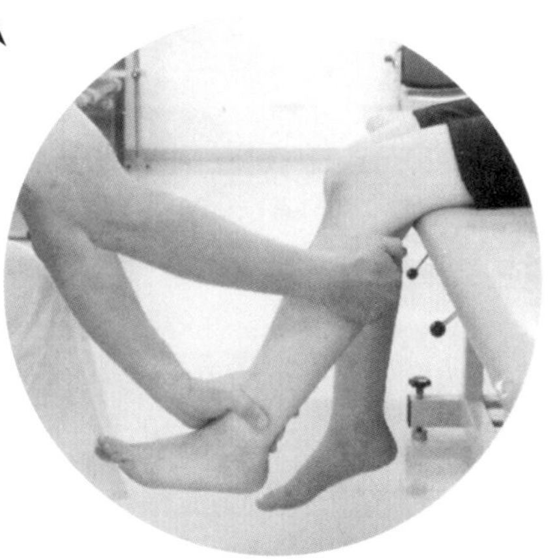

경골이 앞으로 활주할 수 없음으로써 통증이 발생한 경우는 경골 근위단 후방에서부터 끌어내기를 보조한다.

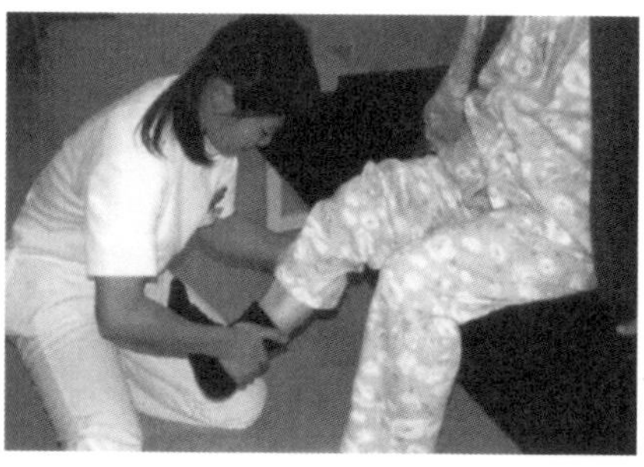

슬관절 굴고근력 강화

무릎 신전근력 강화와 마찬가지로 경골 근위단의 움직임에 주의한다. 하퇴의 근위 후면에 손을 놓으면 움직임을 이해하기 쉽고, 과도한 경골의 후방활주도 억제하기 쉽다.

슬관절 주위의 근력강화 이외에, 고관절 주위의 근력강화도 중요하다. 고관절 주위의 근육은 외전근에서는 대퇴근막장근이, 내전근에서는 거위발(pes anserinus)을 통해서 굴군에서는 대퇴직근, 신근에서는 슬굴곡근(hamstrings)이나 거위발을 통해서 슬관절의 보강을 하고 있다[37]. 고관절 주위의 강화는 즉, 슬관절 주위근의 강화로 되어있는 것이다.

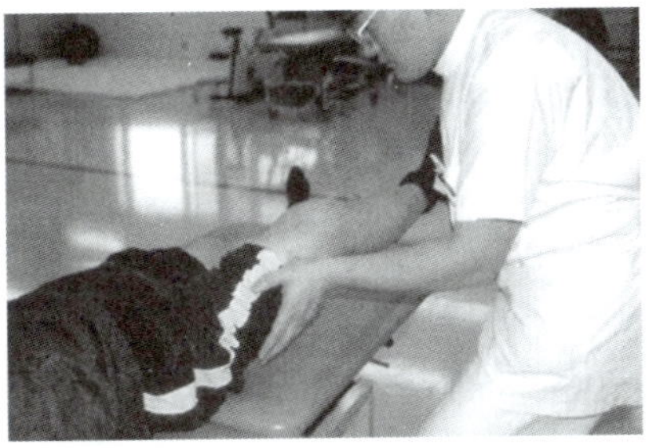

고관절 외전근력 강화

하퇴 원위에 저항을 걸면, 슬관절 내반이 강제되기 때문에, 대퇴골 원위에 저항을 걸도록 한다.

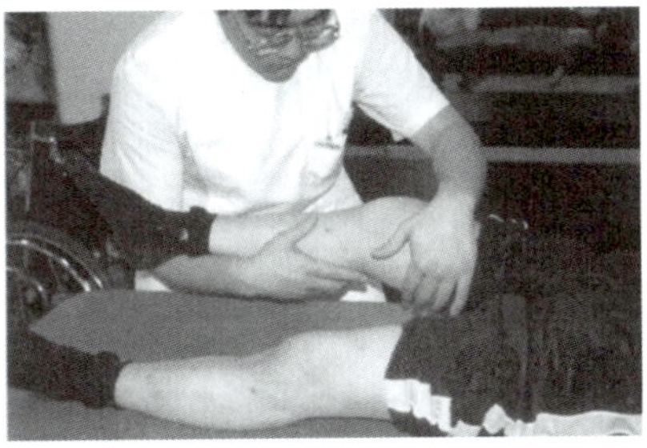

고관절 내전근력 강화

고관절 외전근력강화와 마찬가지로 대퇴골 원위단에 저항을 건다.

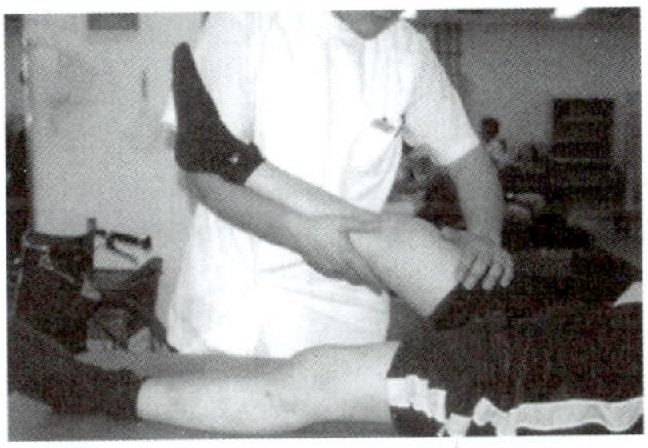

고관절 굴곡근력 강화(SLR위치)

대퇴직근의 강화도 겸해서 무릎 신전자세에서 시행한다.

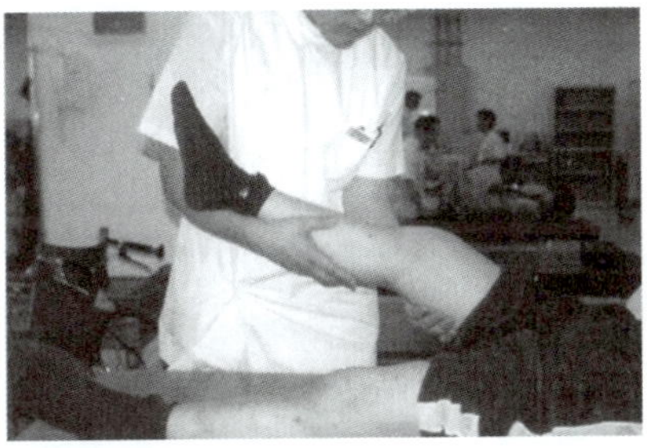

고관절 신전근력 강화

슬굴곡근의 강화도 겸하기 때문에, 무릎 신전위치에서 시행한다. 환자에게는 발이 아니라, 무릎을 침대에 밀어붙이도록 의식시킨다.

변성성고관절증에서도 언급하였듯이, 바로 누운 자세에서 시행하는 편이 좋다.

슬관절퇴행성관절염에 대해서도 고관절의 근력강화를 !

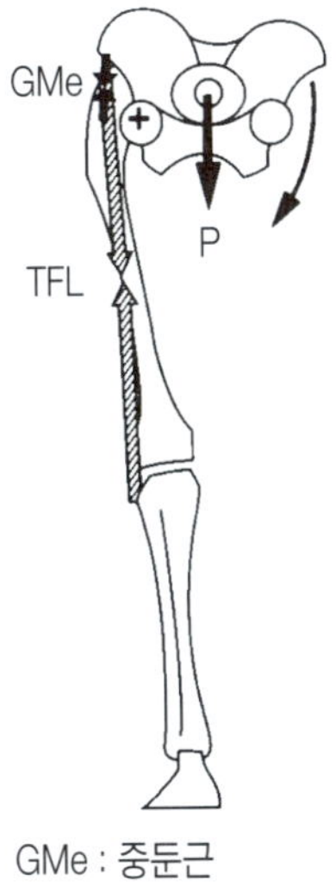

한쪽 하지로 선 자세를 취할 때, 슬관절에는 내반 스트레스(외측이 열린다)가 발생한다. 고관절 외전근인 대퇴근막장근은 골반의 안정과 동시에 슬관절 내반 스트레스에 저항한다[38].

GMe : 중둔근
TFL : 대퇴근막장근

(Kapandji 관절 생리학 II 하지에서 발췌, 영문출판사 번역 출간)

(2) 관절가동범위훈련

일상생활에서는 무릎의 신전제한이 문제가 되는 경우가 많다. 특히 무릎 신전제한이 심해지면, 대퇴사두근에 과도한 신장이 가해져 충분히 긴장을 유지할 수 없게 되어, 무릎을 완전 신전하지 못하는(extension lag)의 원인이 된다. 이 때문에, 근력강화훈련과 함께, 가능한 한 신전제한의 개선에 노력한다.

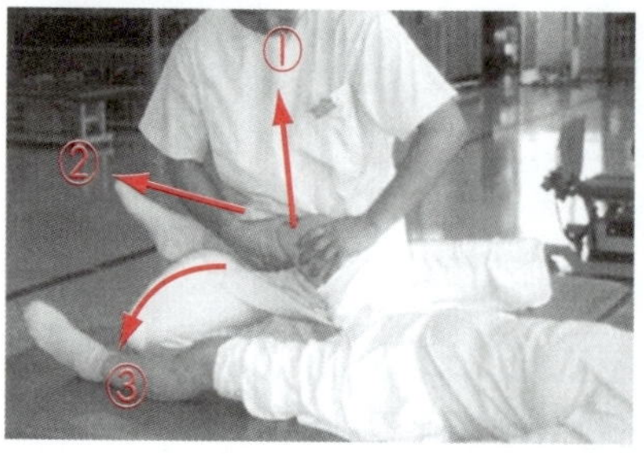

슬관절퇴행성관절염의 굴곡구축에 대한 신전가동범위훈련

①경골을 전방으로 끌어냄과 동시에 ②견인을 걸면 좋다. 이 때, 손의 힘 만으로 견인할 수 없기 때문에, 치료사의 전완과 대퇴로 환자의 하퇴를 사이에 끼고, ③대퇴를 굴리도록(고관절 외회전) 하여 견인을 걸면 좋다.

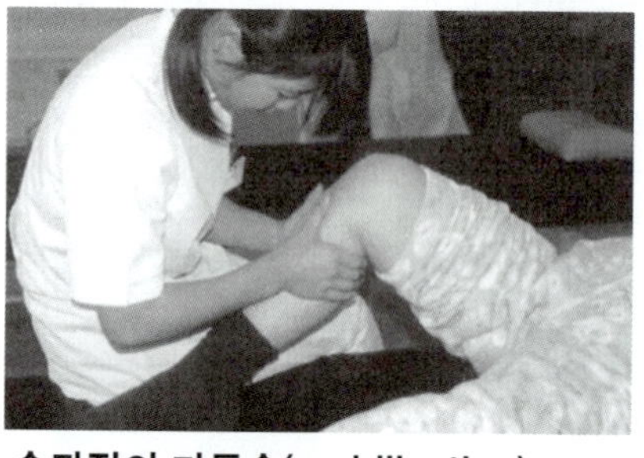

슬관절의 가동술(mobilization)

가동범위훈련 전에 경골의 전 · 후방 활주를 충분히 내어두면 가동범위도 넓어져, 통증도 적다.

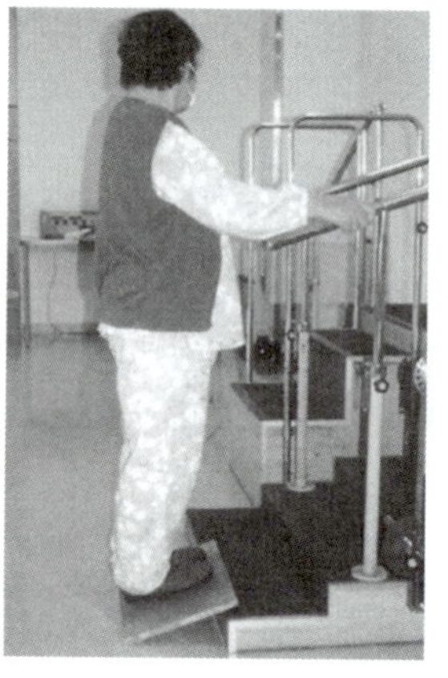

족관절 배굴신장훈련

비복근의 단축이 슬관절 신전제한을 조장하고 있는 경우도 많기 때문에, 비복근의 신장도 잊지 말고 시행하여 둔다.

6) 보장구

(1) 외측쐐기

O 형 다리 변형에 사용된다.

종골을 회내시켜 주면, 하퇴가 직립을 하게 된다. 이것에 의해서 FTA는 변화하지는 않지만, 중력중심선의 이동이 발생하여 무릎 내측의 부하가 경감된다.

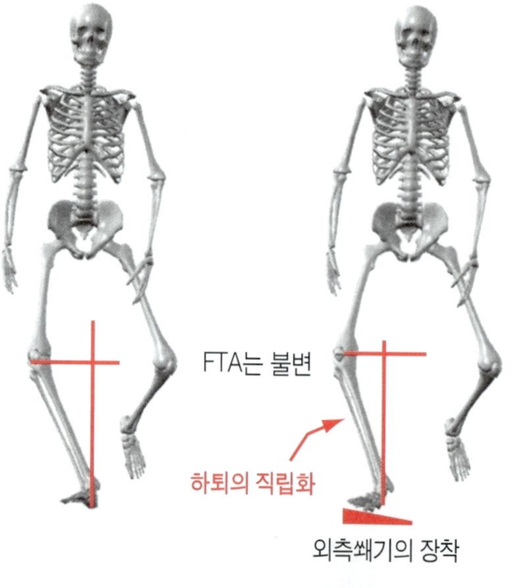

(2) 슬관절 서포터 [39)]

원인은 분명하지 않지만, 근 위축이나 쉽게 피로해진다. → 정상인에서도

관절의 고유감각은 좋아진다. → 슬관절이 편안해지는 이유

사용의 가부는 최종적으로는 환자에게 맡기면?

7 인공슬관절치환술

(total knee arthroplasty ; TKA, total knee replacement ; TKR)

기본적으로는 관절표면을 치환하는 표면치환형과 접번(경첩)구조를 이루는 접번(경첩)형(hinge type)의 2종으로 대별된다.

초기에는, 슬관절의 안정성을 추구하기 위해 접번형(hinge type)의 것이 흔히 사용되었으나, 회전 스트레스를 회피시키는 것이 곤란하기 때문에 느슨해짐(loosening)이 일어나기 쉽다. 이 때문에 현재는 표면치환형의 것이 흔히 사용된다. 최근의 것은 표면치환형 · 접번형을 불문하고, 대략 120° 정도의 가동범위를 갖고 있는 것 같다.

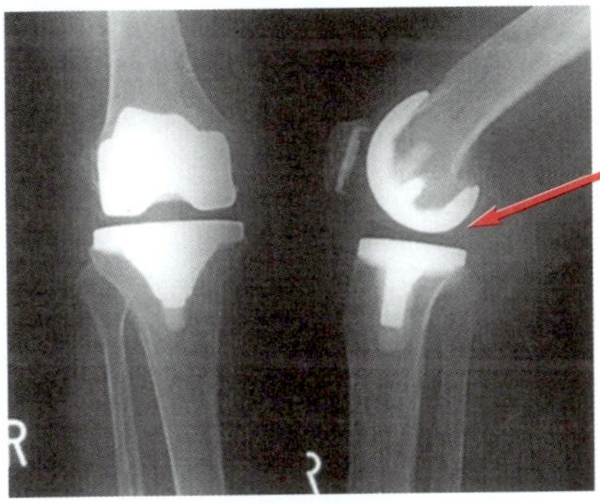

표면치환형

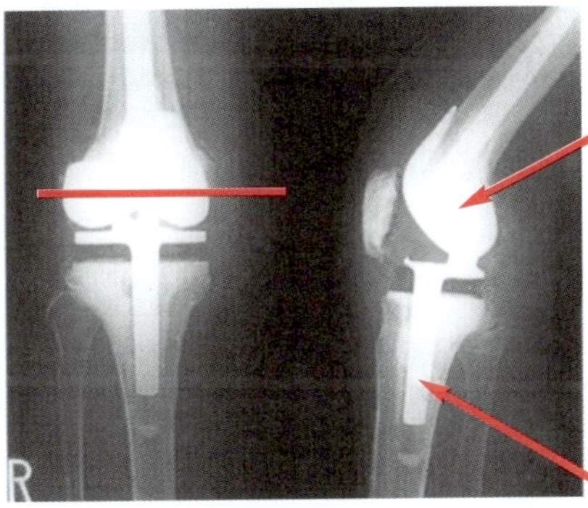

접번형

1) 물리치료의 목적

① 슬관절 주위근력의 개선
② 슬관절 가동범위의 개선
③ 기립 · 보행 등의 ADL의 개선

2) 목표

가동범위는 100~110°까지 굴곡하면, 의자에서부터의 일어서기가 용이해지기 때문에, 그것을 최소한의 목표로 한다.

3) 인공슬관절의 굴곡제한이 되는 인자

수술 전 : 피부의 반흔이나 유연성의 저하
대퇴사두근의 신전성

수술 중 : 인공관절의 구조상의 제한 (대략 120°)
관절 끝의 절제범위 · 절제각도
측부인대의 긴장
골 시멘트의 관절 후방 잔류

수술 후 : 창상(wound) 치유의 천연이나 수술부위의 유착 (전방으로부터 접근을 하기 때문에)
통증
슬개골 상낭의 유착
환자의 동기부여(motivation)
기타의 합병증

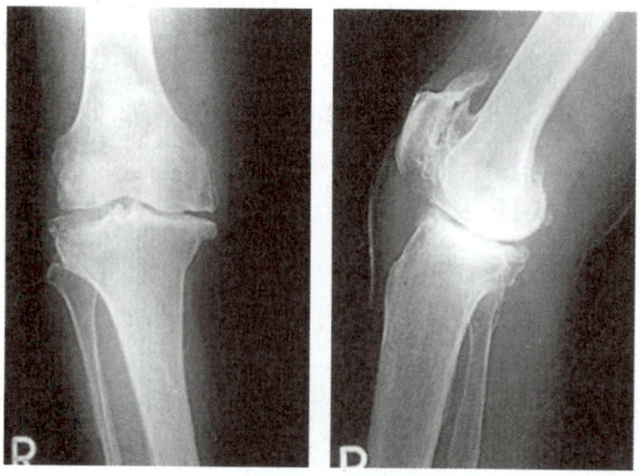

슬관절 OA수술 전

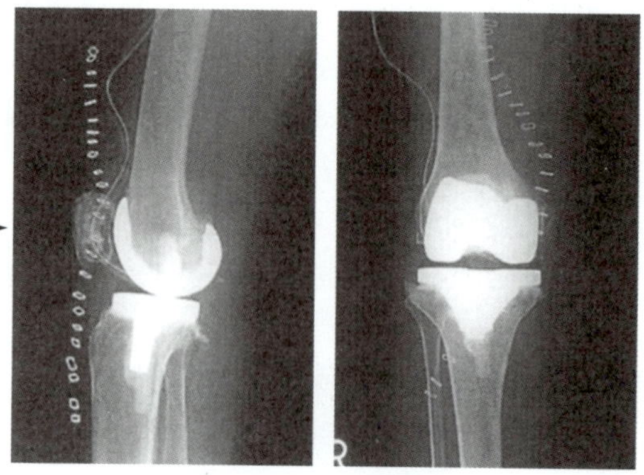

인공슬관절치환술 직후

4) 인공슬관절치환술 후의 물리치료

TKA술 후는, 심한 내반(또는 외반)과 같은 슬관절 관절면이 분리되는 스트레스가 걸리지 않도록 한다.

(1) 근력강화훈련

고관절 주위의 근력강화의 경우, 각각의 저항은 슬관절 열극보다도 근위부에 건다.

고관절 외전저항운동

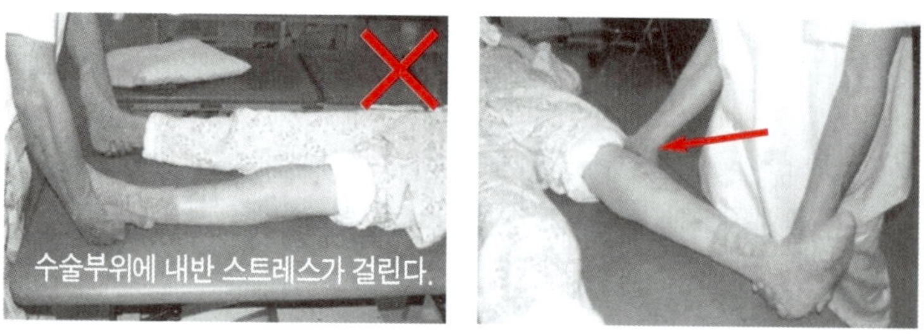

슬관절 과부(condyle)에 저항을 걸고, 하퇴는 떨어지지 않도록 아래로부터 지지한다.

내전저항운동

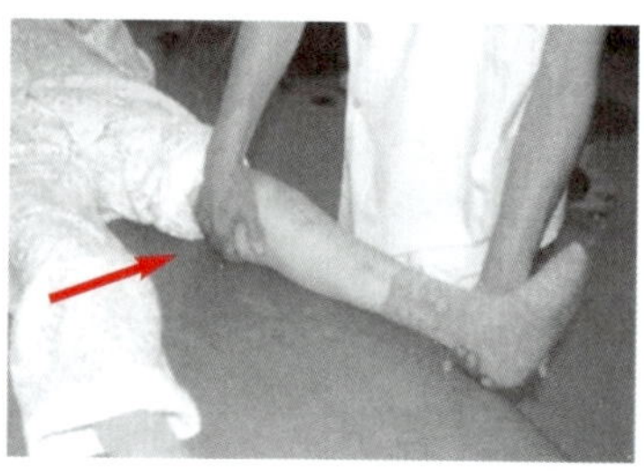

내전저항운동도 외전과 마찬가지로 시행한다.

슬관절 신전근력강화에서, 슬관절 처짐(extension lag)이 있는 경우나 근 출력을 충분히 낼 수 없을 때에는 신장성 수축훈련을 시행하면, 빠른 시간내에 근력을 잘 발휘할 수 있게 되는 경우가 많다.

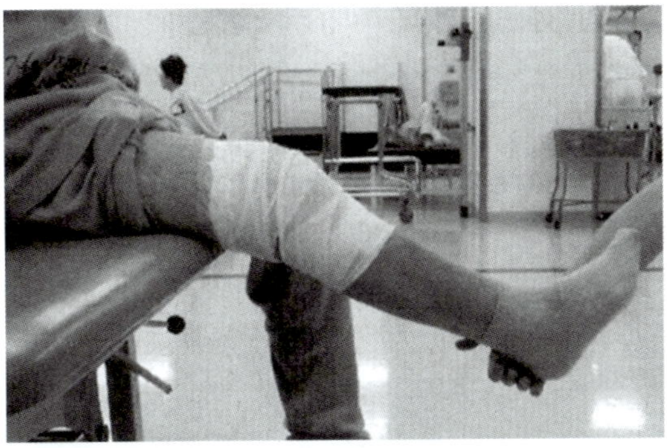

보조하여 무릎 신전자세를 취하게 하고, 환자에게는 신전자세를 유지하도록 노력을 시킨다. 보조하고 있는 손을 천천히 내려감으로써 신장성 수축을 시행시킨다.

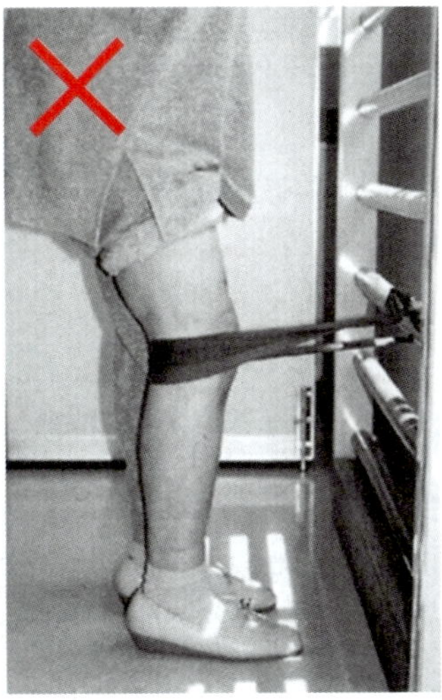

슬관절 처짐(extension lag) 훈련으로서 흔히 목격하지만, 이 방법에서는 대둔근이나 슬굴곡근, 하퇴삼두근 등에 의해서 대상(보상)되어 효과가 없다.

(2) 관절가동범위훈련

특별히 특수한 방법이 있는 것은 아니다. 그러나, 인공슬관절로 치환한 후도, 건강한 무릎에 사용하는 관절운동학적 접근을 그대로 이용하는 것은 부적절하다. 건강한 무릎과 비교하여 표면치환형에서도 구르기(rolling)의 요소는 적어져 있다는(접번형에서는 1축의 회전운동이 주체로 되어있다) 것을 고려한다.

또한, 수술 전에 가동범위제한이 장기간에 걸쳐서(예컨대, 수년) 존재한 경우, 특히 신전제한과 슬관절 처짐(extension lag)의 개선은 장기간을 필요로 한다.

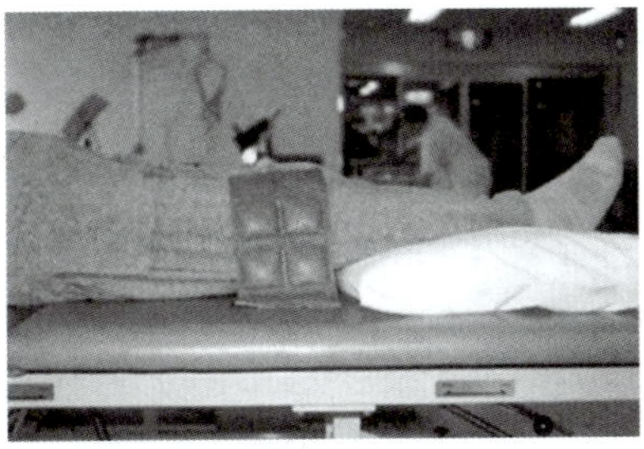

추를 이용한 무릎 신전의 장시간 신전방법도 많이 사용된다.

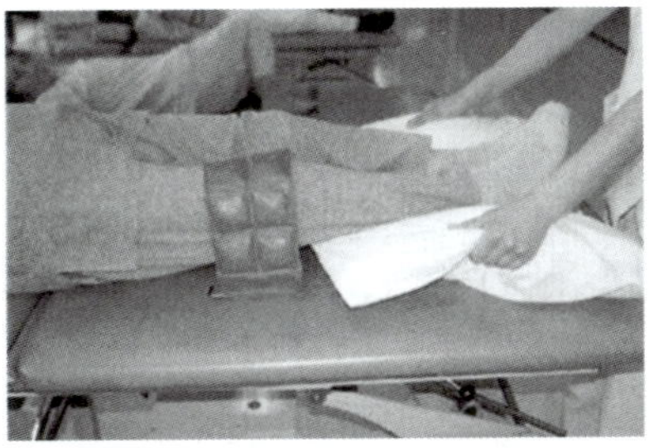

때때로, 하퇴부에 깔은 쿠션을 원위방향으로 당겨서, 관절에 견인을 가하면 효과가 증가한다.

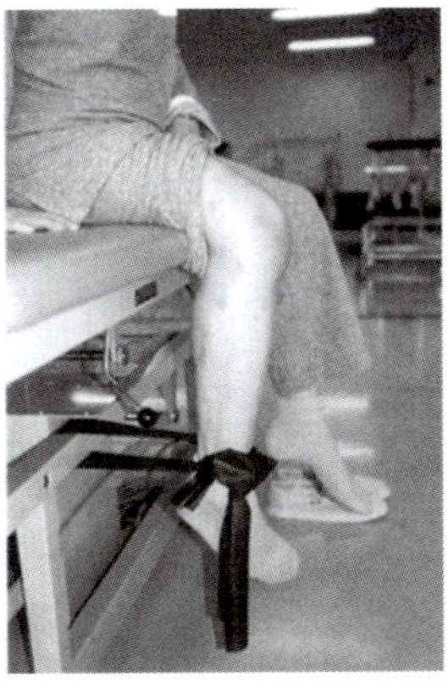

무릎 굴곡은 고무튜브로 견인하면 좋다.

(3) 보행훈련

근력이 없는 동안은 슬관절을 록킹(locking)하여 보행하는 것은 할 수 없지만, 그 영향으로 유각기에까지 슬관절이 신전위치로 유지되어버리는 경우가 많다. 보행 중의 체간의 동요도 커지고, 시종 하지근육이 긴장되어 있기 때문에 피로도 발생하기 쉽다. 각재(rectangular lumber)를 다리를 벌리고 넘어가는 연습을 시키는 등을 하여, 유각기(swing phase)의 무릎 굴곡은 빠른 시간 내에 학습시키는 편이 좋다.

위와 같은 봉(bar)을 넘어가는 훈련에서는 부자연스럽게 발을 들어올리는 것에 의해서 무릎을 굴곡하는 경우가 있다. 그 경우에는, 발의 내디딤을 힘차게 함으로써 무릎 굴곡을 촉진하는 방법도 있다.

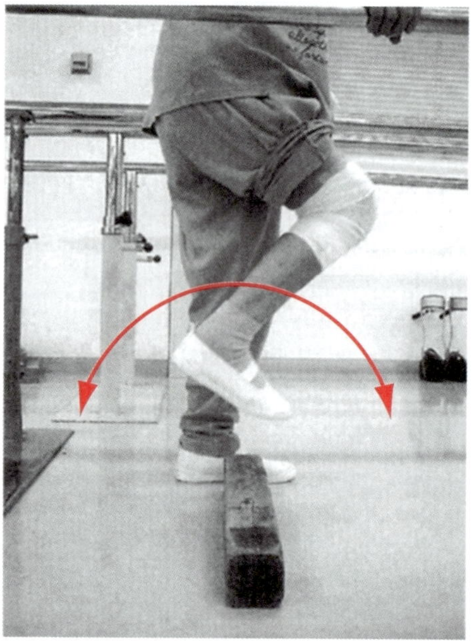

유각기 슬관절 굴곡신전훈련

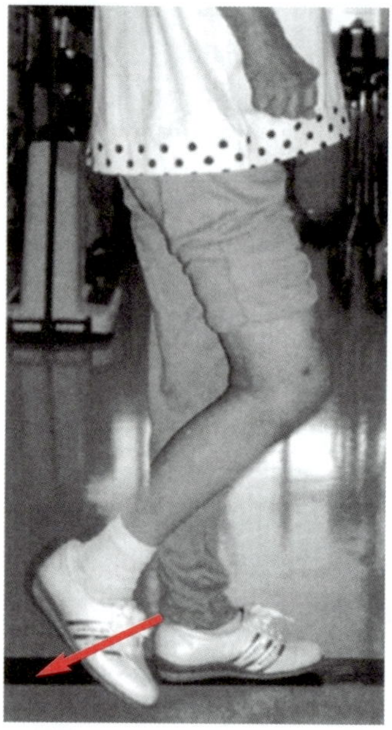

발을 내딛는 것을 강조시킨다.

(4) 양측 인공슬관절전치환술 후의 환자의 바닥 위 동작훈련

양측의 TKA환자의 경우는, 바닥 위에서 일어서기나 앉기가 곤란하다고 생각하거나 금지하고 있는 경우도 있는 것 같지만, 실제로는 그다지 고통도 없이 일어서기와 앉기가 가능하다.

특히 무릎이 닿는 것을 두려워하는 환자도 많지만, 수술 창상부위가 치유하여 있으면, 일어서기 앉기 때에 바닥에 무릎이 닿았다고 해서 특별히 문제가 되는 일은 없다. 아무래도 무릎이 닿는 것이 싫다면, 엉덩이를 쳐들고 기는 자세에서부터 직접 다리를 길게 뻗고 앉은 자세로 앉는 방법도 있다.

i) 바닥으로 내려가기

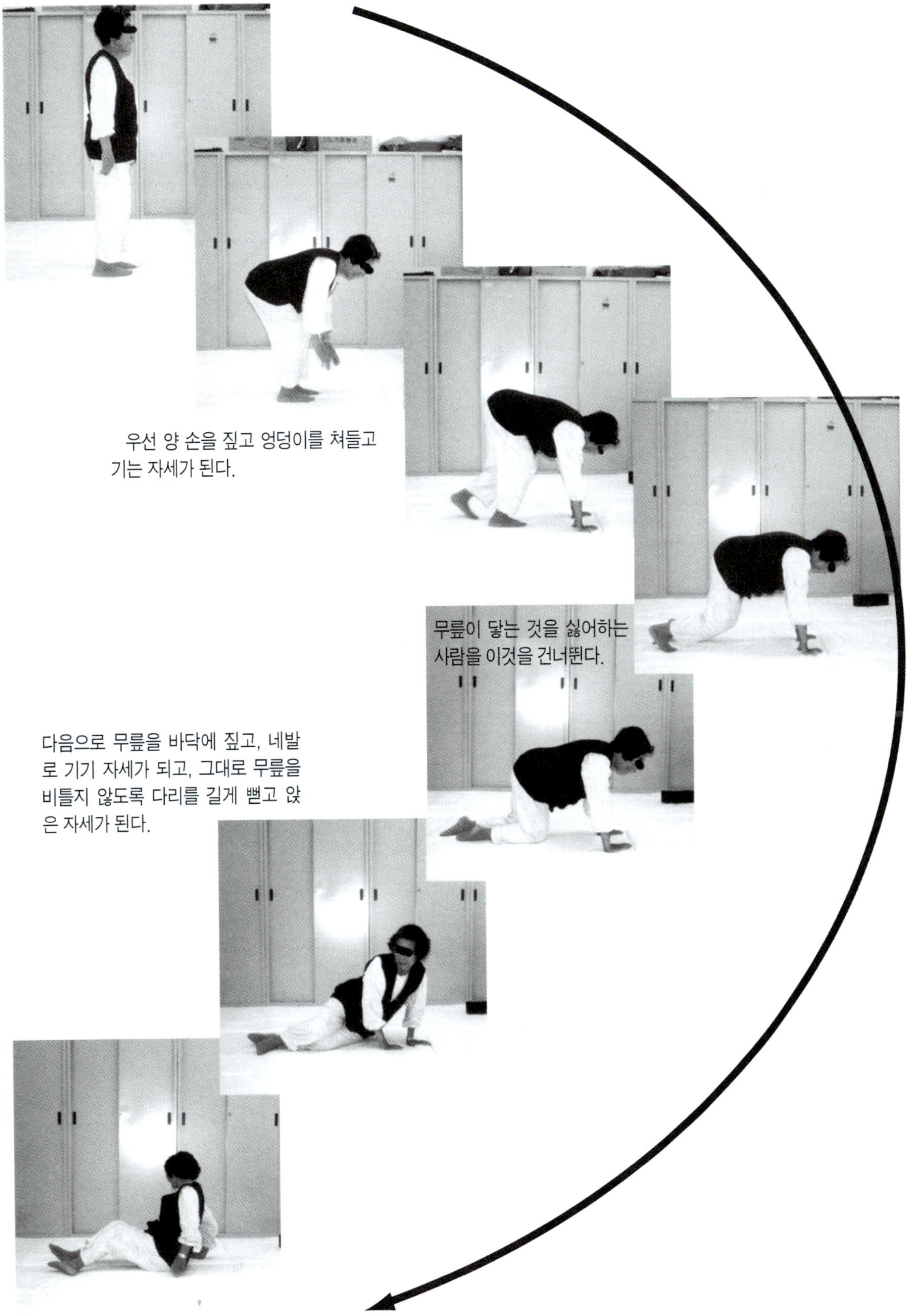

우선 양 손을 짚고 엉덩이를 쳐들고 기는 자세가 된다.

무릎이 닿는 것을 싫어하는 사람을 이것을 건너뛴다.

다음으로 무릎을 바닥에 짚고, 네발로 기기 자세가 되고, 그대로 무릎을 비틀지 않도록 다리를 길게 뻗고 앉은 자세가 된다.

ii) 바닥에서부터의 일어서기

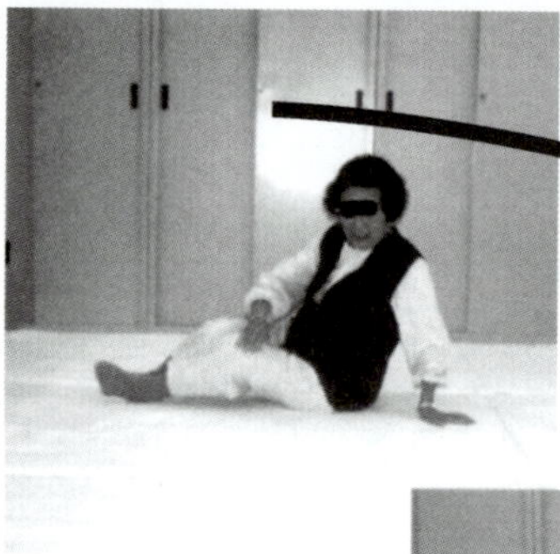

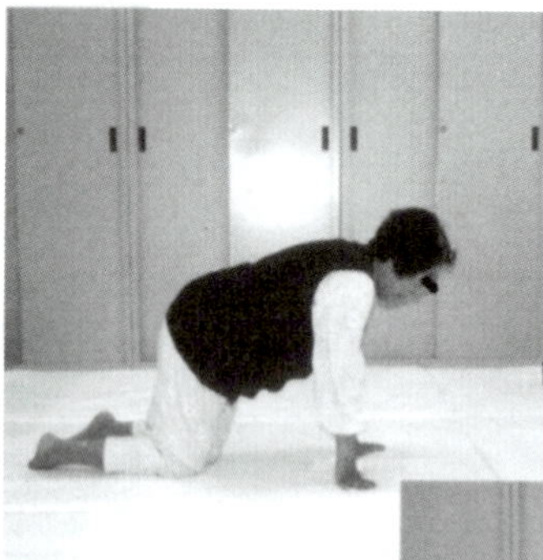

기본적으로는, 바닥으로 내려가기의 반대동작으로 가능하다.

이 경우도, 무릎이 바닥에 닿는 것을 싫어하는 경우는 네발로 기기 자세로부터 약간 무릎을 뜨게 한 엉덩이를 쳐들고 기는 자세가 되어 일어선다.

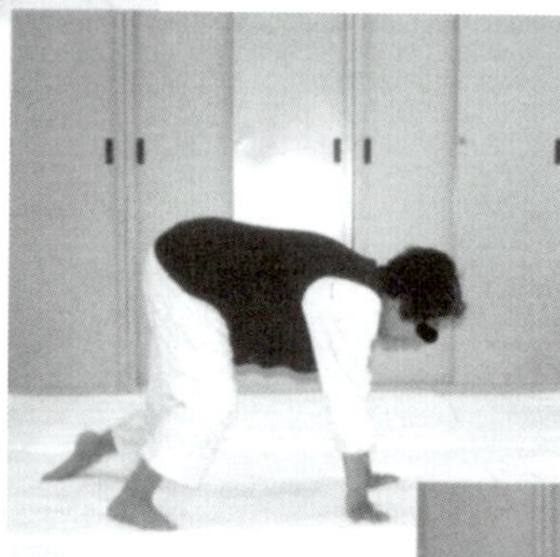

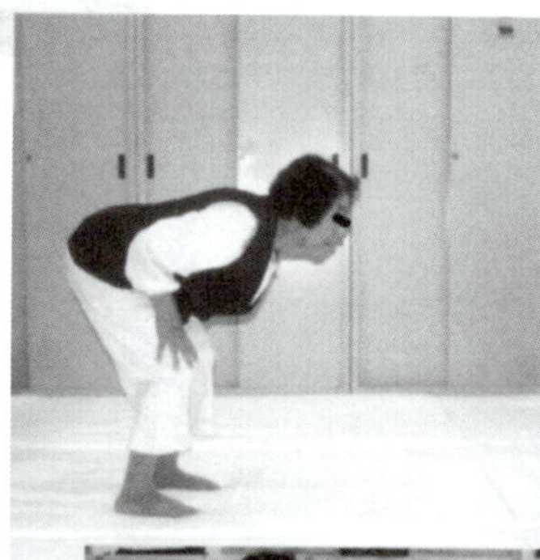

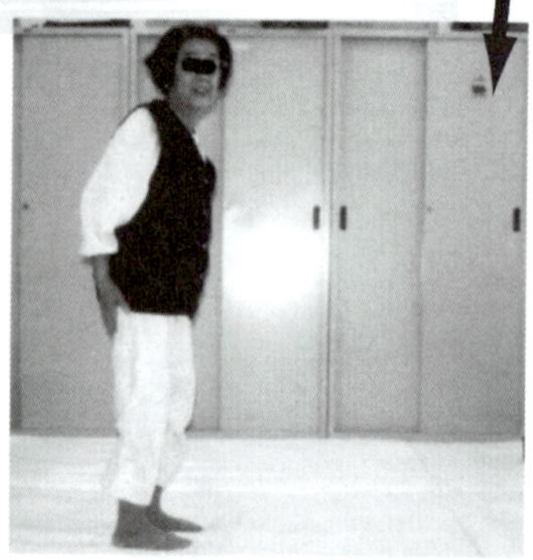

iii) **바닥에서부터 일어서기 : 슬관절이 바닥에 닿는 것을 싫어하는 경우** (양측 TKA 사례)

앞에서 언급한 것처럼, 환자에 따라서는 수술한 무릎이 바닥에 닿아 하중을 주는 것을 싫어하는 사람도 많다. 일어서기 때에 바닥에 접촉할 정도로 무언가 문제가 있는 것은 아니지만, 심정적인 면으로부터는 이해할 수 있다. 싫어하는 환자에게는 무리하게 강요하지 말고, 무릎을 짚지 않는 방법으로 교육하는 편이 좋다.

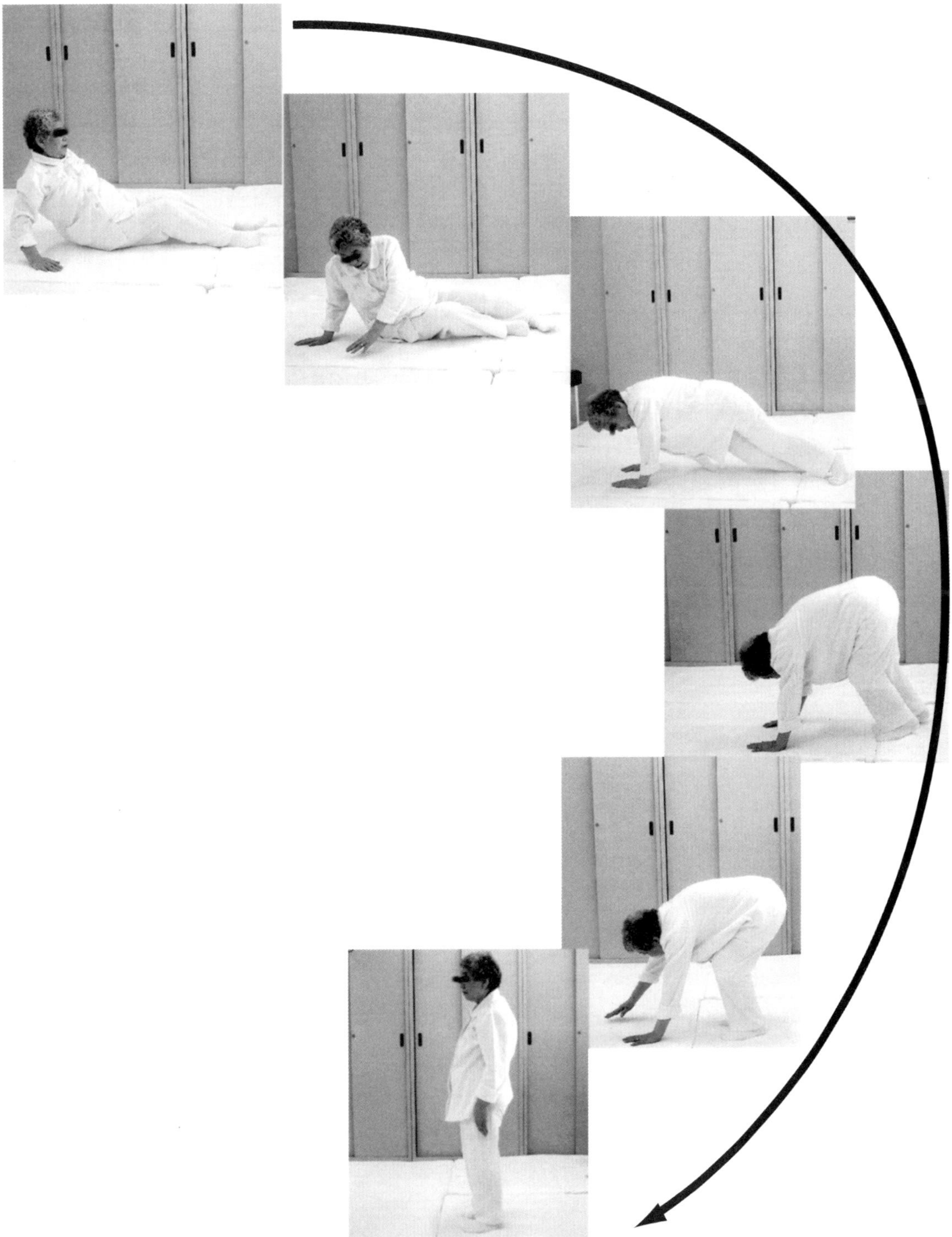

8 인공관절 용어집

1. **고밀도폴리에틸렌** (high density polyethylene ; HDP)

   1963년에 Chrnley는 고밀도폴리에틸렌으로 만든 소켓에 스테인레스강으로 만든 대퇴골두를 조합한 낮은 마찰계수 (0.05)의 인공관절을 완성시켰다. 고밀도폴리에틸렌은 독성도 적고, 가공도 용이하기 때문에, 이후는 대부분의 인공고관절의 소켓 측에 사용하게 되었다.

2. **골 시멘트** (polymethylmethacryllate ; PMMA)

   인공삽입물(prosthesis)을 골에 고정하기 위해 사용된다. 골과 인공삽입물 사이의 사강(dead space)을 메우는 작용을 하는 것이며, 접착작용을 가진 것은 아니다. 액상의 모노머(monomer)와 분말상의 폴리머(polymer)를 혼합시킴으로써 즉시 중합이 시작되고, 실온 · 습도에 의해서 다소의 차이가 발생하지만 약 10분에서 고형화 한다. 골 시멘트는 압축응력에 강하지만 인장응력에는 약하다.

3. **느슨해짐** (loosening)

   인공관절치환술 후, 골 시멘트와 골과의 경계부위에 섬유성 조직이나 육아조직이 안으로 들어가 X선상 투명영상(clear zone)으로서 인지하게 되고, 그 상태가 전체 둘레에서 3㎜ 이상이 되어 임상적으로도 통증, 근력저하, 국소 이화감 등의 증상이 나타나면 느슨해짐이라 불린다. 투명영상(clear zone)과 느슨해짐과의 차이는 전자는 임상증상이 없는 것에 반해서, 후자는 X선상으로 인공삽입물(prosthesis)의 이동이 관찰되거나, 이동이 관찰되지 않는 경우에도 체중부하나 운동할 때 통증이 뚜렷해진다.

4. **인공삽입물** (prosthesis)

   인공관절

5. revision

   재치환술

6. **다공질** (porous)

   인공삽입물의 표면에 다공층을 갖게 한 것.

7. bone ingrowth

   다공질부위에 골이 안으로 들어가는 것.

8. **프레스 피트** (press fit)

   인공삽입물을 골 표면에 딱 적합시키는 것.

9. **임플란트** (implant)

   인공관절, 인공골, 내고정구 등 체내에 매몰하는 인공물의 총칭

【문헌】

1) 吉原愛雄・新名正由：変形性関節症の病因. 関節外科, Vol.11（増刊号）：10-19, 1992.
2) Davis NA, Ettinger WH, et al : The association of the knee injury and obesity with unilateral and bilateral osteoarthritis of the knee. Am. J Epidemiol. 130 : 278-288, 1989.
3) Panush RS : Does exercise cause arthritis? Long-term consequences of exercise on the musculoskeletal system. Rheum. Dis. Cli. Nor. Am., 16 : 827-836, 1990.
4) Write V : Biomechanical factors in the development of osteoarthrosis : epidemiological studies. in Epidemiology of Osteoarthritis, Peyron JG(ed), Geigy, Paris, pp140-146, 1981.
5) Klunder KB, et al : Osteoarthritis of the hip and knee joint in retired football players. Acta Orthp Scand 51 : 925-927, 1980.
6) Puranen J, et al : Running and primary osteoarthrititis of the hip. Br Med J 276 : 424-425, 1975.
7) Lane N, et al : Running and osteoarthritis ; Long distance running, bone density and osteoarthritis. JAMA 255 : 1147-1151, 1986.
8) Seireg A, Arrvikar RJ : The prediction of musclar load sharing and joint forces in the lower extremities during walking, J Biomech 18 : 89-102, 1975.
9) 廣島和夫・米延策雄：これでわかる整形外科X線計測改訂第2版. 金原出版, 1990.
10) 松野丈夫：変形性股関節（股関節症）. 標準整形外科学第8版, 石井清一 他監, 医学書院, 2002.
11) 室田景久・矢部　裕・佐野精司：整形外科機能評価マニュアル. 全日本病院出版会, 1995.
12) 黒澤　尚：変形性膝関節症に対する運動療法－われわれの方法と文献的考察. 臨床スポーツ医学 14：861-866, 1992.
13) 廣橋賢次・大橋弘嗣, 他：股関節障害へのリハビリテーションアプローチⅠ 変形性股関節症. 臨床リハ 9：560-568, 2000.
14) 井村槙一・田中義孝, 他：セメントレス人工股関節ステムのmicromotionと大腿骨表面歪み. 関節外科, Vol.12 No.8, 113-121, 1993.
15) Lewinnek GE, et al : Dislocations after total hip replacement arthroplasties. JBJS, 60-A : 217-220, 1978.
16) Ackland MK, et al : Anteversion of the acetabular cap. JBJS, 68-B : 409-413, 1986.
17) 田口順子：人工関節術後の禁忌の見直しを. 理学療法 8, 3, 1991.
18) Carl D Fackler and Robert Poss : Dislocation in total hip arthroplastie Clin. Orthop. 151 : 169-178, 1980.
19) Robert D Becnbaugh, et al : Total hip arthroplasty - A review of three hundred and thirty-three cases with long follow up , JBJS. 60-A : 306-313, 1978.
20) Merrill A Ritter : Dislocation and sublaxation of the total hip replacement, Clin. Orthhop. 121 : 92-94, 1976.
21) PA Ring, et al : Total replacement if the hip joint a review of a thous and operation, J. Bone Joint Surg. 56-B : 44-58, 1974.
22) NA Ali Khan, et al : Dislocation following total hip replacement J. Bone Joint Surg. 63-B : 214-218, 1981.
23) Ronald YG Woo, et al : Dislocation after total hip arthroplasty, J.Bone Joint Surg. 64-A , 1295-1306, 1982.
24) Riad Barmada, et al : Postoperative separation of the femoal and acetabular componets of a single-assembly Total hip (Bateman) replacement, J. Bone Joint Surg. 61-A ; 777-778, 1979.
25) Davidd M Grubellee : Disorders of the hip, 237, Lippicott, 1982.
26) John F Williams, et al : Dislocation after total hip arthroplasty - treatmen twith an above-knee hip spica cast, Clin. Orthop. 171 : 53, 1982.
27) Juluru P Rao and Robert Brousin : Dislocation following arthroprasties of the hip : Incidence, preventation, and treatment. Orthopedic review, XX : 216, 1990.
28) 松野丈夫：人工関節全置換術 後外方侵入法（Harris変法）. OS NOW, No.2, 股関節疾患の治療, 168-179, 1991.
29) Gunilla Bergstrom, et al : Functional consequences of joint impairment at age 79, Scand J Rehab Med 17 : 183-190, 1985.
30) 高井信朗・平澤泰介：変形性膝関節症の病態と肥満の関わり. 臨床リハ 8：395-398, 1999.
31) Davis NA, Ettinger WH, et al : The association of the knee injury and obesity with unilateral and bilateral osteoarthritis of the knee. Am. JEpidemiol., 130 : 278-288, 1989.
32) 森田秀穂, 他：膝関節における大腿四頭筋の働きについて－特に前額面における働きについて－. 関節の外科 16：68-75, 1989.
33) Hurley MV, Newham DJ : The influence of arthrogenous muscle inhibition on quadriceps rehabilitation of patients with

8

early, unilateral osteoarthritic knees. Br J Rheum (ENGLAND) 32 : 127-131, 1993.

34) Fisher NM, Pendergast DR, Gresham GE, Calkins E : Muscle rehabilitation : its effect on muscular and functional performance of patients with knee osteoarthritis. Arch Phys Med Rehabil 72 : 367-374, 1991.

35) Fisher NM, Gresham GE, Abrams M, Hicks J, Horrigan D, Pendergast DR : Quantitative effects of physical therapy on muscular and functional performance in subjects with osteoarthritis of the knees. Arch Phys Med Reh 74 : 840-847, 1993.

36) 佐々木俊二：変形性膝関節症の発症と進行のメカニズムに関する研究－形態学・筋電図学的検討．日関外誌 XIII：361-370，1989.

37) 竹内一喜，他：変形性膝関節症における下肢筋の筋電図学的研究．日関外誌 IV：455-471，1987.

38) IA Kapandji：カパンディ 関節の生理学 II 下肢．荻島秀男 監訳，医歯薬出版，東京，51pp，1988.

39) 井原秀俊：関節トレーニング（改訂第2版）神経運動器協調訓練．協同医書出版社，1996.

X 류마티스성 관절염

X 류마티스성 관절염 (rheumatoid arthritis ; RA) [1)]

— 머리말 —

류마티스성 관절염는 다발성의 사지의 관절통과 가동범위 제한을 수반하고, 전신의 관절을 수년~수십년에 걸쳐 파괴하는 질환이다.

전신의 관절이 아프다는 것으로 알려진 류마티스의 어원은 그리스어 rheuma(흐름)에 유래한다. 히포크라테스는 뇌에서부터 Phlegma라 불리는 나쁜 액이 신체 각 부위로 흘러들어가서, 다양한 질병을 일으킨다고 생각하였다 한다. 그 후, 다른 관절염과 동의어로 다루어져 왔으나, 1800년대에 Charcot가 통풍 · 류마티스열 · 변형성관절증 · 류마티스성 관절염를 임상적으로 구별하고, 다시 Garrod가 류마티스성 관절염(rheumatoid arthritis)라는 말을 만들었다.

발병연령 : 30~50세대에서 가장 많고, 연소자에서부터 고령자 전반에 이른다.
남녀비율 : 1 대 4

압도적으로 중년의 여성에 많다. 이 때문에 환자가 주부인 경우가 많고, 사회적으로 주목되는 일이 적었던 질환이라 할 수 있다. 그러나, 환자 본인의 고통만이 아니라, 류마티스 환자의 가족도 큰 부담을 갖는다.

또한, 여성의 사회진출이 당연한 것으로 된 현재 문제가 보다 심각하다.

1 류마티스성 관절염의 개요

1) 류마티스성 관절염의 진단기준 [2)]

1987년에 미국 류마티스협회에서 제안 · 개정되었다.
7항목 중 4항목을 충족하였을 때의 감도는 91~94%이다. 특이성은 89%이다.

1987년 개정 류마티스성 관절염 진단 (분류) 기준

기준항목	정 의
아침의 뻣뻣해짐	적어도 1시간의 지속
3부위 이상 관절염	동일 시기에 3개소 이상의 관절연부종창 또는 관절액이 괴(골 증식만으로는 불가)
손의 여러 관절의 관절염	손, 손가락의 CM관절 · PIP관절의 적어도 1개소에 종창
대칭성의 관절염	신체 양측에서의 동일관절영역이 동시에 침범되어 있을 것 (손가락의 PIP · MP, 발가락의 MP관절에서는 완전히 좌우 대칭이 아니라도 된다)
류마토이드(피하)결절	골 돌출부 · 신전측 표면 · 방관절 주변에 관찰되는 피하결절
혈성 류마토이드인자	정상인의 조절에서 5%이하의 양성률이라면, 어느 방법도 가함
X선상의 변화	손~손가락의 정면 촬영사진에서, 이환된 관절의 골 미란 또는 그 근방에서의 골 위축영상을 포함한 전형적인 X선 변화

7항목 중, 4항목을 충족한 것을 분류상의 목적으로부터, 류마티스성 관절염를 갖고 있는 것으로 한다. 기준항목의 위에서부터 4개는 적어도 6주간 존속해야 한다.

2) 경과와 예후

질환의 경과 : 환자에 따라 여러 가지의 경과를 취하고, 약제에 대한 효과의 정도에서부터 예후에 이르기까지 다종다양하다. 류마티스성 관절염의 경과는 대략 4개 그룹으로 나뉜다.

① 초기부터 진행하는 진행형
② 다상성이지만 진행형에 가까운 것
③ 다상성이고 증상이 극히 가벼운 것
④ 약 2년 정도에서 완화(remission)하는 것

표를 보아도 알 수 있는 것처럼, **초기의 경과에서 조기에 나빠지는 것은 나쁜 경과를 거치는 일이 많다.** 이들의 증상사례에서는 장기예후를 생각한 다음에 치료계획을 세우는 것이 필요하다.

최근에는 조기발견 · 조기치료가 많은 증상사례에서 관절파괴의 진행을 지연시키는 것으로 판명되었고, 물리치료를 포함하여 조기치료의 중요성도 증가하고 있다[3),4)].

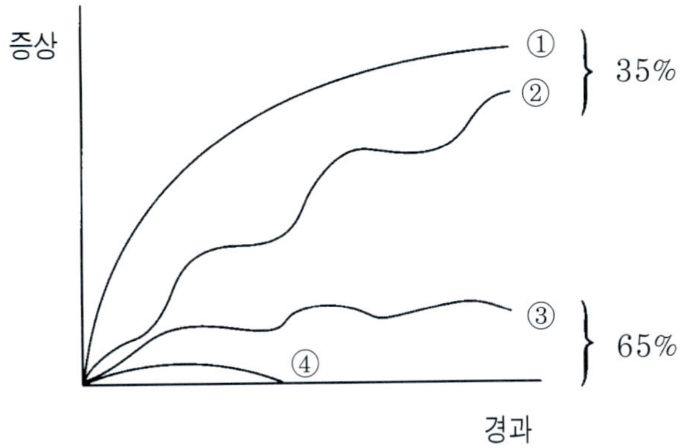

RA의 경과에 의한 분류

3) 대표적인 기능장애

리치(reach)의 장애 → 어깨 · 팔꿈치의 장애
집기(pinch)의 장애 → 손가락의 장애
일어서기의 장애 → 하지, 특히 무릎의 장애(보행장애보다 먼저 온다)
보행장애 → 하지, 주로 무릎의 장애
각각에 장애가 일어날 것 같을 때, 적절한 예방처치가 필요하다.

4) 류마티스성 관절염의 증상

류마티스성 관절염는 다발성 · 대칭성의 관절통이나 변형 이외에 다양한 증상을 나타낸다.

(1) RA 활동기에 관찰되는 증상
아침의 뻣뻣해짐 · 통증 · 근력저하 · 관절의 염증 · 피로 · 혈액침강속도의 항진 등
(2) 활동기에는 다음의 증상이 관찰되는 경우도 있다.
체중감소 · 발열 · 빈맥 · 빈혈 · 백혈구 증가 · 혈청글로불린 이상 등
(3) RA 활동성에 속발한 구조변화를 나타내는 증상

근 위축 · 건초염 · 건 단열 · 관절구축 · 섬유성강직 · 골성강직 · 골다공증 · 연골미란 · 골 · 흡수 · 류마티스결절 · 혈관염 · 폐렴 · 판막염 · 신장염 · 신경염 · 림프선증 · 비종 · 눈 증상(홍채염 · 모양체염 등) · 아밀로이도시스 등

(4) 기타의 증상

억울 · 식욕부진 · 위 염산결핍 · 수혈증 · 지각이상 · 혈관운동신경 변화 · 근육연축이나 긴장 등

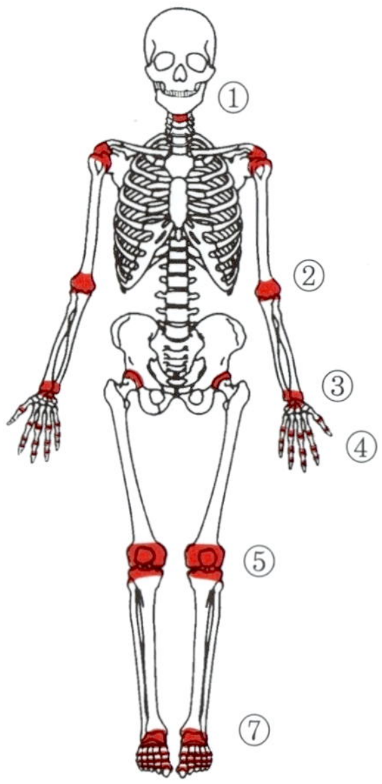

류마티스성 관절염의 대표적인 관절파괴와 변형

①: 환축추 아탈구
②: 주관절 굴곡구축
③: 수근관절 척측전위 · 굴곡 전위
④: 손가락 변형(단추구멍변형 · 백조목변형)
⑤: 슬관절 내외반변형 · 굴곡구축
⑥: 외반무지 · 편평족

류마티스성 관절염의 관절염 호발부위 (적색부분)

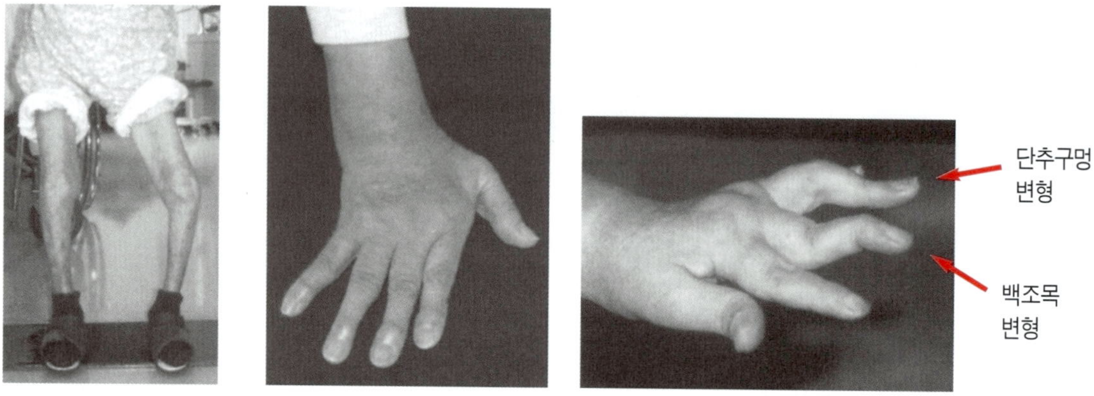

슬관절 내반변형 **손가락 척측 전위**

5) 류마티스성 관절염의 경추

경추부도 사지와 마찬가지로 관절병변을 일으키기 쉽다. 원래 경추에는 활막이 많아 류마티스의 호발부위로 되어있는데, 특히 축추 치돌기의 주위에는 활막이 풍부하여, 여기에 장애가 발생하기 쉽다. 다만, X선상에서의 장애의 정도가 심함에도 불구하고, 신경증상이 나타나지 않는 경우도 많다.

임상증상

국소의 증상으로서는 경부통 · ROM 제한 · 경추의 운동 시 잡음 등이 있다.

장애가 신경에까지 미치면, 신경근증상 · 척수증상 · 뇌간부증상 등을 나타낸다.

이 때문에, 최악의 경우 죽음에 이르므로, 경부통이나 신경증상에는 주의한다.

6) 관절파괴 정도와 기능장애의 평가

주로 골 · 관절의 변화로부터 그 진행정도를 4개의 단계(stage)로, 기능장애의 정도를 4개의 등급으로 분류한 Steinbrocker 등의 연구에 의한 미국류마티스협회의 분류가 흔히 사용된다.

(1) 병기분류 (관절파괴의 정도)

단계 Ⅰ	골 파괴는 관찰되지 않는다 · 골 위축은 있어도 좋다.
단계 Ⅱ	가벼운 연골파괴, 가벼운 연골하골의 파괴가 있어도 없어도 좋다 · 관절 주위에 위축근육이 있다.
단계 Ⅲ	연골 및 골 파괴 · 관절변형(아탈구, 척측 전위, 과신전) · 심한 근 위축
단계 Ⅳ	골 강직

단계분류는 각 관절마다의 골 파괴의 정도나 종류를 보는 것으로, 류마티스성 관절염질환 그 자체의 활동성을 나타내는 것은 아니다.

예컨대, 단계 Ⅲ의 변화가 관찰되어도, 병상은 안정되어 있는 일은 있으며, 반대로 관절은 단계 Ⅰ의 변화라도 류마티스성 관절염의 활동성이 높은 경우도 있다. 그러나, 대체적으로 전신의 류마티스성 관절염 활동성이 장기간 계속되면, 관절의 골 파괴를 나타내는 단계도 진행한다 할 수 있다.

(2) 기능장애의 분류

등급 1	신체기능은 완전하고, 부자유 없이 보통의 일은 모두 할 수 있다.
등급 2	동작을 할 때 1관절 또는 그 이상의 관절에 고통이 있거나, 또는 운동제한이 있어도, 보통의 생활을 이럭저럭 할 수 있다.
등급 3	보통의 일이나 신변의 일을 극히 약간 할 수 있다.
등급 4	자리보전, 또는 휠체어 생활이며, 신변의 일은 거의, 또는 전혀 할 수 없다.

2 류마티스성 관절염의 평가 [5)]

류마티스성 관절염의 평가나 치료에는 정형외과적인 지식으로서, 관절의 구조나 주위조직을 포함한 기능의 이해가 필요하다. 게다가, 여러 가지의 병태를 나타낸다는 것으로부터도, 환자의 전체상의 파악에는 폭넓은 내과적 지식도 필요하다.

또한, 이러한 장기간이고 다양한 경과를 거치는 질환에서는 진료기록이 효과판정이나 앞으로의 치료방침을 결정하는 데에 중요하다.

여기서는, 류마티스환자의 물리치료를 시행하는 데에 필요한 평가에 대해서 설명한다.

1) 전신상태

다른 정형외과질환과 달리, 발열 · 전신권태감 · 혈청학적 이상(빈혈 · 저영양 · 염증반응 등) · 탈력 · 우울증상 등, 전신상태가 불안정한 것이 많다.

2) 시진 및 촉진

종창 · 압통 · 관절주위의 형상을 세밀하게 관찰한다.

경 추 : 사경(torticollis)이나 전방돌출의 체크. 운동을 할 때에 통증이나 알력음이 발생하면, 의사에게 경추 안정성에 대해서 확인해둔다.

견 관 절 : 치료사의 손바닥으로 싸는 것처럼 하여, 종창(swelling)의 상태를 확인한다.

주 관 절 : 완척관절만이 아니라, 완요관절(요골두)의 움직임에도 주목한다.

수근관절 : 구축이나 강직 · 통증이 발생하기 쉽다.

손 가 락 : MP관절의 척측으로의 불안정성이 있다면, 조기에 예방장구를 작성하거나, ADL상의 피해야 할 동작을 지도한다.

고 관 절 : 촉진은 곤란하므로, 내외회전하여 관절의 상태를 판단한다.

슬 관 절 : 관절의 불안정성(특히, 내외반), 관절액의 굄, 슬와부의 종창(Baker낭종)의 체크.

족 관 절 : 거퇴관절 이외에, 족근간관절도 가동성이나 압통 등을 체크한다. 이들은 파행보행(limping)의 원인이 된다.

족지관절 : 손가락과 함께 변형이 일어나기 쉽다. 특수한 신발을 고려해야 하는 경우도 있다.

각 관절변형과 정렬(alignment)의 이상을 확인한다. 특히, 하지의 관절에서는 정렬의 이상과 하중에 의한 힘이 걸리는 방법을 고려하고, 다음에 발생하는 변형을 가급적 예방한다.

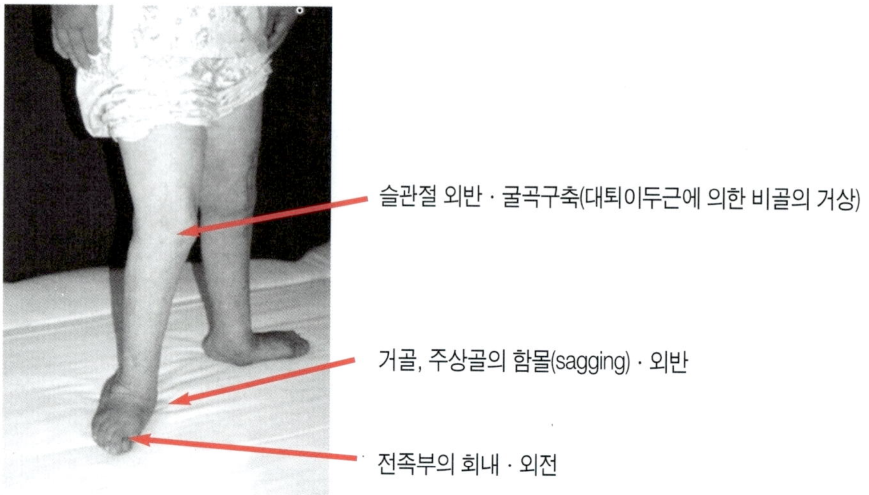

하지변형의 연쇄 [6)]

이와 같이, 전체에 변형이 확산되기 전에 예방적 수단을 고려한다.

예컨대, 무릎의 굴곡구축을 예방할 수 있다면, 무릎 굴곡에 의한 전족부 부하의 증대와 대퇴이두근에 의한 비골의 거상 후족부의 외반 전족부의 회내외반이라는 변형의 연쇄를 지연시킬 수 있었을지도 모른다.

힌트 : 도미노 효과 (domino effect)

류마티스에서는 흔히 관절치환술이 시행된다. 변형의 교정이나 통증제거효과는 뛰어난다.

그러나, 활동성의 향상이나 정렬의 변화에 의해서, 수술하지 않은 다른 관절에 새로운 부하가 걸려, 도미노현상처럼 별개의 문제가 일어나는 경우가 있다[7].

수술 전부터 다른 관절에 대한 영향을 예상하고, 조기에 보장구나 대상(보상)방법을 대응해 두자.

3) 관절가동범위

관절가동범위 제한은 기능장애의 평가로서, RA의 평가와 치료에 반드시 필요하다. 그러나 관절가동범위 제한이 일상생활동작의 제한과 반드시 직접적으로 결부되지 않는다는 점에도 주의한다. 예컨대, 관절고정술이 시행되는 경우, 양호한 자세로 고정되며, 가동범위가 없어도 통증이 경감됨으로써 일상생활동작이 크게 개선되거나, 자조구의 병용으로 가동범위 제한이 대상(보상)된다.

또한 류마티스에서는 아래와 같은 주의를 기울이는 것이 중요하다.

① 가급적 능동적 가동범위와 수동적 가동범위의 양쪽을 측정한다.
류마티스에서는, 수동적인 가동범위보다 작은 범위밖에 자력으로 움직일 수 없는 경우가 많다.

② 통증이 출현하는 각도를 고려한다.
통증 때문에, 가동범위의 일부 또는 전체에 걸쳐서 실용적으로 움직일 수 없는 경우가 많다.

③ 측정부위의 가동범위 제한이 다른 관절에 영향을 주지 않는지 고려한다.
예컨대, 주관절이 굴곡할 수 없는 만큼 물건을 들었을 때, 수근관절에 무리한 힘이 걸리는 등, 다른 관절과의 균형을 항상 생각해 둔다.

4) 근력

- 염증 · 통증 · 관절파괴 · 폐용으로 근력저하가 일어난다.
- 통증이나 구축 때문에 정확한 파악이 곤란한 경우도 많다(경직된 관절을 관절성형술 등을 시행하여 가동할 수 있도록 한 경우, 근력이 없으면 불안정하기 때문에 오히려 기능을 하지 않게 된다. 평소부터 근육을 촉진하여 긴장만으로 근력을 측정할 수 있도록 훈련하여 둘 것).
- 도수근력검사
  먼저 가동범위를 검사하여, 고려할 것.
- 만체트법[8]
  혈압계의 만체트(manchette)를 쥐는 것에 의해서 악력을 측정한다.
  최초에 20mmHg까지 만체트에 압력을 걸어둔다. 100mmHg가 악력계의 8kg에 상당한다. RA 후기(단계 Ⅲ～Ⅳ)에 이용되는 경우가 많다.

5) 일상생활동작

일본류마치스재단에 의한 일상생활동작의 평가표

(일본의사회편 재활 매뉴얼, 일본의사 신보사에서 변경)

일상동작 \ 장애도		보통사람과 마찬가지로할 수 있다 (0점)	어떻게든 혼자 할 수 있다		사람의 도움을 받으면 할 수 있다 (3점)	전혀 할 수 없다 (4점)
			별로 불편을 느끼지 않다 (1점)	불편을 느끼는 일이 많다 (2점)		
상지의 동작	수도꼭지를 틀다					
	머리를 빗다(머리의 손질)					
	수건을 짜다					
	가득 찬 주전자를 들어 올리다					
	옷을 입거나 벗거나 하다					
하지의 동작	아침 잠자리에서 일어나다(이부자리 · 침대)					
	3분 정도 걷다					
	계단의 오르내리기					
	바닥의 물건을 줍기 위해 웅크리다					
	온돌이나 마루바닥 위에 앉다					

일본류마티스재단의 약효검정위원회에서 사용되고 있는 평가표를 기재하였는데, Barthel Index 등도 흔히 사용된다. 그러나, 실제로 환자의 가정 내에서의 역할이나 환경이 크게 관여한다. 우선 평가표로부터 떠나서, 환자의 가정 내에서의 생활상황을 파악하는 편이 좋다(다만, RA와 같은 만성 통증성 질환에서는 우울적으로 병상을 계속해서 호소하는 사람도 많으므로, 지나치게 이야기에 열중하지 않도록 주의할 것).

손가락은 변형에 비해서는 기능적으로 좋은 경우가 많다(비교적 천천히 변형이 일어나고, 지각이 유지되어 있기 때문이다).

6) X선 소견

관절변형의 정도를 시각적으로 파악하는 데에 필요하다.

또한, 관절가동범위나 근력강화훈련 · 일상생활동작훈련 등을 시행할 때에, 건강한 관절과 같이 이환된 관절을 움직이는 것이 아니라, 관절변형에 맞춰서 움직여야 한다. 이를 위한 이미지(image) 만들기에서 X선 화상의 확인은 중요하다.

정상적 해부가 아니라, 화상과 운동기능으로부터 관절의 상태를 파악할 것.

호소가 없는 범위도 체크하여, 앞으로의 증상악화에 대비해둘 것.

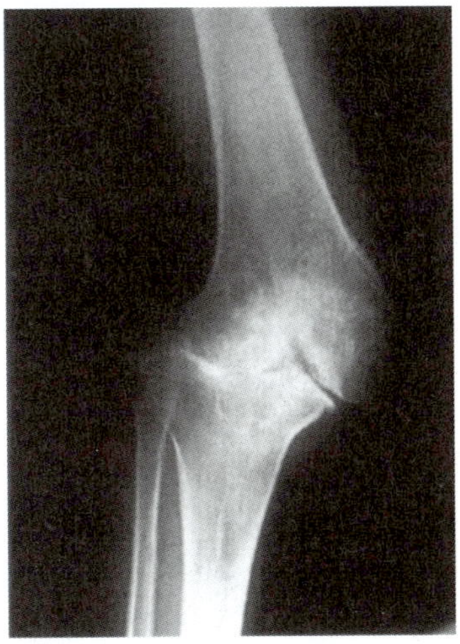
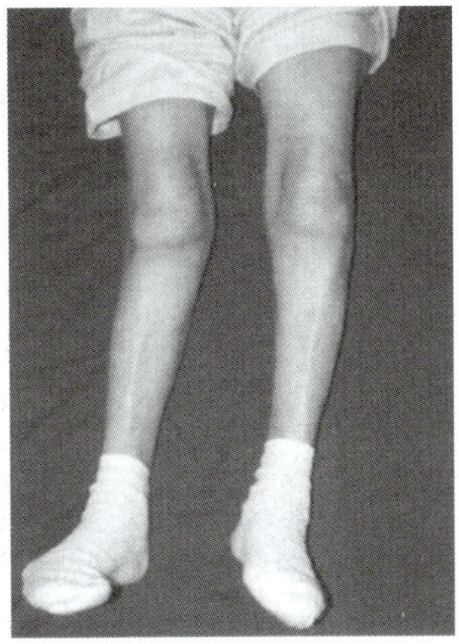

단계 Ⅲ의 골 파괴가 진행되면, 단계 Ⅳ의 골의 강직을 일으키는 일도 있으나, 반대로 골 흡수가 현저해져, 지지성을 상실하는 경우도 있다. 이것을 무티랑스변형(정의에 대해서는 확립되어 있지 않다)이라 한다. 무티랑스변형에서는 지절골이나 중수골의 소실에 의해서 손가락이 단축하고, 느슨해져 여분의 피부주름이 망원경과 같은 외관을 나타낸다(오페라글라스 변형).

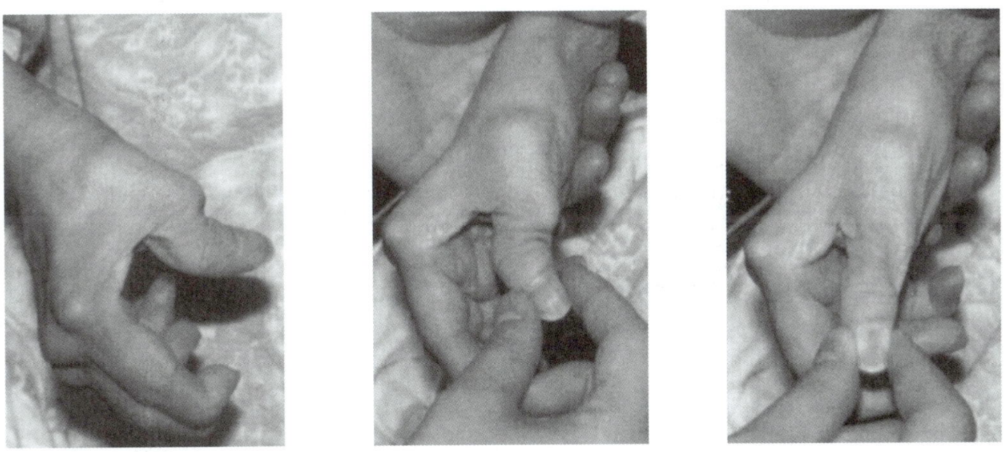

오페라글라스 변형　　당기면 ⟶ 늘어난다.

흔희 오페라글라스라 말하고 있으나, 이 신축의 방법을 보면 망원경(telescope) 변형이라 말하는 편이 좋다고 생각하지 않는지, 여러분.
(최근에 안 일이지만, telescoping hand라고도 말한다고 한다)

7) 란스버리(Lansbury)의 평가

류마티스의 활동성을 세밀하게 파악하여, 정량적으로 판정할 수 있다는 점에서, 란스버리의 평가법이 세계적으로 널리 사용되고 있다. 란스버리는 류마티스의 여러 증상 중, 그 활동기에는 항상 관찰되며, 게다가 정량적으로 판정할 수 있는 증상으로서, 다음의 6개 항목을 선정하였다.

아침의 뻣뻣해짐 · 피로 · 통증 · 근력저하 · 혈액침강속도 항진 · 관절지수(통증의 확산)

다만, 그 주목적은 소염요법의 효과판정이고, 기능장애의 평가는 아니다. 물리치료에서는 온열 ·

전기 · 수치료라는 물리적 인자(physical agent)의 소염효과를 보기 위해서는 좋으나, 기능평가에는 도움이 되지 않는다.

CRP로 염증의 상황을 파악하는 편이 간단하다.

3 류마티스성 관절염의 치료

약물요법
재활
수술
이상의 치료를 바탕으로 하여 환자의 병태에 따라서 단계적으로, 또는 동시 진행적으로 시행한다.

1) 약물요법

약제		부작용
비스테로이드계 항염증제(NAIDs)	→	소화기장애 · 빈혈
부신피질호르몬 (스테로이드)	→	골다공증 · 근증(myopathy) · 정신증상 등 많은 부작용
면역조절제 (금제제 · SH화합물 외)	→	신장장애 · 간장장애 · 피부장애
면역억제제	→	신장장애 · 간장장애 · 조혈기관장애 · 소화기장애 · 간질성폐렴
생물학적 제제	→	이감염성

사용약제의 작용기전, 특히 부작용은 물리치료사라 할지라도 이해를 해두어야 한다. 특히, 장기간에 걸친 스테로이드 투여에 의한 골다공증은 골절의 위험성을 내포하고 있으며, 자주 운동치료의 변경을 야기한다.

2) 재활

(1) 생활지도

- 염증증상이 심한 시기에는 안정을 한다.
  다만, 심한 염증이 없는 한 관절을 움직이는 연구가 필요하다.
- 과로를 피한다
  충분한 수면을 취한다. 가능하면 낮잠도 1시간 정도 자게 한다.
- 영양의 고려(고단백, 지방 · 미네랄 · 비타민을 충분히 섭취한다)
  균형이 잡힌 식사가 전신성 질환인 RA에 중요하다.
- 보온
  몸을 차게 하면 증상이 악화하는 경우가 많다(한랭요법이 금기라는 의미는 아니다).
  아침의 뻣뻣해짐이 심한 것에서도, 아침에 목욕을 하면 증상이 경감한다.

(2) 물리치료

i) **목적** :

① 관절가동범위의 유지와 개선
② 근력의 유지와 강화
③ 관절변형의 예방과 교정
④ 통증의 경감
⑤ 일상생활동작능력의 유지와 개선
⑥ 체력의 유지와 개선
⑦ 근육경축의 이완(relaxation)

이상의 것을 목적으로 하는데, 초기부터 시작하는 것이 바람직하다.

ii) **방법** :

• 안정

염증증상이 심한 시기 → 안정 · 관절의 부목 고정
고정은 통증이 완화되면 즉각 해제한다.
초기에는 24시간 이내를 기준으로 한다.

관절의 변형구축 예방 → 부목 고정

• 온열요법

→ 핫팩(hot pack)이 의외로 효과적이다(손가락 등 작은 관절에서는 핫팩의 무게로 통증이 일어나므로 주의한다)

진통
혈류개선
근 위축 · 관절구축의 개선

• 한랭요법

점액낭염을 수반한 관절증상에 효과를 나타내는 경우가 있다.

• 운동치료

① 관절가동범위훈련

병상에 누워있는 동안에도 1일 수 회 전체관절의 가동범위를 전체에 걸치는 능동운동을 시행한다.

가급적 체중의 하중면제에 의한 능동운동 · 저항운동을 유념한다.

관절파괴의 예방을 위해 관절 압박력이 큰 닫힌운동사슬 훈련은 피한다[9].

환축관절에 병변이 미치면, 경추 전굴에 의해서 척수가 압박을 받을 우려가 있으므로 주의한다.

② 근력강화훈련

근력강화훈련의 양이 많은 증상사례가, 관절파괴나 운동기능 장애의 진행이 느리다는 보고도 있다[10].

RA초기 (단계 Ⅰ～Ⅱ) : 등장성 수축
RA중기 (단계 Ⅱ～Ⅲ) : 등척성 또는 등장성 수축
RA후기 (단계 Ⅲ～Ⅳ) : 등척성 수축(염증활동기도 이에 준한다)

③ 수중훈련

풀을 이용한 훈련은 관절에 부담을 주기 않고, 근력강화나 관절가동범위훈련을 시행할 수 있다.

3

(3) 보장구요법 [11)]

류마티스환자의 보장구요법은 관절변형의 다양성이나 주위관절 이환의 정도가 환자에 따라서 다르기 때문에, 획일적인 보장구로는 대처하기 어렵다. 이 때문에 개개의 환자에 맞춘 보장구를 고려하게 된다.

i) 목적 : ① 관절의 안정을 유지하고 염증을 진정시킴
② 관절의 변형예방
③ 관절의 하중면제나 불안정에 대한 지지 등

ii) 유의할 점 : ① 견고한 고정은 시행하지 말 것
고정이 견고하면 심리적 압박감도 강하다.
구축 · 근력저하의 조장.
② 과도한 변형교정은 시행하지 말 것
통증이나 욕창을 만든다.
③ 환자 혼자서 장착이 가능할 것
다관절(주로, 손가락)에 장애를 갖고 있다는 것을 고려한다.
④ 경량이고 장착감이 좋으며, 장시간의 장착이 가능할 것
⑤ 관절고정에 의한 근린관절에 대한 영향을 고려할 것
⑥ 류마티스 증상은 유동적이기 때문에, 재조정 · 재가공 등 계속적인 팔로 업(follow-up)이 필요하다

이상, 기초요법이나 생활지도는 전체 사례에서 시행된다. 물리치료는 조기부터 시행하는 것이 좋지만, 아직 조기치료는 일반적으로 시행되고 있지 않는 것이 현 상황이다. 기타의 치료수단은 증상의 경중이나 장애의 진행정도에 따라서 선택된다.

비교적 증상이 가벼운 시기의 물리치료는 류마티스체조나 가정에서의 생활지도가 중심이 된다.

관절파괴가 진행하여 ADL장애가 진행된 증상사례에서는 부목(splint) 등 보조수단을 시도한 후, 수술의 적응도 나온다. 그리고 중증사례에서는재택－관리를 고려한 접근방법이 필요하다.

3) 수술

전신관리(약물에 의한 류마티스 활동성의 조절)가 시행되고 있고, 보존요법보다 수술이 효과적이라 판단된 경우에 적응이 된다. 그 내용과 시기는 물리치료사도 파악을 해두어야 한다.

활막절제술 : 활막염에 대해서 그 진행을 1차적으로 정지시킬 목적으로 시행되는 것으로, 관절파괴가 진행되기 전(단계 Ⅰ 또는 Ⅱ)에 시행된다.

관절성형술 : 인공관절치환술을 포함하여, ADL에 고도의 장애나 견디기 어려운 통증을 초래하면 적응이 된다.

신경제압술 : 척수압박증상 등 마비가 일어난 경우.

각각의 수술은 타이밍을 놓치면, 난치성의 구축이나 근력저하 · 골 위축 · 재건이 곤란한 관절이나 골 파괴 등이 일어난다. 물리치료사이니까 반드시 보존요법으로 어떻게든 하려고 생각할 것이 아니라, 수술과 물리치료를 서로 잘 보완하는 것을 생각해야 한다.

류마티스 치료를 하고 있는 의사라도, 반드시 수술적 치료의 모두를 파악하고 있지 못한 경우도 있다. 이 때문에 물리치료사 쪽에서부터 물리치료의 한계를 보여주고, 수술 적응의 가부를 상의하는 것도 필요하다.

수술의 이점과 불리한 점을 파악하고, 물리치료사의 입장에서 개선되는 점과 장애되는 면을 의사

에게 전달하는 것도 중요하다.

예 : 인공고관절전치환술을 시행하면 통증은 소실함과 동시에, 큰 병변(이환된 관절)이 절제되기 때문에, 전신의 류마티스의 활동성이 개선되는 경우도 많다. 반면에, 가동범위 제한이나 탈구의 위험성이 생긴다.

4) 관절파괴의 예방 [12)]

(1) 과도한 하중의 제한

골다공증 · 불안정 관절의 치료

보장구 등에 의한 관절의 안정 후에 적절한 하중

(2) 관절 불안정성의 억제

보장구에 의한 안정성의 확보

근력강화와 관절가동범위훈련

(3) 불량자세의 방지

보장구 · 자조구의 사용

ADL의 지도

(4) 골다공증의 예방

골절의 위험인자로서는 가장 중요

스테로이드 장기투여 사례에서는 주의가 필요

활동성의 저하도 하나의 요인

근육량과 골염량은 비례한다는 보고도 있다.

(5) 만성염증의 억제

안정이나 약물투여

염증으로부터 증상의 악순환이 발생한다.

염증 ⇒ 통증 · 종창 ⇒ 부동 ⇒ ROM ↓ 근력 ↓ 골 위축 ↑

주의점 ▶ 류마티스성 관절염의 약물치료

종전에 류마티스성 관절염의 약물치료는 비스테로이드계 소염진통제 등의 효과는 약하지만 부작용이 적은 약제에서부터, 차례로 효과가 강하지만 부작용이 큰 것으로 단계적으로 사용해가는 방침이었다. 최근에 와서, 메토트렉세이트(methotrexate)를 중심으로 한 각종 약제의 개발과 함께 류마티스성 관절염의 약물치료의 목적이 종전의 염증증상의 개선이 아니라 장래에 발생하는 관절파괴를 방지하는 것으로 변화해왔고, 또한 그 치료효과도 확인되고 있다. 그 결과, 류마티스성 관절염를 조기에 진단하여, 면역억제제 등의 관절파괴의 발병을 방지할 수 있는 약제를 조기부터 사용하는 방향으로 변화하였다.

4 류마티스성 관절염의 생활지도

관절의 변형이나 파괴를 방지하기 위해, 변형하기 쉬운 방향으로의 스트레스를 피하거나, 외력을 작은 관절이 아니라, 가급적 큰 관절로 받도록 한다. 아래에 몇 가지의 예를 보여준다.

(1) 수건 짜기

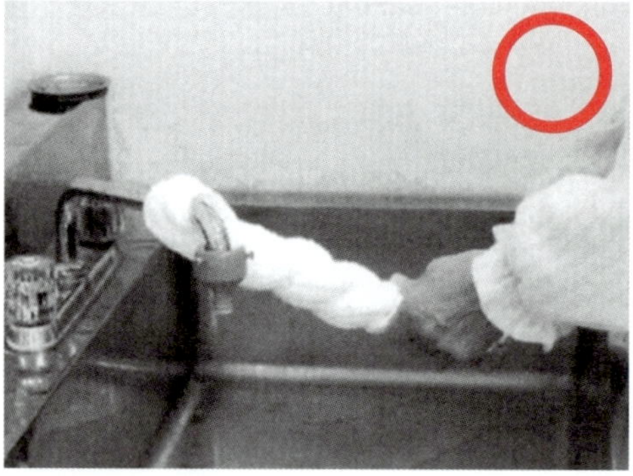

타월을 짤 때는 수도꼭지나 가랑에 걸어 양손으로 짠다. 또는 눌러서 짠다.

(2) 걸레질

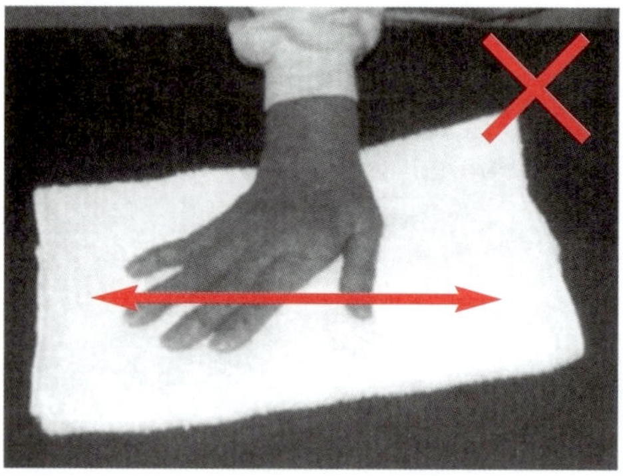

수근관절 · 손가락 모두 과부하가 걸린다.

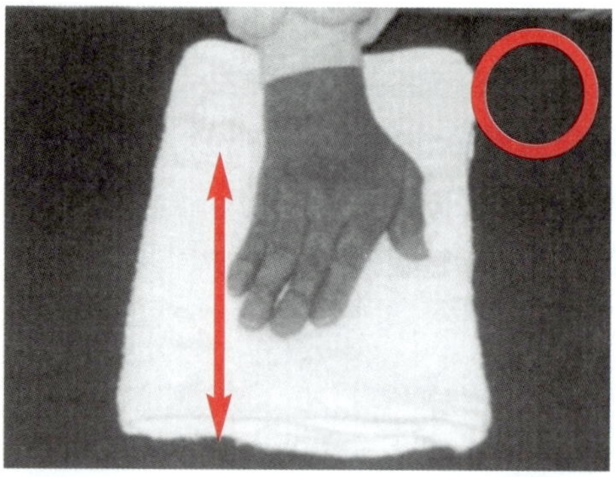

수근관절 손가락을 중간위치로 하여 부하를 경감한다.

(3) 주전자를 드는 방법

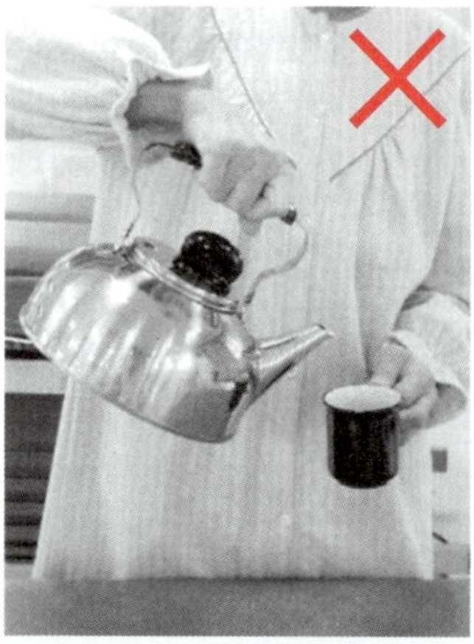

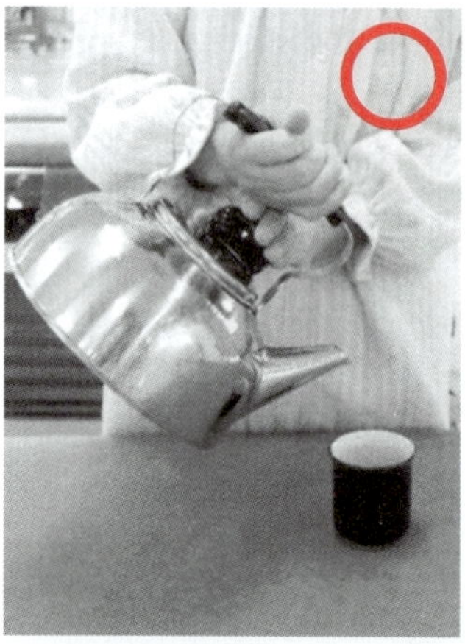

주전자는 손잡이를 손바닥으로 받쳐서, 테이블 위에 놓은 컵에 따른다.

(4) 짐을 드는 방법

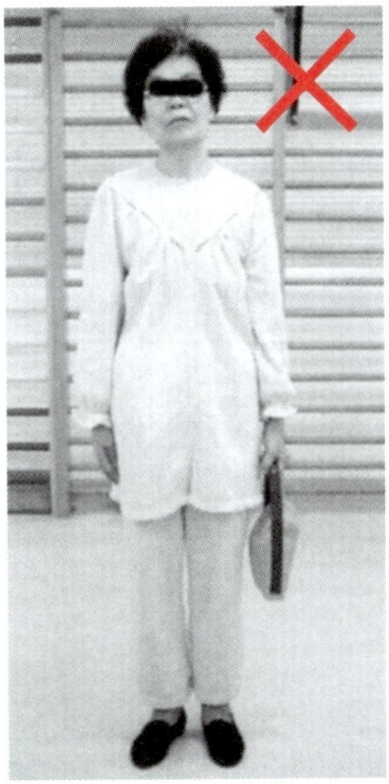

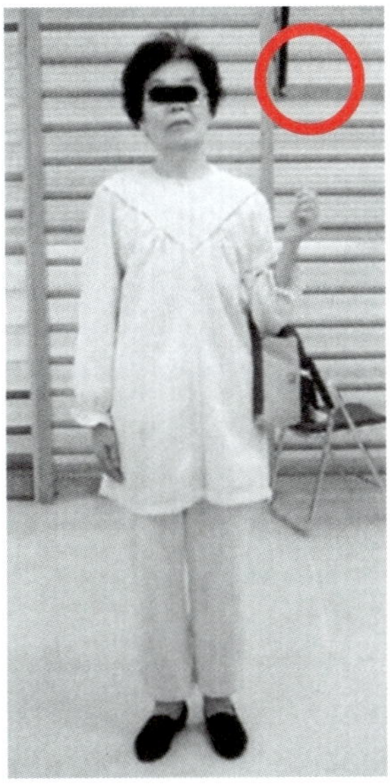

짐은 손으로 쥐지 않고, 팔꿈치에 껴안는 것처럼 하는 편이 좋다.

(5) 컵을 드는 방법

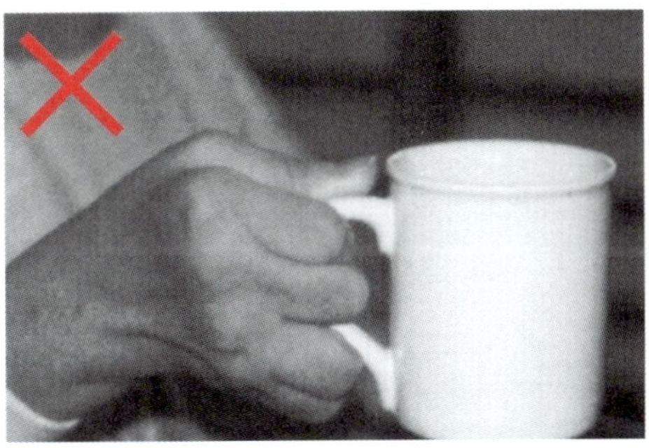

손가락의 척측전위 강화

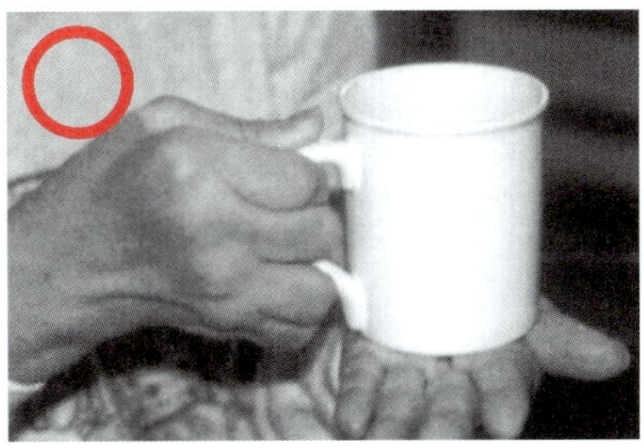

아래로부터 컵을 지지함으로써 손가락에 걸리는 부담을 경감한다.

수근관절을 중간위치로 할 수 있으면 더 좋다.

(6) 스푼을 드는 방법

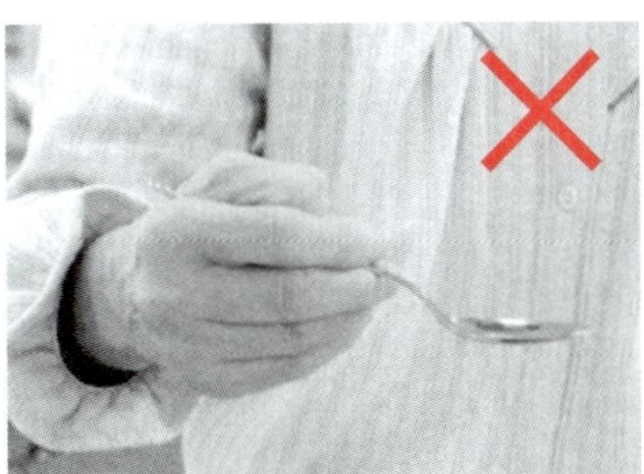

손잡이가 가느다란 스푼을 보통으로 들면, 손가락에 부담이 간다.

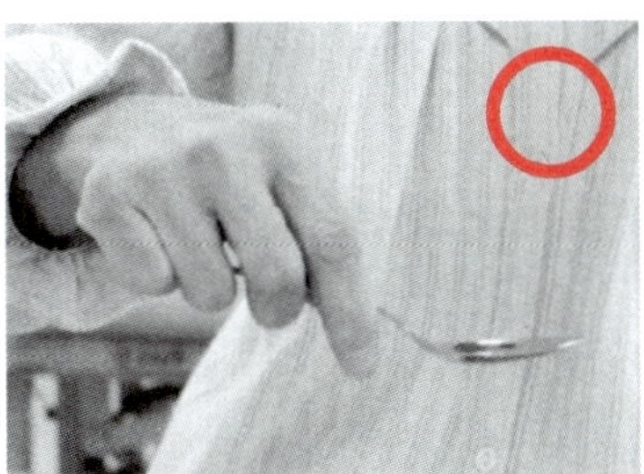

손잡이를 위로부터 쥐도록 하면, 부담이 적다.

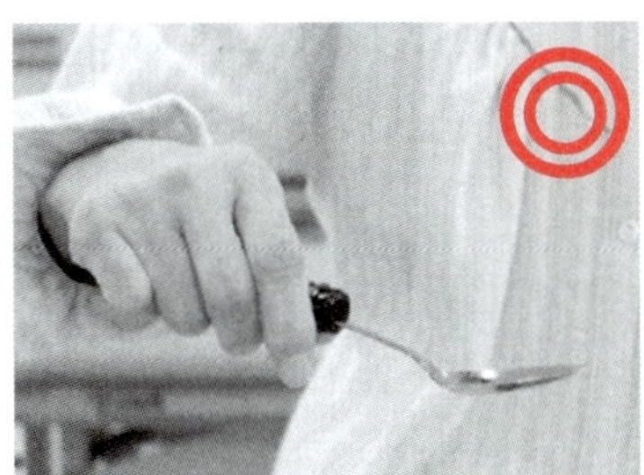

손잡이가 굵은 스푼을 사용하면, 더욱 부담이 적어진다.

(7) 냄비의 종류

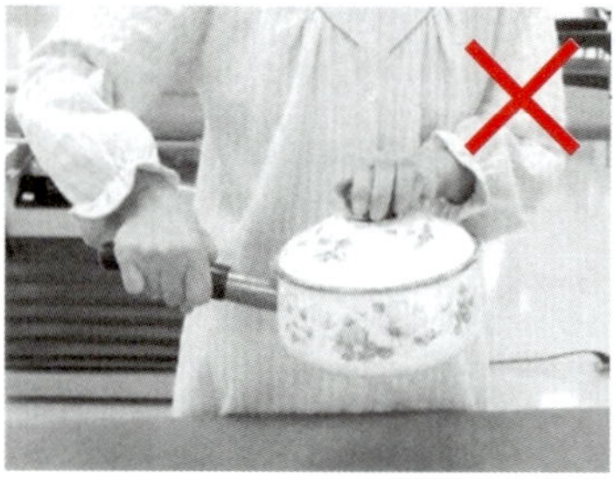

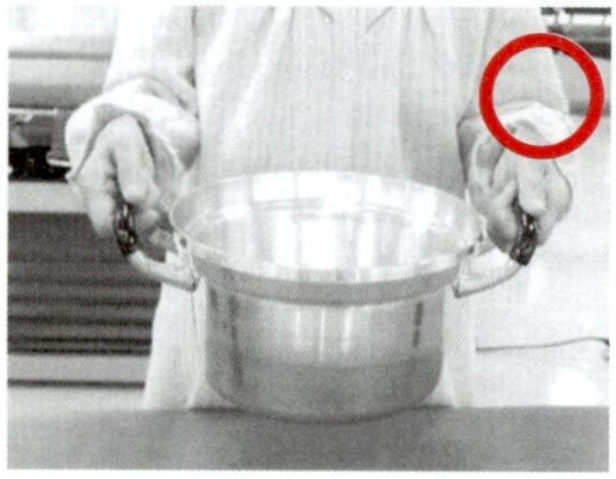

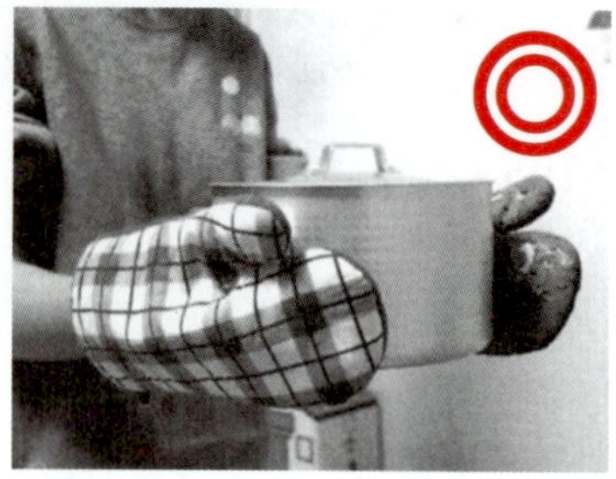

손잡이가 한쪽에만 달린 냄비는 손가락이나 수근관절에 걸리는 부하가 크므로 손잡이가 양쪽에 달린 냄비를 사용하도록 한다.

가능하다면 냄비를 잡는 기구를 사용하고, 손바닥 기저부로 잡는다.

(8) 침대에서의 일어나기

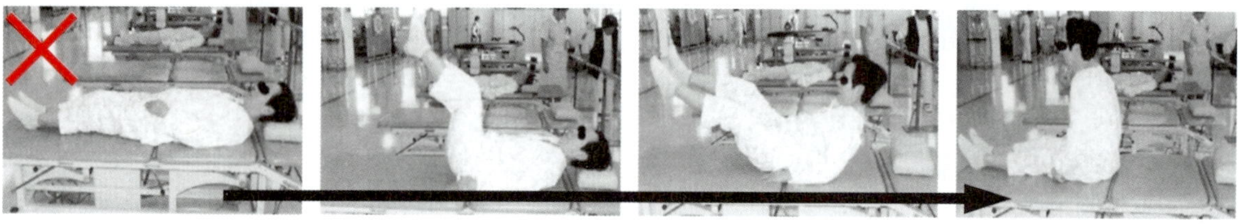

위의 사진과 같이 들어올린 발을 내려치는 반동으로 일어나는 환자가 많다. 경추에 걸리는 부담도 많으므로 피해야 한다.

그 대상(보상)으로 책에서는 침대 곁에 봉(bar)을 내놓고 하퇴로 걸거나, 발아래에 끈을 늘어뜨려 그것에 발을 걸어서 일어나는 것을 보여주하고 있다.

그러나, 최근에는 30만원 전 · 후부터 일반 침구점에서 전동침대가 팔리고 있으므로, 그것을 이용하는 편이 좋다.

(9) 휠체어 구동

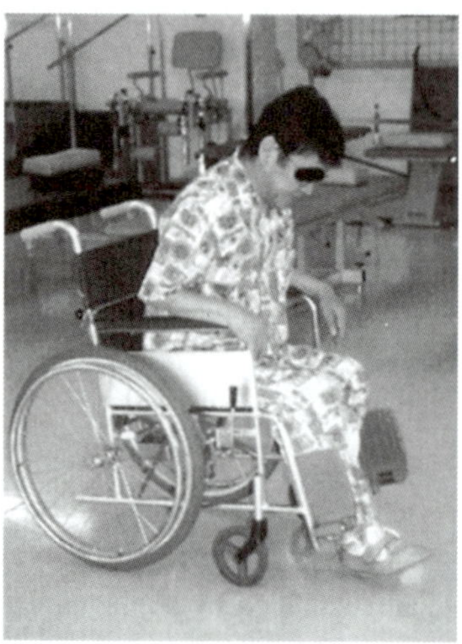

휠체어를 구동할 때는, 상지를 사용하지 않고, 양발로 구동하는 방법도 있다.

5 류마티스성 관절염의 보장구

1) 손가락 척측전위의 예방

일상생활에서는 척측으로의 스트레스가 걸리는 경우가 많다. 이것에는 야간보장구 · 작업 시의 부목(splint)이 그 예방에 효과가 있고, 경증사례에서는 척측전위가 교정된 것도 있다.

요점으로 류마티스보장구(부목)는 장착한 채로 ADL이 가능하고, 자력으로 장착할 수 있을 필요가 있다.

아래에 비교적 간단하게 제작할 수 있고, 효과적인 보장구를 소개한다.

척측전위 교정용 보장구 [천과 벨크로(Velcro)로 작성한 보장구와 그 장착]

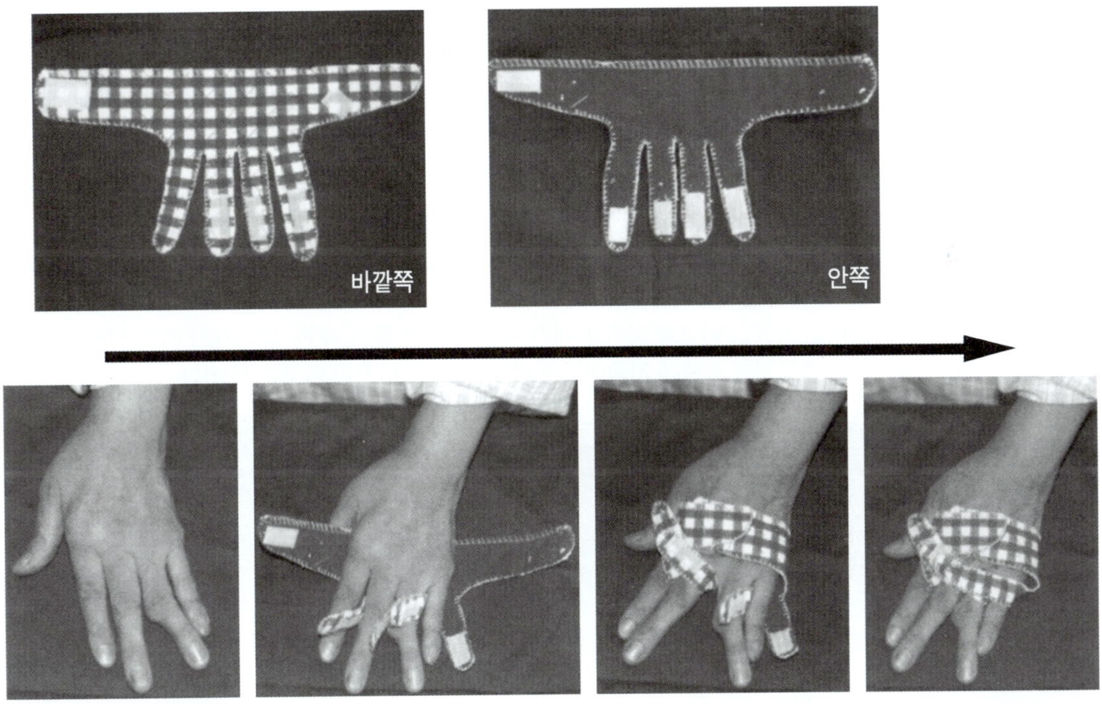

사진에서 약지(ring finger) PIP관절이 척측으로 외반하여 있으나, 보장구는 MP관절의 외반을 교정하고 있으므로 잘못이 없도록 할 것.

> **힌트 : 류마티스 환자와 접촉하는 방법**
>
> 류마티스와 같은 통증성 질환에서는 이환된 관절을 만져주고, 상태를 설명해주는 것만으로도 환자의 마음이 누그러지는 경우도 많다. 우선 온화하게 만져주는 것이 중요하다.

2) 경추칼라

경추의 불안정성에 대해서, 보장구요법이 흔히 시행된다. 경부통이나, 두통, 경추운동 시의 상지 방사통이나 저린(마비) 느낌을 호소하는 경우에 처방된다.

경추병변 중에서도 환축관절 아탈구의 빈도가 가장 높다. 경추의 굴곡으로 치상돌기와 환추 후방에서 척수가 압박되기 때문에, 과도한 전굴을 제한한다. 또한 축추 치돌기 주위에 육아가 존재하거나, C3 레벨 이하의 하위경추의 아탈구에서는 신전위치에서도 증상이 출현하기 때문에, 신전위치의 제한도 필요하다.

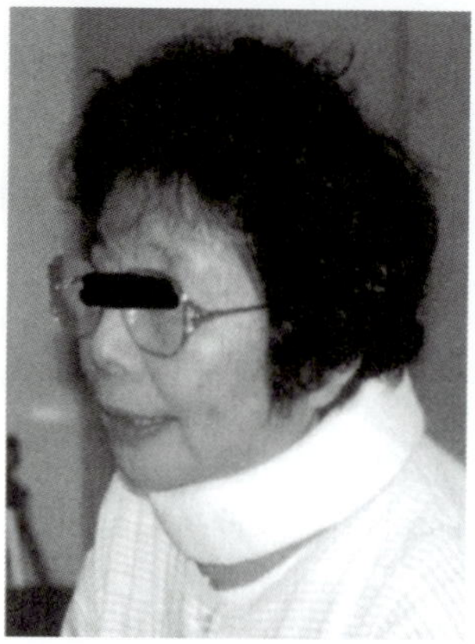

경추칼라

경부의 안정을 위해, 연성 칼라가 자주 사용된다.

힌트 : 류마티스 환자의 지팡이 사용에 대한 보장구

류마티스성 관절염 환자의 상지는 원래 하중관절이 아닌 만큼 지팡이의 사용에 의해서 손가락 · 손 · 팔꿈치 · 견관절을 상하게 하기 쉽다.

또한, 류마티스 환자용으로 흔히 소개되어 있는 플랫폼식 지팡이(전완지지 지팡이)는 장착이 어렵고, 일어설 때에 사용할 수 없는 등의 문제점이 있다.

그래서, 산신령 지팡이의 사용은 비교적 상지에 대한 부담도 적어 좋다. 또한, 일어서기 때의 지지로써도 사용하기 쉽다. 최근에는 스토크형 보행용 지팡이도 판매되고 있다. 미관상 더 좋아져 있다.

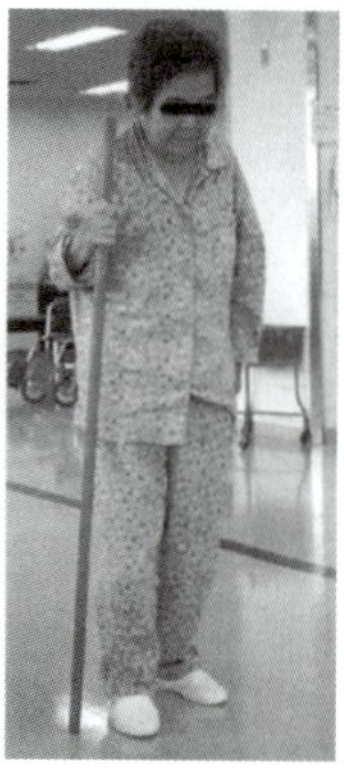

산신령 지팡이

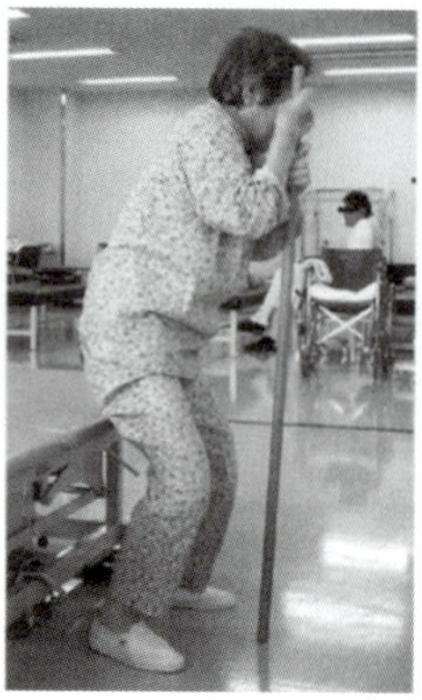

산신령 지팡이는 일어서기의 보조로도 사용할 수 있다.

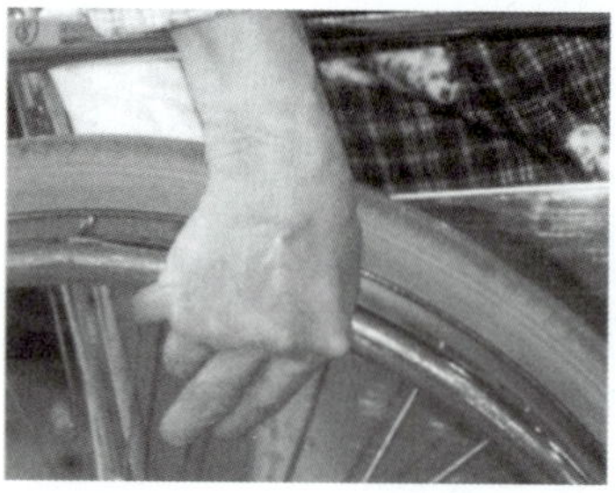

휠체어의 조작도 척측전위를 악화시킨다.

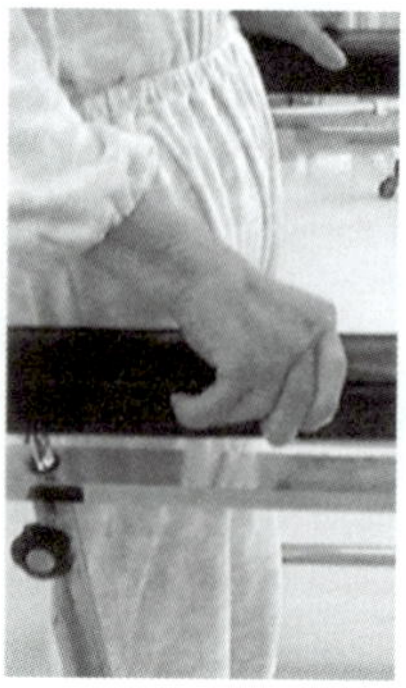

보행기를 사용할 때에 관찰되는 손가락의 변형 강화

(T자형 지팡이를 사용할 때에도 마찬가지의 것이 일어난다).

주의점 ▶ **산신령 지팡이**

산신령 지팡이는 그때그때 다른 높이의 부분을 쥘 수 있으므로, 허리가 굽은 고령자도, 허리의 각도를 바꿀 수 있으므로 유용하다.

6 류마티스성 관절염의 물리치료

류마티스성 관절염에서는 관절면의 형태 자체가 변화하여 있다. 그래서 관절가동범위훈련을 시행할 때에, 정상과 같도록 움직이는 것이 아니라, 약간 회전이나 관절면에서의 보조방향을 바꾸는 등을 하면, 그 자리에서 가동범위가 확대되는 경우가 자주 목격된다. 이것은 근력강화훈련의 전처치로서도, 매우 효과적이라 생각한다.

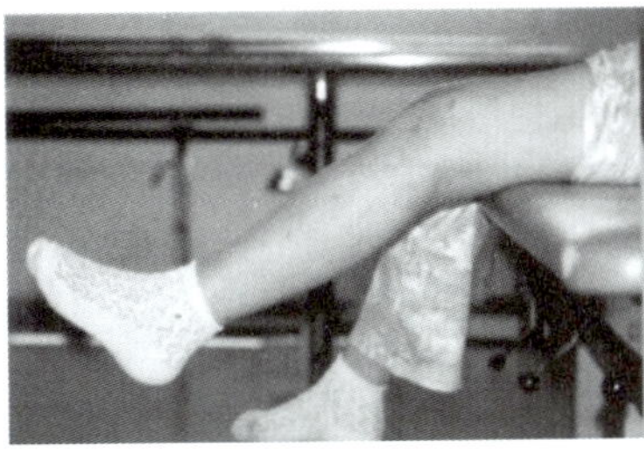

끌어내기 전

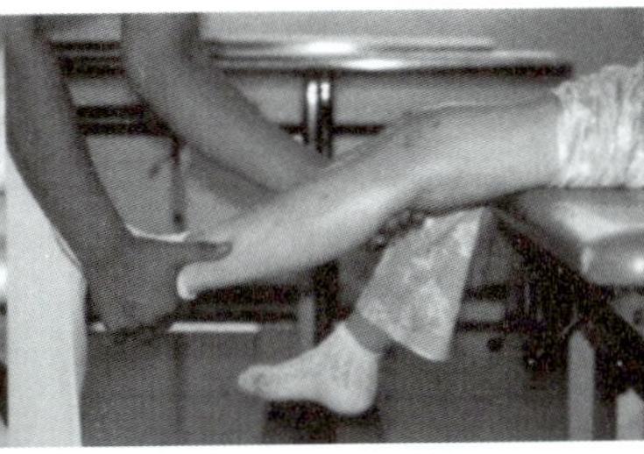

하퇴의 끌어내기 보조 중

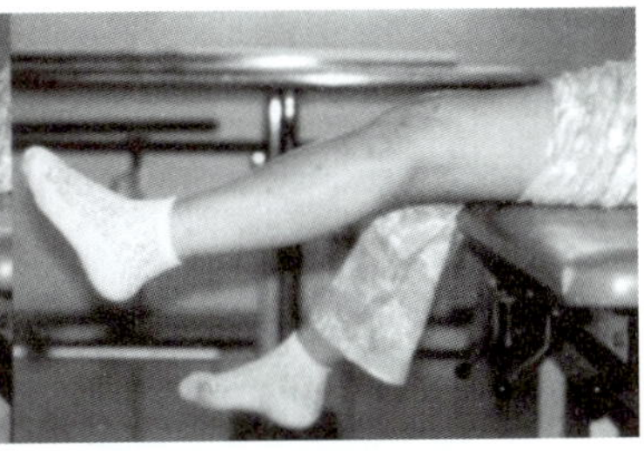

끌어낸 후

실제로 근력강화훈련을 시행할 때에는 우선 관절운동을 보조하여, 어떠한 보조가 통증이 없이 가동범위를 확대할 수 있는지를 본다. 다음으로, 마찬가지의 보조 하에 근력강화훈련을 시행한다.

아래에 실제 사례를 나타냈다.

1) 슬관절 신전근력강화훈련

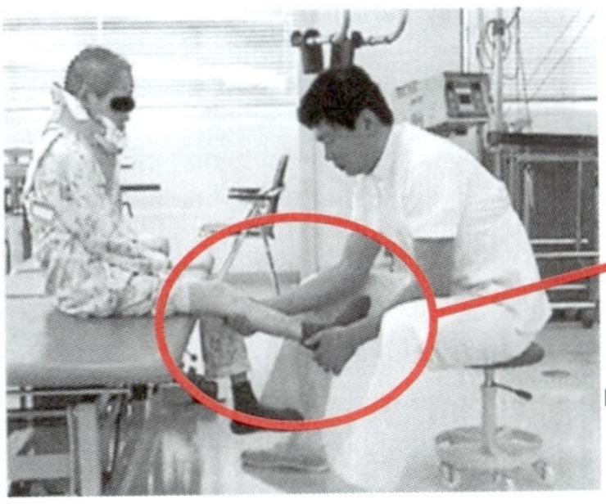

관절가동범위의 확대부터 시작

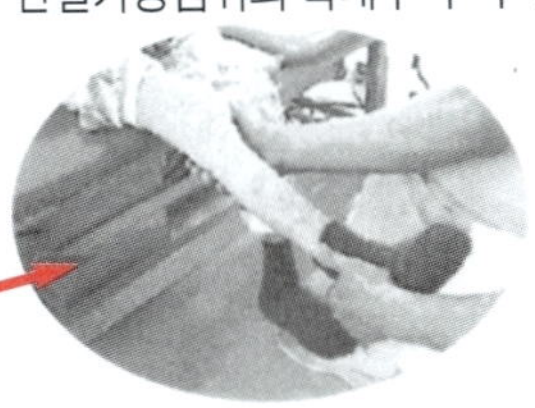

경골이 후방으로 함몰(sagging)하여 있는 경우. 경골 근위부 후면을 전방으로 끌어낸다.

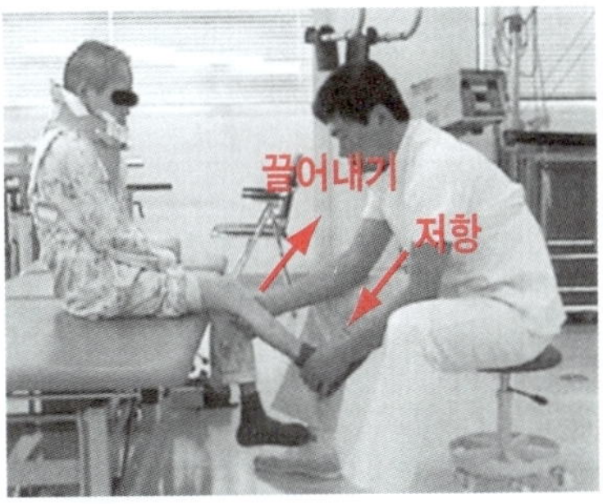

그대로, 하퇴 원위부에 저항을 걸어 근력강화를 시행한다.

경골 근위부는 무릎의 신전에 맞춰서 끌어낸다.

2) 슬관절 굴근근력강화훈련

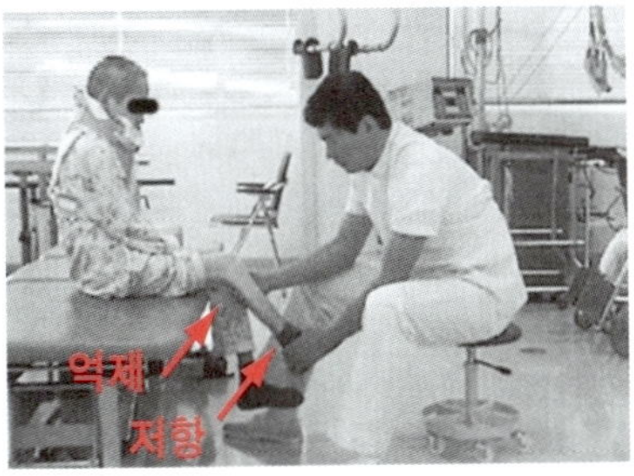

무릎을 굴곡할 때는 경골의 후방으로의 활주가 과도하게 되어 후방으로 처짐(sagging) 통증이 일어나는 일이 많다.

경골의 후방으로의 과도한 활주를 경골 근위부 후면으로 억제하면서, 하퇴 원위부에서 저항을 건다.

재활의 상식, 그것 정말? 류마티스의 근력강화

어째서인지, 류마티스의 근력강화라 하는 것만으로, 우선 등척성의 근력강화훈련을 선택하고 있는 사람을 많이 볼 수 있다. 확실히 통증이 심하고, 관절을 움직이는 것이 곤란하면, 그렇게 하지 않을 수 없다고 생각한다. 그러나, 앞에서 언급한 방법을 사용하면, 통증도 적고 크게 움직이는 근력강화훈련을 시행할 수 있는 것도 많이 볼 수 있다. 그렇지 않아도, 근력을 발휘할 수 없는 각도가 발생하기 쉬운 질병이다. 우선 1차적으로, 등장성의 근력강화훈련을 선택해보는 것이 어떠할까?

3) 류마티스체조

주로 가동범위의 유지를 목적으로 한 훈련이다.

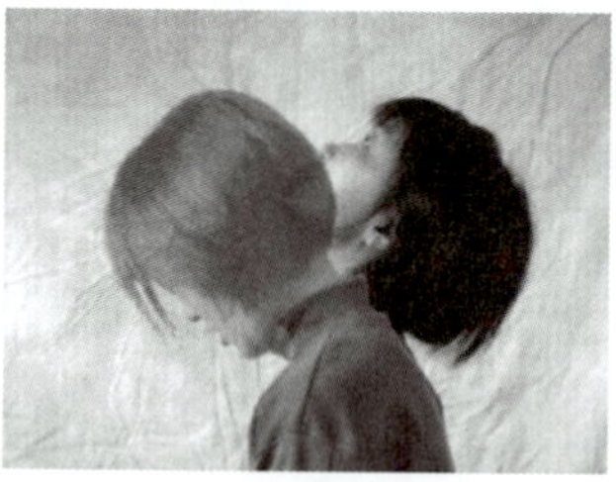

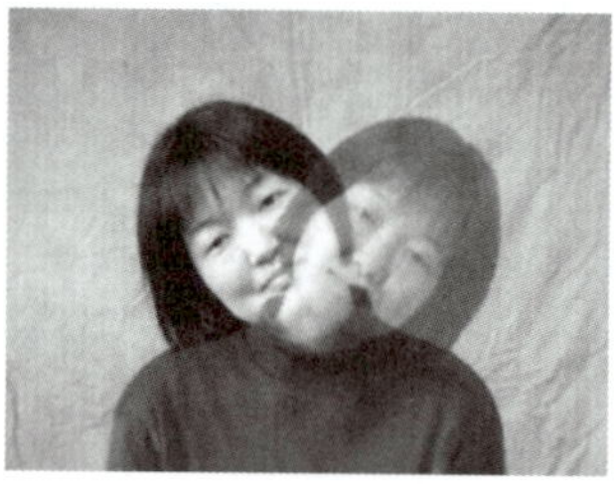

목의 전후운동과 좌우로 기울이기 운동

어느 쪽도 경부통을 유발할 것 같으면 중지한다.

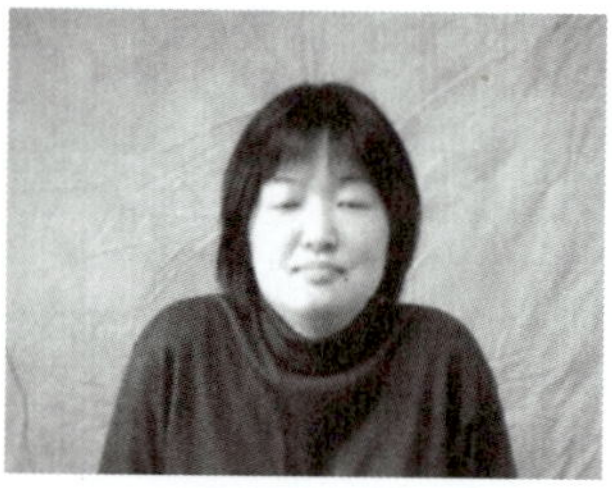

어깨를 움츠리거나 내리거나 하는 어깨 움츠리기 운동

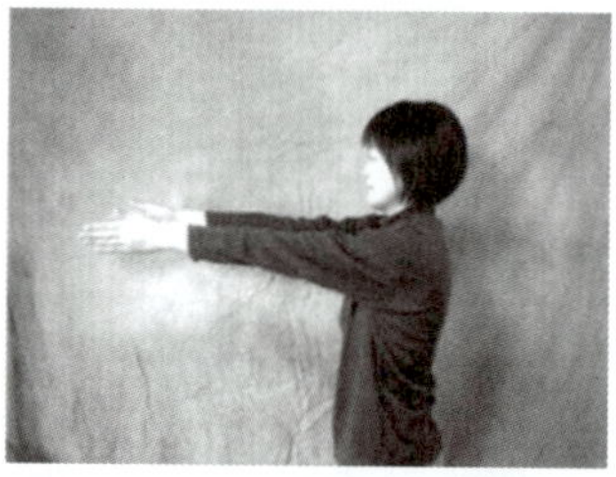

팔을 앞으로 올리기 운동

내릴 때에 신전영역까지 가져가도 좋다.

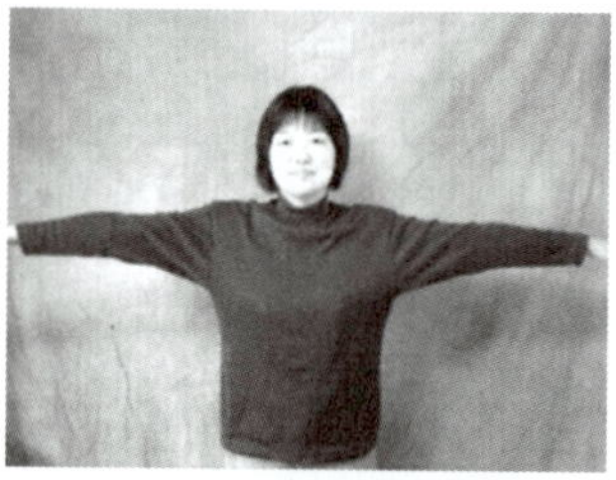

팔을 옆으로 올리기 운동

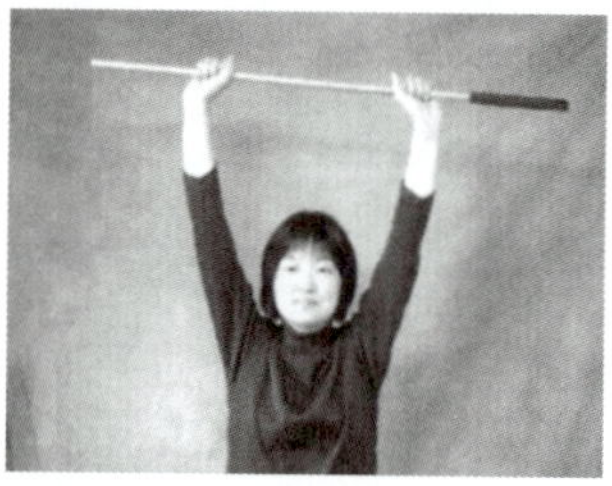

봉체조

견관절주위염의 봉체조와 같은 요령으로 시행한다.

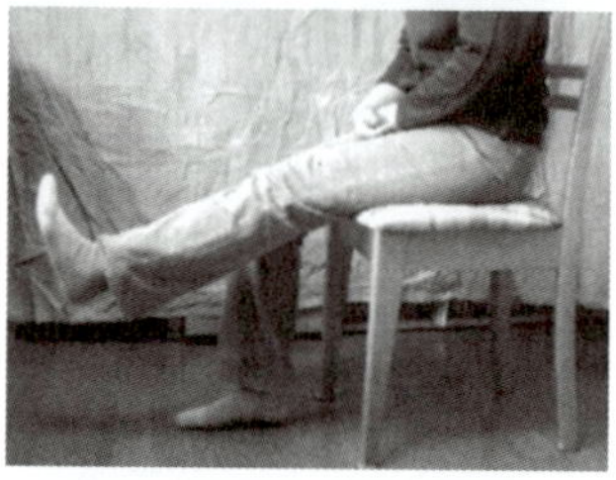

무릎을 굽히고 펴기 운동

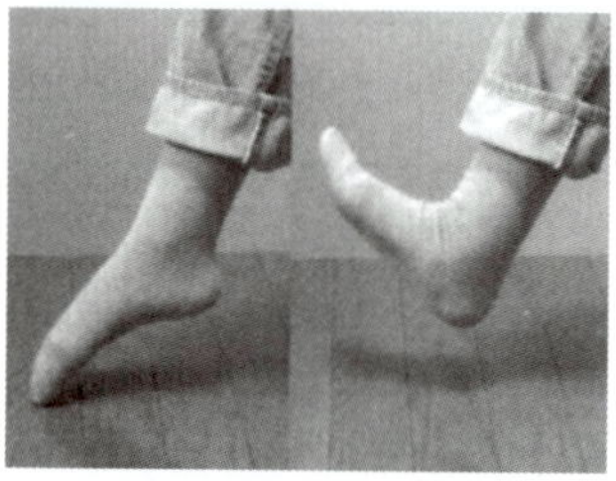

발목의 굴곡신전 운동

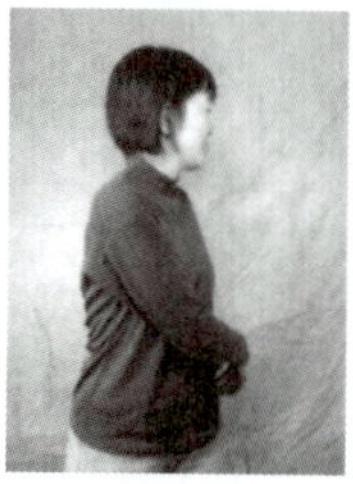

몸의 비틀기 운동

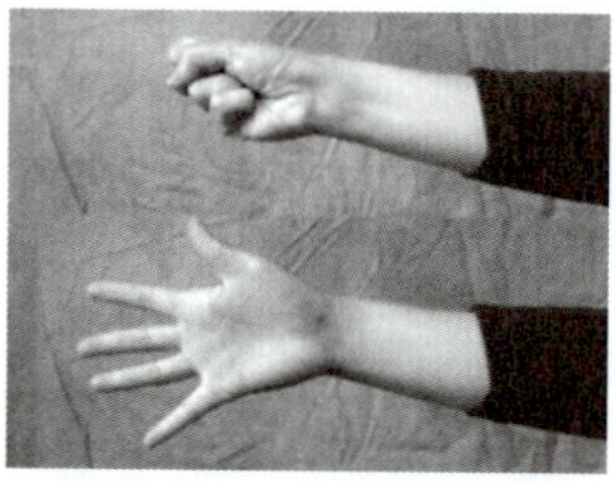

가위 · 바위 · 보 운동

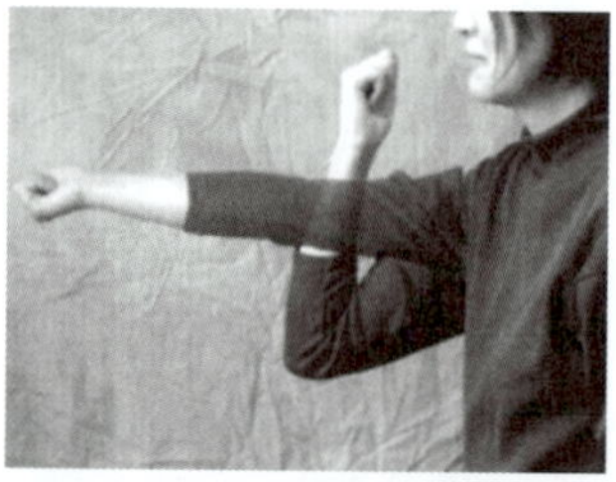

팔꿈치 굽히고 펴기 운동

4) 류마티스성 관절염의 문제점

류마티스성 관절염와 같은 진행성의 질환에 대해서는, 반드시 조기에 시작되고 있다고는 말할 수 없다. 기능장애가 상당히 조기에 시작되고 있다는 것이 밝혀져 있는 현재, 약물요법에 한정하지 않고 기능장애에 대해서도 조기부터 재활이 관여해가야 할 것이다.

일본에서는 류마티스성 관절염 환자의 체력에 대해서는 등급Ⅰ~Ⅲ의 평균이고, 건강한 사람의 70%라 한다.

발병초기부터 예방적으로 근력훈련을 해야 한다[10].

훈련은 건강한 사람의 70~80%의 체력이 기준이다.

이환기간의 장기화에 따라, 중증화한 경우 자리보전으로 연결된다.

호흡 · 순환기 등의 내과적 문제가 발생한다.

경추병변에 의한 신경증상.

특히 상위경추는 장애를 받기 쉽고, 환축관절의 파괴와 자주 아탈구가 관찰된다.

- 신경증상

  경부통 · 후두신경통 · 근력저하 · 손의 저림 · 손가락의 정교성운동장애 · 보행장애 · 배뇨 장애 · 호흡곤란

- 수술적응

  명백한 척수증상.

  보존적 치료에 저항하는 완고한 통증.

  경추운동으로 불안감을 수반하고, 전굴위치에서의 잔여 척주관 직경이 좁은(10㎜ 미만) 증상 사례는 비교적 적응이 된다.

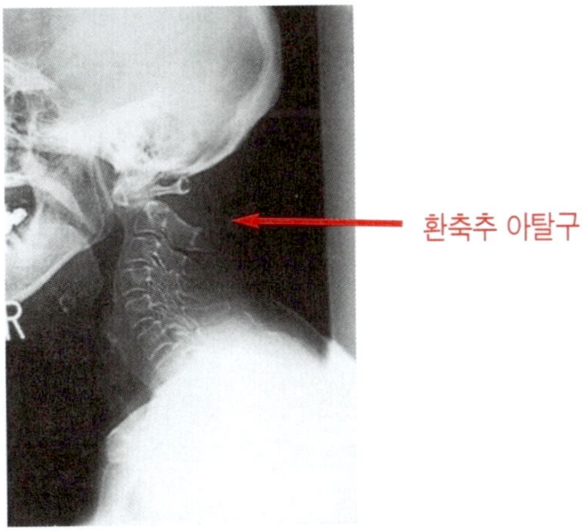

골절의 위험[13]

류마티스에서는 20% 전후의 증상사례에서 골절을 병발하고 있는 경우가 많다.

골절부위는 척추 > 발 · 족관절 > 고관절의 순서로 빈도가 높다.

프레드닌의 복용연수와 가장 상관성이 있다.

복용 1년에 대해서 골절의 위험성이 7% 증가한다.

복용기간 5년 이상에서 골절 발생률은 33%, 1일의 양이 2.5㎎ 이상은 위험도가 높다.

기타의 위험인자

골다공증의 존재 · 연령 · 신체활동의 결여 · 여성 · 병에 걸린 기간 · 악력장애(근력) · 저체중 등

힌트 : 정말 등척성 수축훈련인가?

학생에게 등척성 수축훈련을 시행시키면, 십중팔구, 환자에게 관절을 고정시켜 학생이 저항을 거는 훈련을 시행한다. 결과적으로는 원심성수축훈련이 되어버려, 류마티스와 같은 통증성 질환에서는 통증을 조장하는 결과가 되어버린다.

어디까지나 치료사는 벽이 되어, 환자에게 밀게 함으로써 등척성 수축이 된다는 것에 주의하자. 벽은 결코 되밀거나 하지 않는다.

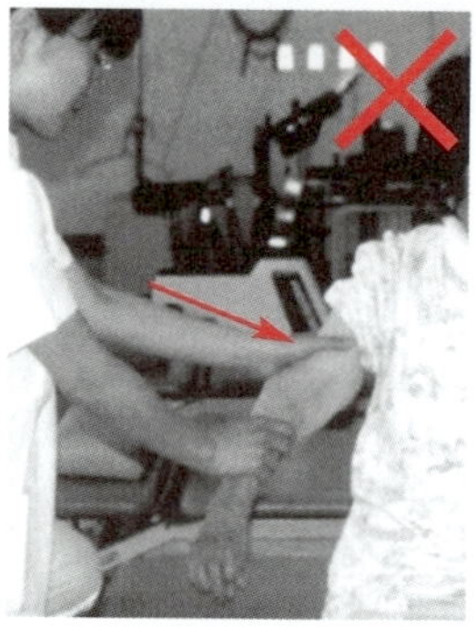

치료사가 환자의 고정된 관절을 움직이도록 저항을 가한다.

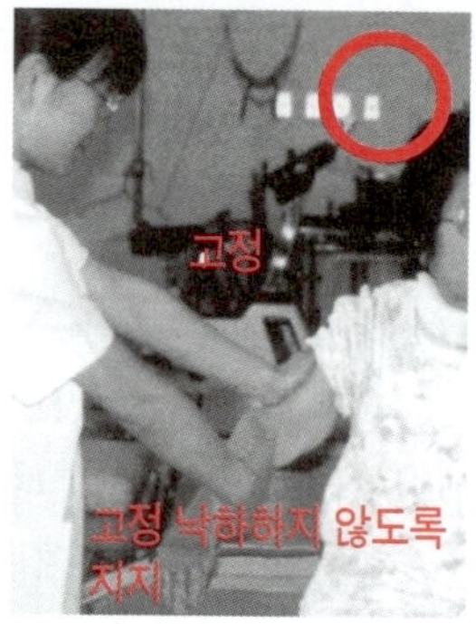

치료사는 관절이 움직이지 않도록 고정하고, 환자는 그것을 움직이도록 힘을 가한다.

힌트 : 거상한 어깨를 되돌릴 수 없다?

흔히 볼 수 있는 일인데, 거상한 견관절을 중간위치로 되돌릴 때, 도중에서 걸린 것 같은 저항과 심한 통증이 일어나는 경우가 있다. 그대로 되돌리려고 하면 더욱 통증이 심해지고, 최악의 경우 중간위치로 되돌릴 수 없게 된다.

이것은 원래의 관절운동과 동떨어진 움직임이 관절면에서 일어났기 때문이라 추정된다.

이 경우, 당황하지 말고, 우선 통증이 발생한 각도에서 멈추든지, 약간 다시 거상하여 통증을 경감시킨다. 다음으로, 환자에게 중간위치로 되돌리도록 힘을 넣게 하고, 치료사는 저항을 걸어 등척성 수축을 시킨다(환자는 통증을 두려워하여 거상하려고 하지만, 잘 달래기 바란다. 다시 환자에게 힘을 넣게 한 채로, 천천히 중간위치로 되돌리기 바란다.

자, 이상하게도 어깨가 순순히 중간위치로 되돌려졌지 않은가?

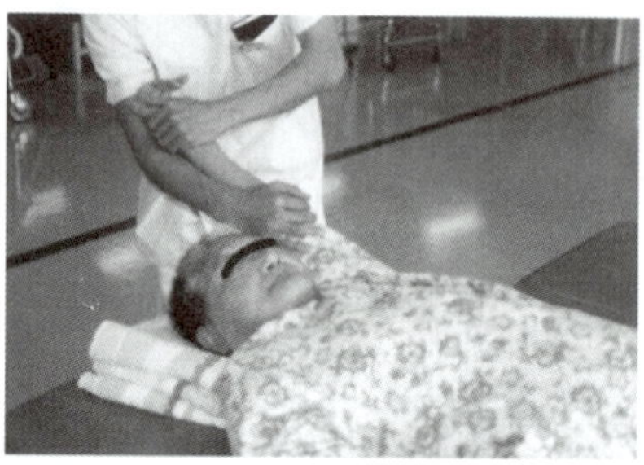

통증으로 중간위치로 되돌릴 수 없게 되면

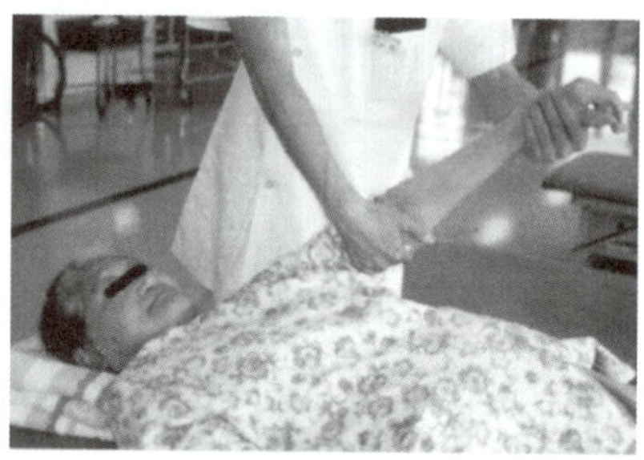

반대로 저항을 걸어서, 천천히 아래로 늘어뜨리자.

능동운동으로 시행하는 경우는 손을 가급적 멀리 내밀도록 하기 바란다. 관절면의 위치관계가 바뀌기 때문에, 마찬가지의 효과가 있다.

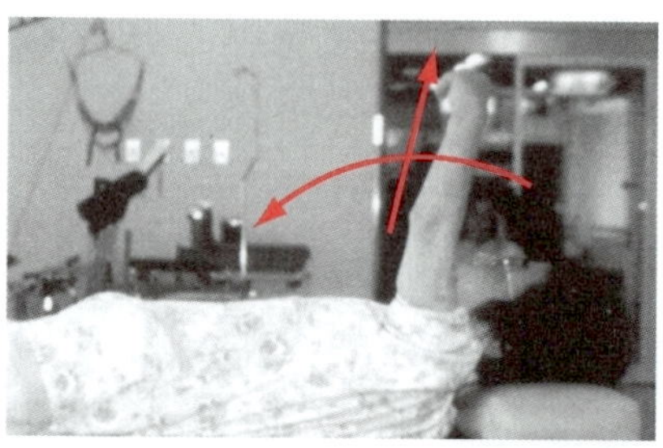

7 류마티스성 질환 약어집

환추치돌기간 거리 : ADI ; atlanto-dental interval

환추 전궁 후연(posterior margin)중앙과 치돌기 전연(anterior margin)과의 거리이고, 3㎜ 이내가 정상이다. 환축추 탈구의 기준이 된다. 전굴 시에 3㎜ 이상이 벌어지는 전방 탈구가 일어나기 쉽다.

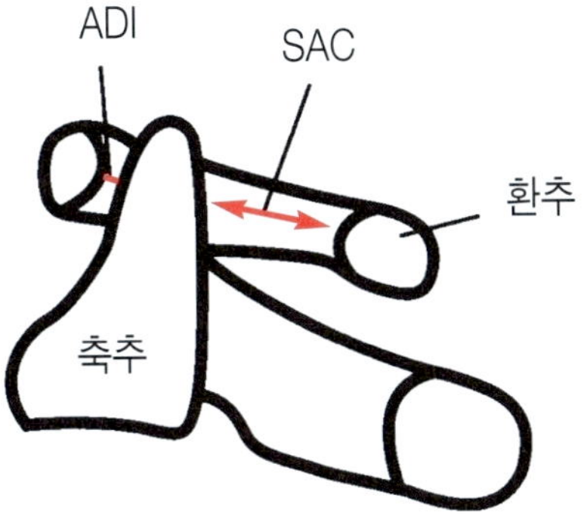

강직성척추염 : AS ; ankylosing spondylitis

피부근염 : DM ; dermatomyositis

무심코 당뇨병이라고 차트를 잘못 읽어버리는 경우가 많다. 몇 가지나 되는 질환이 같은 약어를 사용하고 있는 경우를 자주 볼 수 있다. 또는 주된 과에서는 자기 과에서 사용하고 있는 것이 전부라고 생각하기 쉽다. 많은 과에서부터 의뢰를 받는 재활은, 잘못 읽지 않도록 주의가 필요하다.

질환 수식성 항류마티스약제 : DMARDs ; disease modifying antirheumatic drugs

불명열 : FUO ; fever of unknown origin

38.3℃ 이상의 발열이 3주간 이상 지속하고, 1주간의 입원검사에 의해서도 원인을 특정할 수 없는 것. 교원병 · 감염증 · 악성종양 · 심인성발열 등을 생각할 수 있다.

연소성 류마티스성 관절염 : JRA ; juvenile rheumatoid arthritis

악성 류마티스성 관절염 : MRA ; malignant rheumatioid arthritis

괴사성혈관염을 수반하는 예부불량의 류마티스

비스테로이드성항염증약제 : NSAIDs ; non-steroidal anti-inflammatory drugs

다발성근염 : PM ; polymyositis

7

프로트롬빈 시간 : PT ; prothrombin time

류마티스 혈액응집시험 : RAHA ; rheumatoid arthritis hemagglutination test

류마토이드 인자 : RF : rheumatoid factor

척수를 위한 공간 : SAC ; space available for the spinal cord

치돌기 후연과 환추 후궁 전연과의 거리이다. 10㎜ 이하에서 척수증상을 일으킬 가능성이 크다.

【문헌】

1) 松山赤十字病院リウマチセンターホームページ http://www.sanpei.net/index.html
2) 酒匂　崇，他：整形外科疾患の分類とX線計測．南江堂，1994.
3) 椎野泰明：早期リウマチーその病態と診断と治療Ⅱ．早期リウマチに対するリハビリテーション．リウマチ科 12：405-412，1994.
4) Brighton SW, et al：The effect of a long-term exercise programe on the rheumatoid hand. Br J Rheum 32：392-395, 1993.
5) 後藤　眞：リウマチ·膠原病診療実践マニュアル．文光堂，1995.
6) 喜多正鎮，他：リウマチ足の後足部変形について－扁平足の発生要因と外科的治療について－．整形外科 29：97-103，1978.
7) J S Marks：Benefits of multiple joint replacement in rheumatoid arthritis. Scand J Rehab Med. 16：43-46 ,1984.
8) 石原義恕・今野孝彦：これでできるリウマチ作業療法．pp43-44，南江堂，1996.
9) G E Lutz, et al：Comparison of tibiofemoral joint forces during open-kinetic-chain and closed-kinetic chain exercise. JBJS. 75A：732-739, 1993.
10) Rolf Nordemar, et al：Physical training in rheumatoid arthritis. Scand J Rheumatolory. 10：17-23, 1981.
11) 菊池　詞・三上真弘：整形外科を中心として・慢性関節リウマチ患者における運動療法と装具の関わりについて．理学療法学，19：246-248，1992.
12) 西田一郎・難波良文，他：メカニズムⅠ 関節破壊の病態．臨床リハ 5：895-901，1996.
13) Michel BA, et al：Fractures in reumatoid arthritis：An evaluation of associated risk factors, J Rheumatol 20：1666-1669, 1993.

XI 경추와 경수질환

XI 경추와 경수질환 [1)]

— 머리말 —

경추 · 경수질환의 대표로서 경추증이 있고, 일반의 정형외과에서는, 요통과 함께 대표적인 질환이다. 견인이라 하면, 허리나 목이라고 생각해버리는 것처럼, 견인이나 온열요법 등의 물리적 인자(physical agent)이나 체조요법 등이 시행되는 경우가 많다. 또한 이들의 치료에 의해서, 증상이 개선되는 증상사례도 많기 때문에, 경증사례에서는 일률적으로 물리치료를 시행하는 일도 많은 것은 아닐까.

반면에, 수술을 필요로 하는 증상사례도 존재한다. 수술 적응의 확대와 기술향상은 현저하여, 이에 수반해서 수술 전후의 물리치료도 변화해서, 수술방식에 따라서 상이한 프로그램이 요구를 받게 되었다. 불과 수년 전만 해도 경추의 수술 후는 1개월 정도의 와상기간이 필요하였으나, 현재는 수술 후 1~수일에서 선 자세 훈련을 시작하는 것이 가능해진 것이 많다.

이 때문에, 와상기간 중의 폐용을 방지하기 위한 물리치료로 고생하는 일도 거의 없어졌다. 그런데, 척수를 터널 안을 왕래하는 지하철에 비유한다면, 터널이 되는 척주관이 세월의 경과변화에 의해서 허물어져 떨어져나가거나 지반이 무너지는 것은 즉, 지하철의 통행제한이 일어난다. 어떠한 원인으로 터널 안이 협착이 되면, 터널의 확대공사나 보수공사가 필요하다. 경우에 따라서는 터널 자체를 철거해버려야 하는 경우도 있다. 그러나 터널이 없어지면, 지하철은 외부로부터의 눈이나 비바람의 영향을 받기 쉬워진다. 척추나 척수의 장애나 수술요법은 이러한 예로 생각하는 편이 이해하기 쉽다. 즉, 터널 확대공사는 추궁성형술, 터널철거는 추궁절제술, 허물어져 떨어짐이나 지반의 무너짐의 보수는 고정술과 같다. 당연히, 물리치료는 보수한 부분에 과도한 부하가 가해지지 않도록 시행해야 한다.

여담이지만, 정형외과 수술에서의 생각방법은 이러한 건축(또는 목수 일)과 대조하여 보면 이해하기 쉽다.

1 경추 · 경수질환의 증상

1) 경추의 가동범위제한

경추질환으로서 흔히 볼 수 있는 변형성경추증에서는 추간관절의 변형 · 골극 · 추간판의 변성 등에 의해서 경추의 가동범위 제한이 일어난다. 그러나, 이 가동범위 제한에 의해서만 ADL이 장애되는 일은 별로 없다. 이 경우는 경부의 운동 시통(일반적으로는 변성 변화보다도 근육 · 근막에 유래한다)에 의한 ADL에 대한 영향이 문제가 된다.

2) 신경증상

여기서는 경추증에 의해서 일어나는 신경증상을 중심으로, 신경근증상과 척수증상에 대해서 언급한다(후종인대 골화증이나 종양의 압박 등에 의한 신경증상도 거의 마찬가지이다).

(1) 신경근증상(신경근증 : radiculopathy)

경신경은 전근과 후근으로 갈려서 척수에서 기시하고, 후근은 추간공 내에서 신경절을 형성한 후, 전근과 합쳐져 추간공을 나온다. 이들의 부위에서의 신경근의 장애가 신경근증이다.

보통 신경근증은 운동마비와 감각장애의 양쪽을 합병한다. 이것은 말초신경장애에 속하고, 경련을 수반하는 일은 없다.

— 임상증상 —

- 경추 · 상지의 위치에서 변화하는 증상
- 후경부에서부터 배부에 걸친 방사통
- 어깨에서부터 상완이나 손가락에 걸친 방사통
- 손가락의 저림(마비)
- 피부신경 분포(dermatome)에 일치한 감각장애
- 근절에 일치하는 운동마비

이들은 압박의 정도에 따라 중증정도는 다르지만, 경추증에 의한 것에서는 경증인 것이 많다.

척수증과의 합병에 의해서 근증상과 척수증상의 양쪽을 나타내는 경우도 있다(척수신경근증 : radiculomyelopathy).

발병부위는 추골레벨에서 C5/6 사이가 대부분을 차지한다.

하나의 신경근 지배영역의 완전한 온도-통각 장애와 운동마비를 일으키는 일도 있으나, 상하 2~3 신경근의 증상이 합병하여 나타나는 경우도 있다.

추체 후외측부의 골극이 전근만을 압박하여, 운동마비(주로 C5, C6지배영역 : 전각장애)만이 인지되는 경우도 있다.

동작 장애의 특징은 **신경근성의 운동마비에 의한 근력저하에 의한 것이 주체이다.**

(2) 척수증상 (척수증 : myelopathy)

경추증성척수증(cervical spondylotic myelopathy ; CSM)은 추간판 후방돌출 · 골극 형성 · 황색인대 비후 등의 퇴행성 변화(경추증성 변화)에 의해서 척수가 압박됨으로 발생한다.

발육성 척주관 협착이 기반이 되는 일도 많고, 비정상 가동성 등의 기계적 인자가 유발요인이 되어 발병하는 것도 많다

증상은 상하지의 추체로장애와 감각장애가 주체이다.

— 임상증상 —

- 경추증에 의한 것에서는 발병부위는 C4/5 · C5/6 사이가 가장 많다.
  척주관이 넓은 상위경추에서는 적다.
- 추체로장애
  상지에서는 척수증성 손(myelopathy hand), 하지에서는 경성보행을 나타낸다.
  근력저하는 비교적 적다.
  진행된 사례에서는 방광직장장애도 수반한다.
- 감각장애
  저림(마비), 촉각 · 통각의 둔마가 사지의 말단부(장갑 · 양말형)에 심하게 관찰된다.

임상증상은 앞에서 언급한 척수의 압박이 원인이지만, 전척수동맥 · 근동맥 · 척수주위동맥의 혈행장애 등도 관여하고 있다고 생각된다.

동작능력의 저하는 **경성마비에 의한 협동성의 저하에 기인하는 것이 주체이다.**

상지의 증상 중에서, 특징적인 것으로서 myelopathy hand가 있다.

① 손을 쥐다 ⇔ 펴다라는 동작이 늦어진다(특히, 신전할 때).

② 손가락의 신전내전 시에 소지(little finger) 및 약지(ring finger)의 내전을 유지할 수 없어 서서히 외전한다(finger escape sign ; FES). 경수의 모든 레벨의 압박 시에 관찰되지만 C6/7 이하의 압박에서는 드물다.

③ 손가락 정교성의 저하.

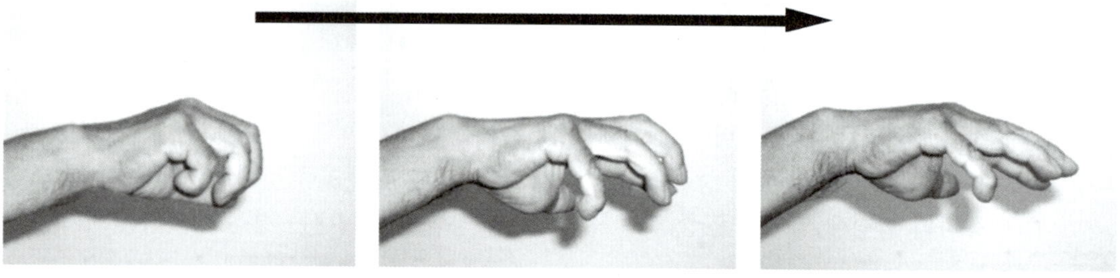

척수증성 손(myelopathy hand) 특유의 손가락의 운동장애

척수증에 특징적인 현상이며, 쥘 때는 비교적 원활하지만, 주먹에서 가위로 펼 때에 어색하고, 소지 측의 손가락의 펴기가 늦어진다.

스피드 테스트로 10초 테스트(10초간에 쥐기 펴기를 신속하게 반복한다)가 있다. 정상에서는 20회 이상 가능하다. 횟수와 동시에 손가락 신전 시의 어색함에 주목한다. 손가락 신전 시, 사진과 같이 수근관절 장굴(palmar flexion)에 의한 대상(보상)운동이 관찰되는 경우도 있다.

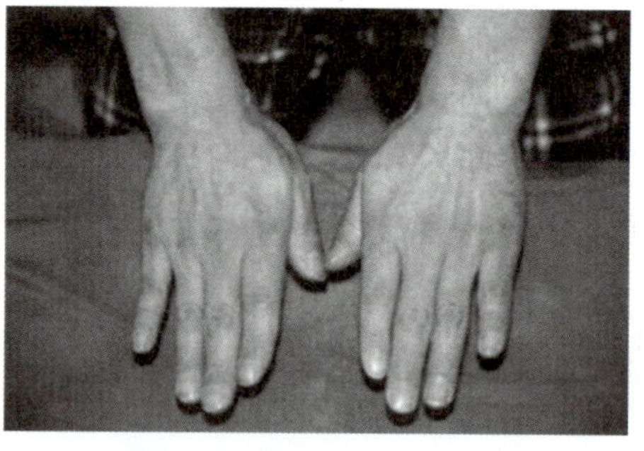

FES : finger escape sign

하지에서는 경직성 보행(spastic gait)이 관찰된다.

보행장애가 가벼울 때에는 "빨리 걸을 수 없다", "발이 꼬이다" 등의 호소를 하게 되고, 계단 오르내리기에서 특히, 계단을 내려올 때 무릎꺾임이나 불안정감이 일어난다.

상위경추부의 병변에서 특히 축추 치돌기 두개골저 함몰에서는 연수의 압박도 일어나기 때문에, 이 부위의 장애에서는 사지의 운동마비 · 감각장애와 함께 소뇌성실조증이나 하부뇌신경의 탈락증상이 관찰되고, 중증인 경우에는 생명의 위험을 수반한다.

2 경추 · 경수질환의 평가

사지체간의 모두에 다양한 장애가 발생하는 경추 · 경수질환에서는 전신의 상세한 평가가 필요하다. 특히 환자가 호소하고 있지 않는 부위에도, 어떠한 증상이 나타나 있어, ADL장애의 부차적 원인으로 되어있을 가능성도 있다.

또한, 장갑모양이나 양말모양의 저림이나 감각마비는 경수질환만이 아니라 당뇨병 등도 일어날 수 있으므로, 합병증에도 주의를 기울일 것.

1) 표정

통증의 대충의 정도의 판단.

안면의 비대칭 등 뇌신경증상의 체크.

2) 근력

척수증에서는 자주 경련의 출현에 의해서 측정이 곤란한 경우가 있다(비록 병적인 공동운동 패턴 중에서도, 최대근력이라는 것으로 최대치를 측정하고 있다. 신장을 가하여, 가급적 근 긴장을 저하시킨 다음에 평가해야 된다는 사람도 있다).

경부의 수술을 시행하는 경우, 수술 후의 운동마비의 회복에 지체 없이 대처하기 위해, 수술 전부터의 근력검사는 중요하다.

> *힌트 : 이상한 근 출력*
>
> 근력검사나 근력강화훈련을 할 때에, 힘을 내는 방법이나 방향이 일정하지 않으면, 심부감각의 장애를 의심해보기 바란다.

3) 관절가동범위

통증이나 수동운동에 대한 저항(근 긴장)도 체크한다.

신경증상을 악화시킬 우려가 있는 경우는 경부의 가동범위 테스트는 금기이다(후종인대골화증 또는 척주관협착증 등에서 척수증상이 있는 것).

통증과 가동범위 제한의 관계도 체크한다.

- 미묘한 기울기로
  - 상지에 통증이 나타나거나 나타나지 않을 때는 신경근증상을 의심한다.
  - 배부요부 또는 하지에 전기가 뻗힐 때는 척수증상을 고려한다(Lehrmitte sign).
  - 경추의 전굴 또는 후굴에서 특별이 아픈 경우는, 경추의 파괴 · 추간판 허니아를 생각한다.
- 통증으로 특정의 방향이 제한
  - 신경근증상 · 척수증상
  - 연부조직의 손상
  - 환추축추불안정증
- 통증으로 전체방향이 제한
  - 종양 · 염증에 의한 경추의 파괴
  - 추간판 허니아
  - 잠을 잘못 자서 목이나 어깨가 결리는 것으로도 발생한다.
- 통증은 적고 가동범위제한이 있다.
  - 특수한 척추염

경추증 · 후종인대골화증
- 훈련을 할 때와 무의식적으로 시행하는 탈의동작 등에서 가동범위가 다르다.
  정신적 · 심리적인 것을 고려한다.

4) 통증

통증의 종류, 경과로부터 여러 가지의 질환 · 장애를 생각할 수 있다.

(1) 통증의 종류

- 경부의 무게 · 근육의 당김(경직)
  경추의 변성질환
  종양이나 염증에 의한 경추의 파괴로도 일어난다.
- 목을 움직일 수 없다 · 머리나 목을 지지하지 않으면 참을 수 없다
  경추의 파괴손상을 우선 생각한다.
  척수 · 신경근에 대한 압박.
- 누워 있어도 아프다 · 아파서 어찌할 도리가 없다
  경추의 파괴를 생각한다.

(2) 통증의 경과

- 오늘아침부터 갑자기 아파져 목을 움직일 수 없다
  잠을 잘못 자서 목이나 어깨가 결릴 가능성이 높다.
- 몇 년이나 계속되는 통증 · 때때로 아프다
  근육의 이상긴장(어깨결림 · 자세성 근육통).
- 수주에서부터 수개월에서 통증이 강화
  모든 질환의 가능성이 있다.
- 5년 전에 편타손상(whiplash injury)이 있었다
  일반적으로 5년 전의 사고와의 관계는 생각하기 어렵다.

5) 경직

건반사가 항진하여 있는 것만으로도, 구축의 위험성이 될 수 있으므로 주의한다.
ADL에서, 경련이 어떻게 영향을 주고 있는지 관찰한다.
특히, 경성보행이나 급격한 조절할 수 없는 앉기 동작으로부터 경축의 영향을 관찰할 수 있다.

> *힌트 : 물리치료사의 평가에 건반사는 필요한가?*
>
> 물리치료사가 건반사를 보는 것에 무언가 의미가 있는지 의문으로 생각하는 사람도 많다고 생각한다.
> - 건반사의 항진은 근 긴장의 항진을 의미하고, 근육의 단축(구축)이 일어날 가능성을 시사한다.
> - 강도 높게 항진하고 있으면, 운동마비가 예측되고, 협동성의 저하를 알 수 있다.
> - 신경증상의 변화를 알 수 있다.
> - 물리치료사에게는 진단의 보조를 시행할 의무가 있다.

6) 감각

상하지의 통각과 심부감각은 최소한 조사한다.

- 롬베르크 테스트(Romberg test)는 넘어짐 방지를 위해 필요하다.
- 특히 진동각은 심부감각의 테스트로서 예민하다.

감각장애에 대해서는 직접 접근할 수 없으나, 감각장애의 변화를 파악함으로써 운동마비 회복의 예측이 가능하고, 또한 수술 후의 기립훈련 시의 신경증상의 악화나 심부감각장애에 의한 넘어짐의 위험관리를 위해서도 감각검사는 중요하다.

7) 일상생활동작

앞에서 언급한 것처럼 보행 · 앉기 동작은 진찰실에 들어올 때부터 주의 깊게 관찰한다.

짐을 내려놓거나 단추를 푸는 동작을 잘 하는지를 본다.

- 경련을 주로 하는 척수증상은 본인이 알아차리지 못하는 일이 많다.

경부에 부하가 걸리지 않는 동작이 가능한지 어떤지, 특히 기거동작을 체크한다.

또한, 통증을 피하기 위해 일정한 체위를 취하고 있는가, 동작과 호소하는 것이 일치하는 가도 확인한다.

8) 기타

근 위축이나 사지의 변형 등은 당연히 관찰한다.

다른 직종과의 연계도 중요하며, 작업치료사에 의한 상지에서의 정교성을 요하는 응용동작을, 경우에 따라서는 언어청각사나 이비인후과의사 등과의 연계에 의한 연하기능에 대한 평가도 필요하다.

특이한 예로서, 무정위형의 뇌성마비인 경우, 불수의운동 때문에 끊임없이 경추추간관절 및 추간판에 스트레스가 가해져, 연소자에서도 변성상이 인지되고, 척수증의 증상을 나타내는 경우가 있다. 이것은 중하위 경추에 한정하지 않고 상위경추도 이환되면, 환축관절의 아탈구를 일으키는 경우가 있다. 그들은, 경부의 위치에 따른 병적 공동운동(긴장성 경반사)을 이용해서 상하지의 운동이나 연하동작(swallowing)을 시행하고 있는 경우가 많고, 할로-베스트(Halo-vest)의 장착에 의해서 동작능력의 저하나 연하장애(dysphagia)를 초래하는 일이 있다. 특히 연하장애는 생사에 관계되는 일이기 때문에, 할로-베스트를 장착할 때에는 주의가 필요하다(특히, 장착 후 수일간은 신중하게 관찰한다).

후두개곡(후두덮개계곡, epiglottic vallecula) 및 이상와(piriform fossa)에 타액이나 음식물이 괴고, 연하운동 후에 저류한 음식물이 기관에 유입하여 흡인(aspiration)을 초래한 예도 있다.

해결수단으로서, 경부의 고정에 의해서 연하장애가 일어나는 경우에는, 수술 전에 X선 투시 하에서 경부의 각도를 바꿔, 이들의 부위에 타액이나 음식물이 괴기 어려운 위치를 검색한 후, 할로-베스트의 고정각도를 결정하는 방법이 있다. 또한 수술 전부터 경부 전면근군의 근육이완훈련(relaxation exercise)을 시행함으로써, 연하장애의 경감을 도모하는 것도 가능하다.

주의점 ▶ **경추견인**

경추견인은 물리치료사가 없는 개업의사(진료과는 불문)에서도 흔히 시행되고 있다. 치료실의 공간의 문제 때문에, 머리 위의 활차(도르래)가 바로 위에 와서, 신전위치에서 견인되는 일이 흔히 있다. “전굴” 이 아니라 “전방” 으로 당기도록 유의할 것.

3 경추 · 경수질환의 치료 (보존적 요법)

증상이 경증인 경우에는 보존적 요법으로서 안정, 약물요법, 물리적 인자가 시행된다.
경부증상이나 신경근증상의 80%는 보존적 요법으로 개선된다고 한다.

1) 안정

단순히 경추에 부담을 거는 일 등을 회피하는 것에서부터 경추장구(주로, 경추칼라)를 착용하거나, 견인와상을 하는 것까지 있다.

손으로 물건을 들어올리는 동작도, 근육을 통해서 경추에 압박을 가하므로 피한다.

2) 약물요법

- 소염진통제
- 근육이완제
- 말초순환개선제 등

3) 물리적 인자에 의한 치료

(1) 견인요법[2)]

지속견인과 간헐견인이 사용되지만, 간헐견인은 마사지효과도 있어, 순환상태의 개선에는 효과적이다. 다시 말하면 간헐견인은 급성기에는 적합하지 않고, 그 때에는 지속견인(예컨대, 10분간 휴지 없이 견인한다)을 사용하는 편이 좋다.

경추밴드는 하악과 후두골을 지지하도록 한다. 하악부에는 타월이나 가제 등으로 쿠션을 넣어두는 편이 좋다. 치통을 호소할 때는, 마우스피스를 사용한다.

견인중량 : 10~20㎏(간헐견인 시), 5~10㎏(지속견인 시)

견인각도 : 일반적으로는 약 10~20°의 굴곡이라 하고 있지만, 증상이 나타나 있는 척수수준이나 경추각도에 따라 증상의 개선을 잘 볼 수 있는 방향이나 각도를 찾는 편이 좋다.

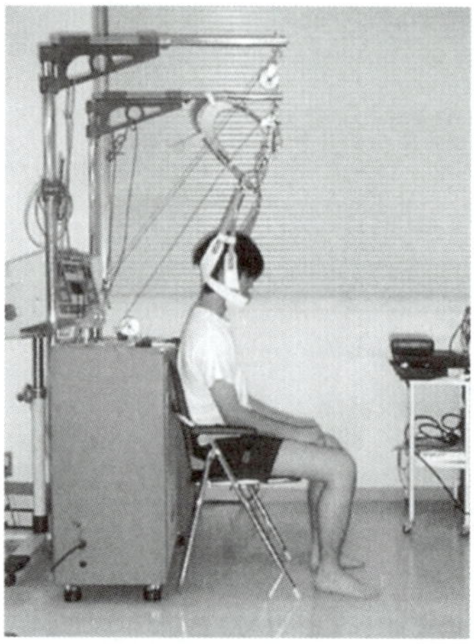

일반적인 견인방법

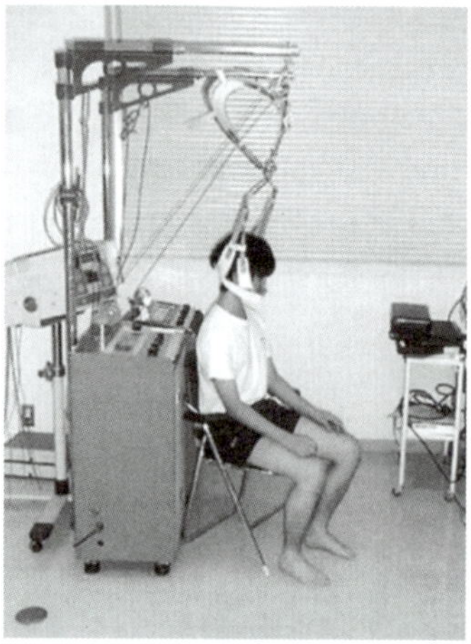

굴곡각도 · 방향을 의자의 위치에서 변화를 가한 견인

환자마다 의자의 발의 위치의 표식을 바닥에 해놓으면 좋다.

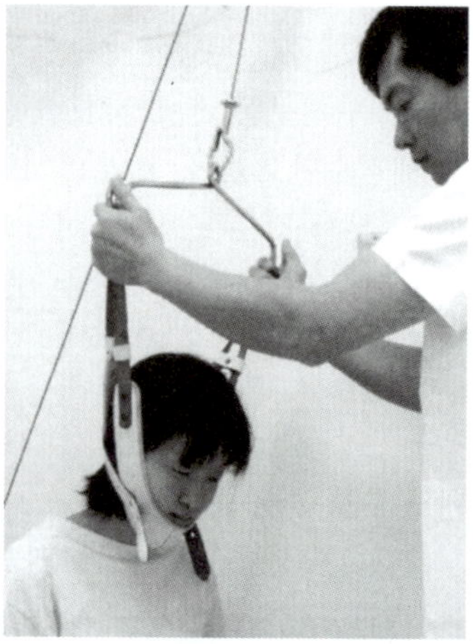

각도를 결정할 때에는, 견인을 가하면서 여러 가지 각도를 바꿔보아 환자가 가장 편안한 위치에서 시행한다.

4) 생활지도

통증이 나타나는 자세를 가급적 피하게 한다.

증상이 심한 것에서는, 안정와상이나 경추칼라의 장착도 고려한다.

4 경추부 수술의 수술방식 차이에 따른 물리치료 실시상의 유의할 점

경추의 축방향의 지지성은, 기본적으로는 추체 · 추간판 · 추간관절의 3개의 요소에 의한다. 이들의 요소가 수술에서 크게 침습을 받지 않는 한, 전방고정술의 경우에도 추궁(vertebral arch) 등의 후방요소에 외과적 침습이 가해진 경우에도, 수직방향의 지지성에 관해서는 충분하다고 생각해도 되고, 수술 후 1~7일 정도에서 앉은 자세 · 선 자세를 목표로 한 물리치료가 가능해진다.

최근의 연구에 따르면 후방으로부터 침습을 주는 수술의 경우, ① 편측전추간관절 절제, ② 추궁절제 + 50%를 초과하는 편측추간관절 절제, ③ 추궁절제 + 양측 25%를 초과하는 추간관절 절제는 중 · 하위경추에 불안정성을 초래한다고 한다[3].

또한, 골 이식 등의 부차적 조작이 가해져 있는 경우나, 경부의 근력의 불균형에 의해서 변형을 일으키기 쉬운 소아에서는 안정기간이 연장된다.

1) 추궁성형술 · 추궁절제술 후

이들의 수술에서는 추간관절의 부분적 절제를 수반하는 일이 많지만, 경추의 지지성을 크게 손상시키는 것은 아니므로 장기간 와상을 필요로 하지 않는다.

보통, 수술 창상부의 출혈 · 부종의 소실을 기다려서, 수술 후 1~7일째부터 경추장구를 장착하여 기립 · 보행훈련으로 옮긴다.

경추장구는 수술 후 3주간은 장착하고, 경부근군의 근력강화훈련을 시행하면서 제거하여 간다(장구를 전혀 사용하지 않는 시설도 있다).

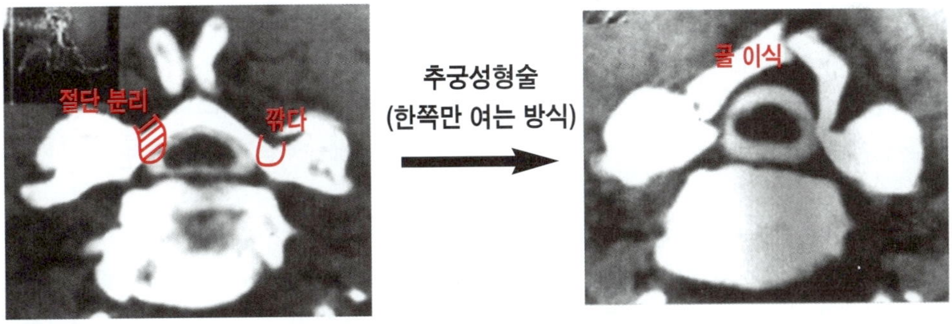

힌트 : 최근, 추궁절제술보다 추궁성형술이 많은 이유

추궁은 근육의 부착부이기도 하므로, 절제되면 근육의 불균형에 의한 변형이 생긴다.

척수 후부를 지키는 추궁이 없어진다.

드물게 반흔조직이 후방으로부터 척수를 압박하는 일도 있기 때문에, 추궁절제술이 별로 사용되지 않게 되었다.

2) 전방고정술 · 추체아전적출술 후

추체전방으로부터, 추체를 깎아서 떼어내어 압력제거를 하는 방법이다. 깎아서 떼어낸 부분에는 일반적으로 장골로부터 채취한 골편을 이식하는 경우가 많다.

이식한 골은 원래의 추체와 달리, 그대로 유합하면 된다는 것은 아니다. 다른 부위에 있었던 것이기 때문에, 이식부위에 적합하여가기 위해, 흡수(탈회) · 재합성되어가야 한다. 이 때문에, 1차적으로 이식한 골이 취약해진다. 이 점에 주의하여, 물리치료 프로그램을 작성한다.

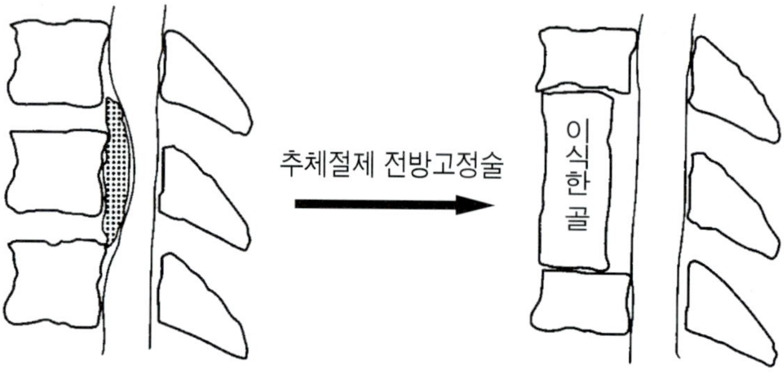

이식한 골의 골유합 과정

- 수술 후 2주가 지나면 가골조직의 형성이 시작되고,
- 수술 후 3주에서 충분하지는 않지만, 섬유성의 결합이 얻어진다.
  와상기간은 1일~3주간으로서 시설에 따라 다르다.
- 수술 후 6주에서 연부조직은 정상에 가까운 강도가 되고, 이식골편은 유합하지만 흡수기이다.
- 완전한 골유합은 수술 후 3개월에서부터 반년이다.

1추체 사이의 고정에서는 추간판을 적출하고, 장골을 이식골로서 추체 사이에 삽입하는 방법이 일반적이다. 이 경우, 이식한 골은 비교적 안정하여 있기 때문에, 수술 후 1~수일에서 경추장구를 장착하여 앉은 자세 · 선 자세를 취하는 것이 가능하다. 수술 후 경추의 지지성에 관해서, 두부의 중량이 부하되는 정도라면, 경부의 과도한 운동을 시행하지 않는 한 문제가 없다고 한다.

다추 사이의 고정술이나 추체의 아전적출을 시행한 경우는 이식골편이 굴러서 빠지거나, 눌려서 문드러질 우려가 있다. 그리고 추체의 골피질이 깎여서 없어지기 때문에, 골당공증이 중증인 경우 등에서는 추체 자체가 눌려서 문드러질 위험성도 있다. 이들에 대해서는 의사와의 연락을 긴밀히 취하여, 수술 내용이나 위험성에 관해서 정보를 얻어둔다.

또한 수술 후 6주에서 이식골편은 유합하지만, 이식한 골의 흡수기이고, 외력에 의해서 눌려서 문드러질 위험성이 있다[4]. 이 시기의 물리치료는 계단 오르내리기 훈련이나 기거동작훈련 등이 시행되어 환자의 운동도 커져 있으므로, 경추에 급격하고 과대한 외력이 가해지지 않도록 주의한다.

경추장구는 골 유합이 완성되는 수술 후 2~3개월간은 장착하는 경우가 많다.

주의점 ▶ **경추전방고정술**

"경추전방고정술" 이라 말해도, 추체 사이 고정에서 추체종판을 깎지 않고, 골 이식을 한 사례와 깎아서 해면골이 보이는 상태에서 골 이식을 한 사례와는 하중에 대한 불안정성은 크게 다르다.

아전적출술에서도 판(plate)의 사용 유무(반드시 판고정이 안정되어 있는 것은 아니다!)에 따라서도 다르다. 인공관절치환술이나 추체성형술과 달리, 1사례1사례의 상태가 다르다는 것을 인식하여, 성실하게 의사에게 묻기 바란다.

3) 후방고정술 · 인공추체치환술

경추의 종양에 의한 경추의 파괴에 대해서, 추체의 경우에는 인공추체치환술이 시행되고, 추궁의 경우에는 추궁절제술과 후방고정술이 시행되는 경우가 많다.

종양이 광범위한 추체에 침윤하여 경추의 불안정성이 고도인 경우에는 할로-베스트가 장착된다. 그러나 인공추체는 1추체의 치환이라면, 골 시멘트로 견고하게 고정되기 때문에 수술 후의 지지성은 양호하고, 수술 다음날부터 필라델피아 칼라나 Yale brace를 장착하여 앉은 자세 훈련을 시작하는 것이 가능하다. 전신상태가 안정되며 선 자세 훈련으로 진행시켜 가지만, 악성종양의 경우에는 수술 전에 화학요법이나 방사선 치료가 시행되어 있고, 또한 종양의 종류나 침윤범위에 따라서 수술 중 출혈량이 많은 경우가 있어, 전신상태의 회복에 시간을 필요로 하는 경우도 있다.

관절류마티스의 환축추 아탈구나 외상 · 척추종양에 시행되는 와이어(wire)나 봉(rod), 판(plate) 등의 **내부목을 사용한 후방고정술의 경우는 내부목의 용적 때문에 수술창상이 벌어질 우려도 있어,** 수술부위의 안정을 도모하기 위해 경추장구는 연부조직의 치유를 기다린다는 의미에서 수술 후 3~4주간 장착한다.

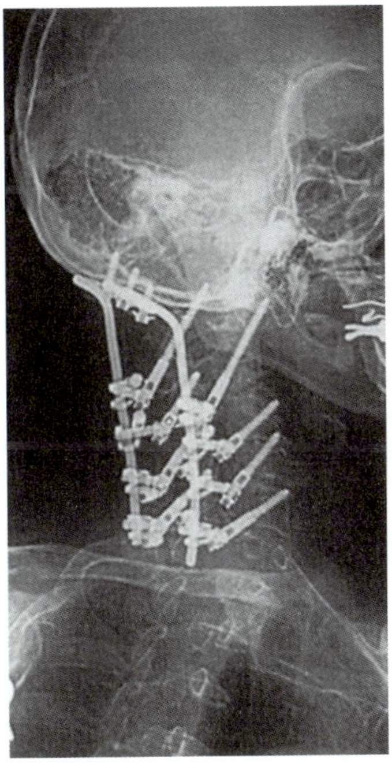

주의점 ▶ **칼라장착**

수술 후의 칼라 장착은 수술방식 · 시설에 따라서 다르다.

추궁성형술에서는 필요가 없다는 의견도 있으나, 연부조직 보호의 관점에서부터 2~3주는 장착하는 편이 좋다는 의견도 있다.

5 경추부 수술소견을 볼 때의 요점

경추의 수술도 여러 가지의 것이 있어, 모두를 소개할 수는 없다. 여기서는, 비교적 흔히 만날 것인 추궁성형술(laminoplasty)에 대해서 설명한다.

다른 수술소견의 관점에서도 설명하고 있으나, 무엇을 사용해서 절단하였는가? 어떠한 것으로 박리하였는가는 수술 후의 물리치료에 필요가 없으므로 건너뛰어 읽는 것이다. 그것만으로도 수술소견을 읽기 쉬워진다.

수술기록

수술일 1999년 ○월 △일

환자성명 : ○○○○ 성별 : 여성 연령 : 70세

수술자 : ××××

질환명 : 경추증성척수증

수술명 : Laminoplasty C3-7

> 질환명과 이에 대한 수술의 목적을 알아두는 것은 절대조건이지만, 수술자의 버릇을 파악해두는 것도 중요하다.
> 예컨대, 봉합이 약간 강하므로 창상부의 긴장이 지속한다는 정보도 운동을 할 때에 중요해진다.

1. 전신마취 하에, Mayfield 지지기구를 부착하고, 엎드린 자세를 취하여 수술을 시작하였다.피부절개는 그림과 같이 C1수준에서부터 T2수준까지의 정중 세로절개 약 15㎝로 하였다.

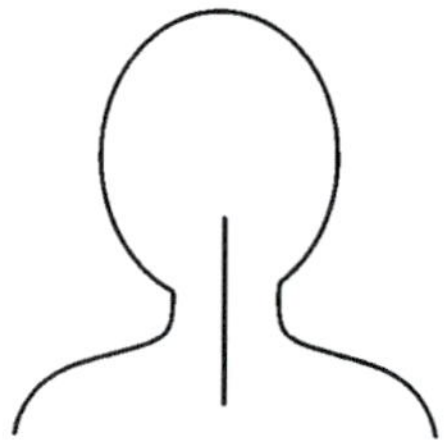

> 몇 번이나 말하지만, 수술 자세나 고정(지지) 물이 무엇인가, 무엇으로 절단하였는가는 신경을 쓰지 않아도 된다.
> 다만, 수술 후 호흡기의 장애가 있으면, 전신 마취의 영향과 수술 후 체위에 의한 폐 분비물이 괸 부위의 예측은 필요할 것이다.

2. 항인대(nuchal ligament)를 절개한 후, C3에서부터 T2까지의 PVM(방척주근)을 전기메스 및 Cobb를 사용해서 골막 아래로 박리하였다. C1은 후궁부분을 폭 약 1㎝정도 노출시키고, C2는 부착하는 소후두근 · 경반극근을 온존하면서, 극돌기를 가위로 이것을 2분할하였다.
재차 C3에서부터 T2까지의 PVM을 양측면 내측부근까지 박리하고, Addson개창기로 수술영역을 전개하였다.

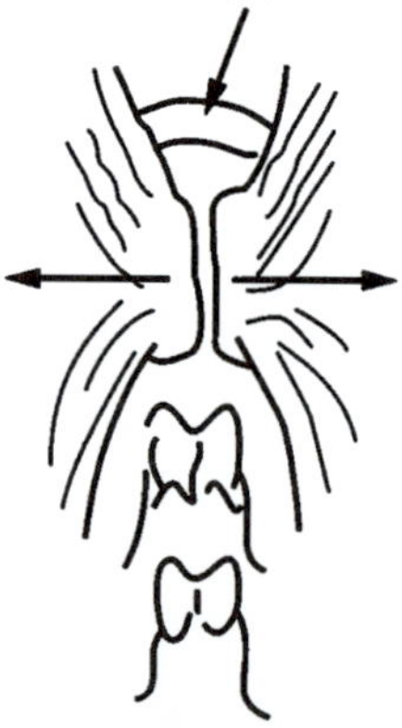

> 수술영역을 전개한 것인데, 그다지 신경을 쓸 일은 아닐 것이다.
> 다만, 소후두근 · 경반극근 등의 경추후부의 근육이 온존되어 있다는 것은 수술 후의 경부근육의 불균형이 약간으로 족하다는 것을 의미한다.

3. C3에서부터 T2까지의 극돌기를 가위로 절제하고, C7 · T1 · T2의 극돌기는 골 이식(graft)용으로 온존하였다. C2 극돌기 잔존부분의 미측 절반을 류엘로 물어서 제거하고, C2/3 사이 flavum(황색인대)를 그린월드로 노출시켰다(아래 그림). C4 · C5 lamina는 spondylosis가 심하다. 또한, C4 추궁판은 미끄러짐 때문인지 전방으로 약간 움푹 들어가 있었다. 또한 좌C2/3 파셋관절은 OA 변화가 뚜렷하였다.

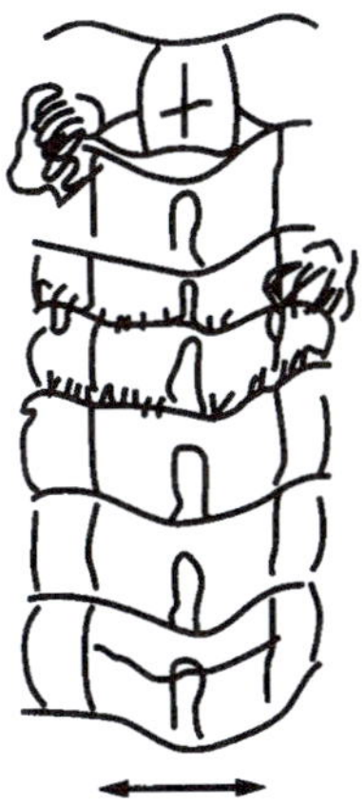

여기서는 수술 중 시야 내에서의 경추부의 이상을 파악해둔다. 수술 전 평가와 대조하여 어떠한 상태에서 장애가 발생하고 있었는지 이해할 것.

4. 폭 20㎜의 폭 게이지(width gauge)로 위의 그림과 같이 표식을 하였다.
우선 좌측 추궁판을 C3~C5까지는 이 표식을 따라서 굴삭하고, C4~T1(T1은 두측 절반을 직사각형으로)은 그 외측을 굴삭하였다. 서지아톰, steel barr, diamond barr를 사용해서 내측 골피질까지 비박화하였다.

5. 또한, C2는 미측 절반을 마찬가지로 돔(dome)모양으로 굴삭하고, 내측 골피질을 비박화하였다. 다음으로 스미소닉을 사용해서 C3에서부터 T1까지의 추궁판을 절단분리하고, 클립겸자를 사용해서 완전히 절단 분리하였다. C3 · C5 · C7에 graft용 작은 구멍을 만들어서 테프덱 2본씩을 끼어 넣었다. 우측 추궁판도 마찬가지로 서지아톰, steel barr, diamond barr를 사용해서 내측 골피질까지 비박화하였다.
재차 클립겸자를 사용해서 우측을 힌지(hinge)로 하여 열 수 있다는 것을 확인하였다.

6. 우측을 힌지로 하여 좌측을 열어갔다. C4~5 및 C7~T1까지는 하추궁판 공간에서 경막과 황인대의 유착이 다소 있어, 펜필드로 이들을 절단 분리하였다.

제압(압력제거)의 방법이 어떻게 이루어졌는가? 구축학적으로 이해하여 둘 것.

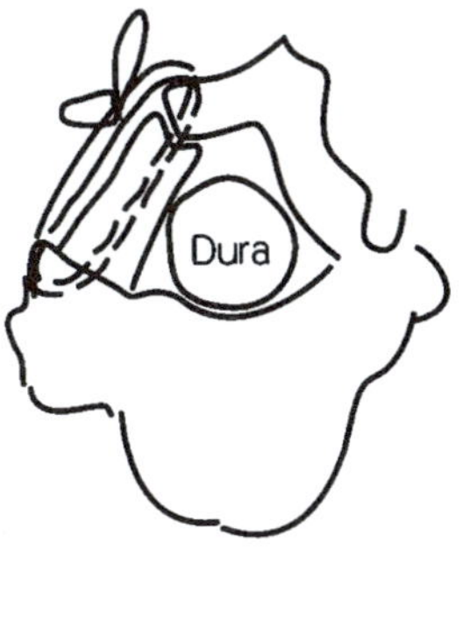

여기서 가장 주목해야 할 점은 Dura(경막)가 압력제거 후, 팽륭하여 박동을 나타냈는지 아닌지이다. 이것은 척수의 혈류가 재개될 수 있어, 압력제거가 효과적이었는 지를 판단하는 기준이 된다.
여기서 박동이 관찰되지 않으면, 수술 후의 증상의 개선도 불량하다고 판단하여, 수술 후의물리치료를 고려해야 한다.

경막은 크게 팽륭하고, 박동도 관찰되어, 압력제거가 충분하다는 것을 확인하였다.
경막외 정맥총으로부터의 출혈을 쌍극으로 지혈 후, 위의 그림과 같이 C3 · C5 · C7에 graft하여, 테프덱 2본씩으로 고정하였다.
경막외와 경막과의 공간은 충분히 확보할 수 있었다는 것을 확인하였다. 골이식이 안정한 지를 확인하였다.

7. 창상부를 생리식염수로 세정 후, C2 극돌기에 티타늄 와이어를 끼어 넣고, 이것과 양측 C2 극돌기 절제부분을 정복하여 얽어서 맺었다.
창상부에, 5㎜S-B 관을 유치하고, 근육으로부터의 출혈을 지혈한 후, PVM을 바이크릴로 가급적 정복하였다. 항인대는 테프덱 2본씩 봉합(suture)하여 수술 종료로 하였다.

6 경추부 수술 후의 물리치료

수술 후의 신경학적 회복은 초기 회복률이 높은 것일수록 양호한 결과를 나타내고, 3~6개월에서 최대에 도달하지만, 1~2년은 회복이 계속되는 경우가 있으므로, 계속하여 관찰해서 치료 프로그램을 변경할 필요가 있다.

1) 수술 후 물리치료의 목적

경추 · 경수질환의 수술 후의 물리치료의 대상

1차적 장애 : 경수 및 경신경근의 압박이나 자극

2차적 장애 : 폐용증후군

1차적 장애 및 2차적 장애로서의 근력저하는 같은 부위에 일어나기 때문에, 이들의 판별은 곤란하지만, 항상 2차적 장애로서의 근력저하가 일어날 수 있다는 것을 의식해 둔다.

목적

- 수술 후, 회복하면 예측되는 근군의 기능회복과 유지.
- 잔존하는 기능 중에서 최대한의 일상생활동작능력을 획득시킨다.

2) 수술부위의 고정에 대해서

경추질환의 수술 후에는 경부를 고정할 목적으로 경추장구가 처방된다.

주된 장구로서, 일정한 운동방향(굴곡 · 신전 및 회전)에서의 운동제한효과의 크기로부터 몰드형 경흉추장구, Yale brace, 4본 지주장구, SOMI brace, 필라델피아 칼라가 있다.

측굴운동에 대해서는 Yale brace나 필라델피아 칼라가 제한효과가 크며, 또한 간단한 구조이고 장착도 비교적 용이하기 때문에, 경추수술 후에 가장 흔히 사용된다.

광범위한 고절술 후나, 무정위형 뇌성마비와 같이 불수의 운동이 심한 환자, 또는 소아와 같이 수술 후의 안정을 유지할 수 없는 환자에게는 경추의 운동을 가장 확실하게 제한하는 할로-베스트가 사용된다.

다만 할로-베스트는 경추에서부터 상부흉추까지의 운동을 허용하지 않기 때문에, 누운 자세로부터의 일어나기나 의자로부터의 기립 등의 동작이 매우 곤란하다.

3) 물리치료 프로그램

수술 후 와상기 · 보행훈련기 · 응용동작훈련기 · 장구 제거 후의 4기로 분류하고, 각각에 대해 언급한다.

(1) 수술 후 와상기

이 시기에는 수술부위의 안정이 필요하지만, 다른 부위에 대해서는 적극적인 운동치료를 시행하여, 마비와 와상에 의해서 일어날 수 있는 2차적 장애의 예방에 노력한다.

프로그램

수술 다음날부터 침대 곁에서 사지의 관절가동범위훈련과 근력강화훈련을 시작한다.

- 전신상태에 충분히 주의하고, 특히 경부에의 부담을 고려한다.
- 심부건반사를 체크해두면 좋다.

항진하여 있는 경우, 구축(단축)의 가능성이 있으며, 협동성 장애의 기준으로도 된다.

예 : 고관절 내전근이 항진하여 있는 경우, 보행 시의 가위걸음(scissor gait)의 가능성이 있다.

① 관절가동범위훈련

운동마비가 중증인 경우에는 수동적으로 시행하고, 경증이 경우에는 능동보조로 시행한다.

a) 견관절 가동범위훈련

견관절 가동범위훈련

견관절은 가동범위 제한이 일어나기 쉽고, 또한 통증을 수반하는 일이 많으므로, 가급적 다음날부터 시작한다.

상지의 다른 관절은 마비가 경증이라면, 가동범위 제한이 일어나는 일은 적다.

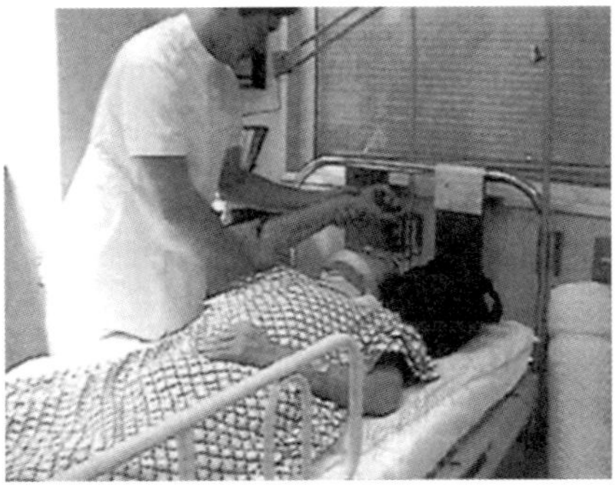

b) 하지 가동범위훈련

상지와 마찬가지로 하지의 관절가동범위훈련도 시행한다.

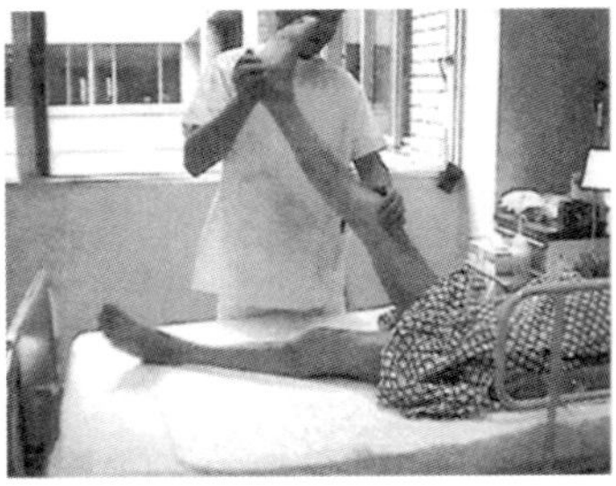

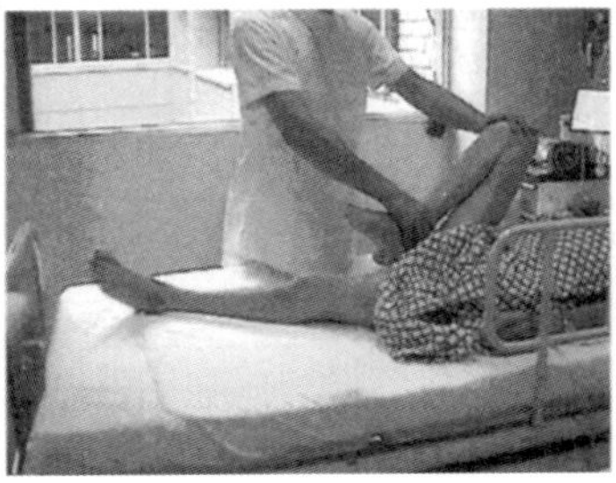

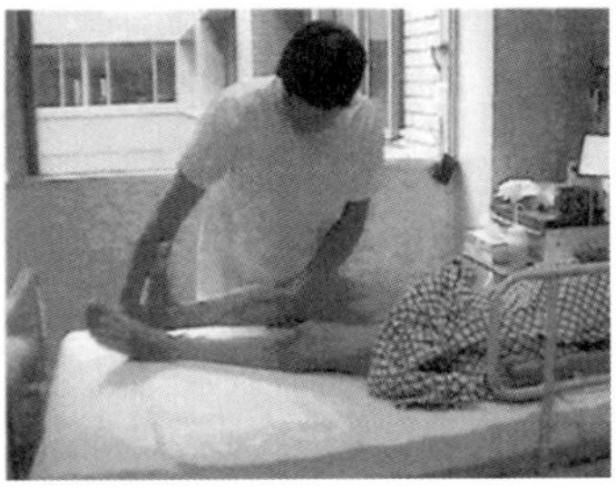

6

② **근력강화훈련 (신경근 재교육)**

척수증의 경우도 신경근증의 경우도, 압력제거에 의해서 신경전도가 개선된 부분이 근력강화훈련의 적응이 된다.

회복이 예상되는 마비근육에 대해서도 시행한다.

- 마비근육의 과부하와 과신장은 근력의 회복을 지연시키므로 피한다.
- 중등도이고 횟수를 반복하기보다는, 비교적 강한 부하로 몇 번으로 종료한다.

근 출력이 일정하지 않거나, 운동방향이 일정하지 않은 경우는 심부감각장애를 의심한다.

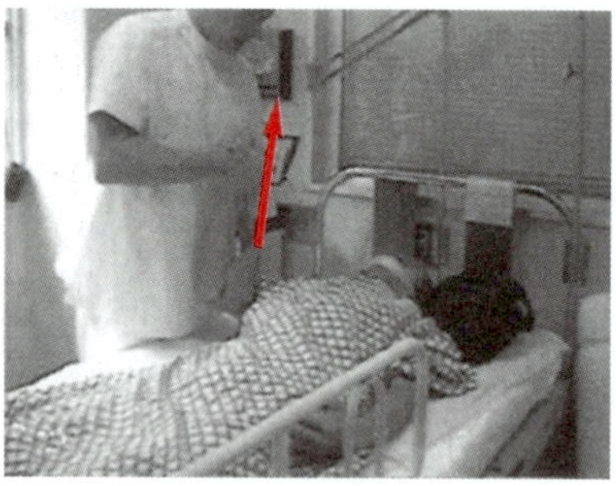

상지 신전근력강화

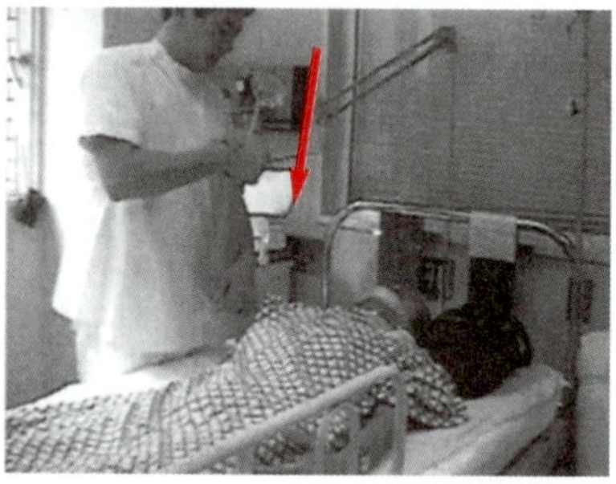

상지 굴곡근력강화

견갑대만이 아니라, 체간까지 상지에 매달려서 움직이는 것 같으면, 어깻죽지를 눌러서 체간을 고정한다.

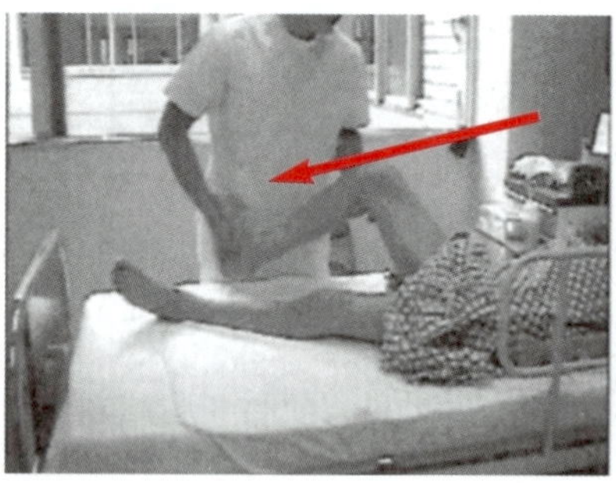

하지신전

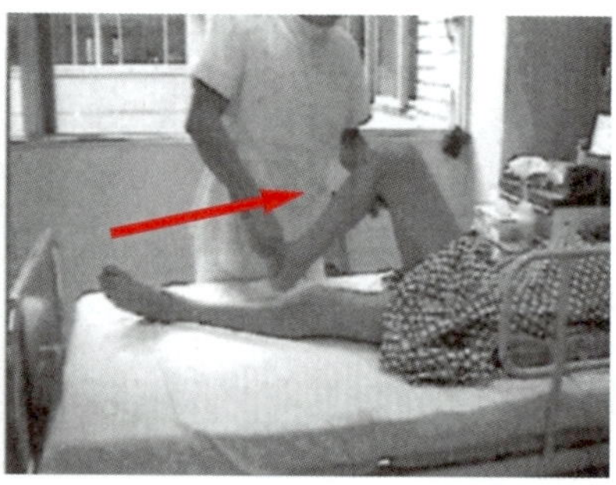

하지굴곡

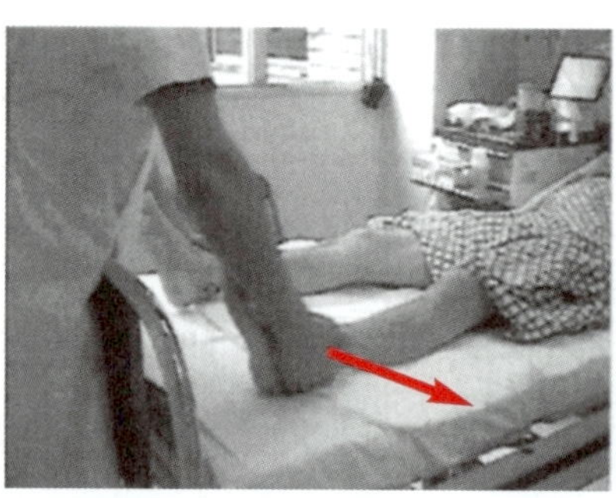

고관절외전

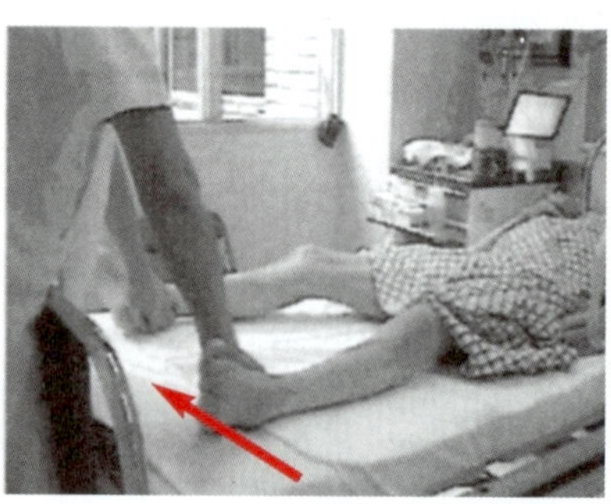

고관절내전

장골로부터 골 이식을 위한 골 채취를 한 경우, 골의 채취부위에 통증이 일어나는 경우가 있으므로 주의한다.

수술 후의 안정기간이 지나면, 앉은 자세 및 선 자세가 허용된다. 전신상태의 조정을 목적으로 하여, 병실에서 경추장구를 사용하여, 개취침대(Gatch bed)에서 등(back)을 지지하여 하는 앉은 자세훈련을 시작한다.

개취침대의 주의할 점

- 가급적 침대의 상방으로 환자를 침상에 눕게 하여, 등받이(backrest)가 고관절의 위치로부터 일어나도록 조절한다.
- 환자가 침대의 하방(미측) 쪽에 가깝게 누워있으면, 경부의 굴곡이 강제되어 위험하다.

③ 장기 와상 사례 · 경추불안정 사례에 대한 기립훈련

장기와상 환자에서 물리치료실로 갈 수 있는 경우는 경추장구를 장착하여 경사대(tilt table)에서 기립훈련을 시작한다.

경추장구는 환자를 옆으로 누운 자세로 하여 착탈하지만, 경부를 측굴 및 회전시키지 않도록 주의 할 필요가 있다.

아전적출술이나 다추체 사이 고정술 등에서 이식한 골의 안정성을 유지하기 어려운 증상사례에서는 침대로부터 경사대(tilt table)로의 이동(transfer)은 4명이 시행하는 것을 원칙으로 하고, 그 때에는, 두부를 지지하는 물리치료사가 손바닥을 환자의 어깨 아래에까지 넣어, 전완으로 두부를 유지하여 경부의 안정을 도모한다.

→ 추궁성형술과 같은 안정된 경추에는 사용하지 않고, 바로 기립 · 보행훈련으로 가져가도 문제는 없다.

a) 경추장구의 부착방법 (예 : 필라델피아 칼라)

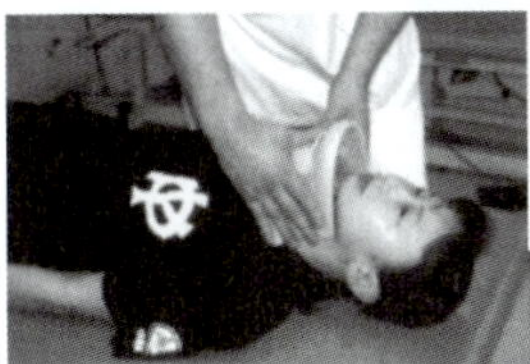

바로 누운 자세에서, 칼라 앞부분을 올려놓는다.

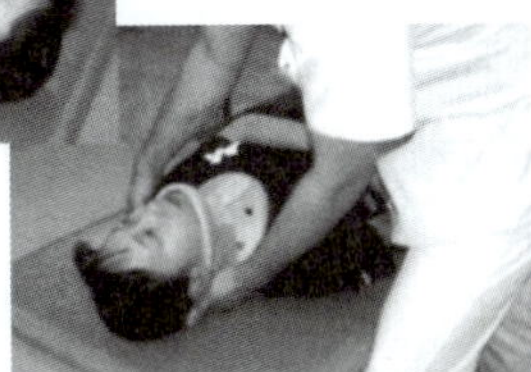

치료사에 가까운 쪽의 측두부와 반대측의 견갑대를 유지한다.

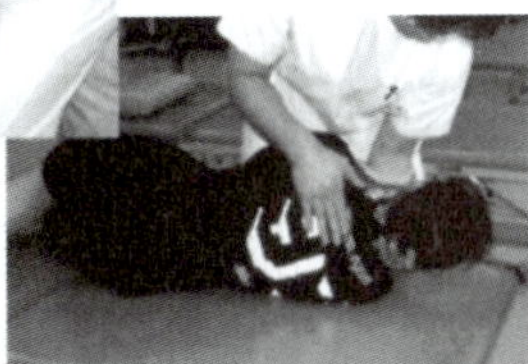

옆으로 누운 자세로 몸 구르기를 시킨다.

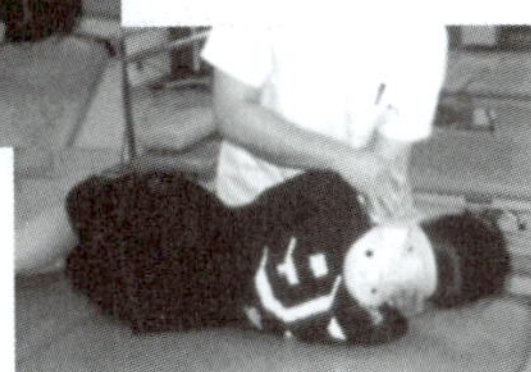

칼라 후부를 끼우고, 바로 누운 자세로 되돌린다.

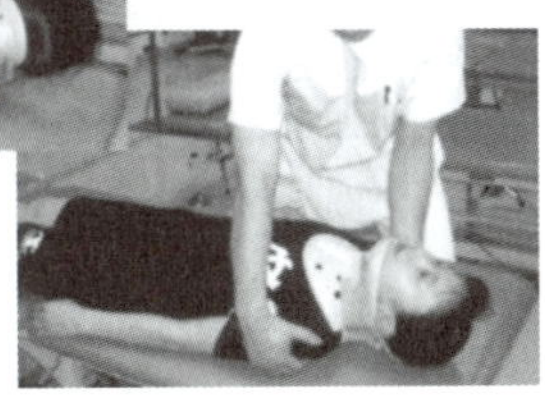

b) 침대 경사대(tilt table) 옮겨타기

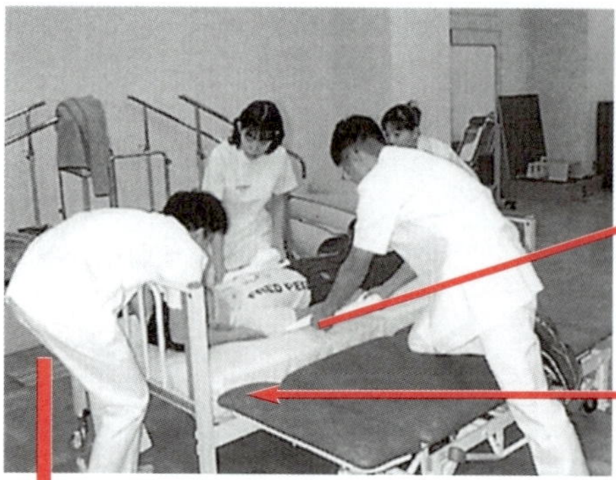

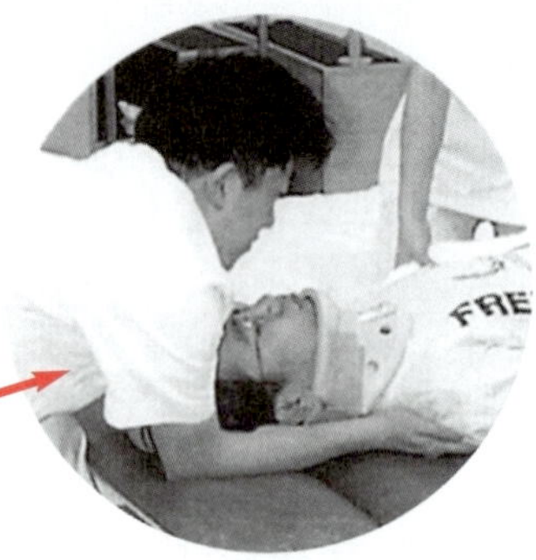

치료사의 손은 환자의 어깨에 두고, 전완은 후두부에 두다. 이것으로, 환자의 체간과 두부의 위치관계를 고정한다. → 이 지지의 방법은 중요하고, 구급대원 등도 마스터해 두어야 할 기법이다.

두부 · 족부의 침대난간을 떼어낼 수 있다면 떼어내고 시행한다.

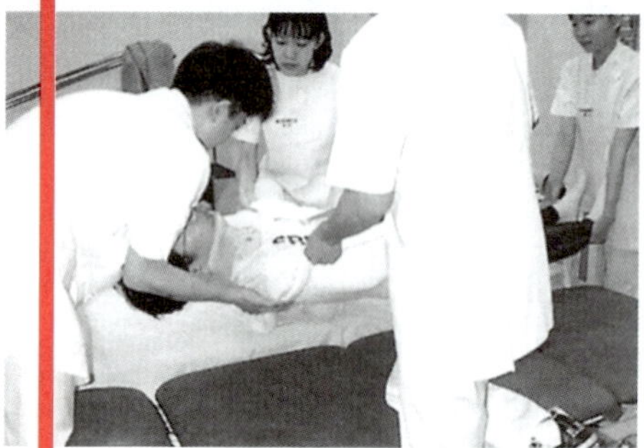

사진에서는, 알기 쉽도록 들어올리고 있으나, 실제로는 수평으로 미끄러지도록 이동한다.

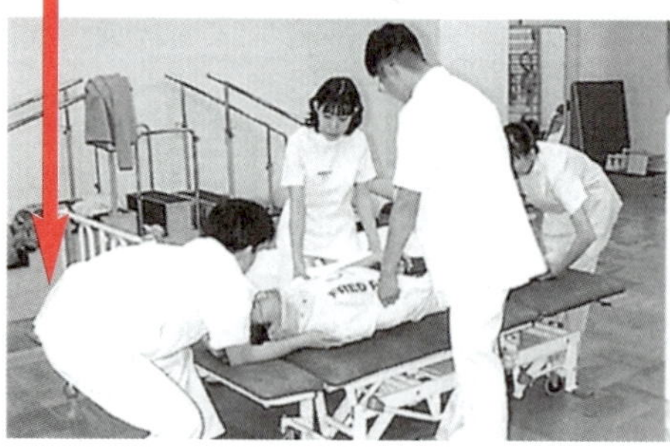

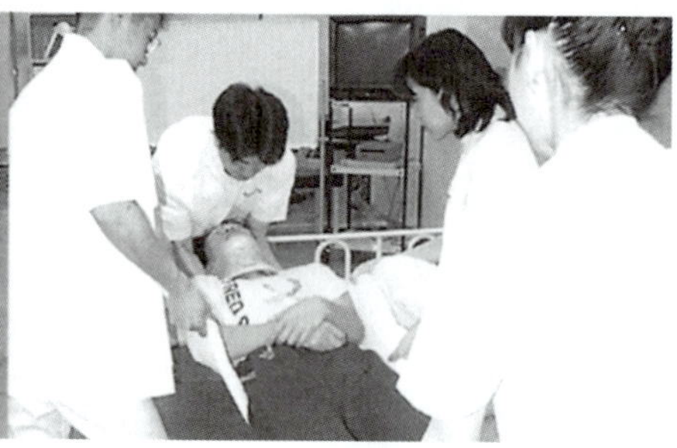

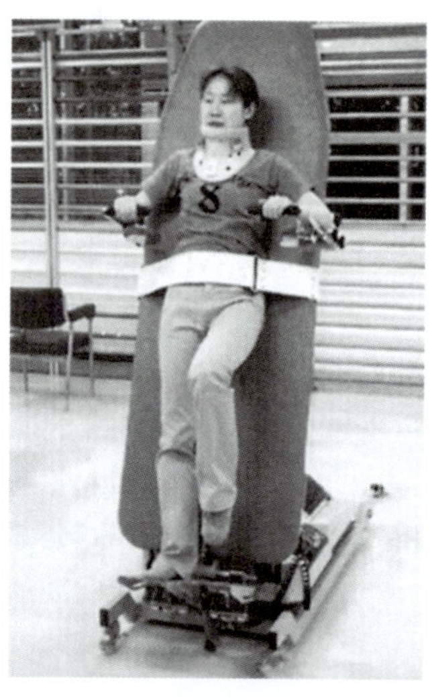

경사대(tilt table) 기립훈련 초기에는 생명징후(vital sign)에 주의하면서, 점차 각도를 증가시켜간다.

이 때, 족저부 정맥동을 간헐적으로 압박하면 정맥환류가 촉진되므로, 청죽(green bamboo) 밟기의 요령으로 제자리걸음을 시키면, 기립성저혈압을 경감시킬 수 있다. 청죽과 같은 것이 없어도 제자리걸음을 시키는 것만으로도 효과는 있다(물론, 하지근력이 충분히 유지되어 있는 것을 확인해둔다).

선 자세에 의해서 이식한 골이 굴러서 빠지거나 꺾여 파손되는 등이 일어나면, 경수나 신경근에 대한 압박이 야기되는 경우도 있어, **훈련 중은 저림이나 운동마비 등의 신경증상의 악화에 충분히 주의한다.**

힌트 : 경사대의 기립시간

나의 경험이지만 경사대(tilt table) 기립은 60°, 10분이 가능하면, 80%의 사람은 기립보행으로 가져가도, 기좌순응부전이나 기립성저혈압이 일어나지 않는다.

또한 경사대 기립에서는 하지근군의 근육펌프작용이 작동하지 않기 때문에 기립성저혈압이 개선되지 않고, 반대로 직접 기립보행을 시키는 편이 잘 되는 경우도 있다.

경추의 안정이 얻어져 있는 증상사례에서는 누운 자세로부터의 일어나기나 휠체어에의 옮겨타기 동작훈련을 시작한다.

할로-베스트 장착사례에서는 장구의 구조 자체가 견관절의 운동을 제한하고 있어, 상지의 거상이 곤란하다. 이 때문에 관절가동범위 유지를 위해서는 상지 전체의 운동이 아니라, 견갑상완관절 · 견쇄관절 · 흉쇄관절에 대해서 개별적으로 접근하는 것이 필요하다.

c) 일어나기 보조방법

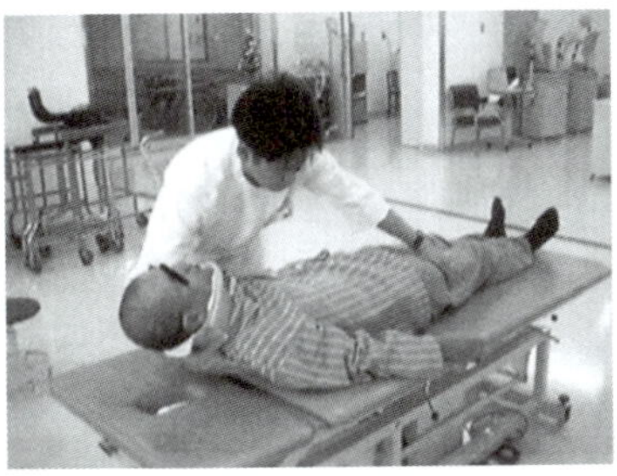

경부를 아래로부터 지지하여, 어깨 · 요부를 보조한다.

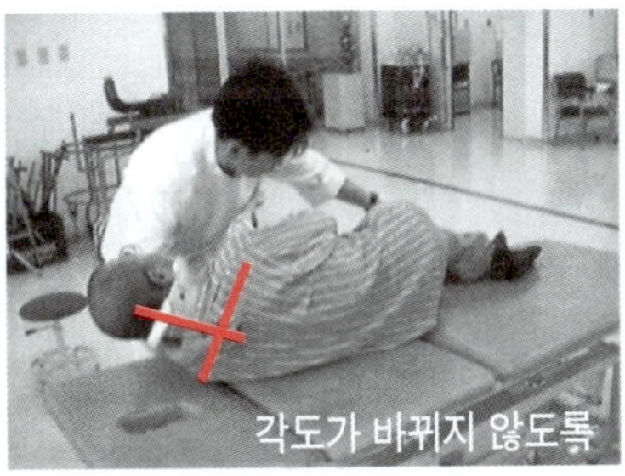

목이 회전하지 않도록, 어깨와 두부의 관계를 유지한 채로 몸 구르기를 보조한다.

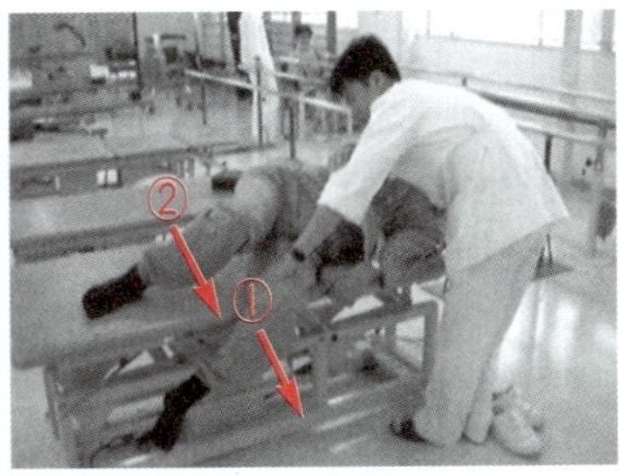

아래로 된 쪽의 다리부터 내린다.

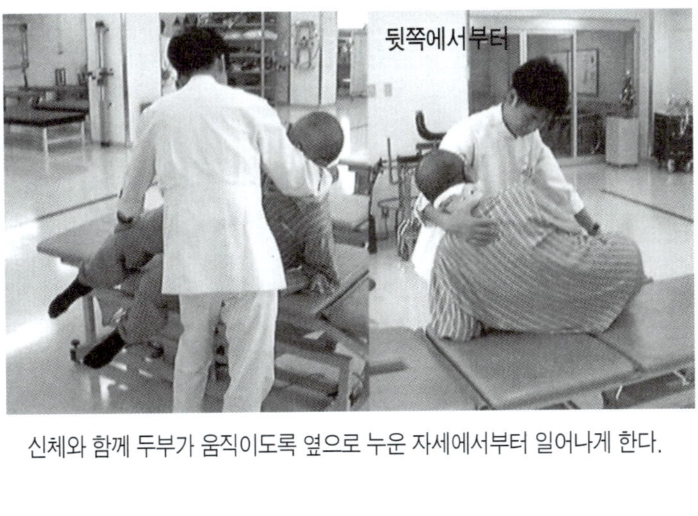

신체와 함께 두부가 움직이도록 옆으로 누운 자세에서부터 일어나게 한다.

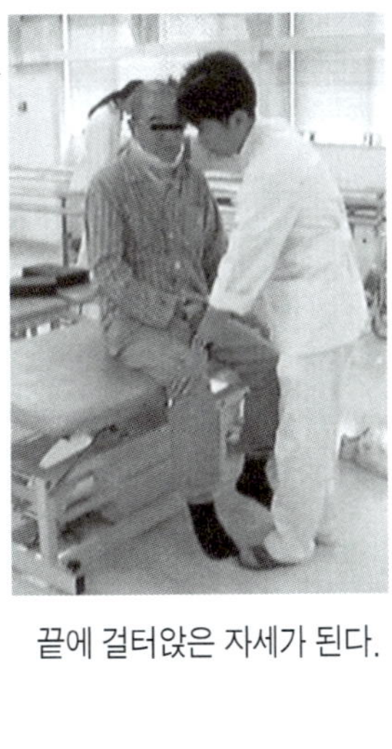

끝에 걸터앉은 자세가 된다.

(2) 보행훈련기

전신조정이 완료하면 보행훈련으로 옮긴다.

척수증을 가진 증상사례에서는 근육의 협동성 저하 때문에 원활하게 운동을 시행할 수 없어, 불안정한 경성보행을 나타내는 경우가 많다. 또한, 심부감각장애를 가진 것도 관찰된다. 선 자세 · 보행에 있어서는 넘어짐에 충분히 주의를 한다.

- 최저한, 롬베르크 테스트(Romberg's test)는 시행해야 한다.
- 제자리걸음을 시행하고, 하지의 협동성을 체크한다.
- 와상 시 훈련을 시행하고 있지 않다면, 최소한 슬관절 신전근과 고관절 외전근의 근력을 체크한다.

선 자세를 유지할 근력이 있는지, 휠체어로 내실한 경우에는 앉은 자세인 채로 관찰한다.

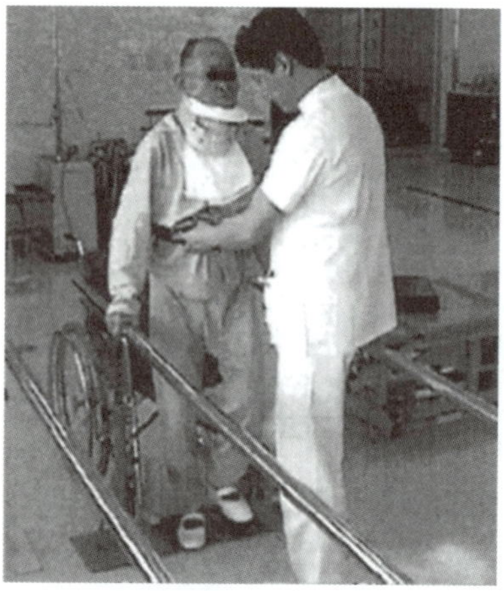

제자리 걸음

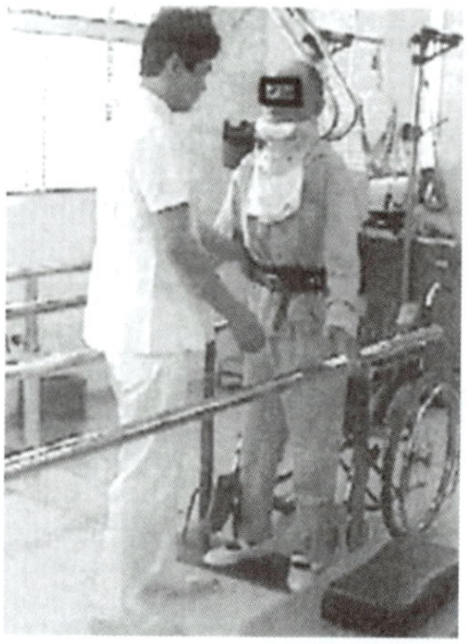

롬베르크 테스트

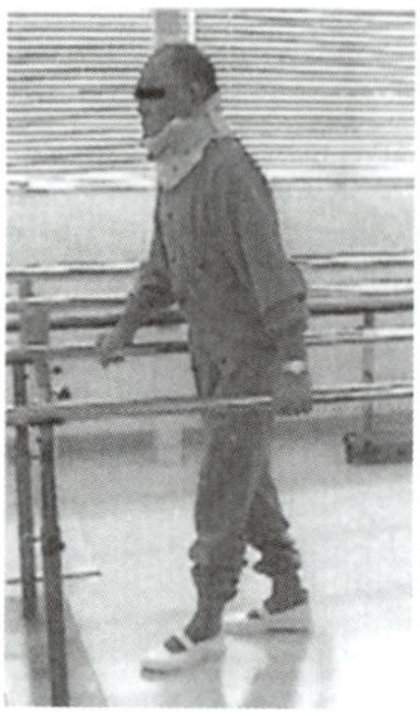

평행봉 내 보행

상지, 특히 손 부위의 심부감각이 나쁜 경우, 빈번하게 손을 바꿔 쥐는 평행봉보다, 보행기 쪽이 좋다.

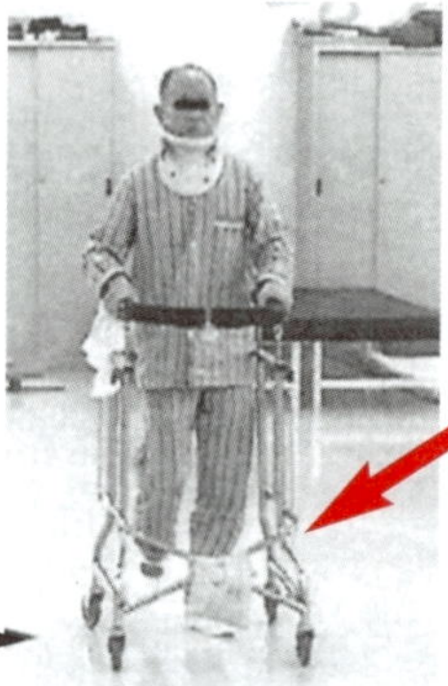

보행기 보행

보행기를 모래 주머니 등으로 무겁게 하면 안정된다.

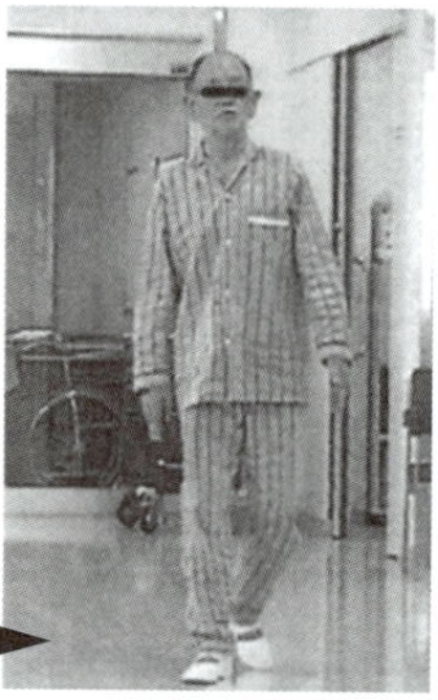

혼자 걷기

어디서 혼자 걷게 하는지 어려운 부분이지만, 눈을 감고 보행을 시켜서 안정되어 있으면, 혼자 걷는 것을 허용해도 될 것이다.
(체크를 할 때, 넘어지거나 충돌하지 않도록 지지할 것).

협동성 개선을 위해서는, 평행봉 내 선 자세에서의 슬관절의 굴곡신전운동 · 스텝 받침대 오르내리기 · 평형판(balance board) · 자전거 에르고미터 등을 시행한다.

스텝받침대 오르내리기는 천천히 시행을 하게하고, 하지근군의 저속에서의 구심성 · 원심성 수축의 협동성 개선을 목적으로 한다.

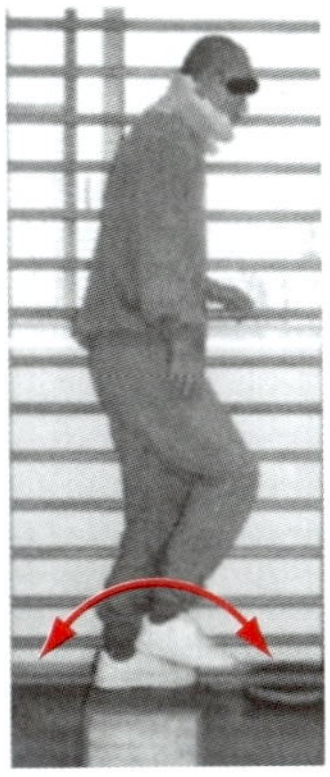

스텝받침대 오르내리기 훈련

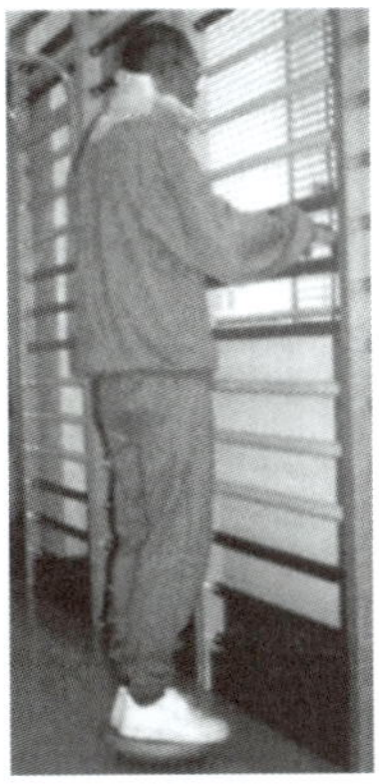

평형대(balance board)

상지의 경련이나 근력 저하가 뚜렷한 경우는 보조방법에 유의하지만, 시행하지 않는다.

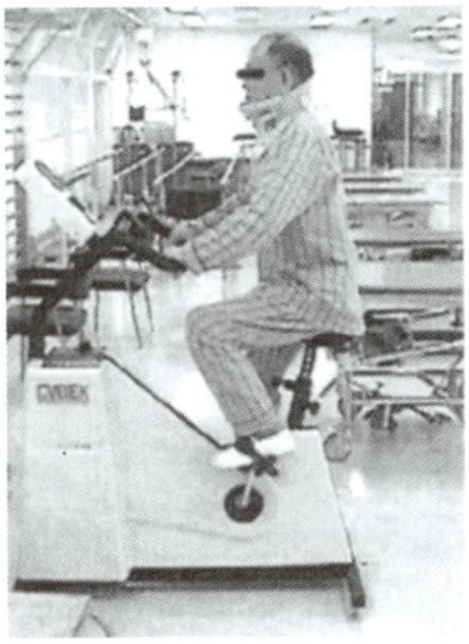

자전거 에르고미터

또한, 당연한 것이지만 근력강화훈련도 계속해서 시행한다.

아전적출술이나 다추 사이 고정술 등에서 이식할 골의 안정성을 유지하기 어려운 증상사례에서는 누운 자세로부터의 일어나기 때와 같이 경추에 과도한 부하가 걸리는 동작은 금기가 되기 때문에 보조에 의해서 앉은 자세를 취하게 하거나, 경사대(tilt table)를 직립자세까지 일으켜, 직접 평행봉으로 이동하여 보행훈련을 하는 방법도 사용한다.

(3) 응용동작훈련기

보통 기거동작은 경부의 운동을 수반하는 일이 많고, 선 자세 · 보행 시 이상으로 경추에 부담이 걸리기 쉽다. 이 때문에, 누운 자세로부터의 일어나기에서는 바로 누운 자세에서 일단 옆으로 누운 자세로 되고, 상지로 바닥면을 지지하여 앉은 자세가 되는 방법을 사용한다. 경추수술 부위의 안정이 얻어진 경우에도, 두부-경부-상부체간의 위치관계를 변화시키지 않도록 하고, 반동은 이용하지 않도록 시킨다.

경추장구를 장착하여 하는 계단 오르내리기 훈련에서는 족부의 확인을 시각으로 할 수 없기 때문에, 난간을 잡거나 벽을 따라 잡고 오르내리기를 한다. 계단의 단수를 세어두는 등의 연구가 필요하다.

a) 바닥에서의 일어서기

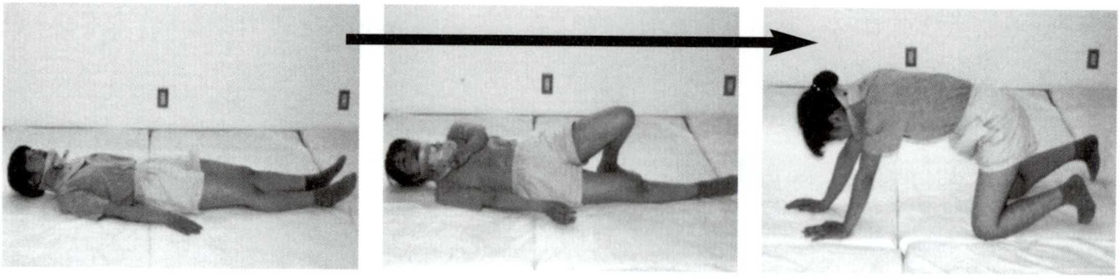

침대 위에서의 일어나기와 마찬가지로, 경부와 체간을 함께 회전한다.

네발로 기기가 된다.

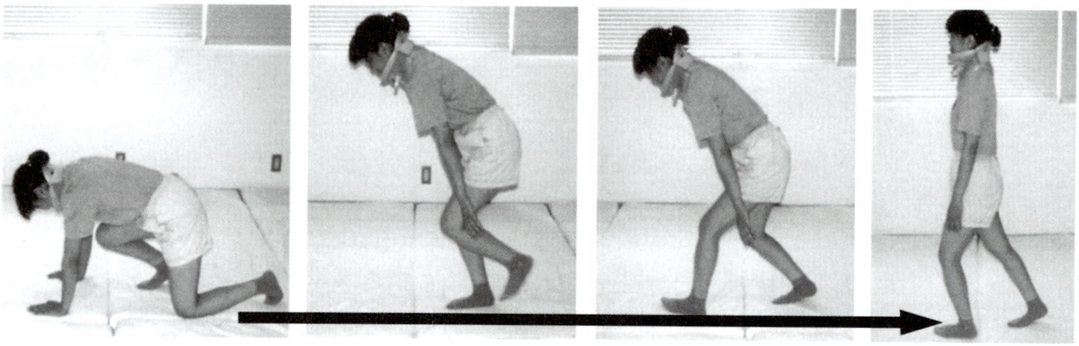

한쪽 무릎을 세우고, 약간 전방으로 걷기 시작하는 것처럼 하여 일어서면 안정하여 일어설 수 있다.

하지근력이 약간 약하거나 경증의 심부감각장애가 있으면, 일어서기가 불안정하게 되는 경우가 있다. 이 때, 제자리에서 일어서려고 하면, 오히려 불안정해진다. 상기와 같이 1보 전방으로 걷기 시작하는 것처럼 하여 일어서는 편이, 안정하여 설 수 있다.

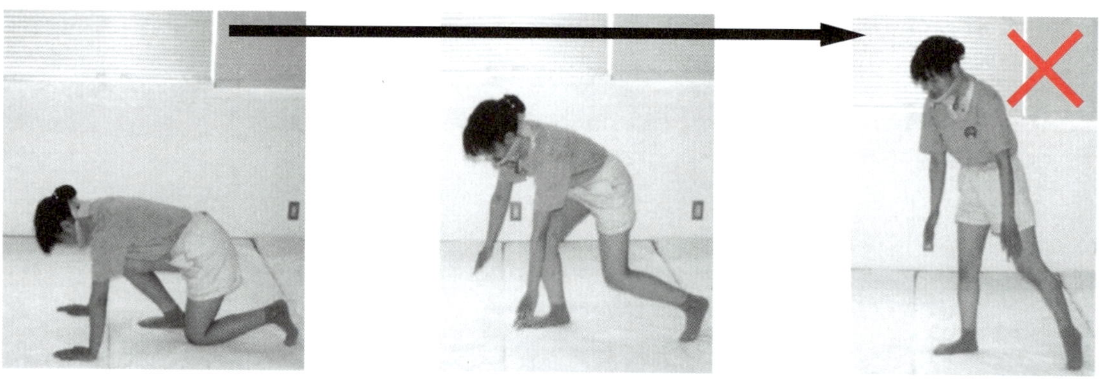

제자리에서 일어서기는 오히려 중력중심위치의 안정이 어렵다.

b) 협동성훈련 (작업치료에 의한)

경수증과 같이 정교성이 저하하여 있는 환자에는 작업치료도 병용한다. 또한, 고령에서 의식장애가 출현한 경우에도, 빠른 기간내에 기립훈련과 동시에 작업치료를 시작하면 효과가 높다.

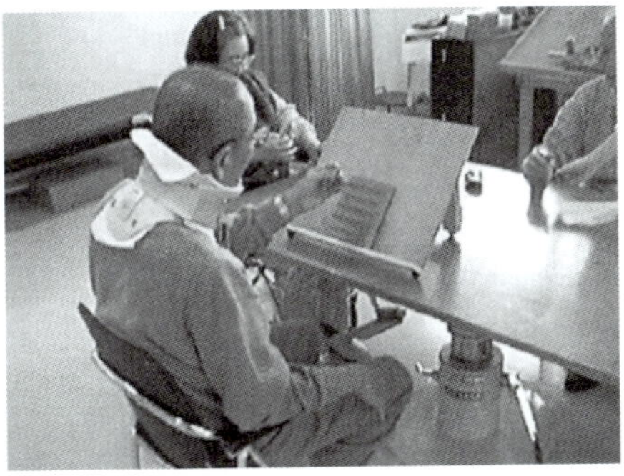

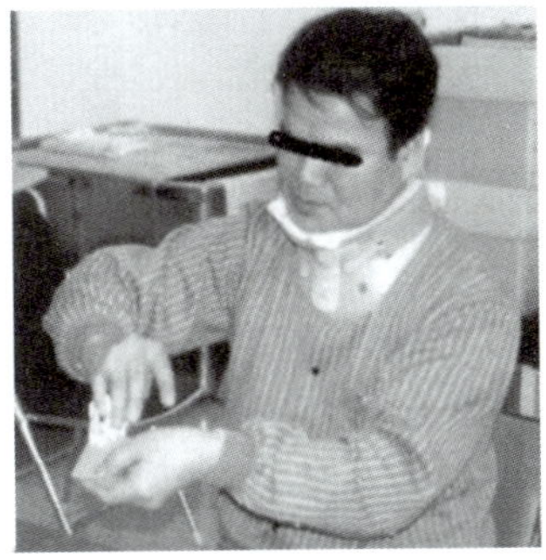

협동성훈련 (작업치료에 의한)

c) 심부감각장애에 대한 접근방법

심부감각장애에 직접적인 치료효과를 추구하는 것은 불가능하다.

그러나, 조금이라도 심부감각이 잔존하여 있으면, 그 약간의 정보를 가급적 파악할 수 있는 것 같은 훈련은 시행할 가치가 있다. 예컨대, 주머니 안에 여러 가지 형태의 장난감 빌딩블록을 넣고, 그 안에서 임의의 형태의 장난감 빌딩블록을 손의 감각만으로 찾아내는 훈련은, 입체각(복합감각)의 강화로서 흔히 시행된다.

또한, 시각에 의한 대상(보상)을 강화하는 훈련도 도입한다. 하지에서는 프렌켈 체조가 그 대표이지만, 목표를 나타내는 편이 합목적적이다.

당연한 것이지만, 시각이 차단되는 상황은 피하도록 지시하여 둔다. 환자는 이해하고 있다고 생각해도, 세수나 야간의 전등의 소등 시에 잘 넘어지는 것을 볼 수 있다.

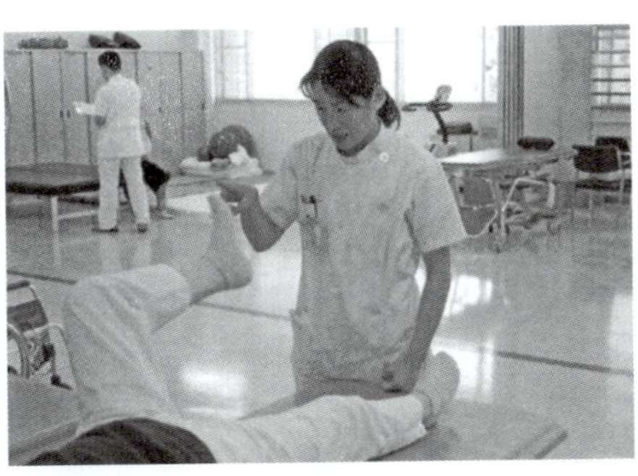

프렌켈 체조의 응용으로서, 치료사가 가리키는 위치에 발끝을 일치시키는 훈련.

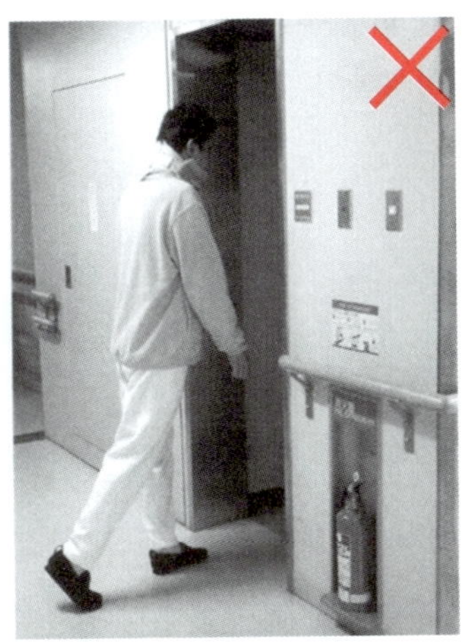

밝은 방에서부터 어두운 곳으로 갑자기 들어가면 넘어져버린다.

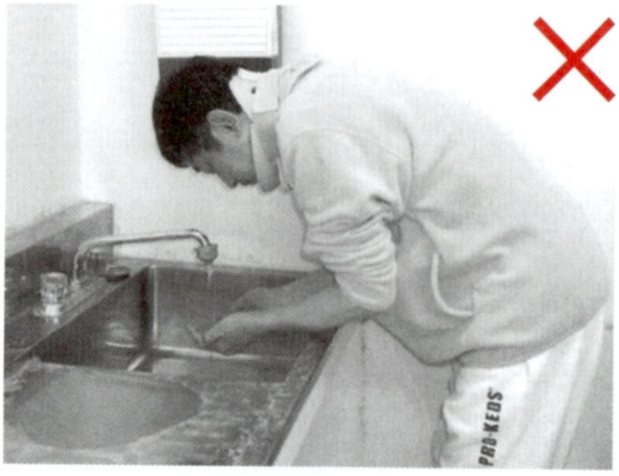

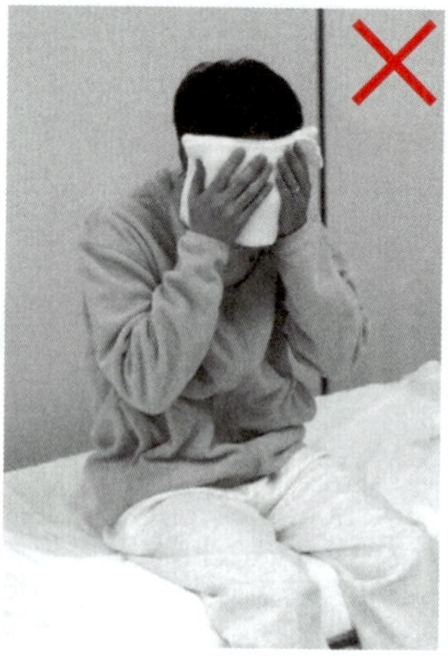

세수할 때 넘어지는 것은 흔히 볼 수 있다. 등받이가 있는 의자에 걸터앉아 얼굴을 닦거나, 세면대나 벽에 몸을 밀어붙이고 세수를 하는 등의 연구가 필요하다.

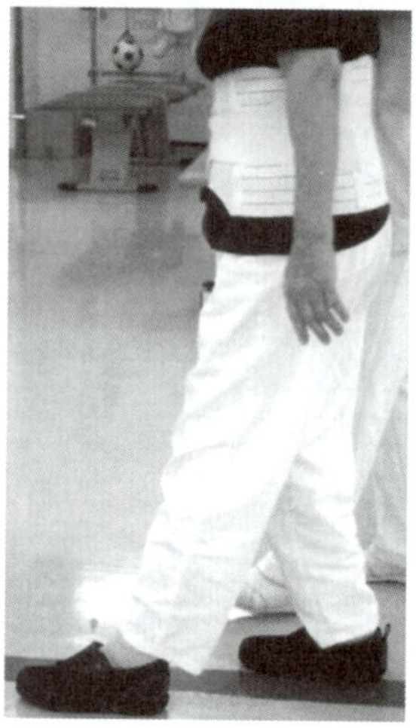

보행훈련을 할 때, 가급적 하지를 보기 쉽도록 걸으려고 하기 때문에 발을 별로 뒤로 낼 수 없게 된다.

심부감각장애만이라면, 많은 경우 시각으로 대상(보상)하여, 지팡이보행 정도가 가능해진다.

(4) 보장구제거 후

보장구의 부작용으로서 경부주위의 근력저하가 일어나는 경우가 많다. 이 때문에 보장구제거 후에 경부통이나, 불량자세가 발생하는 경우가 있다. 그래서 자세유지를 위해 근력강화훈련이 시행된다. 주로 등척성 수축이 사용된다.

또한, 추궁성형술의 경우, 경부의 가동범위훈련도 시행한다(다만, 추궁끼리 충돌하는 신전은 삼가는 편이 좋다).

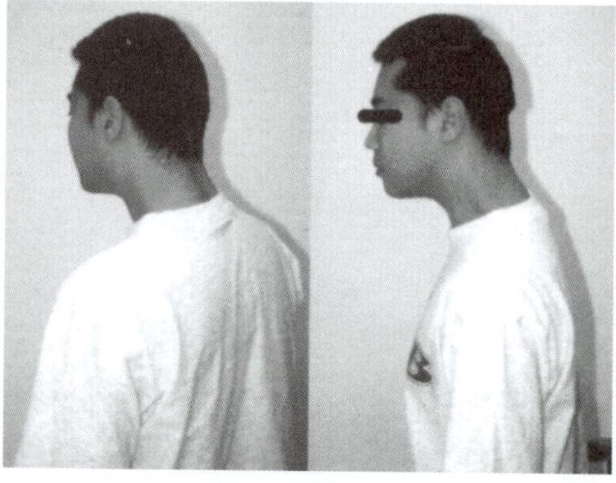

근력저하에 의한 불량자세

훈련에 의한 비교

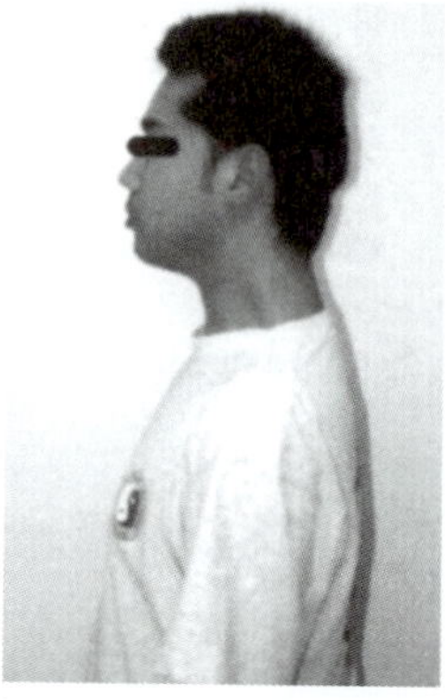

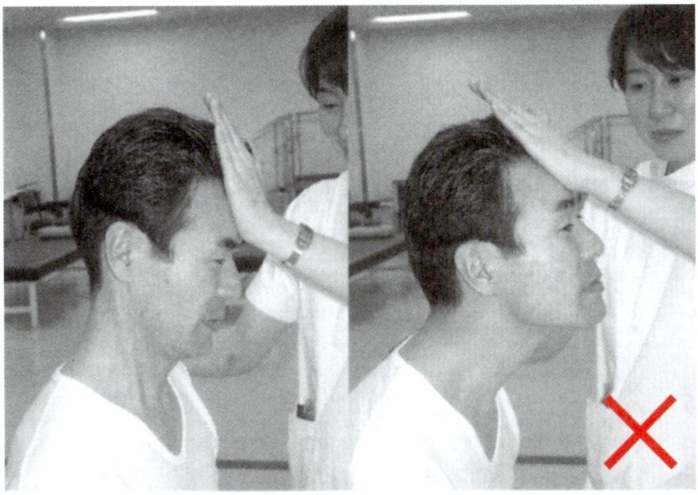

경부 굴곡근력강화훈련

텁을 가슴에 붙이도록 하여 굴곡시킨다. 턱을 내밀면, 경추에 과도한 신전을 강제한다.

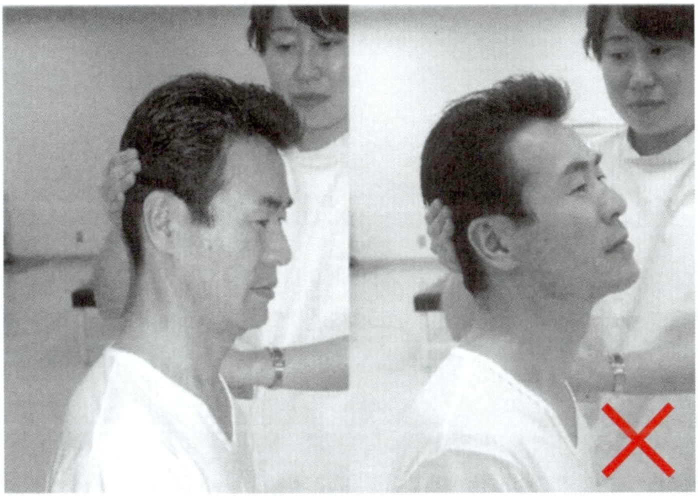

경부 신전근력강화훈련

신전도 턱을 당기도록 하여, 경추의 과도한 신전을 제어한다.

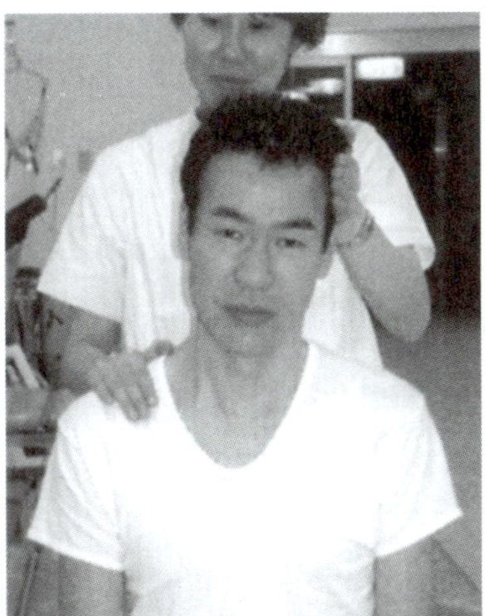

경부 측굴근력강화훈련

자기등척성 근력강화훈련

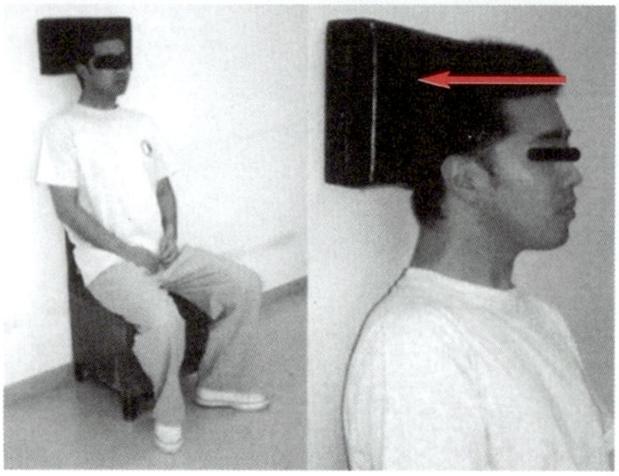

후경부근의 근력강화

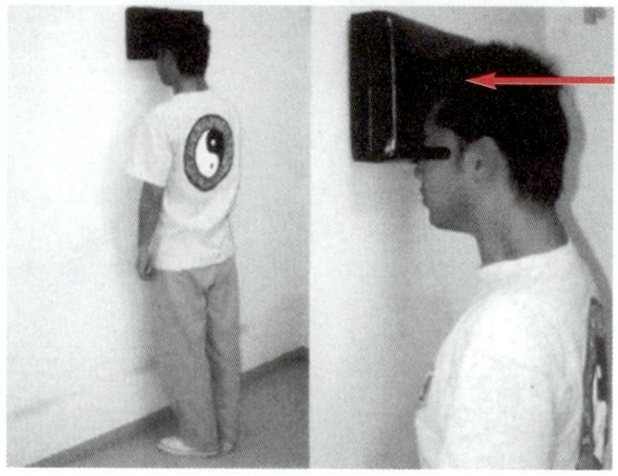

전경부근의 근력강화

7 경추부 수술 후의 문제점

1) 일반성인

경추수술 후, 장기간에 걸쳐 경추보장구를 장착해야 하는 경우에는 아래의 문제가 발생하기 쉽다.

① 넘어짐의 위험

보행 시에 발밑을 주시하는 것이 곤란하고, 또한 경부의 운동제한 때문에 균형이 나빠진다.

경부의 운동제한은 보통에서는 경추장구를 제거하면 해소되지만, 4개 추간 이상의 고정술 후에서는 잔존한다.

② 체간의 회전운동이 제한된다.

③ 2차 장애로서 경부의 가동범위제한 · 근력저하가 일어나는 경우가 있다.

④ 흉곽의 운동이 제한되어, 구속성의 호흡장애를 초래하는 경우도 있다.

척수가 불가역적 변화를 초래한 증상이 진행된 증상사례에서는, 수술 후의 신경학적 회복을 바랄 수 없는 경우도 있다. 특히 심부감각장애가 있는 경우는 시각이나 청각에 의한 대상(보상)이 필요하게 되고, 세수를 할 때의 눈을 감거나 어두운 장소에서는 넘어짐의 위험성이 발생한다. 이들에 대한 것을 환자에게 충분히 이해시키고, 동시에 예방으로 연결되는 훈련을 도입하는 것도 물리치료사의 역할이다.

2) 고령자

수술 후의 골 유합이나 창상부위의 치유에 시간이 필요하여 와상기간이 연장되는 경향에 있다. 게다가 2차 장애로서의 구축, 근력저하, 심폐기능저하 등의 폐용증후군이 출현하기 쉽기 때문에, 수술 후 조기부터 침대 곁에서의 물리치료가 중요하다. 또한 우울, 섬망(delirium) 등의 정신장애나 정신기능의 저하를 초래하는 경우도 자주 있으므로, 경추의 안정이 얻어지면 정신기능의 부활이라는 의미에서도 경사대(tilt table)에 의한 선 자세훈련을 시행하거나, 정신 긴장을 유지하기 위한 작업치료의 실시가 효과적이다.

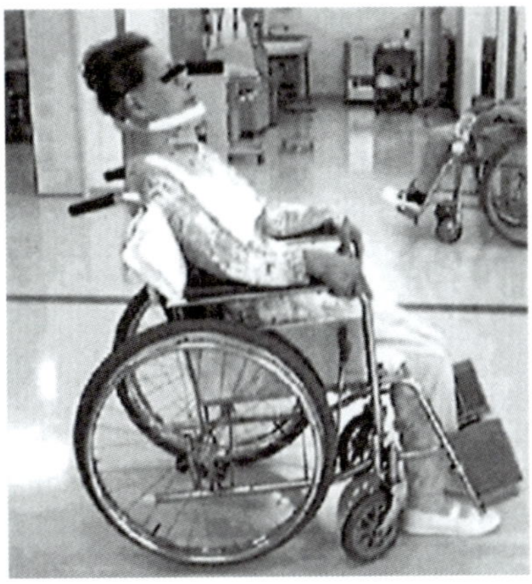

휠체어를 타고 내실할 때, 극단적으로 후방으로 경사가 져서 앉아있을 것 같으면, 경부통이나 또는 의식장애(치매 포함)의 가능성을 의심한다.

3) 소아의 추궁절제술

변형에 주의 ← 추궁은 근육의 부착부이기도 하다. ← 척추 전방의 근육과의 불균형을 일으키기 쉽다.

안정기간은 성인보다 길게 한다.

신전체위로 하고 있으면, 반흔구축에 의해서 과도한 전망증(hyper lordosis)이 되기 쉽다.

굴곡체위로 하고 있으면, 추간관절이 미끄러져 추체위치의 전위가 일어난다.

다이내믹한 X선 사진을 촬영해두어야 한다.

주의점 ▶ **수술 후 섬망**

수술 후의 섬망(delirium)은 고령자에서 흔히 볼 수 있다. 병실 · 훈련실의 잘 보이는 곳에 하루 한 장씩 떼는 달력이나 시계를 놓고, 가급적 현실을 파악하게 하도록 하자.

힌트 : 수술 후의 통증

수술 후의 경부통이 고통스러워 재활실에 갔으나 아무것도 할 수 없이 끝나는 일도 흔히 있다. 이 때, 조금 아픈 것을 참게 하여 양 상지를 거상(만세를 부르는 것처럼)하게 시키면, 그거 참 신기하게도 상당한 사람에서 통증의 경감이 일어난다.

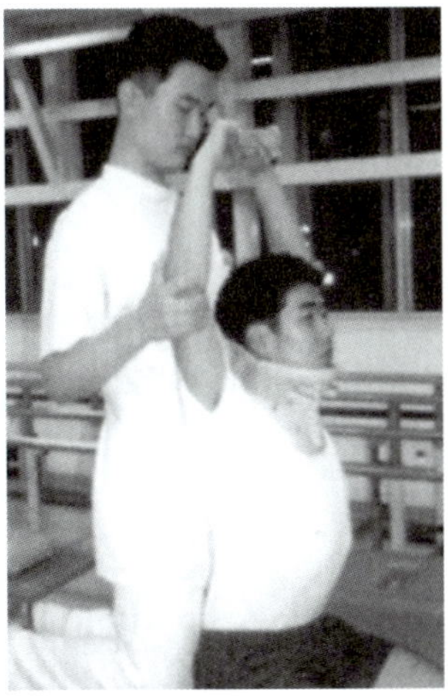

7

【문헌】

1) 淵岡　聡，他：頚椎・頚髄疾患術後の理学療法．理学療法 9：35-41，1992.

2) 栗山節郎・山田　保：アスレチックリハビリテーションの実際．南江堂，1994.

3) 鎧　邦芳：臨床脊椎脊髄医学．伊藤達雄，服部孝道，山浦　晶 編，三輪書店，pp19.

4) 浅野達雄，他：頚椎手術後の理学療法．理・作・療法 17：743-749，1980.

XII 어깨결림

XII 어깨결림 1)~3)

— 머리말 —

어깨결림은 후경부에서부터 상배부에 걸친, 근육이 당기는 느낌과 나른함, 무거움, 피로감, 때로는 통증을 수반하는 증상의 총칭이다. 원인별로 분류를 시도하면, 기질적 질환은 없으나 근육피로가 유발요인이 되어 일어난 원발성 어깨결림과 어떠한 원질환에 기인하는 증후성 어깨결림으로 둘로 나눌 수 있다(표) [4].

원질환이 명백한 증후성 어깨결림의 경우는 원질환에 대한 치료가 그대로 어깨결림의 해소로 연결되는 경우가 많다. 그러나, 특정 원질환이 관계하는 경우에도, 다음에 기술하는 물리치료에 의해서 어느 정도의 증상경감(또는 유지)이 가능하다.

여기서는, 특정 원질환이 없는 이른바, 원발성 어깨결림을 대상으로 하여 이야기를 진행시킨다.

증후성 어깨결림의 원인질환 (문헌 4에서 일부 변경)

정형외과영역
경부추간판증, 경추불안정증, 흉추의 변형성 · 염증성 · 종양성 질환, 흉곽출구증후군, 견관절주위염, 건판단열, 삼각근구축증, 부신경 · 견갑상신경 · 견갑배신경 · 장흉신경의 염증이나 장애, 수근관증후군, 테니스 엘보 등

내과 · 외과영역
담낭염 · 담석 · 췌장염 · 위염 등의 복강내 질환, 횡격막질환, 심근경색, 협심증, 해리성대동맥류, 흉막염, 상부폐종양, 편두통 · 근긴장성두통 등의 만성 두통, 고혈압증, 저혈압증, 자율신경실조증, 삼차신경통, 빈혈 등

이비인후과 연역
비염, 부비강염, 경부의 종양성 · 염증성 질환 등

안과영역
안검하수, 안정피로 등

정신신경과영역
심신증, 울병, 신경증, 심인성 사경 등

치과영역
악관절증, 교합부전, 염증성 통증 질환 등

기타
갱년기 장애 등

1 어깨결림의 원인

어깨결림은 일반적으로 아래와 같은 요인으로 일어난다고 생각된다.

① 장시간의 동일자세 유지 · 자세이상
② 과로
③ 추운 환경
④ 정신적 긴장 · 스트레스

이들은 어느 것도, 후부경근군(경부 후면의 척주기립근군을 총칭) · 승모근(특히, 상부섬유)의 무의식적인 지속적 근 수축을 수반하여, 이것에 의해서 근육혈류의 정체가 일어나 근육의 신진대사가 저해된 상태를 만들어낸다. 근육이 국소적으로 딱딱해진 이른바 "뻐근함(결림)"의 정체는 불명이지만, 근육 중의 노폐물이 충분히 씻겨 내려가지 않은 채로 염증이 일어나, 근육혈류 정체와 서로 작용하여 만성화한 것이라 생각할 수 있다. 이것은 근육펌프작용에 의한 혈류의 순환이 충분히 기능하지 않는 상태에서 근육피로가 발생하였다고 바꿔 말할 수 있을 것이다.

2 어깨결림의 평가

1) 자세

포유류 중에서 유일하게 직립 2족 보행을 획득한 인간이 다른 포유동물과 가장 크게 다른 부분은 체중에 대한 뇌(머리)의 중량과 척추의 형태일 것이다. 특히 척추에서는 경추와 요추의 전만이 인간에게 고유의 형태이고, 흉추의 후만과 합쳐서 S자 커브를 형성하고 있다. S자 커브는 큰 머리를 정상위에 올려놓으면서, 체중을 잘 분산시켜서 직립자세의 균형을 취하는 데에 우수하지만, 만곡부분에는 부하가 집중하기 때문에 구조적으로 약하다. 흉추부는 늑골에 덮인 흉곽이라는 지지물이 있으나, 무거운 머리를 올려놓는 경추부, 상반신의 체중을 지지하는 요추부에는 큰 역학적 스트레스가 걸린다. 어깨결림과 요통은 인간이 2족 보행을 획득한 대상(보상)이라 일컬어지는 이유이다.

앉은 자세 또는 선 자세의 시상면(sagittal plane)상에서, 대후두융기가 융추(C7) 극돌기보다 전방에 있는 경우에는 머리의 중량이 경부를 중심으로 전방으로 회전하도록 작용하기 때문에, 머리위치를 수직으로 유지하기 위해 항상 후부경근군이 강하게 수축하여 있어야 한다. 다양한 작업자세에서 흔히 관찰되는 경부의 약간 전굴자세에서 상지를 사용한다는 상황은 바로 후구경근군의 지속성 수축으로 연결되는 것이다.

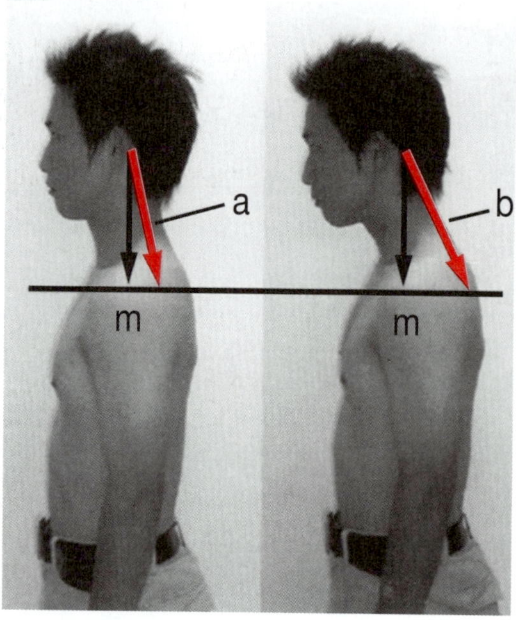

체간에 대한 머리의 위치
m : 머리의 무게
a · b : 머리위치 유지에 필요한 힘 (a < b)

→ 자세관찰의 요점

전두면 : 척주(특히, 상부)의 측굴 (측만)
견갑대의 높이 (좌우 차이)
이른바 처진 어깨, 올라간 어깨

시상면 : 척주(특히, 상부)의 전굴 (원배 · 거북등)
견갑대의 전방돌출(protraction) · 후방돌출(retraction)

자세의 이상은 개선이 곤란하다고 일컬어지지만, 이들의 "변형"은 근 긴장의 이상항진에 의한 것이라면, 스트레칭과 이완(relaxation)으로 개선되는 경우가 많다.

2) 통증

치료효과의 판정에 이용할 수 있으므로, 다른 자각증상과 함께 기록해두면 좋다.

- 안정 시, 통증의 유무
- 동작 시, 통증의 부위
- 압통점 : 특히 승모근 상부, 극상근 근복부, 대원근 · 소원근, 능형근 · 견갑거근부 등.
어깨결림을 호소하는 환자에서는, 안정 시에 "어깨를 움츠리는" 자세를 취하는 일이 많고, 후부경근군만이 아니라, 대원근이나 소원근과 같이 견갑골에서부터 상완골에 붙어 있는 근군에도 지속적 근 긴장이 일어나, 통증이 있는 경축이 존재하는 경우가 있다.

3) 관절가동범위와 쇄골 · 견갑골의 정렬

(1) 경부 : 전굴 · 후굴 · 좌우회전의 각도를 계측

→ 경부의 측굴 · 회전은 어깨결림의 증상 개선의 평가에 유용하고, 치료 전 · 후를 비교함으로

써 환자에게도 증상의 변화를 자각시킬 수 있다.

(2) 쇄골 : 앉은 자세 또는 선 자세에서 쇄골과 수평면이 이루는 각도를 측정

(3) 견갑골 : 쇄골과 같은 자세에서 견갑극과 수평면이 이루는 각도를 측정

→ 전항의 자세이상에 의해서 쇄골 · 견갑골의 각도에 좌우차이가 있어도, 신체는 좌우 대칭으로 되어있는 경우도 있으므로 주의할 것.

(4) 견관절 : 수평내전, 굴곡, 신전, (과)외전

4) 근력

경부, 승모근, 삼각근, 능형근을 중점적으로 검사한다.

통증에 의해서 근력을 발휘할 수 없는 것인지, 병적으로 근력저하가 발생하고 있는 것인지를 판단해야 한다. 어깨결림에 의해서 근력저하가 일어나는 일은 매우 드물며, 병적인 근력저하가 인지되는 경우는 어떠한 질환이 관여하고 있다고 생각해야 한다.

다만, 근력에 비례해서 근 지구력도 향상되므로, 앞에서 언급한 근군이 충분히 강하면 그만큼 어깨결림에 대한 내성도 강하다고 판단할 수 있다. 극히 약간이라도 저하하여 있는 상태라면, 근력강화 프로그램을 치료에 도입하도록 하기 바란다.

3

3 어깨결림의 물리치료

1) 프로그램 사례

① 핫팩 (앉은 자세 또는 누운 자세)

↓

② 경부의 능동운동 — 굴곡(전굴) · 신전(후굴)
굴곡하면서 한쪽으로 회전(좌우 모두)

↓ ↑

③ 견갑대의 능동운동 — 견갑골 거상 · 하강, 전방돌출 · 후방돌출
②③을 번갈아 시행한다. 어느 방향의 운동도 천천히 최대가동범위에서 시행한다.

↓

④ 스트레칭 — 후부경근군, 승모근 상부섬유를 중점적으로 한다.
④⑤를 여러 회 반복한다.

↓ ↑

⑤ 가벼운 저항운동 — 후부경근군, 승모근 상부섬유를 중점적으로 한다(순환개선이 목적).

↓

⑥ 근력강화운동 — 견갑대를 현수하고 있는 승모근 상부섬유, 견갑거근에 대해서 예방적으로 시행한다(근력강화가 목적).

↓

⑦ 스트레칭

↓

⑧ 경부의 회전각도, 견관절의 가동범위의 변화를 체크하여 종료한다.

2) 전기치료

통증 완화(remission)만을 목적으로 한 TENS(경피적 말초신경 전기자극법)보다도, NMES(신경근 전기자극법)[5]의 근 수축에 의해서 얻어지는 2차적인 효과, 예컨대 말초혈액순환의 개선이나 근

경련(spasm)의 개선을 기대하여 시행하는 편이 어깨결림에는 효과적이다.

근 수축을 효과적으로 시행시키기 위해서는 펄스의 지속시간 200㎲, 주파수 70Hz가 적당하다. 자극강도는 충분한 근 수축이 얻어지는 세기로 한다. 100㎃ 이상이라도 좋다(쾌적하고 통증을 느끼지 않는 범위에서, 가장 강한 강도).

어깨결림에 대한 NMES는 핫팩 등의 온열요법과의 병용이 보다 효과적이다.

3) 스트레칭

압통이나 근 경축이 일어나고 있는 근육에 대해서 시행한다. 기본적인 것이지만, 스트레칭은 천천히 신장력을 가하고, 힘을 이완할 때도 천천히 시행할 것.

(1) 후부경근군, 승모근 상부섬유

자세 : 앉은 자세 또는 누운 자세 (보통은 바로 누운 자세 쪽이 이완하기 쉽다)

방법 : 환자의 후두부에서 치료사의 전완을 교차시키고, 손바닥으로 견관절 전면을 고정 한다. 그대로 경부를 굴곡시켜서 후부경근군을 신장한다. 보다 승모근 상부섬유를 신장하려면, 신장하고 싶은 쪽으로 경부를 회전시켜 반대 측으로 측굴을 시켜서 굴곡한다.

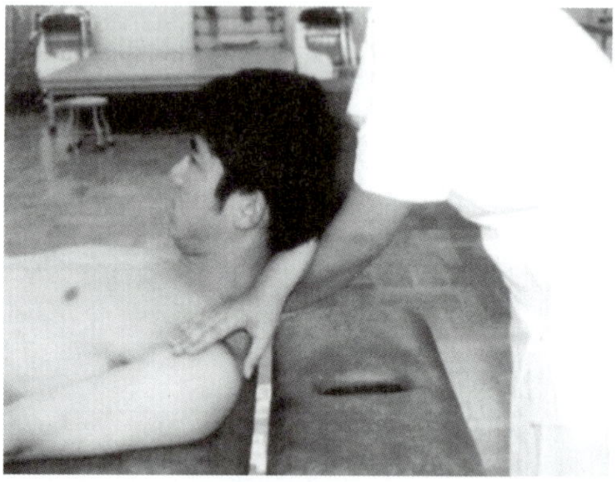

후부경근의 스트레칭

경부는 정중위치로 한다.

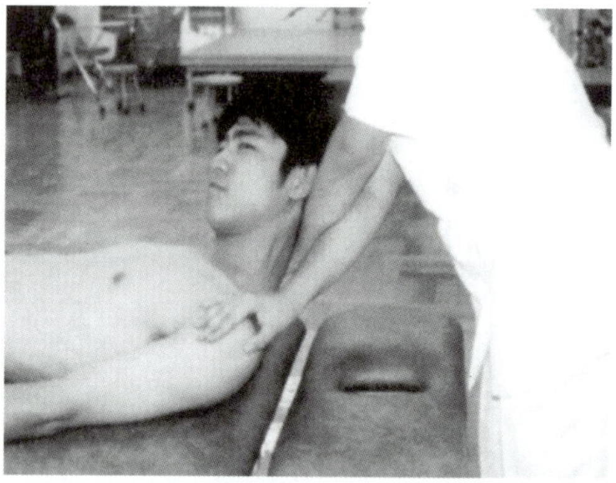

승모근 상부섬유의 스트레칭

경부는 신장하고 싶은 측으로 회전된다. 사진에서는, 좌측의 승모근 상부섬유의 신장을 시행하고 있다.

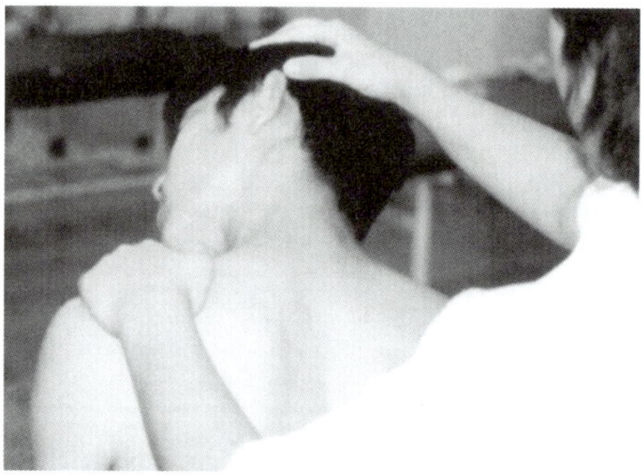

약간 전굴위치에서 신장하고 싶은 측으로 회전시켜, 반대 측으로 측굴시킨다.

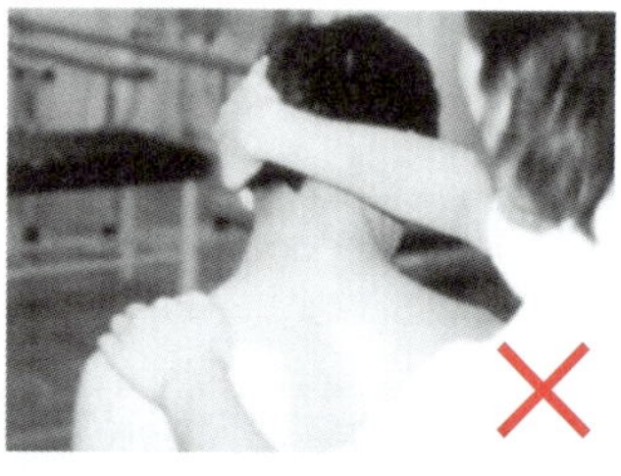

반대 측으로 회전하면 상부 승모근의 기시부와 부착부가 접근하여, 신장되기 어렵다.

앉은 자세에서의 좌측 승모근 상부섬유의 스트레칭

자세 : 옆으로 누운 자세

방법 : 환자의 팔꿈치 굴곡 측에 치료사의 전완을 넣고, 환자의 상지를 지지하여 이완시킨다.
견갑골 내측연과 견갑하각을 치료사의 지복(손가락 볼)으로 유지하고, 견갑골을 외측 하방으로 이동시킴으로써 능형근을 신장시킨다.
그리고 하각을 내측으로 회전시킴으로써 견갑하근을 신장할 수 있다.
스트레칭의 요점은 근섬유의 방향으로 신장을 가하도록 조작하는 것이다.

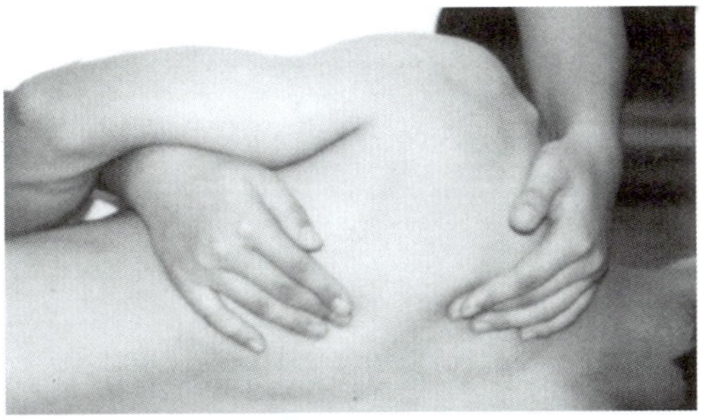

견갑골의 유지

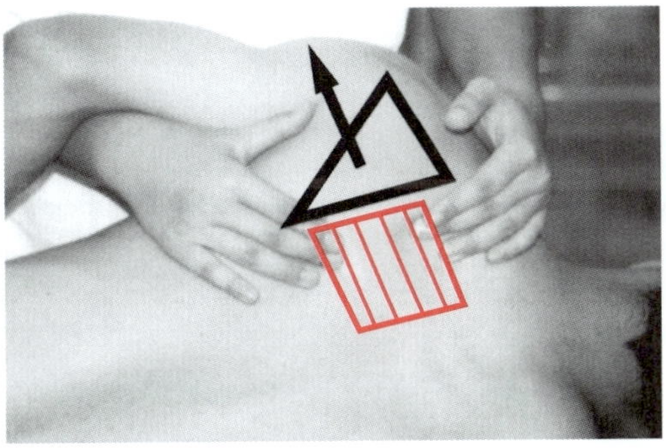

능형근의 스트레칭

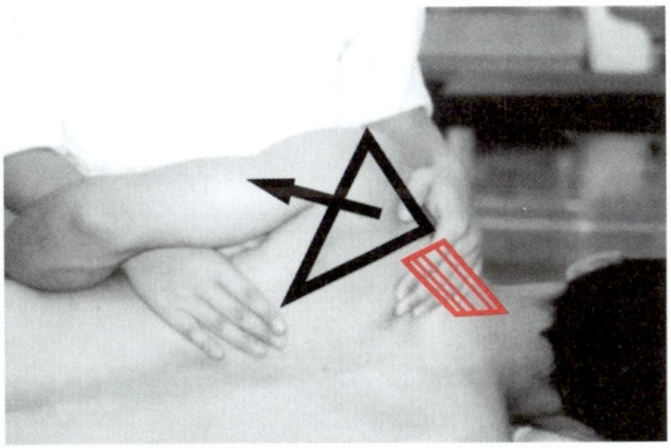

견갑거근의 스트레칭

(3) 소원근

자세 : 누운 자세 또는 옆으로 누운 자세

방법 : 견갑골의 상방회전을 멈추고 견갑상완관절만을 외전시키지만, 물론 대원근도 동시에 신장하게 된다. 소원근을 주로 신장하고 싶은 경우는 옆으로 누운 자세 쪽이 좋다. 아래 그림과 같이, 소원근 부착부를 지복으로 압박함으로써 소원근을 선택적으로 신장할 수 있다.

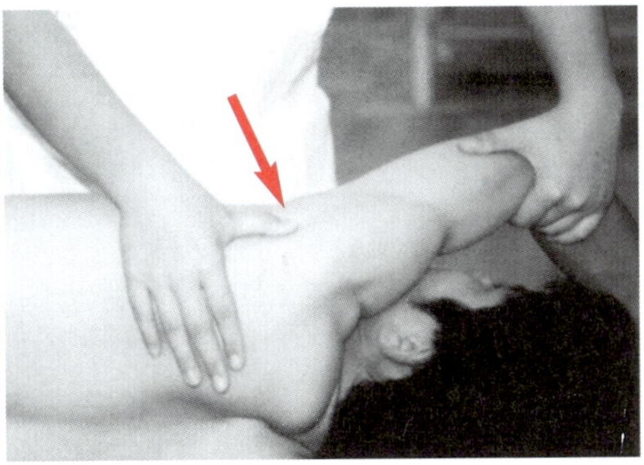

소원근의 스트레칭

손바닥부분으로 견갑골을 외전하지 않도록 고정하고, 엄지 볼로 소원근에 압박을 가한다.

4) 어깨결림 체조

어깨결림에 대한 체조의 목적은 지속적 긴장에 의해서 순환부전을 일으키고 있는 경부~어깨 주위의 근군을 수축-이완시킴으로써, 순환을 개선하는 것을 주안점으로 한다. 상기의 프로그램과 조합하여 사용함으로써 효과적인 경우가 있다. 가정운동(home exercise)으로 계속해서 환자에게 시행시키는 것이 가장 중요하다

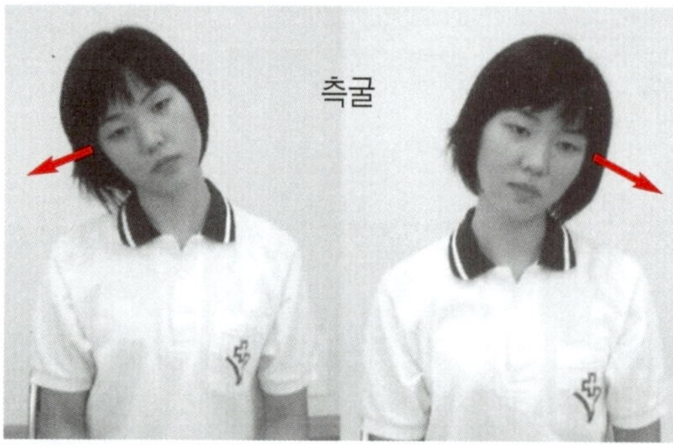

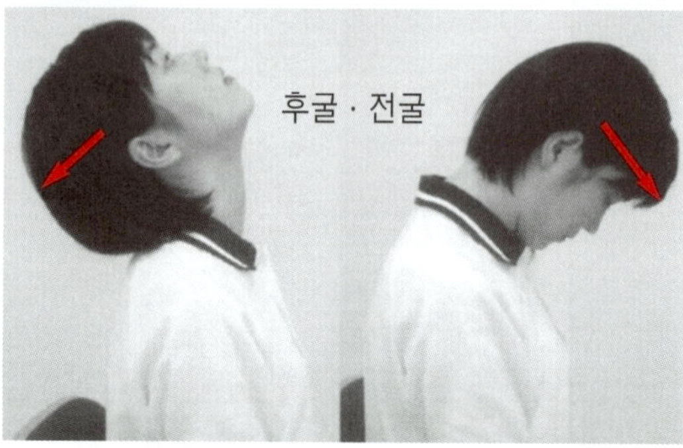

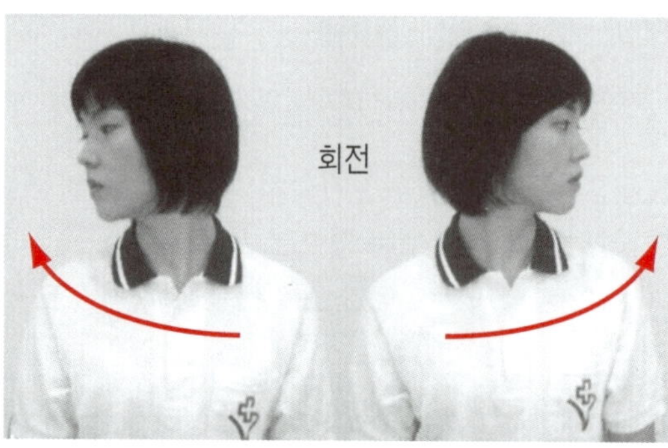

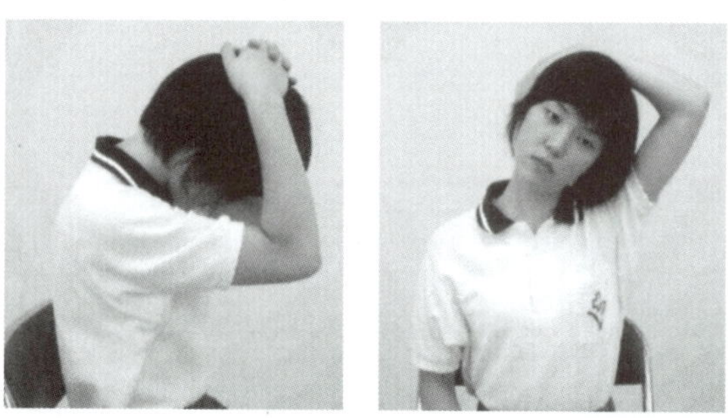

상지의 무게로 스트레칭을 하는 방법도 있다. 이 때에는 팔에 힘을 넣지 않는 것이 요령이다.

경부의 스트레칭

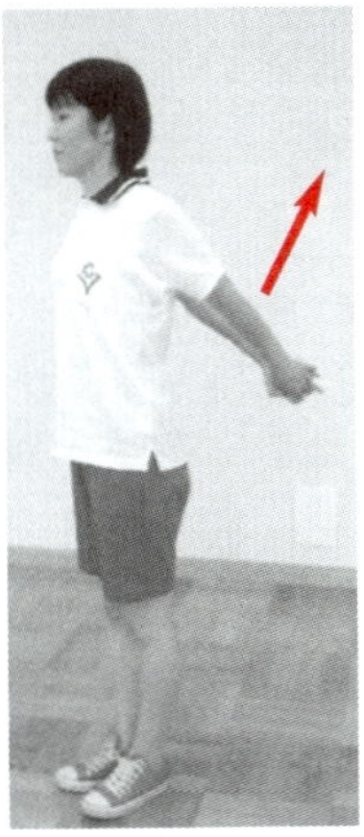

전흉부의 스트레칭

뒤에서 손가락을 깍지를 끼고, 팔꿈치를 신전하면서 팔을 위로 올려간다.

동시에, 가슴을 편다.

경부의 후굴을 조합시켜도 좋다.

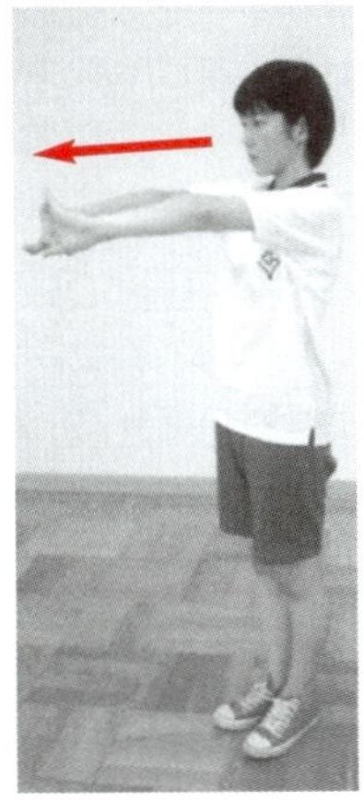

상배부의 스트레칭

앞에서 손가락을 깍지를 끼고, 팔꿈치를 신전하여, 손바닥으로 앞을 미는 것처럼 한다.

견갑대로부터 전방으로 쑥 내민다. 경부의 전굴을 조합해도 좋다.

체간을 전경시키지 않도록 (허리를 굽히지 않도록) 주의한다.

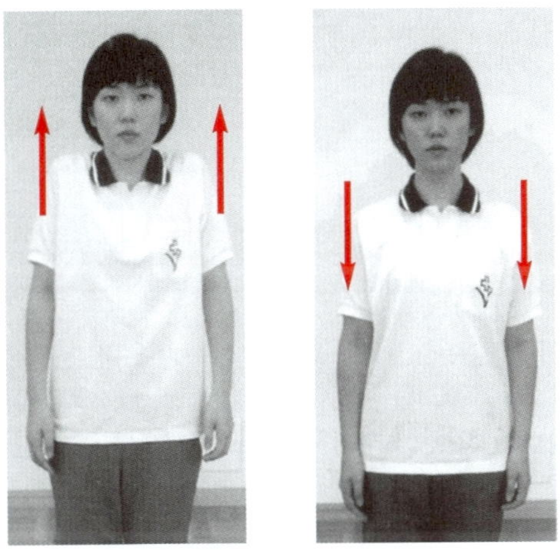

어깨 움츠리기 운동

배근을 뻗히고, 상지는 똑바로 반대측으로 내려뜨린다.

어깨를 움츠릴 때는 양 어깨를 귀에 붙이는 것 같은 기분으로 한다. 내릴 때는 천천히 내리고, 손가락 끝을 지면에 접근시키는 것 같은 기분으로 아래로 뻗힌다.

1~2㎏의 추를 가지고 시행하여도 좋다.

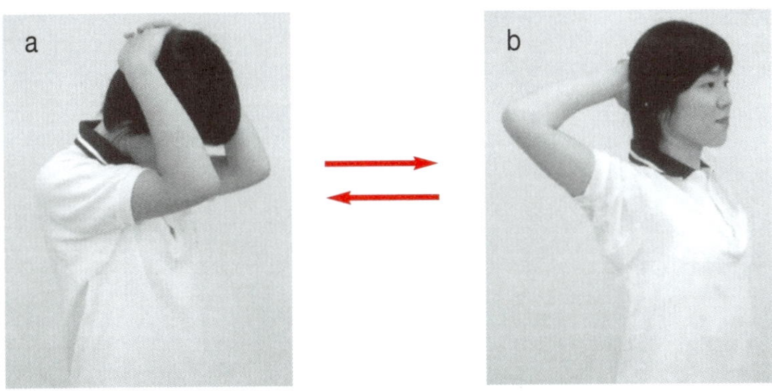

팔꿈치가 위를 향하여 보게 하는 운동

a ⇔ b를 수 회~10회, 천천히 반복한다.

a) 머리의 뒤에서 손가락을 깍지를 끼게 하고, 얼굴 앞에서 팔꿈치가 서로 접촉하도록 팔꿈치를 닫는다. 이 때, 경부를 전굴시켜 경부의 후방 및 상배부를 신장한다.

b) 다음으로 팔꿈치를 외측으로 크게 벌리고, 가슴을 편다. 동시에, 후두부에서 손바닥을 후방으로 미는 것처럼 힘을 넣는다.
손바닥은 경부가 후굴하지 않도록 후두부를 되민다.
(후부 경근군의 등척성 수축).

힌트 : 이러한 것에도 주의할 것!

마사지 샤워

가정에서 할 수 있는 것으로서는 샤워를 이용한 압력을 가하는 목욕이 주효하는 경우가 있다.

가급적 강한 물의 흐름으로, 후경부나 승모근 상부섬유 부근에 샤워를 한다(5분 정도). 통증이 심할 것 같으면 물의 흐름을 약하게 한다. 최근에는, 단속적으로 율동적인 물의 흐름을 만들 수 있는 샤워헤드 등도 판매되고 있어, 간단하게 시험해볼 수 있다.

팔걸이 의자

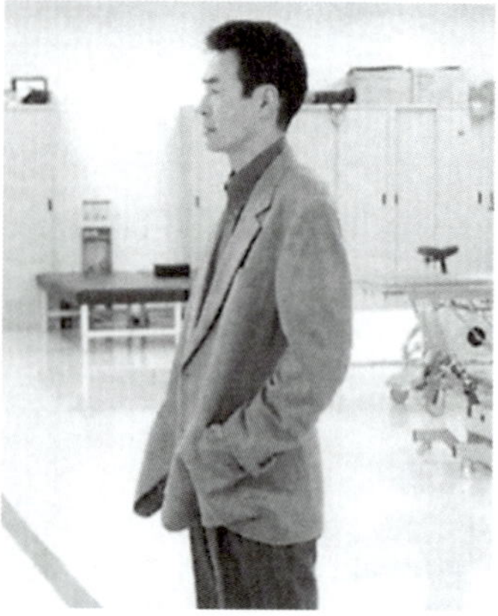

사무실에서의 사무업무가 많은 사람의 경우 등, 보통 사용하는 사무용 의자를 팔걸이 의자로 함으로써, 승모근에 걸리는 부하를 경감시키는 효과가 있고, 어깨결림의 예방에도 효과적이다. 팔걸이의 높이는 보통의 작업자세에서 정확히 전완 중부~주두(olecranon)가 팔걸이에 올라타도록 설정한다.

같은 원리로 보행 시에 손을 포켓에 넣고, 상지의 무게를 경감하는 방법도 있다.

경추견인

후부경근군이나 승모근 상부섬유의 이완을 얻기 위해, 경추견인이 주효하는 경우가 있다.

가급적 편안한 자세에서 의자에 앉은 자세(등받이 앉은 자세)를 취하고, 경부골곡 15~30°(전상방)으로 10~20㎏으로 견인을 시행한다. 간헐법, 지속법의 선택은 이완이 얻어지는 정도로 결정하면 좋다. 간헐법의 경우는 약 15분간, 지속법인 경우는 약 10분간으로 하고, 온열요법과 병용하든지, 온열요법과 운동치료의 사이에 실시하는 것이 적당하다.

또한, 양손을 볼에 짚고 의지하는 것 같은 자세를 취하면, 후부 경근군의 이완을 얻을 수 있어, 증상이 경감하는 경우도 자주 경험한다. 틈틈이 시도해보면 어떠할까?

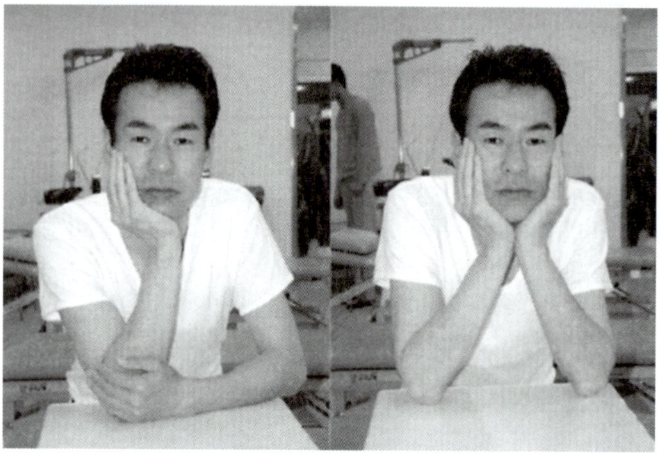

— 마지막으로 한마디 —

앞에서도 언급한 것처럼, 원발성의 어깨결림의 원인은 대부분이 자세의 이상 또는 동일한 자세의 유지에 의한 것이라 일컬어지고 있다(여기서 말하는 자세이상은 특정의 작업자세를 장시간 계속하는 것 같은 경우도 포함한다). 책상을 향해서 의자에 앉고, 모니터 화면을 보기, 키보드를 조작하기, 책을 읽기, 글씨쓰기나 그림그리기, 뜨개질을 하기, 빨래를 개키기, 다리미질을 하기… 등, 경부를 가볍게 전굴시켜서 상지를 사용하는 경우는 매우 많다. 이러한 자세를 취하지 않고 일상생활을 보내는 것은 사실상은 불가능하다. 일반적으로, 꼼꼼하고 진지한 성격이고, 하나의 일에 열중할 수 있는 사람이 어깨가 결리기 쉽다고 한다. 어깨결림의 예방으로서는 "장시간 같은 자세를 계속 취하지 않는" 것이 더할 나위가 없는 것은 아닐까? 30분~1시간에서 차임벨이 울리도록 해두고, 차임벨이 울리면 일의 도중이라고 일어서서 기지개를 펴면서 심호흡을 하는 등의 구체적인 지도가 중요하다.

주의점 ▶ **꼼꼼한 사람은 요주의 !**

"어깨결림" 은 꼼꼼한 성격 때문에 일어난다. 집중하여 세밀한 작업을 할 수 있는 사람이 걸리기 쉽다. 본문에 적혀있는 것처럼 30분마다의 차임벨로 "아무리 일의 도중이라도 일어서서 기지개를 펴는" 것은 효과적이다.

【문헌】

1) 堀川浩之・佐藤三千雄・中野雅之・松橋明宏, 他：等尺性最大脚伸展動作が筋硬度に及ぼす影響. 臨床スポーツ医学, Vol.14, No.5, 573-578, 1997.
2) 森谷敏夫, 他：スポーツ生理学. 朝倉書店, 974-97, 1994.
3) 阿部正隆：肩こりの新しい診断・治療法. 治療, Vol.76, No.11, 104-105, 1994.
4) 小川清久：肩凝り症. medicina, Vol.32, No.12, 575-577, 1995.
5) Moore SR, Shurman J : Combined neuromuscular electorical stimulation and transcutanous electrical nerve stimulation for treatment of chronic back pain ; a double-blind, repeated measures comparison. Arch Phys Med Rehabil. 78. 55-60, 1997.

XIII 무릎인대 손상

무릎인대 손상의 개요 1

무릎인대 손상의 평가 2

무릎인대 손상의 물리치료 3

XIII 무릎인대 손상

— 머리말 —

슬관절은 운동성과 지지성이라는 상반된 특성이 높은 수준에서 요구되는 관절이다.

대퇴골과 경골이라는 긴 지레의 자루를 갖고, 그리고 경골과 대퇴골의 관절면의 형태는 일치하지 않기 때문에, 외력의 영향을 받기 쉽다. 이 때문에 주된 지지조직인 인대에 그 강도를 초과한 내외력이 가해져, 인대손상이 일어나기 쉽다.

슬관절의 손상 인대에 따라서, 각각 해부학적 · 운동학적 특성이 상이하기 때문에 물리치료에도 특이성이 있으나, 기능회복의 과정에는 공통되는 요소도 많다. 여기서는, 대표적인 외상과 그 물리치료를 소개한다. 또한, 스포츠에 의해서 그 손상이 발생하는 일이 많기 때문에, 스포츠재활을 중심으로 설명한다.

1 무릎인대 손상의 개요

1) 내측측부인대(medial collateral ligament ; MCL) 손상[1)]

내측측부인대는, 크게 3층(천층내측측부인대, 심층관절낭인대, 후사주인대)으로 분류된다.

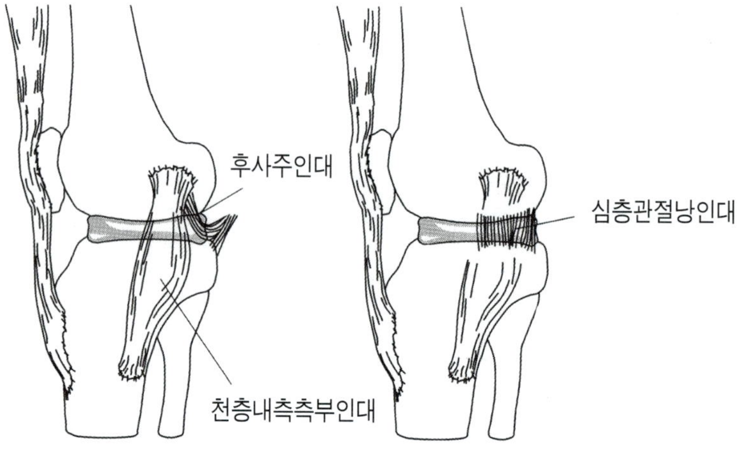

내측측부인대는 천층내측측부인대 · 심층관절낭인대 · 후사주인대로 분류된다.

내측측부인대의 해부

천층내측측부인대는 내측상과에서부터 경골 내측에 부착하고, 그 길이는 굴곡-신전에서는 별로 변화하지 않으며, 항상 긴장하여 있다. 한편, 후사주인대는 굴곡함에 따라 이완한다.

천층내측측부인대보다 심층에 관절낭인대가 있고 반월과 견고하게 부착하여 있다[2)].

내측측부인대는 외반력에 대한 제동과 함께 경골 외회전의 제어에도 큰 역할을 수행한다. 따라서 과도한 외반력이나 하퇴 외회전력이 가해짐으로써 손상되고, 손상된 무릎의 외반 불안정성을 나타낸다.

손상된 인대의 회복과정에 대해서는 연령이나 손상의 정도, 치료방법 등 다양한 인자가 관여한다. 일반적으로 조직학적으로는, 3기(염증기, 수복기, 변경기)로 분류된다[3].

- 염증기 : 인대손상 후 2주 무렵까지이고, 손상된 교원섬유는 대식세포에 의해서 탐식 되고, 주위 조직으로부터 염증세포와 섬유아세포가 침윤하여, 육아조직을 형성한다. 염증기의 마지막 무렵에는 섬유아세포가 손상부위에 세포외기질을 만들어 낸다.
- 수복기 : 손상 후 2주~수주 무렵에서, 미숙한 교원섬유가 평행으로 배열하기 시작하여, 섬유아세포나 염증세포의 수가 감소한다. 교원섬유는 강도가 증가하여 섬유속을 형성하기 시작한다.
- 변경기 : 손상 후 2~3개월이 경과함에 따라, 섬유아세포나 교원섬유의 배열이 규칙적으로 정상적 모양으로 되어간다. 그러나, 1년이 경과해도, 조직학적으로도 역학적으로도 완전히는 정상인대로는 되지 않는다.

이상의 과정은, 손상부위나 정도, 관절의 안정성 등에 따라 다소 변화한다.

내측측부인대 손상에 대한 치료방침은 그 중증정도에 따라서 선택된다[4,5].

중증정도는 임상증상에 따라 세 가지로 분류(Ⅰ도 : 신전 및 30° 굴곡위치에서의 외반 불안정성은 없으나 압통이 있는 것, Ⅱ도 : 신전위치에서는 외반 불안정성이 인지되지 않지만, 30° 굴곡위치에서 외반 불안정성이 있는 것, Ⅲ도 : 신전 및 30° 굴곡위치 모두 외반 불안정성이 있는 것)되어 있다.

치료의 방침은 Ⅰ도 또는Ⅱ도의 단독손상에는 테이핑을 1~2주간 시행하고, 통증이나 압통이 소실되면, 보통 2~3주에서 스포츠를 허용한다. Ⅲ도 단독손상에서는 외반 스트레스가 가해지지 않는 것 같은 무릎보장구를 약 1개월간 장착시켜, 그 동안은 가동범위 제한은 주지 않고, 보행도 허용한다. 부상 후 1개월에서 통증이 소실하면 운동을 허용하지만, 운동 중은 부상 후 3개월까지 무릎보장구를 장착시킨다. 십자인대 손상에 합병한 넓은 범위가 아닌 손상에는 가동범위훈련을 적절히 도입하여, 내측측부인대가 치유되는 것을 기다린 다음에, 필요에 따라서 부상 후 1~2개월 후에 십자인대의 재건술을 시행한다. 십자인대에 합병하여, 3층 모두가 손상되어 있는 것 같은 광범위 손상 사례에서는 3층 모두의 1차 회복술과 십자인대 손상에 대한 재건술이 동시에 시행된다. 오래된 사례에서는 내측측부인대 손상과 십자인대 손상을 합병하고 있는 일이 많으므로, 동시에 이에 대한 재건술도 시행된다.

힌트 : MRI 검사

무릎의 인대나 반월판 손상의 의심이 있다고 하여, 모두 관절경으로 검사해야 하는 것은 아닌 것 같다. 최근에는 MRI를 보면, 인대나 반월판의 손상을 상당히 상세하게 분별할 수 있는 것 같다.

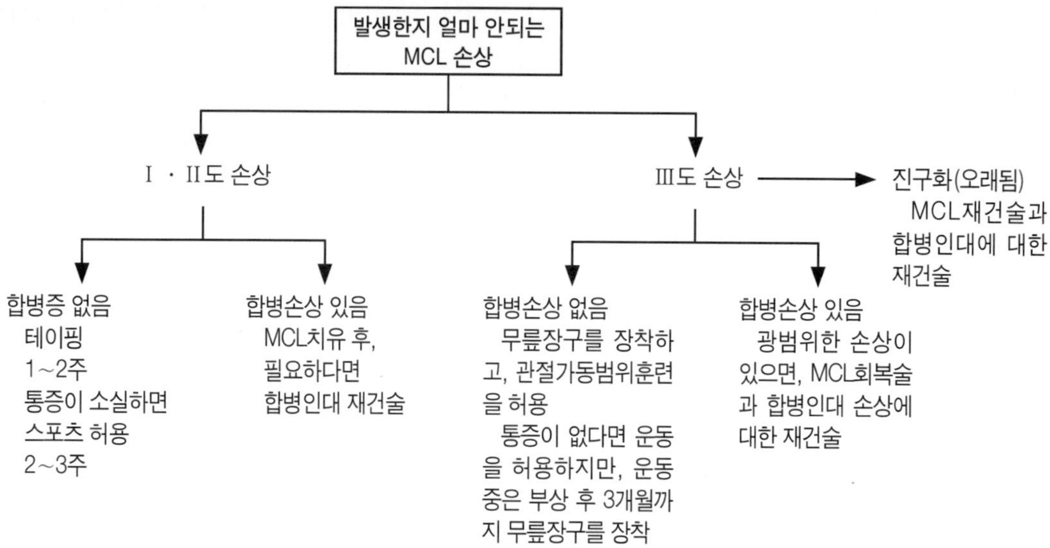

내측측부인대 손상 후의 치료방침

2) 전십자인대 (anterior cruciate ligament ; ACL) 손상 [6) 7)]

전십자인대는 대퇴골 과간와(intercondylar fossa)의 후측외방으로부터 경골 고평부(plateau) 전방의 약간 내측 쪽으로 부착하는 끈 모양의 관절내 인대이다. 전십자인대는 전방섬유속과 후방섬유속으로 나뉘고, 전방섬유속은 전체 가동범위에서 긴장하고 있으나, 후방섬유속은 굴곡영역에서는 이완한다. 전십자인대는 경골 고평부의 전방탈구를 억지함과 동시에, 하퇴의 내회전, 과신전의 억제에도 큰 역할을 수행하고 있다.

전십자인대 손상은 남성에서는 태클 등의 접촉외력에 의해서, 내측측부인대나 반월판 손상을 합병하여 발병하는 일이 많고(복합형 손상), 여성에서는 착지나 정지, 방향전환 등의 비접촉적인 부상기전에 의해서 단독형 손상으로서 자주 발생하는 스포츠외상이다.

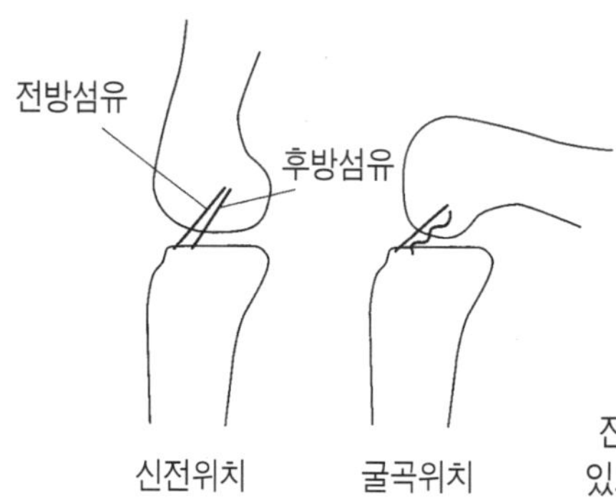

전방섬유는 거의 전체 가동범위에서 긴장하고 있으나, 후방섬유는 굴곡위치에서 이완한다.

부상기전의 대부분은 점프 착지 때나 달리기 중의 급격한 정지에 의해서 대퇴사두근이 수축하여, 그 분력 FA에 의해서 경골이 전방으로 끌어내져 전십자인대가 손상된다.

더욱이 손상된 무릎에서는 대퇴사두근의 급격한 수축에 의해서 경골이 전방이동을 하여, 무릎이 팍 무너짐과 동시에, 반월의 후절부위에 스트레스가 가해져 손상되기 쉬워진다.

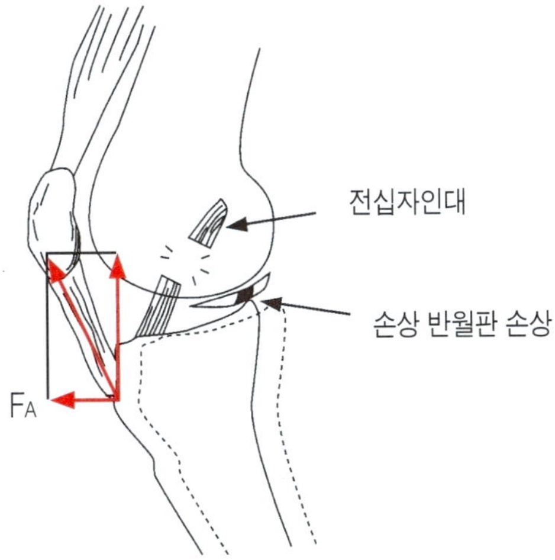

전십자인대는 자연치유능력이 낮으며, 손상되면 영속적인 전외방 불안정슬(unstable knee)로 이행하고, 운동 중에 "무릎이 팍 무너지는" 무릎 무너짐 현상(giving way)이나 통증, 종창을 반복하여 스포츠활동의 계속이 곤란해지는 경우가 많다. 이 때문에 스포츠를 계속적으로 시행하는 환자의 전십자인대 손상에 대한 치료는 슬관절의 안정성을 수술적으로 재건하는 인대재건술이 시행된다.

다음으로, 자가건 또는 동종건을 사용한 전십자인대 재건수술 후의 재활 프로그램의 1예를 보여준다. 물리치료를 주체로 하는 재활은 물리요법, 운동치료, 스포츠 트레이닝, 보장구 등을 포함하고, 수술 후의 재건인대의 치유과정에서부터 아래의 3기로 대별할 수 있다.

- 보호기 : 이식건이 허혈성 괴사에 빠진 후, 주변조직으로부터의 혈류 재개에 의해서 강도의 저하가 현저한 시기이고, 수술한 다리의 안정을 유지하여 보호적으로 운동을 시작한다.
- 트레이닝기 : 혈류 재개에 수반해서 침입한 섬유아세포에 적당한 신장자극을 주기 위해 슬관절 가동범위와 제한범위 내에서의 근력회복을 도모한다.
- 복귀기 : 하지근력이나 균형을 갖추고, 복귀를 향해서 컨디셔닝을 시행한다.

재건재료나 합병손상, 수술방식 등에 따라 프로그램은 약간 다르지만, 보통, 수술 후 1~2주에서부터 가동범위훈련, 근력강화훈련을 시작한다. 하중면제기간은 2주간이고, 이후 부분하중을 단계적으로 실시하여 5주에서 전체하중으로 한다. 전체하중 이후에 스포츠동작의 훈련도 병행하여 시행하고, 대략 6개월의 시점에서 슬관절의 안정성과 유연성, 근력 및 운동능력 등을 종합적으로 평가하여, 스포츠활동에의 참여를 허용한다. 수술 후 대략 반년에서부터 1년 내에 스포츠에의 복귀를 지향한다.

힌트 : 자가건 · 동종건?

자가건이나 동종건은 어쩐지 알 듯 모를 듯한 표현은 아닐까? 자가건이란 환자 자신의 어딘가 다른 건 조직을 의미하고, 동종건이란 종족이 같은 즉, 같은 인간인 다른 사람으로부터의 건 조직을 의미한다.

이 밖에도, 자가골이나 동종골 등이라 표현한다.

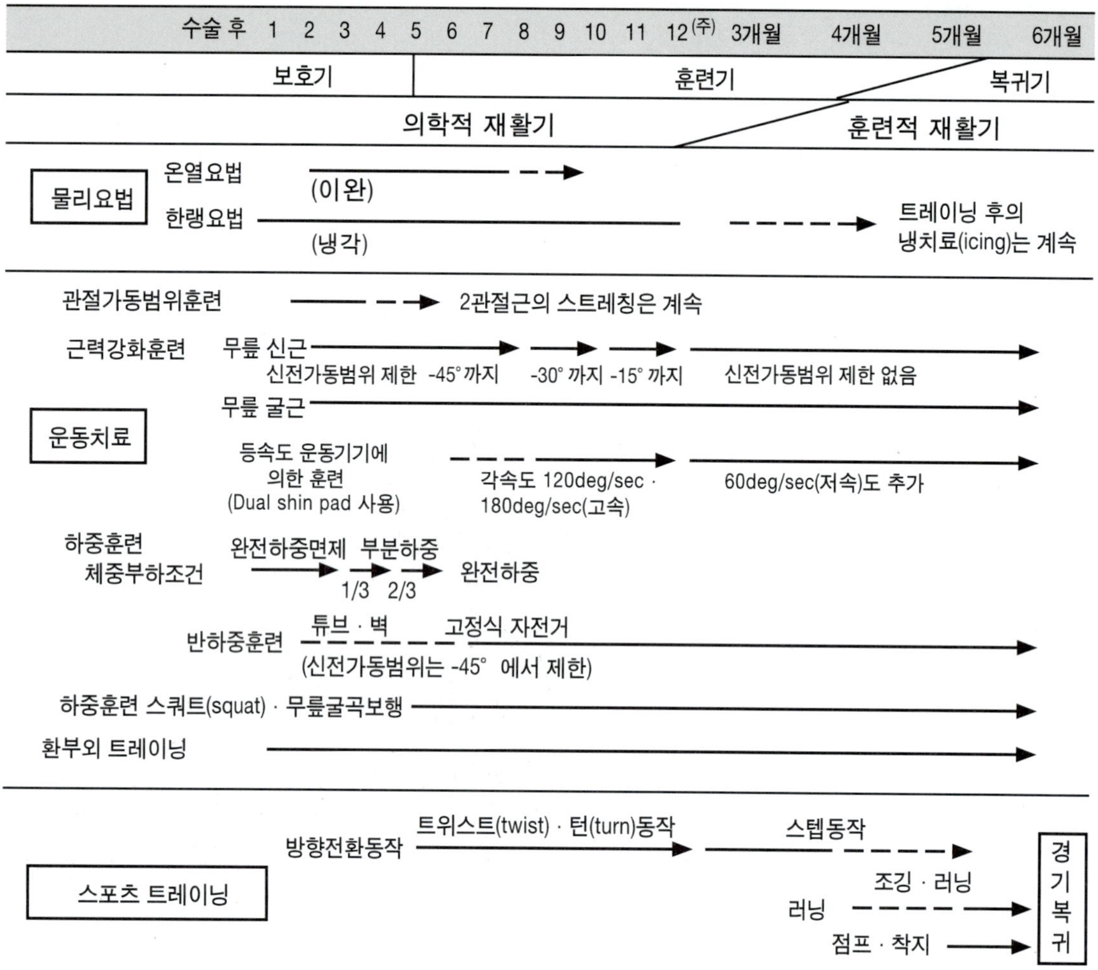

전십자인대 재건술 후의 재활 프로그램

3) 후십자인대 (posterior cruciate ligament ; PCL) 손상[6) 8)]

후십자인대는 대퇴골 과간와의 내측전방에서부터 경골 고평부 후연(posterior margin) 약간 외측에 부착하는 관절내 인대이다.

본 인대는 전방(외측) 섬유속과 후방(내측) 섬유속으로 분류되고, 전방섬유속은 신전위치에서 이완하고 굴곡위치에서 긴장한다. 후방섬육속은 신전 · 굴곡위치 모두 긴장하고 있다. 기능적 역할로서는 경골의 후방 아탈구를 억지함과 동시에, 대퇴골 과부(condyle)의 구르기 운동을 유도하고, 또한 회전운동의 축으로도 된다는 것이 알려져 있다.

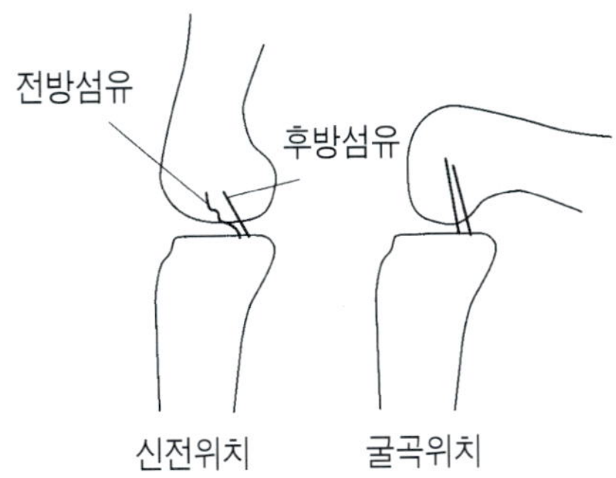

전방섬유는 신전 시에 이완하지만, 후방섬유는 신전 · 굴곡위치 모두 긴장하고 있다.

후십자인대 손상은 스포츠외상으로서는 접촉 동작을 수반하는 경기에서의 태클이나 넘어짐에 의해서, 슬관절 굴곡위치에서 경골 전면을 타박하여 발생하는 경우가 많다.

후십자인대가 손상된 무릎은 무릎 굴곡위치에서의 하퇴의 후방으로 처지는 현상(sagging rope sign, 늘어진 줄 징후)으로 대표되는 슬관절의 후방 불안정성을 나타낸다. 일반적으로 후십자인대 손상에 슬관절의 후외측 구성체나 전십자인대 등의 합병손상이 있으면, 보존요법의 예후는 불량하다고 한다[9].

또한 발생한지 얼마 안되는 후십자인대 단독손상이라 할 수 있는 것이라도, 예후에 영향을 줄 수 있는 반월판 손상이나 중등도 이상의 관절연골 손상 등의 중증의 합병손상이 존재한다는 것이 지적되고 있다[9][10].

진구성(old) 후십자인대 손상의 장애는 달리기의 가속 동작의 지체나 방향전환 · 도약 동작 시의 탈력감 등, 날렵한 무릎의 깊은 굴곡 · 깊은 굴곡위치로부터의 신전동작에 지장이 관찰된다. 그러나, 전십자인대가 손상 된 무릎에 자주 발생하는 무릎 무너짐 현상(giving away)은 일어나지 않는다.

후십자인대가 손상된 무릎에 대한 치료는 다른 인대손상이나 관절연골 손상 등의 합병증이 없으면, 보존요법이 제1선택이다. 보존사례에서는 부상 후 2~3개월간에 걸쳐서 슬관절의 가동성의 개선과 적극적인 신근강화를 중심으로 시행하여, 스포츠활동으로 복귀시킨다.

그러나 통증이나 장애가 잔존하고, 보존요법에 저항하는 증상사례에는 재건수술을 필요로 한다. 후십자인대 재건술 후에서는 재건인대의 역학적 강도가 충분히 회복하기까지의 기간, 슬관절의 심굴곡영역과 경골의 후방으로 처지는 힘의 원천이 되는 슬굴곡근(hamstring)의 근력강화를 제한한다. 수술 후 약 5개월부터 훈련으로 옮겨가고, 경기연습은 수술 후 6개월 무렵부터 시작하여, 그 후 2~3월에서 완전복귀를 지향한다.

부상기전

스포츠외상으로서는 축구나 유도 등에서, 경골전면을 타박함으로써 일어난다.

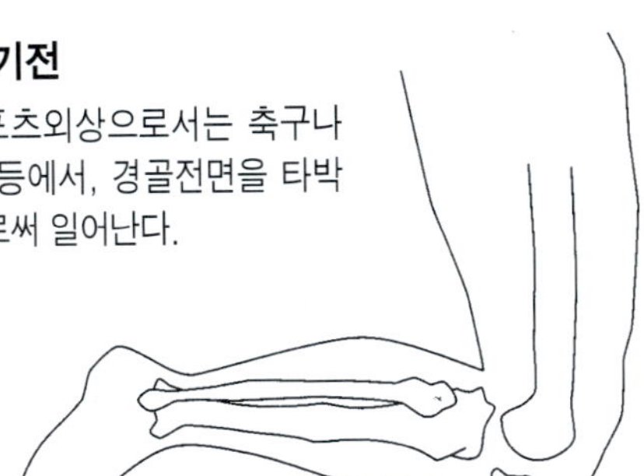

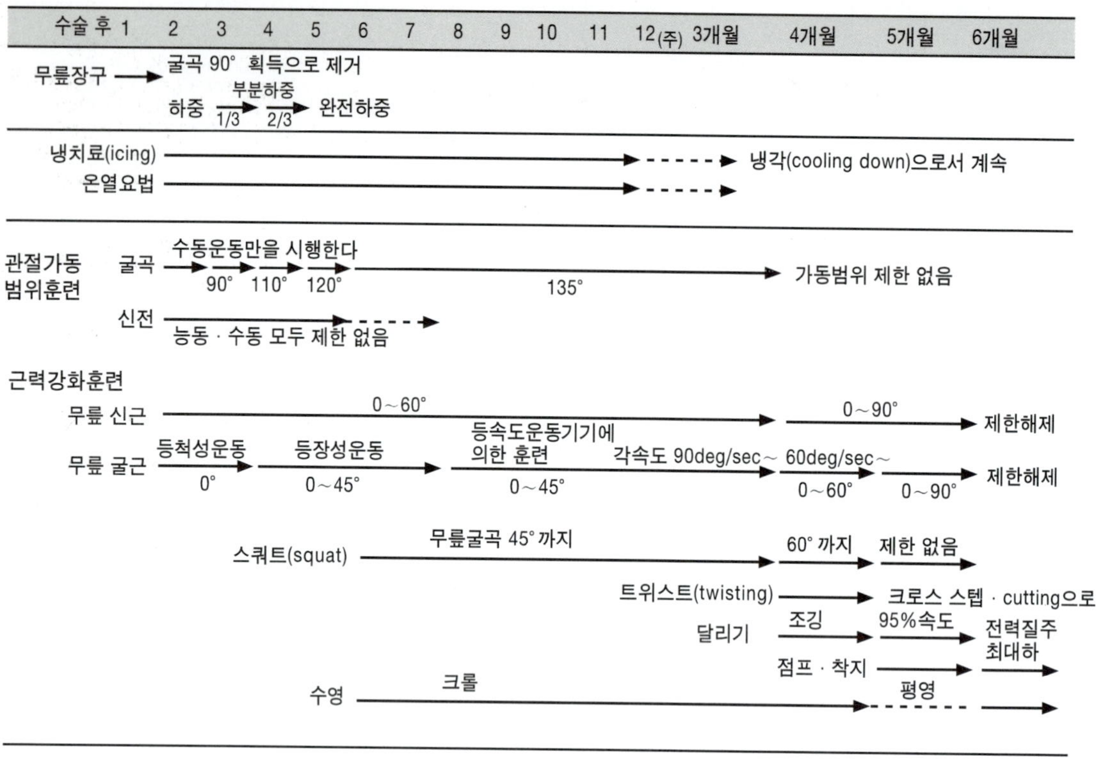

후십자인대 재건술 후의 재활 프로그램

> **주의점**
>
> 무릎인대 재건술에서는 재건에 사용한 인대나 재건방법, 연골손상에 대한 처치 등에 따라서 수술 후의 재활 프로그램이 다르다. 수술자와 잘 의사소통을 하여 시행하기 바란다.

2 무릎인대 손상의 평가

여기서는 무릎인대 손상에서의 대표적인 검사방법에 대해서 언급한다.

1) 슬관절 불안정성 검사 [6)]

아래에 슬관절의 인대손상에 의한 불안정성의 대표적인 검사를 나타냈다. 다만, 수술 후 증상사례의 경우에는 검사 자체가 재건부위를 다시 손상하는 계기(원인)가 되므로, 의사가 허락한 시점부터 실시한다.

(1) 외반 스트레스 검사

슬관절의 신전위치와 약간 굴곡위치에서 외반방향으로 스트레스를 가하고, 인지(index finger)나 중지(middle finger)로 관절열극이 벌어지는 양과 끝점(end point)의 끝느낌(end

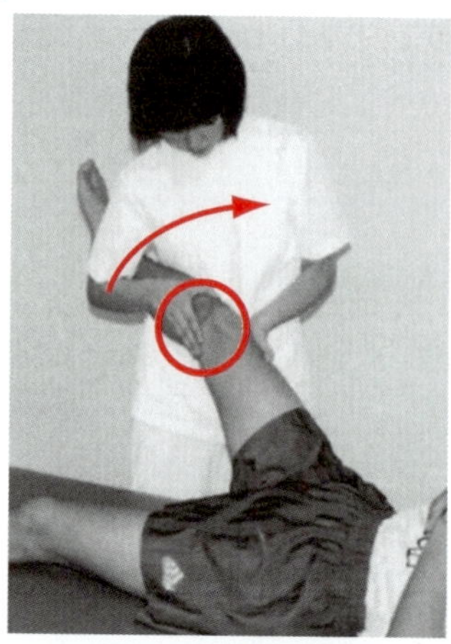

외반 스트레스 검사

feel)의 딱딱하고 부드러움을 평가한다. 완전 신전위치에서 외반 불안정성이 양성이 되는 경우, 내측측부인대 손상과 십자인대 손상의 합병이 의심된다.

(2) Lachman 검사

누운 자세에서 무릎을 20°~30° 굴곡시켜서, 대퇴 원위부를 슬개골 바로 위에서 파지하고, 하퇴 근위단을 비스듬히 전방으로 끌어낸다. 이 체위에서의 전방 끌어내기는 전십자인대에 스트레스를 가하기 쉽다. 정상적 무릎의 경우에는 확실한 끝점(end point)을 촉진할 수 있으나, 전십자인대 부전슬에서는 끌어내는 양의 증대와 함께, 끝점(end point)이 부드럽게 된다. 이것은 종전의 무릎 굴곡위치에서의 전방 끌어내기 검사에 비해서, 전십자인대 부전에 의한 전방 불안정성의 평가에 우수하다.

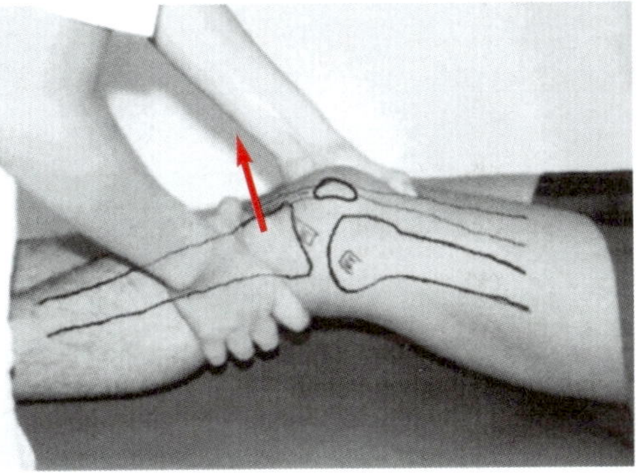

(3) 회전 불안정성 검사 (N 검사)

누운 자세에서 무릎 굴곡위치에서부터 무릎을 외반시켜, 비골두를 무지로 후방으로부터 전방으로 밀어내고, 하퇴를 내회전시키면서 신전시킨다. 전십자인대 부전슬인 경우, 신전위치가 되기 바로 전에서 외측경골 고평부가 전방으로 아탈구하는 것이 촉진되고, 동시에 피험자는 불안감이나 통증을 호소한다.

본 검사는 피험자의 무릎이 무너지는 느낌을 재현할 수 있는 이점이 있는 한편, 근 긴장을 일으키기 쉽기 때문에 충분히 이완시킨 상태에서 신속하게 시행할 필요가 있다.

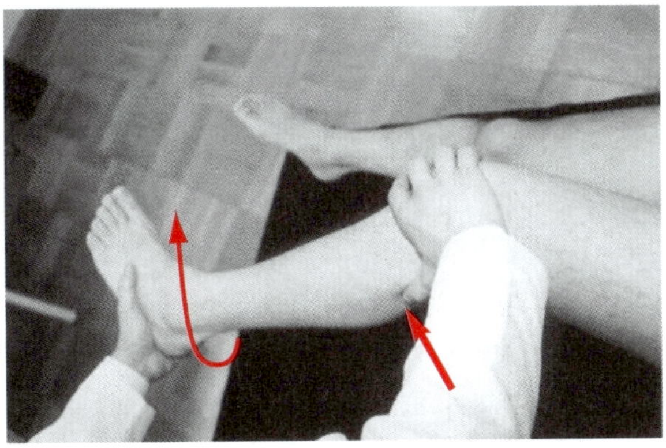

(4) 처지는 현상(sagging rope sign) (gravity 검사)

고관절을 45° 굴곡위치, 양 무릎을 90° 굴곡위치에서 이완시켜서 일어서기 무릎위치로 하면, 후십자인대 부전슬에서는 시상면에서의 경골조면(tibial tuberosity) 높이의 비대칭성에 의해서, 경골 고평부의 후방아탈구가 관찰된다.

또한 같은 체위에서 하퇴를 후방으로 외회전을 가하면서 밀어 넣고(후외방 밀어 넣기 검사), 후외방으로의 아탈구가 관찰되는 경우에는 외측측부인대나 슬와근건, 후외측 관절낭 등의 후외측 구성체 손상의 합병이 의심된다.

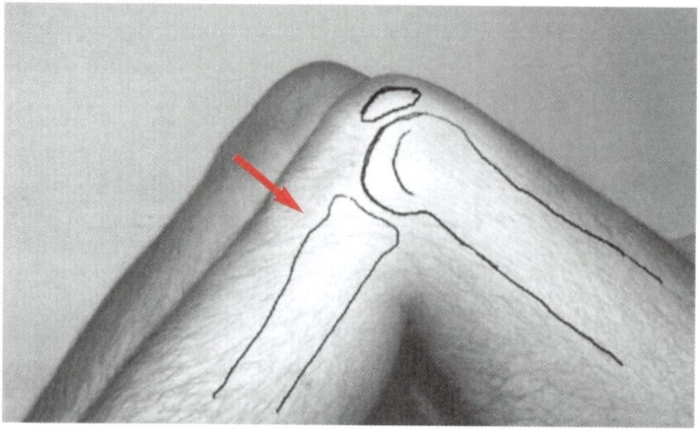

2) 관절가동범위 검사[7) 8)]

슬관절의 신전 및 굴곡가동범위의 측정은 끝느낌이나 통증, 걸리는 느낌의 유무를 확인하면서 실시한다.

그리고 대퇴직근이나 비복근 등의 2관절근에는 단축이 자주 발생하므로, 무릎 최대굴곡위치에서의 고관절 신전과 무릎 최대신전위치에서의 족관절 배굴의 유연성도 건강한 측과 비교한다. 또한 무릎 굴곡위치에서의 하퇴의 내회전과 외회전의 가동범위도 경골대퇴관절의 운동성을 반영한다.

또한 슬개대퇴관절의 운동성도 슬관절 운동에 중요한 요소이기 때문에, 최대신전위치에서의 슬개골의 상하 또는 좌우방향의 활주성도 건강한 측과 비교한다.

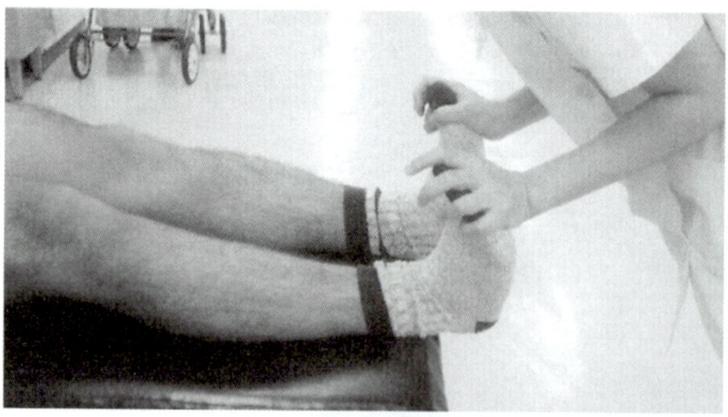

족관절 배굴 가동범위의 평가

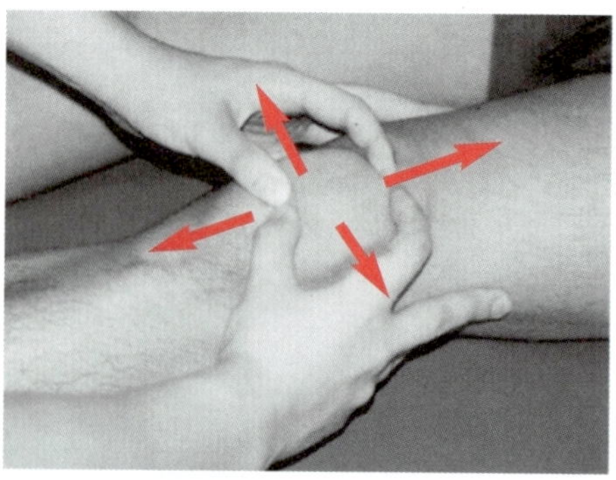

슬개골 활주성의 평가

3) 근 기능 검사[6) 7)]

슬관절을 중심으로 하지의 근력을 정확하고 동시에 안전하게 평가할 필요가 있다.

(1) 시진 · 촉진

무릎 신전위치에서 대퇴사두근의 등척성 수축을 시행시키고, 내측광근의 팽륭과 경도(hardness)를 건강한 측과 비교한다.

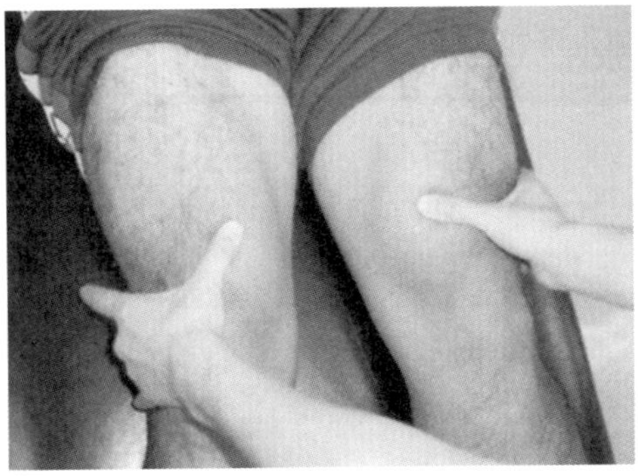

(2) 둘레길이 측정

대퇴부와 하퇴부에서의 근 위축의 정도를 둘레길이 측정에 의해서 평가한다.

(3) 도수근력 검사

전십자인대 재건술 후의 재건인대가 취약한 시기에는 대퇴사두근의 수축력이 재건인대에 과도한 스트레스를 주지 않도록 45° 굴곡위치에서의 브레이크 검사를 시행한다. 저항부위도 경골 근위부에서 시행하는 편이 좋다.

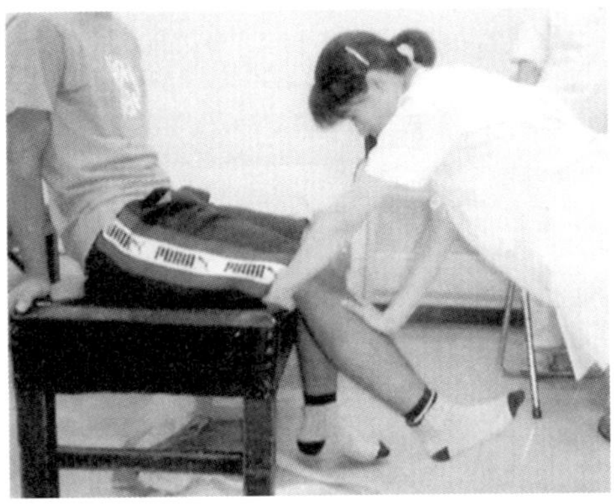

마찬가지로 후십자인대 재건술의 무릎 굴근에 대해서도, 수술 후 3개월 동안은 깊은 굴곡위치에서의 평가를 피한다.

내측측부인대 손상이나 십자인대 손상의 보존사례에서는 전체 가동범위에서의 근력검사가 가능하지만, 통증이나 걸리는 느낌의 발생에 주의한다.

어느 경우도 브레이크 검사에서 환측의 명백한 근력저하를 판별할 수 없는 단계부터는 가능하면 아래의 근육 토크(torque) 측정을 실시하는 것이 바람직하다.

이 밖에 고관절의 외전이나 신전이나, 슬관절의 신전 · 굴곡위치에서의 발꿈치 들기에 의한 하퇴삼두근의 근력평가도 시행한다.

(4) 근 토크측정

등속도 운동기기에 의한 근 토크(torque)의 정량적 측정은 일반적으로 중 · 고속(180° ~240° /sec)와 저속도(60° /sec)로 시행하고 최대 토크나 일의 양, 반복에 의한 토크의 감소율 등을 건강한 측과 비교한다.

최대 토크나 일의 양은 건강한 측의 근력의 변동에 의한 영향을 배제하고, 피험자 사이의 체격에 따른 근력 격차를 시정하기 위해, 체중에 의한 표준화를 시행하는 것이 일반적이다. 재건술 후, 증상사례에서는 도수근력검사와 마찬가지로 안전성에 배려하고, 등척성 평가를 시행해서 환자에게도 근육기능의 회복상황을 피드백한다.

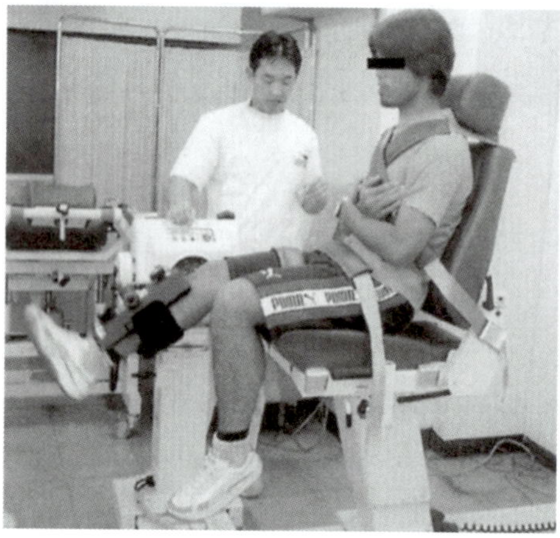

3 무릎인대 손상의 물리치료

1) 물리적 인자

(1) 한랭처치

발생한지 얼마 안되는 외상사례나 재건술 직후에는 관절종창을 수반하는 염증증상을 나타내는 경우가 있다. 신속하게 얼음주머니나 아이스 팩을 탄성붕대 등을 사용해서 환부에 고정하고, 표재감각이 둔해지는 시점까지 냉각과 압박을 실시한다. 그리고 동상의 발생에 주의하여, 표재감각과 체표온도가 회복한 시점에서 재차 반복한다.

최근에, 냉수의 순환에 의해서 장시간에 걸쳐서 간헐적으로 한랭처치를 할 수 있는 기구가 시중에서 판매되고 있다(Cryo/Cuff™, AIRCAST사 제품)[10]. 또한 겔 모양의 아이스 밴드(ice bandage)도 동상발생의 위험성이 적고, 야간 등의 지속냉각에 사용할 수 있다. 이들의 처치는 운동치료 후의 염증의 재연을 억제하기 위한 쿨링다운(cooling down)으로서도 계속해서 실시한다. 이 밖에, 정맥환류를 촉진하기 위한 하지의 거상과 말초부인 족부의 능동운동도 힘써서 시행한다.

(2) 온열요법

아급성기 이후에는 와류욕이나 핫팩 등에 의한 체표로부터의 가온이 하지 전체의 진통이나 이완에 효과가 있고, 트레이닝의 전처치로서 실시한다. 초음파 치료는 국소화(localization)가 한정된 근육, 건의 진통과 신장성의 개선에 효과가 높다.

(3) 전기자극

슬관절 신전근(특히, 내측광근)의 기능저하에 대해서는 초기부터 저주파 전기자극에 의한 근수축을 반복시켜, 근육 수축감각을 피드백을 시킨다.

근력의 회복이 느린 경우도 사진과 같이 저주파를 이용해서 저항훈련을 시행하면, 효과적이다.

> *힌트 : 냉치료와 찜질*
>
> 외상 후의 치료에 RICE가 흔히 사용되지만, 올바르게 사용되고 있는 것일까?
>
> 냉각한다는 것은 알고 있어도, 냉감을 주는 찜질(첨부약)은 급성기에는 금기라는 것을 모르는 사람이 많은 것은 아닐까? 냉감을 느끼기는 하지만, 효과는 온열요법에 준한다.
>
> 물론 약이 들어가 있지 않은, 순수한 냉찜질은 적응이 된다.

3

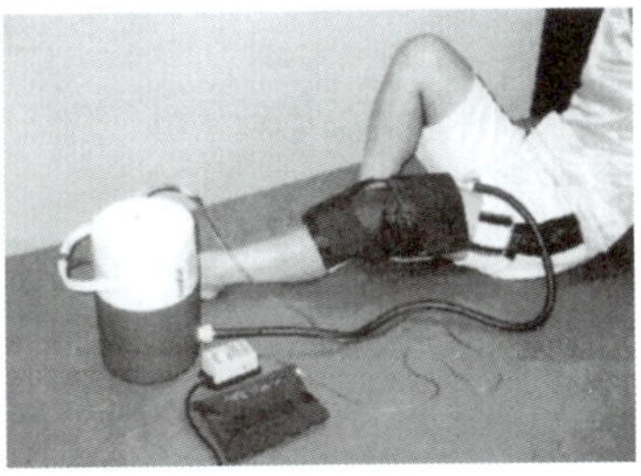

Cryo/Cuff™, AIRCAST® 에 의한 한랭요법

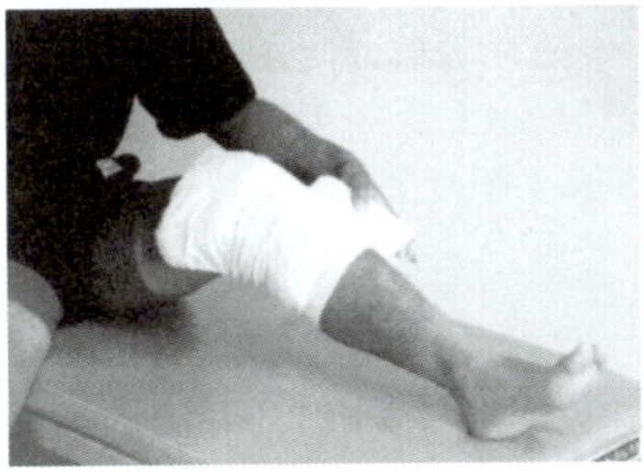

아이스 팩

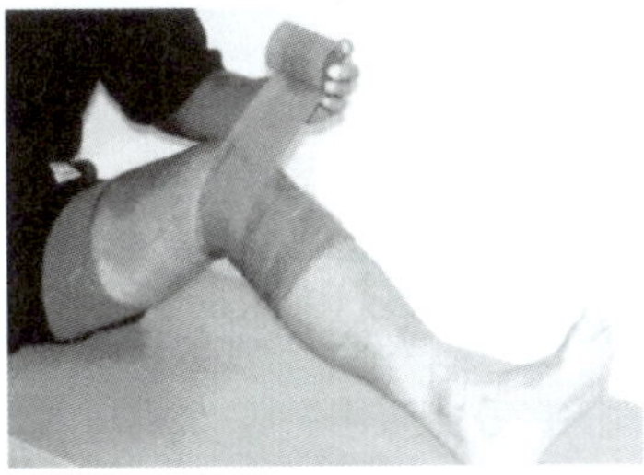

아이스 밴드

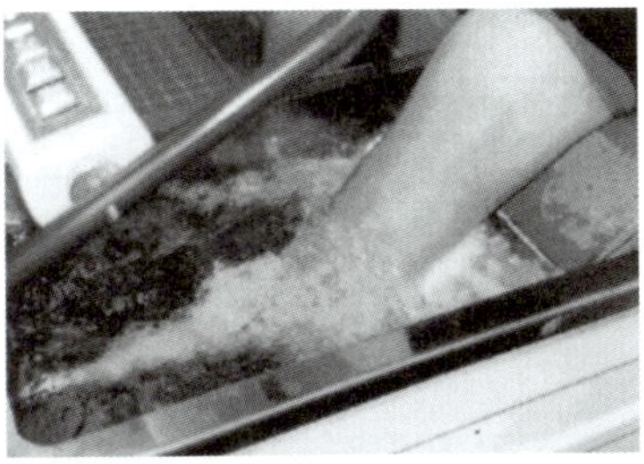

온열요법(와류욕)

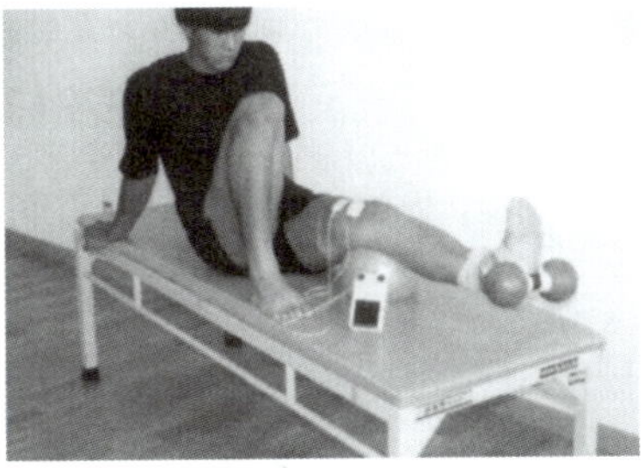

전기자극

2) 관절가동범위훈련/스트레칭[11) 12)]

슬관절의 가동성의 재획득에는 슬관절의 운동학적인 특징, 손상조직에 대한 스트레스에 배려하여 시행한다.

관절의 가동성의 향상에는 연부조직의 유연성을 얻기 위해, 낮은 부하에서의 지속적인 신장을 반복한다. 이 때, 신장에 앞서서 앞에서 언급한 온열요법과 함께, 능동적인 워밍업(warming up)으로 근육활동을 수반하는 가벼운 부하에서 주기적인 슬관절운동을 반복한다. 이를 위해서는 활차나 벽 · 추 등을 이용해서, 족관절을 미끄러지기 쉽게 한 상태에서의 능동보조운동이 효과적이다.

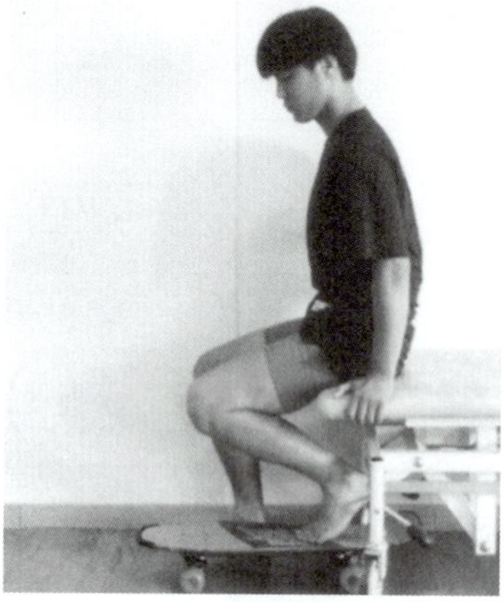

스케이트보드를 이용하는 슬관절 가동범위훈련

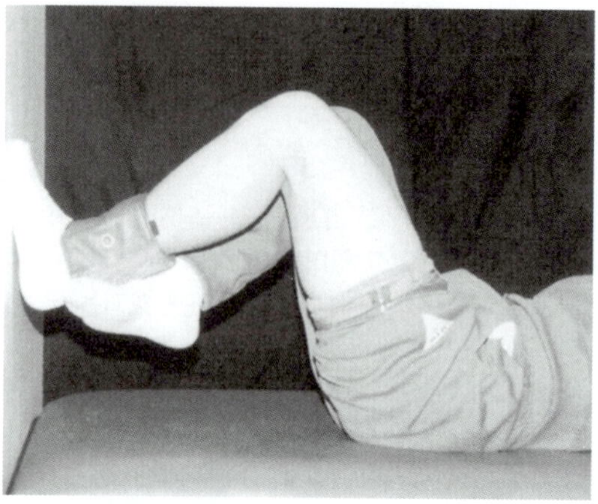

벽과 추를 이용해서 하는 슬관절 가동범위훈련

슬개골의 활주성도 중요하고, 무릎을 신전하여 주위의 연부조직을 충분히 이완한 다음에, 상하 · 좌우방향으로 수동적으로 움직인다. 그리고 슬관절의 운동에 수반하는 슬개골의 활주를 촉진하기 위해, 굴곡할 때에는 슬개골을 하퇴를 향해서 밀어 넣고, 신전을 할 때는 상방으로 당겨 올린다.

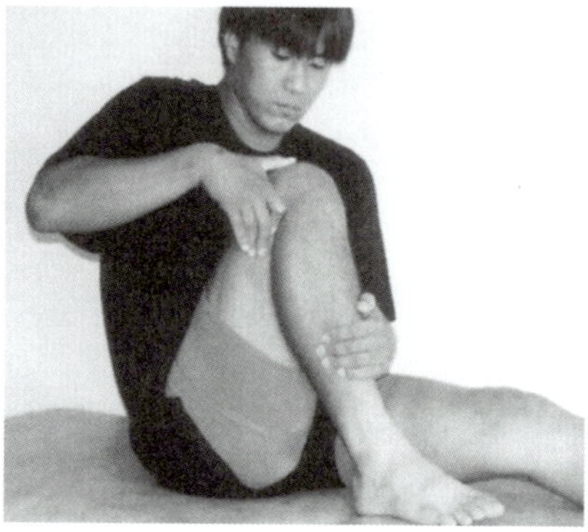

슬개골 활주를 합친 슬관절 굴곡 가동범위훈련

슬관절의 굴곡에 수반하여, 슬개골을 원위방향으로 민다.

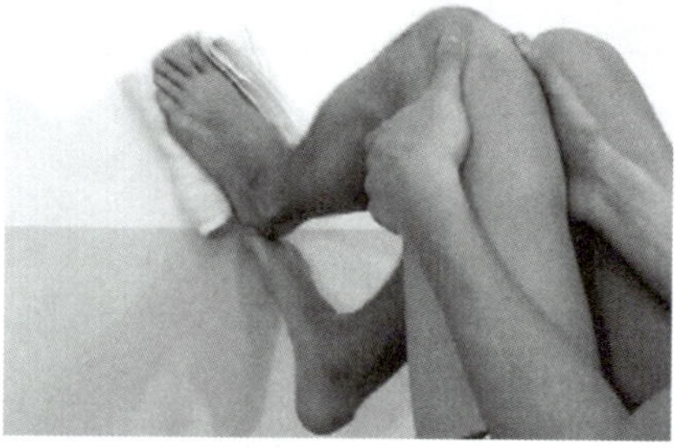

슬개골 활주와 하퇴 내외회전

슬개골을 원위방향으로 밀어 하퇴를 내외회전을 시킨다.

최근에는, 전십자인대 재건술 후에 수동적인 슬관절 가동범위의 제한은 시행하지 않게 되어 있다. 그러나 재건인대에 가해지는 장력이 크다고 하는 최종 신전범위의 획득은 슬관절의 안정성에 유의하면서 신중하게 시행한다. 다만, 하중기에 들어가도 무릎의 신전제한이 잔존하는 경우에는, 스트레칭 보드 등을 이용해서 내측광근에 전기자극을 주면서 대퇴사두근을 수의적으로 수축시킴으로써 개선을 얻기 쉽다.

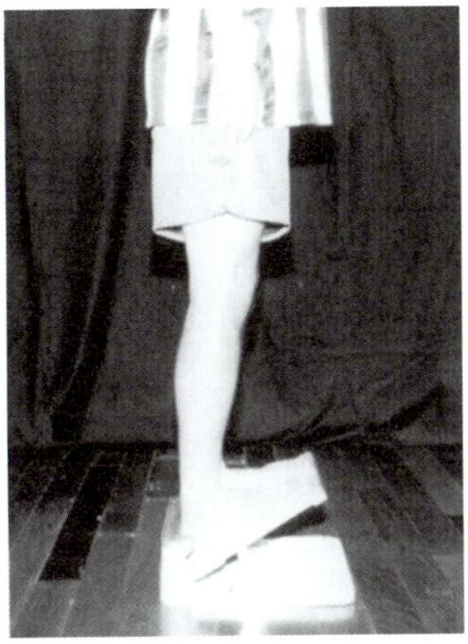

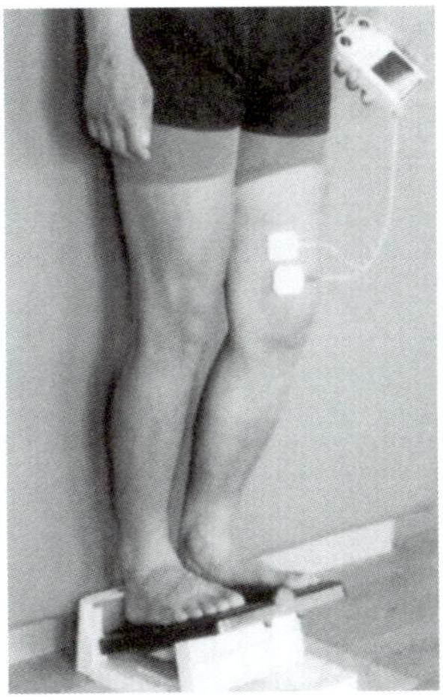

하퇴삼두근의 스트레칭

스트레칭보드에 의한 신장이다. 우측 그림과 같이 저주파를 병용하면, 효과적이다. 이 때에도 저주파를 이용해서 수의적으로 수축시킨다.

후십자인대가 손상된 무릎은 굴곡할 때에 경골이 후방으로 아탈구하고, 슬와부 등에 통증이 발생하여 가동범위가 제한되는 경우가 있다. 그래서 하퇴 후면에 타월을 삽입하고, 하퇴의 후방전위를 억제하면서 가동범위를 확대한다. 발생한지 얼마안되는 손상사례에서는, 부상 후 수개월 동안 경골의 후방으로 처지는 것이 감소하는 증상사례도 드문드문 볼 수 있기 때문에, 슬관절 굴곡범위는 120° 정도까지로 하고, 그 이상의 깊은 굴곡은 부상 후 3개월간 피한다.

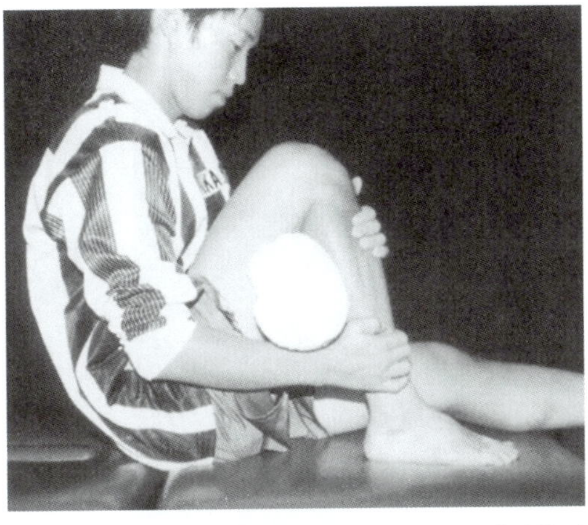

후종인대 손상 무릎의 슬관절 굴곡 가동범위훈련

무릎 후면에 놓은 타월로 과도한 하퇴의 후방전위를 억제한다.

많은 슬관절의 외상 후나 재건수술 후에는 고관절이나 족관절에 걸쳐 있는 2관절근인 대퇴직근, 슬굴곡근, 내전근군, 장경인대, 비복근에 근 경축(spasm)이나 단축이 일어나는 경우가 많다. 이들 2관절근의 신장성 저하는 하중운동 하에서 국소에 스트레스를 집중시켜, 장애발생의 요인으로도 되기 때문에, 유연성의 획득이 필요하다. 길항근의 수축이나, 수축 후의 이완을 이용해서 각 근육의 지속적인 스트레칭을 계속해서 실시한다.

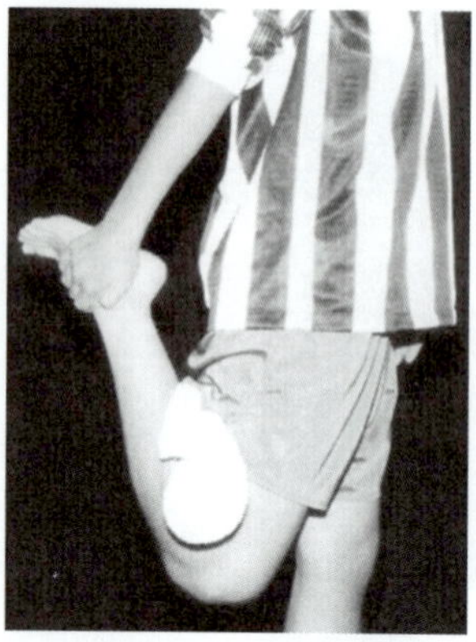

대퇴직근의 신장
(후십자인대 손상사례)

3) 근력강화훈련

(1) OKC 트레이닝 [13) 14)]

비하중에서의 슬관절의 신전 · 굴곡의 단관절 운동(이른바 열린 사슬 운동 ; OKC)에 의한 근력강화는 슬관절에 가해지는 전단력(shearing force)이 크다. 이 때문에 전십자인대 재건술 후나 반월판 전절에 손상이 있는 경우는 최종 신전범위를, 후십자인대 재건술 후나 반월판 후절의 손상에서는 깊은 굴곡위치범위에서의 저항운동을 일정기간 제한한다.

내측측부인대가 손상된 무릎은 신전 시의 과도한 외반 스트레스가 일어나지 않도록 하퇴를 외회전시켜서 외측 슬굴곡근을 근 수축으로 함으로, 통증의 감소를 도모할 수 있는 경우가 있다.

전십자인대 재건슬의 슬관절 신전근 트레이닝에서는 슬관절 신전범위에서 대퇴사두근의 수축력에 의해서 하퇴가 전방으로 끌어내지는 힘이 작용한다. 특히, 최대 신전위치 부근에서 재건인대에 과도한 부하가 가해질 우려가 있다.

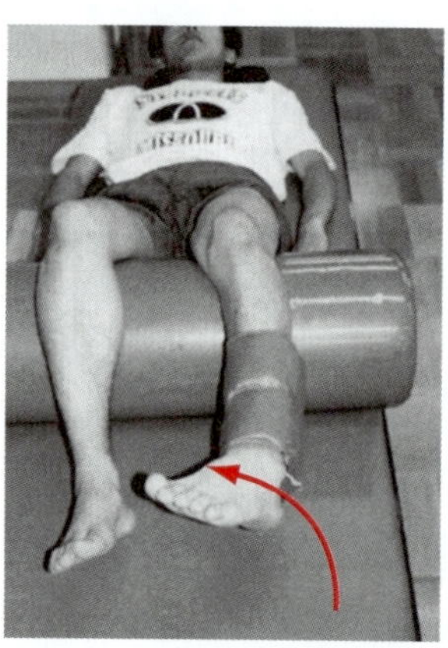

내측측부인대가 손상된 무릎의 슬관절 신전훈련
하퇴를 내회전위치로 함으로써 내측측부인대에 대한 스트레스가 경감된다.

그래서 훈련 개시기에는 신전운동의 범위를 제한하고(초기는 45~60° 굴곡위치), 다시 하퇴의 근위부에 튜브를 강하게 감어서, 이것에 저항하여 슬관절을 신장하는 훈련을 시행한다.

슬관절을 신장함에 따라 고무벨트의 장력이 증가하여, 하퇴를 전방으로 끌어내는 힘에 길항한다. 고무벨트의 세기에 따라서 운동의 범위와 근력에 따른 부하저항을 조절할 수 있다. 아령(dumbbell) 등에 의한 등장성훈련도 마찬가지로 하퇴의 중앙부에 저항 부하하는 것이 바람직하다. 등속도 운동기기 등에 의한 훈련도 마찬가지로 하퇴의 근위부에 저항 패드(pad)를 설치하고, 전방으로의 전단력이 비교적 작다고 하는 중 · 고속도의 훈련부터 도입한다. 최근에는, 슬링(sling)을 사용한 훈련도 많이 사용되고 있다.

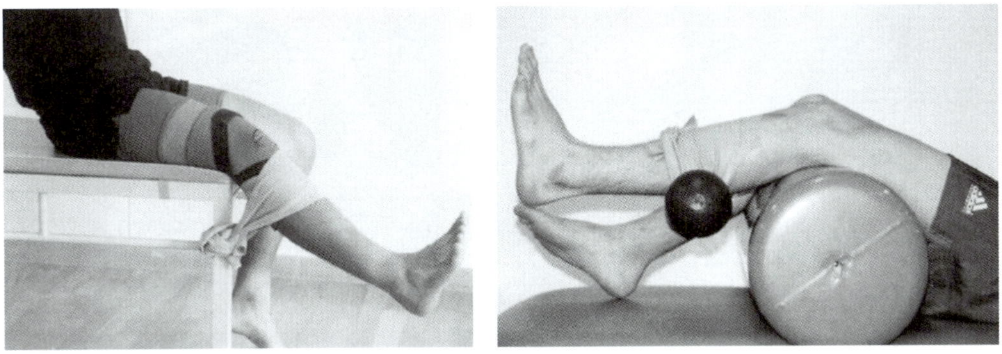

전십자인대가 손상된 무릎의 슬관절 신전훈련

고무벨트를 하퇴 근위에 거는 것에 의해서, 하퇴의 전방 전단력을 경감한다(좌측 그림).
하퇴 중앙으로부터 근위부 쪽으로 추를 거는 방법도 있다(우측 그림).

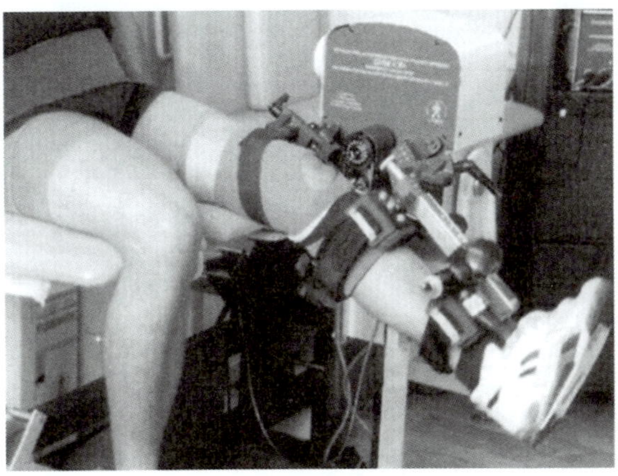

전십자인대가 손상된 무릎의 등속도 운동훈련

하퇴 근위부에도 패드를 부착하고, 90°/초 이상의 중 · 고속도로 시행한다.

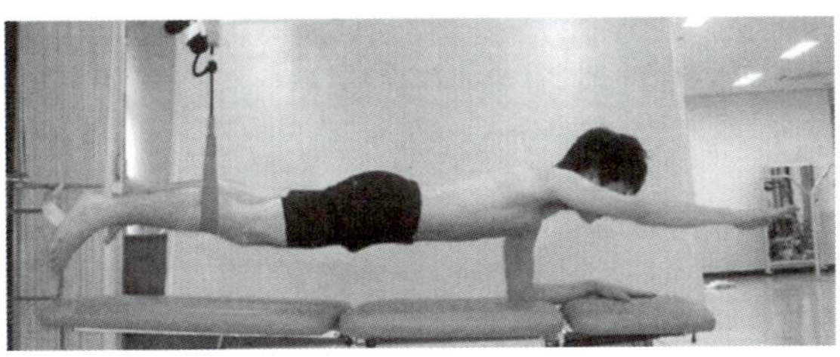

슬링

경골 근위단을 슬링으로 지지하여, 체간근의 강화와 조합시킨다.

후십자인대 재건술은 슬관절 굴곡의 저항운동 때에, 슬굴곡근의 수축력에 의해서 경골의 후방 탈구를 초래할 위험성이 있다. 이 때문에 수술 후 3개월간은 60° 이상의 굴곡영역에서의 훈련을 피한다. 이 때 슬관절 신전위치에서의 고관절 신전을 실시하는 것이 안전하다. 또한 슬관절 신전력의 강화 때는 하퇴 중앙부분의 후면을 받침점으로 하여 경골 대퇴관절을 정복위치로 유지한다.

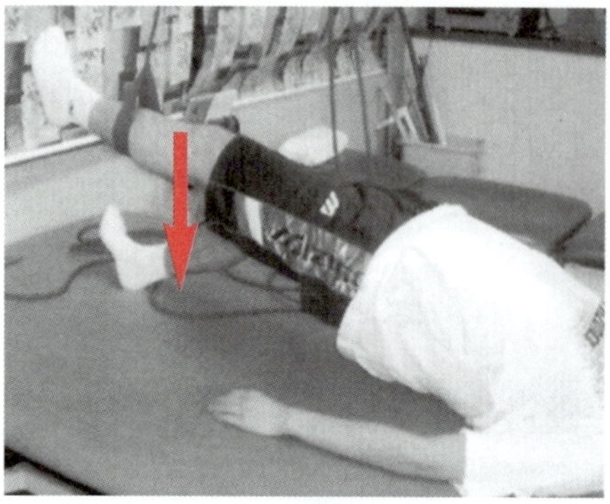

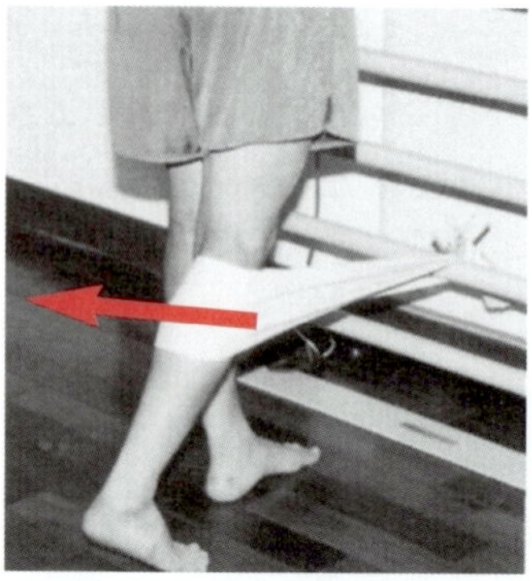

후십자인대가 손상된 무릎에 대한 고관절 신전

하퇴의 후방 전단력을 경감하기 위해, 슬관절 신전위치에서 고관절 신전을 시행하고, 슬굴곡근(hamstrings)을 강화한다.

후십자인대가 손상된 무릎에서는 대퇴사두근의 수축에 의한 하퇴의 전방 끌어내기 힘은 무릎의 후방 불안정성에 대해서 제동적으로 작용한다. 또한 슬관절의 초기굴곡에 작용하는 슬와근이나 하퇴삼두근에도 후십자인대와 공동적인 작용이 있다고 하며, 슬관절 신근과 굴근 쌍방의 강화와 협동화가 하중 하의 동적인 슬관절의 안정에 필요하다[15) 16)].

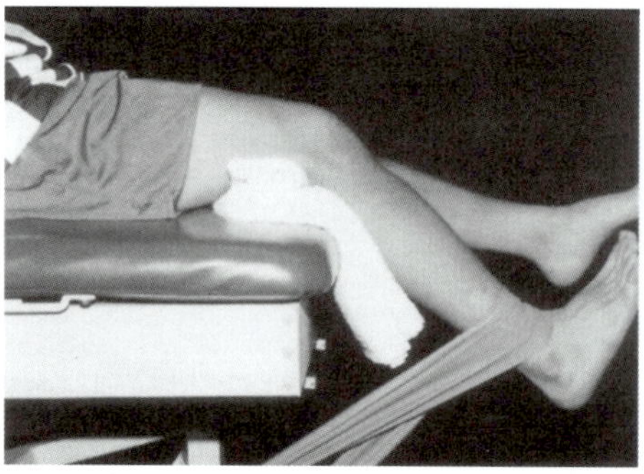

후십자인대가 손상된 무릎의 슬관절 신전 근력강화훈련

침대의 끝을 경골 근위부에 대고, 경골의 과도한 후방 끌어들이기를 제한한다.

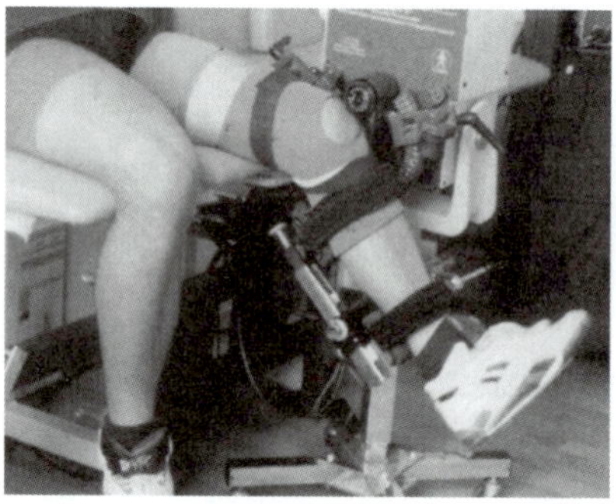

후십자인대가 손상된 무릎의 등속도 운동훈련

전십자인대 손상과는 반대로, 하퇴 근위부 후면에 패드를 댄다.

여러 가지의 슬관절 인대손상에서, 스포츠 트레이닝의 단계에서 무릎 신전기전이나 슬와부에 만성장애가 일어나는 일이 있다. 예방을 위해서는 충분한 워밍업과 대퇴사두근이나 하퇴삼두근의 스트레칭, 한랭처치 등의 쿨링다운의 계속이 중요하다.

또한, 슬관절 이외에도 고관절 주위근의 트레이닝은 하중기 이후의 하지 지지성에 중요하고, 외전 · 외회전 및 내전 내회전의 근력강화를 고관절의 각도를 변화시키면서 시행한다. 물론 복근이나 배근, 반대 측 하지 등 환부 이외의 트레이닝도 중요하다.

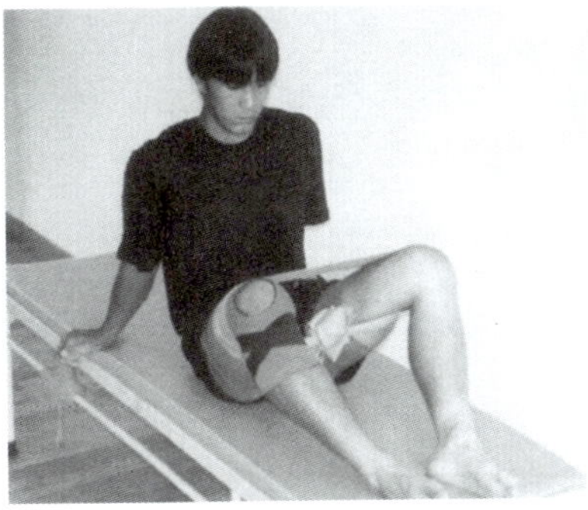
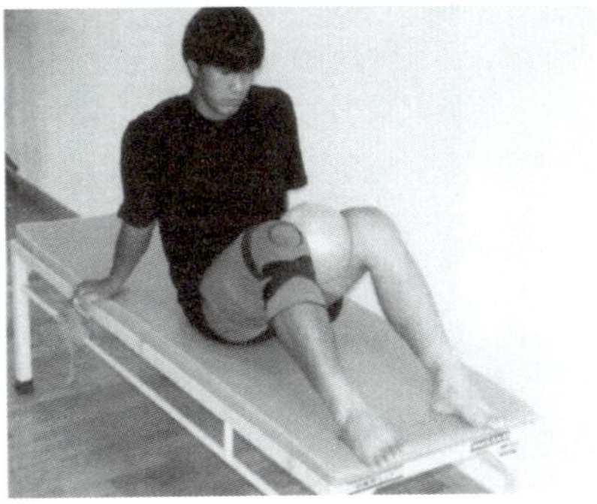

환부의 트레이닝

고무벨트에 의한 고관절 외전 · 외회전 트레이닝이나, 양 발의 사이에 공을 끼워서 내전 · 내회전 트레이닝을 시행한다. 고관절 · 슬관절의 각도를 바꿔서 시행해도 된다.

(2) CKC 트레이닝 [11) 13) 17)]

말초부인 족부를 접지한 상태 닫힌 사슬 운동(closed kinetic chain ; CKC)에서의 트레이닝은 OKC에 비해서 슬관절에 가해지는 전단력이 작고, 안전성이 높다.

하지근 전체의 재교육에는 벽면이나 고무벨트를 사용한 힘차게 발을 내딛는 동작이 간편하다. 반월판 손상 등의 합병손상이 없으면, 하중면제기간 중부터 전십자인대 재건슬에서는 굴곡위치, 후십자인대 재건슬에서는 신전위치에서의 등척성 수축부터, 서서히 운동범위를 확대한다.

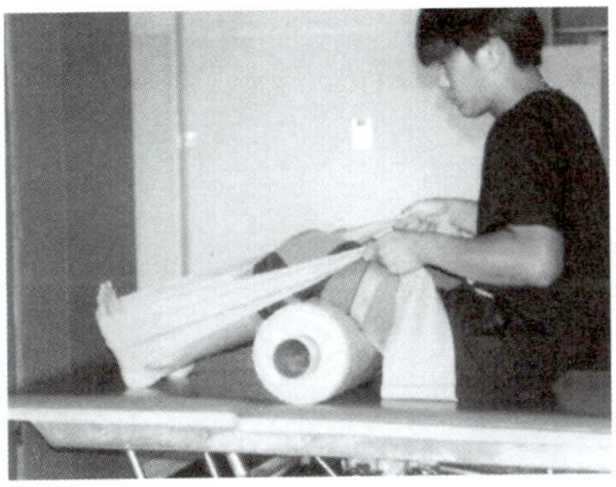
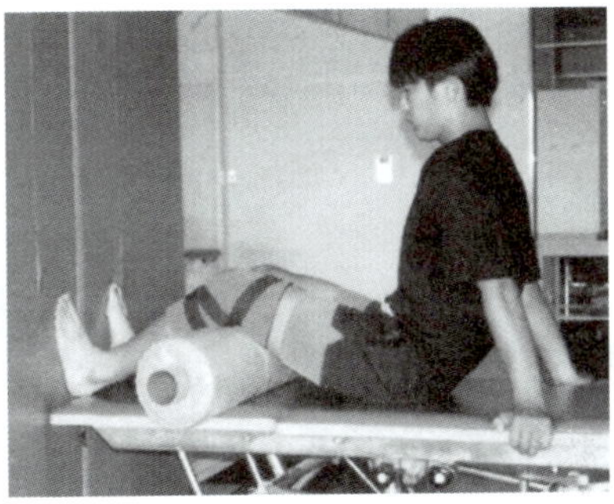

여러 가지 힘차게 발을 내딛는 운동

고무벨트나 벽 · 공 등을 사용해서, 하중에 대비한 재교육을 시행한다.

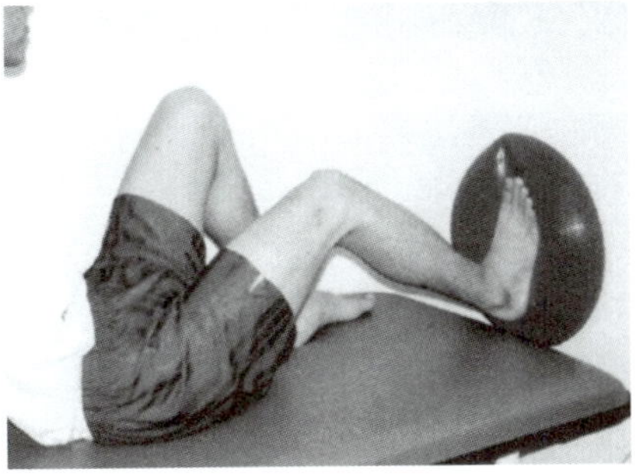

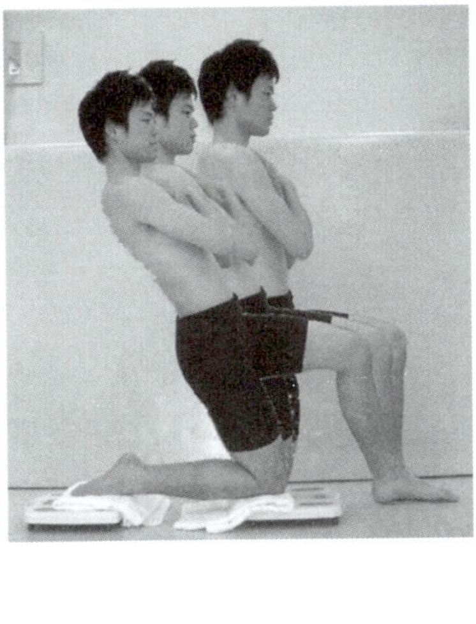

한쪽무릎 서기

환지를 하방에 놓고, 체간을 후경(posterior tilt)함으로써 슬관절 신전근을 강화한다.

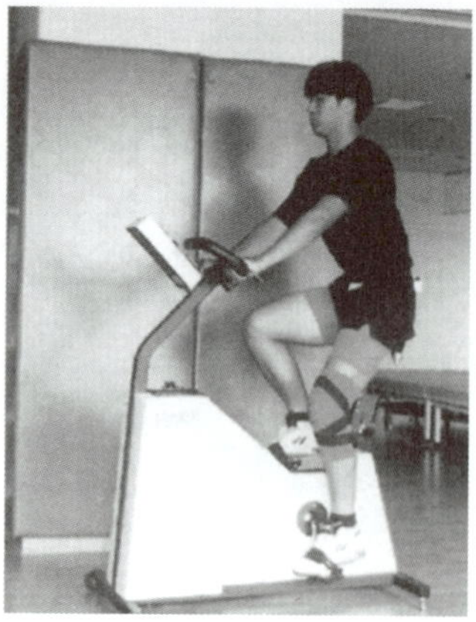

페달 밟기(pedaling) 운동

슬관절에 대한 부담이 적고, 조기부터 실시할 수 있다.

페달 밟기(pedaling)운동은 재건인대에 걸리는 부하가 적고, 수술 후 조기부터 시작할 수 있다. 안장(saddle)의 높이에 의해서 슬관절의 운동범위의 조정이 가능하고, 가동범위 확대의 워밍업에도 사용한다. 운동 강도가 높은 스포츠에 복귀하는 경우는 저항치와 시간의 설정에 의해서 심폐기능을 포함한 전신 지구력의 유지 · 강화를 도모한다.

하중이 허용되면, 쭈그려 앉기(squat)를 양 다리의 접지에서부터 한쪽 다리, 그리고 아령 등의 부하를 가하여 단계적으로 실시한다. 체간을 전경시킨 반 쭈그려 앉기(half squat)는 무릎 굴근의 근육활동이 증대하고, 재건인대에 대한 부하가 적은 훈련이라 한다. 또한, 계단 등의 층계차이를 오르내리는 것 같은 쭈그려 앉기(squat)나 스크럼 자세도 하지 전체의 근력강화에 효과적이다.

하중지지가 가능해지면, 레그 레인지나 속보로 진행시켜간다.

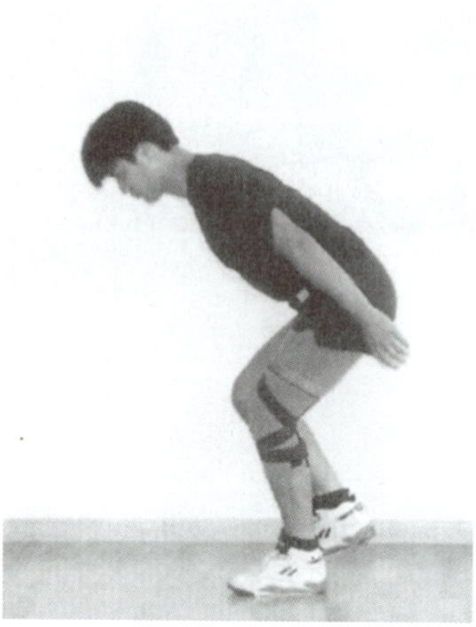

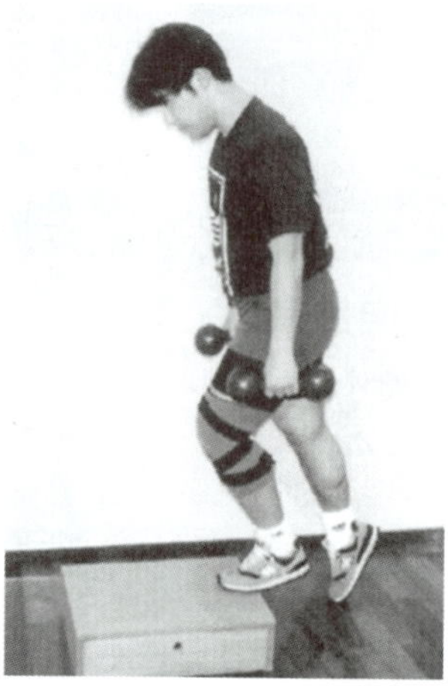

쭈그려 앉기(squat)

체간을 전경함으로써, 무릎 굴근의 근육활동이 증대하고, 전십자인대에 대한 부담이 적어진다.

그리고, 아령(dumbbell)을 들거나, 층계차이를 오르내림으로써, 단계적으로 부하를 증대시킨다.

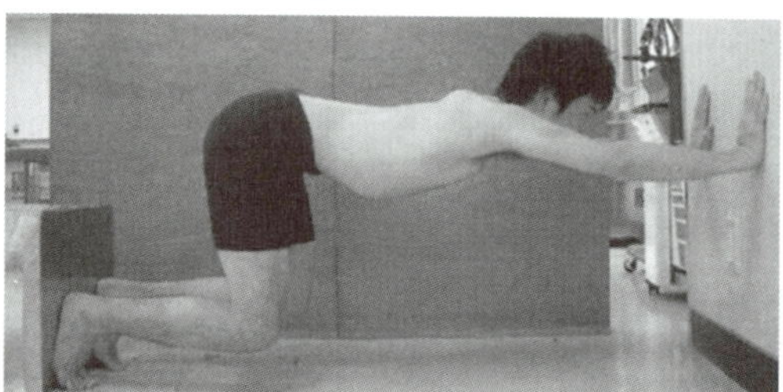

스크럼(scrum) 자세

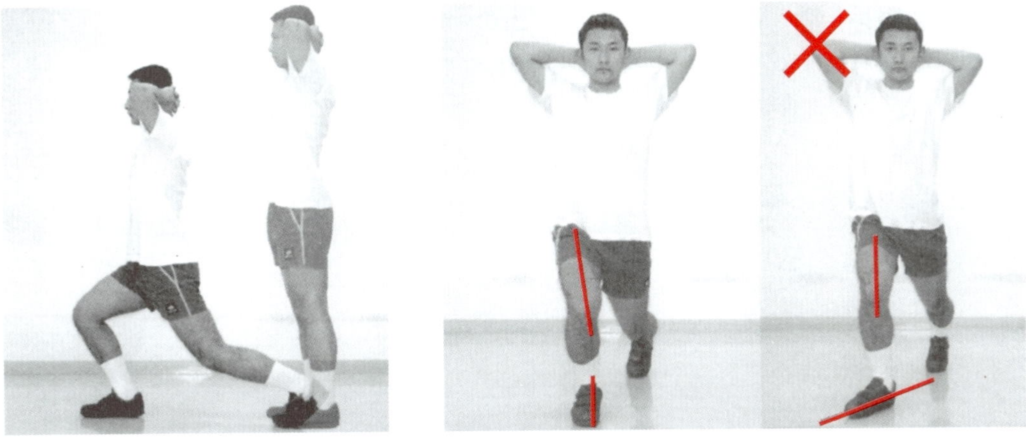

레그 레인지(leg range) (포워드 레인지)

이 때에도, 무릎과 발끝의 방향이 일치하도록 유념한다.

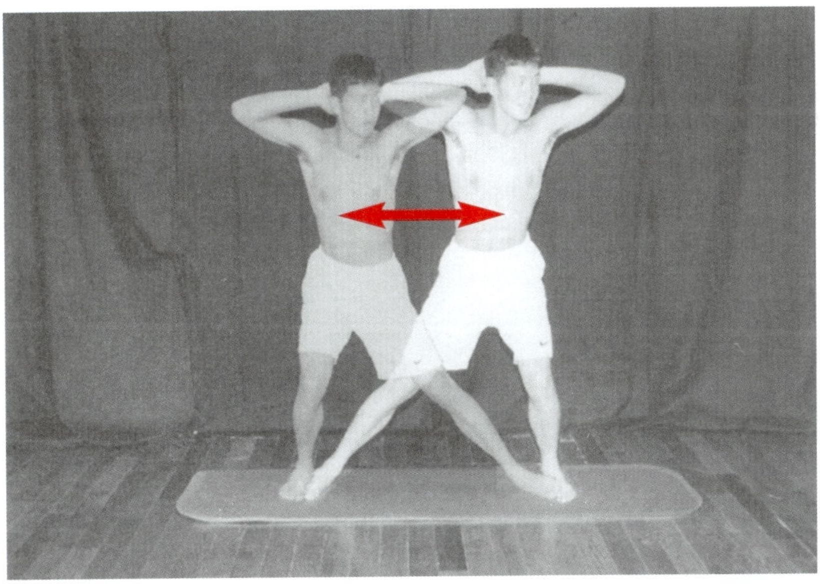

레그 레인지 (사이드 레인지)

4) 근골격계 협동훈련 · 고유수용감각훈련 (proprioceptive exercise)

하중면제나 장기간에 걸친 운동제한으로부터 하지의 고유감각에 대한 입력이 제한되어, 하중 하 · 비하중 하 모두 운동이 졸렬해지는 경우가 많다.

하중면제기간의 마지막 무렵부터, 운동각이나 위치각 · 하중감각 등의 고유수용감각의 재학습을 시행한다.

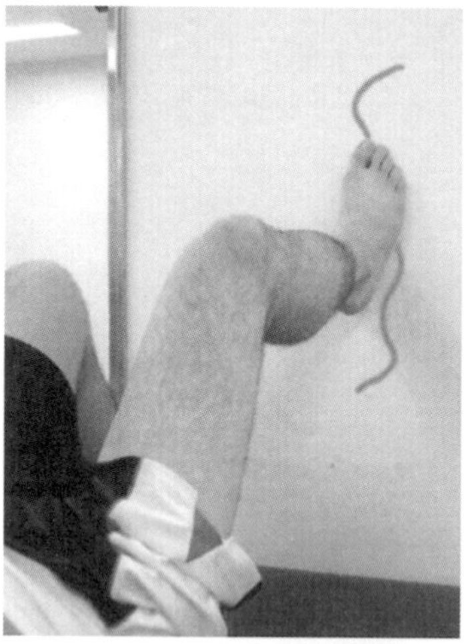

벽에 임의의 표식을 하고, 발가락으로 추적하는 움직임으로 운동각이나, 위치각을 학습한다.

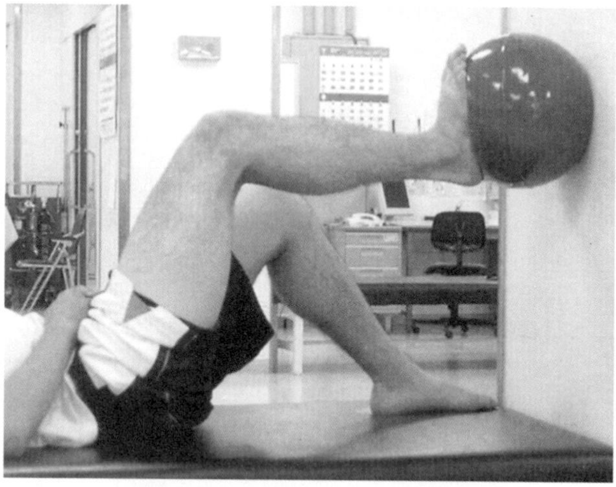

공을 밟으면서 벽에서부터 떨어지지 않도록 하여 굴린다. 발바닥의 하중감각이나 운동각의 재학습이 된다. 공 대신에 체중계를 밟고 압각이나 하중감각을 재학습하는 방법도 있다.

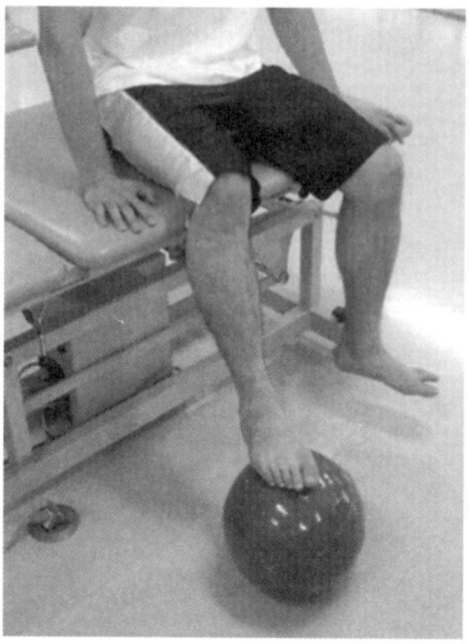

끝에 걸터앉은 자세에서 공을 굴리는 방법도 있다.

5) 스포츠 트레이닝[11) 14) 17)]

(1) 트위스트(twisting)

발꿈치를 바닥에서부터 거상하고, 무지구(thenar eminence)에 중력중심을 실은 상태이고, 발끝과 무릎의 방향을 일치시켜서 방향전환을 시행시킨다. 슬관절에 과도한 회전 스트레스가 가해지지 않도록 주의한다. 최초는 상당히 천천히 하는 동작부터 시작하여, 익숙해짐에 수반하여 속도를 올려간다.

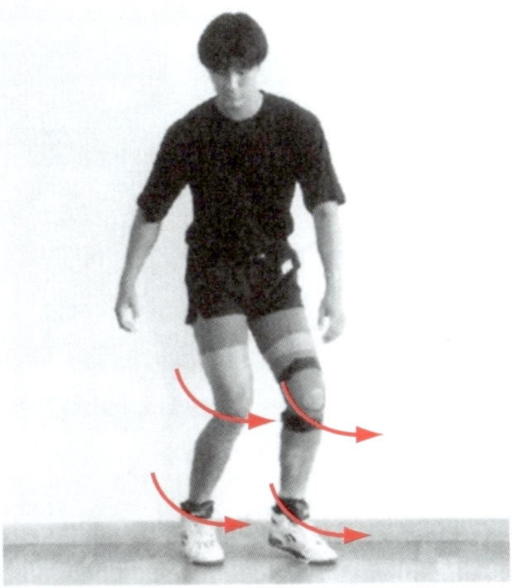

트위스트(twisting)

무지구를 받침점으로 하여, 무릎과 발끝의 방향이 일치하도록 회전한다.

(2) 스텝동작

스텝(step)에는 크로스오버 스텝(crossover step)과 오픈 사이드 스텝(open side step)의 2 종류가 있다. 크로스오버 스텝은 축족(axopodium)에 반대측의 하지를 교차시켜서 방향전환을 하는 스텝이며, 오픈 사이드 스텝은 전환하여가는 방향과 반대 측의 하지에 하중을 걸어서 축족으로 하고, 반대측의 하지를 내딛는 스텝이다. 앞에서 언급한 트위스트 동작의 발전형으로서 크로스로버 스텝으로 연결하여 간다. 오픈 사이드 스텝은 축족의 발바닥이 전체면이 접지하고 있으면, 슬관절에 과도한 외반이나 회전의 스트레스가 일어나므로, 발꿈치를 들어, 발끝을 진행방향과 일치시킨다.

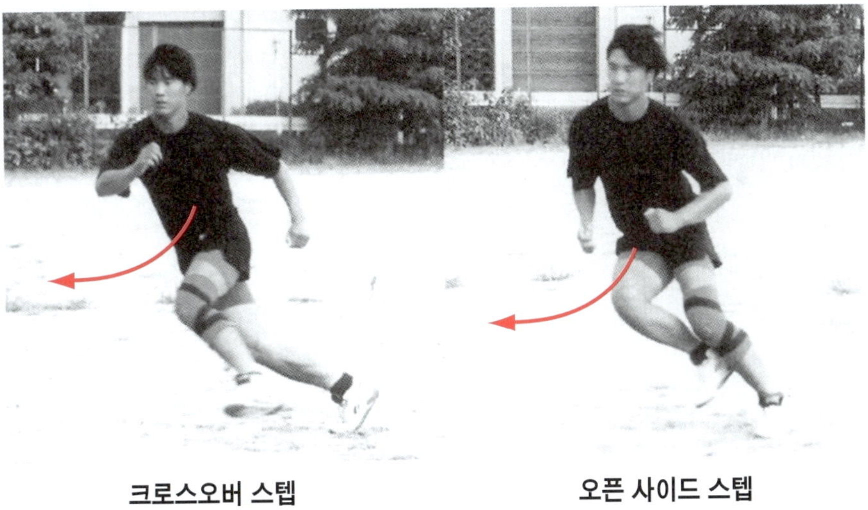

크로스오버 스텝 **오픈 사이드 스텝**

(3) 달리기(running)

천천히 하는 속도의 직선달리기에서부터 서서히 달리기(running)를 시작한다. 불안감이나 통증, 달리기 모습(running form)의 대칭성 등을 지표로 하여, 속도와 거리를 높인다. 직선 달리기에 익숙해지면, 원둘레 달리기나 8자형 달리기, 지그재그 달리기 등을 도입하여, 그 곡률(curvature)이나 속도 등의 난이도를 높여간다.

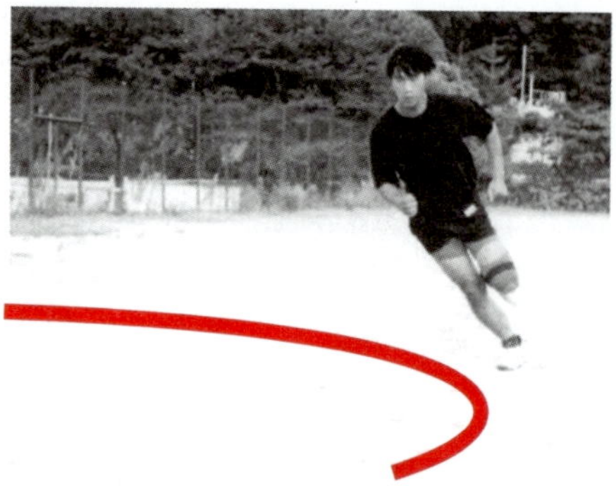

원둘레 달리기

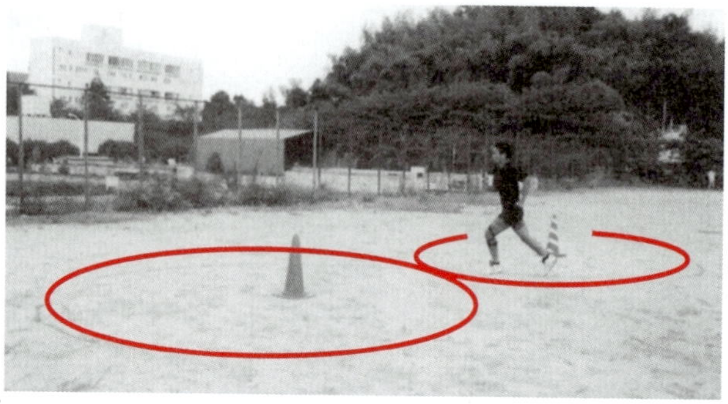

8자형 달리기

(4) 도약

도약동작은 지지면이 넓은 양다리의 땅을 힘차게 차고 뛰어오르는 것과 착지부터 시작한다. 특히, 착지동작은 양 하지에 힘을 넣어 무릎을 천천히 깊게 굽히고, 무릎에 비틀림이 가해지지 않도록 주의한다. 이러한 도약동작의 숙달에는 바닥 반발력을 완충하는 미니 트램펄린(mini-trampoline) 등이 유용하다. 한쪽 다리에 의한 도약과 착지는 환지에 의한 체중지지를 충분히 할 수 있는 단계부터 서서히 시작한다.

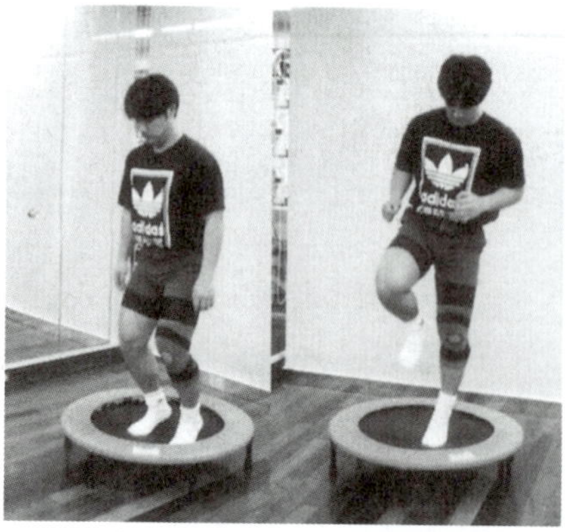

미니 트램펄린(mini-trampoline)

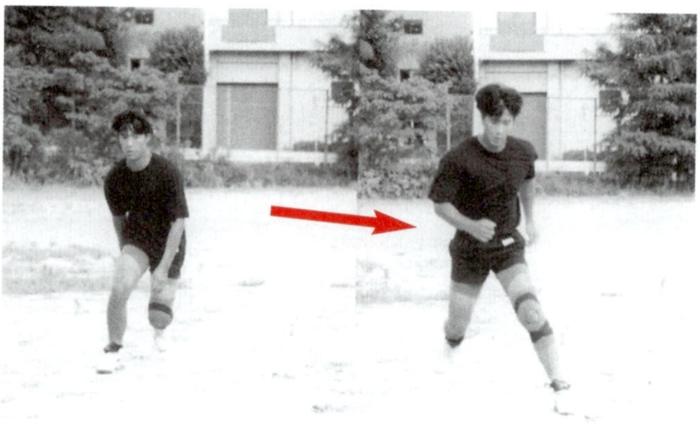

사이드 홉(side hop)

(5) 기타

스포츠 트레이닝의 도입기에는, 발바닥의 접지성이 높아지는 스파이크 슈즈의 사용을 피하고, 충격흡수성이 높은 슈즈(shoes)의 착용을 권장한다.

구기 등의 대인 스포츠에서는, 예측할 수 없는 동작이 보다 많은 수비(defence) 연습이 공격(offence) 연습보다도 실행을 지연시킨다.

6) 테이핑 • 보장구 [1) 13) 18)]

반드시 테이핑이나 보장구가 효과적인 제동력을 발휘하는 것은 아니지만, 선수의 안심감을 증가시키거나, 손상부위에 대한 의식을 높이는 등의 심리정신면에서의 효과는 높다. 여기서는 간단히 테이핑에 대해서 설명한다.

슬관절 주위의 테이핑은 우선 받침점이 되는 앵커 테이프를 대퇴에서부터 하퇴로 감고, 이어서 관절운동을 제동하기 위해 신축성이 있는 테이프를 감는다. 테이프의 장력에 의해서 내반, 외반 방향이나 관절축과의 위치를 이동시켜 신전 굴곡 시의 하퇴의 전후방향으로의 운동을 제동한다. 하퇴에서부터 대퇴에의 나선모양의 테이프는 하중 하에서의 하퇴의 회전을 3차원적으로 제동한다. 또한 슬개골을 상하, 좌우방향으로 제동하는 테이프가 슬개대퇴관절의 장애에 효과적인 경우가 있다.

전십자인대 손상에 대한 테이핑은 앵커 테이프를 실시한 후, 하퇴 전면에서부터 슬관절축의 아래를 지나 대퇴 후면으로 향해서, 신축성 테이프를 양측으로 감아올린다. 슬관절 신전 때에 신축성 테이프의 장력이 하퇴의 전방이동을 제동한다. 그리고 하퇴에서부터 대퇴부에의 나선모양 테이프로 회전을 제동한다.

내측측부인대 손상을 합병하는 경우에는 외반 불안정성에 대해서, 슬관절 내측의 관절축을 중심으로 X자 모양의 테이프를 감는다.

후십자인대가 손상된 무릎의 테이핑은 슬관절 굴곡위치에서 하퇴에서부터 대퇴 전면으로 향해서 신축성의 테이프가 뻗어나가게 한다. 방향전환 등 비틀기 동작의 장애가 현저한 경우에는 회전을 억제하는 나선모양의 테이핑을 아울러서 시행한다. 경기에 따라서 잦은 웅크리기 자세가 요구되고, 통증 등의 장애를 수반하는 경우에는 슬와(오금, 무릎의 후면)에서부터 하퇴 후면에 패드를 삽입하면 증상이 경감하는 일이 있다.

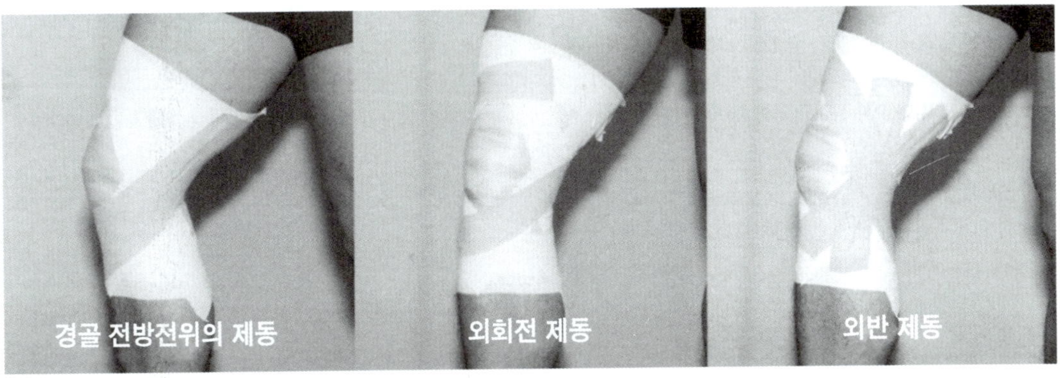

테이핑

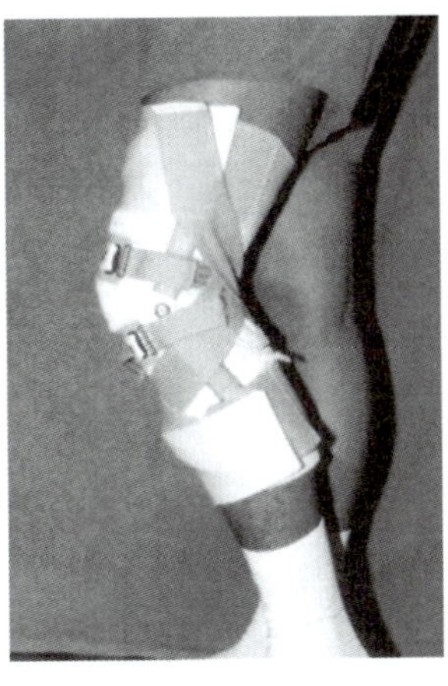

보장구 (전십자인대 손상용)

【문헌】

1) 堀部秀二・小柳磨毅：内側側副靭帯損傷．臨床スポーツ医学 15，10：1137-1142，1998.
2) Warren LF, Marshall JL : The supporting structures and layers on the medial side of the knee. An anatomical anlysis. J Bone Joint Surg. 61A : 56-62, 1979.
3) Woo SLY, Horibe S, Ohland KJ, Amiel D : The response of ligaments injury Part IV-18. Healing of the collateral ligaments. 351-364. Knee Ligaments : Structure, Function, Injury and Repair. Paven Press, New York. 1990.
4) Dersheid GL, Garrick JG : Medial collateral ligament injuries in football : Non-operative management of grade I and grade II sprains. Am J Sports Med. 9 : 365-368, 1981.
5) Indelicato PA : Non-operative treatment of complete tears of the medial collateral ligament of the knee. J Bone Joint Surg 65A : 323-329, 1983.
6) 小柳磨毅・安田和則：リハビリテーション：膝のスポーツ傷害．史野根生 編，医学書院，137-165，1995.
7) 小柳磨毅・史野根生：膝ACL損傷に対するリハビリテーション．97-107，整形外科アスレッチックリハビリテーションマニュアル，全日本病院出版会，1998.
8) 小柳磨毅：膝蓋骨の滑動性．理学療法ジャーナル 28・1. 65. 1994
9) 小柳磨毅・史野根生：後十字靭帯損傷．臨床スポーツ医学 15・12. 1367-1373，1988.
10) 史野根生・堀部秀二・前田 朗：膝のスポーツ傷害．越智隆弘 編，NEW MOOK 整形外科，167-187，金原出版，1998.
11) 小柳磨毅：allograftによる前十字靭帯再建術．臨床スポーツ医学 10（臨時増刊号）：280-284，1993.
12) 小柳磨毅：後十字靭帯損傷（保存例）．285-289，スポーツ外傷・障害の理学療法，文光堂，1997.
13) 小柳磨毅・堀部秀二：前十字靭帯損傷の術後リハビリテーション：スポーツ外傷・障害とリハビリテーション．福林 徹 編，文光堂，92-99，1994.
14) 川野哲英：スポーツ傷害の理学療法．整形外科 46：1001-1009，1995.
15) Hughston J C, Degenhardt TC : Reconstruction of the Posterior Cruiciate Ligament. Clin. Orthop. 164 : 59-77, 1982.
16) Tibne J E, Antich T J, Perry J, et al : Functional analysis of untreated and re-constructed posterior cruciate ligament injuries. Am J Sports Med 16 : 217-223, 1988.
17) 小柳磨毅・佐藤睦美・堀部秀二：一般的なアスレッチックリハビリテーション．福林 徹 編：アスレッチックリハビリテーション，108-116，南江堂，1998.
18) 川野哲英：ファンクショナルテーピング，ブックハウスHD，1988.
19) 境 隆弘・佐藤睦美：膝関節靭帯損傷に対する理学療法（1)．福井 勉・小柳磨毅 編：スポーツ傷害の理学療法，66-81，三輪書店，2001.

찾아보기

[ㄹ]

[ㅁ]

[ㅂ]

[ㅅ]

[ㅈ]

[ㅊ]

[ㅋ]

[ㅌ]